"十二五"普通高等教育本科国家级规划教材

"十四五"普通高等教育本科规划教材

供基础、临床、护理、预防、口腔、中医、药学、医学技术类等专业用

传 染 病 学

Infectious Diseases

第 5 版

主　　编　徐小元　段钟平

副 主 编　于岩岩　南月敏　刘耀敏　李金成　肖　非

编　　委（按姓名汉语拼音排序）

陈茂伟（广西医科大学武鸣临床医学院）　　毛小荣（兰州大学第一临床医学院）

陈　煜（首都医科大学附属北京佑安医院）　南月敏（河北医科大学第三医院）

邓　兰（成都医学院第一附属医院）　　　　钱云松（宁波市第二医院）

丁国锋（滨州医学院第一临床医学院）　　　苏明华（广西医科大学第一附属医院）

丁　立（中山大学附属第五医院）　　　　　王　刚（山东大学齐鲁医院）

段钟平（首都医科大学附属北京佑安医院）　肖　非（中山大学附属第五医院）

封　波（北京大学人民医院）　　　　　　　徐京杭（北京大学第一医院）

黄　磊（中国人民解放军总医院第五医学中心）　徐小元（北京大学第一医院）

靳增军（河北工程大学医学院）　　　　　　杨宝山（哈尔滨医科大学附属第一医院）

李金成（邵阳学院普爱医学院）　　　　　　于岩岩（北京大学第一医院）

李树臣（哈尔滨医科大学附属第二医院）　　张国民（承德医学院附属医院）

刘耀敏（承德医学院附属医院）　　　　　　张立婷（兰州大学第一临床医学院）

鲁晓擘（新疆医科大学第一附属医院）　　　张缭云（山西医科大学第一临床医学院）

陆海英（北京大学第一医院）　　　　　　　张欣欣（上海交通大学医学院附属瑞金医院）

吕　飒（中国人民解放军总医院第五医学中心）　朱　英（大连医科大学附属第一医院）

马　雄（上海交通大学医学院附属仁济医院）　祖红梅（青海省第四人民医院）

马　臻（内蒙古医科大学附属医院）

北京大学医学出版社

CHUANRANBINGXUE

图书在版编目（CIP）数据

传染病学 / 徐小元，段钟平主编．—5版．—北京：
北京大学医学出版社，2023.9（2024.12重印）

ISBN 978-7-5659-2945-8

Ⅰ．①传…　Ⅱ．①徐…②段…　Ⅲ．①传染病学-高
等学校-教材　Ⅳ．①R51

中国国家版本馆CIP数据核字（2023）第136642号

传染病学（第 5 版）

主　　编：徐小元　段钟平
出版发行：北京大学医学出版社
地　　址：（100191）北京市海淀区学院路 38 号　北京大学医学部院内
电　　话：发行部 010-82802230；图书邮购 010-82802495
网　　址：http://www.pumpress.com.cn
E-mail：booksale@bjmu.edu.cn
印　　刷：北京瑞达方舟印务有限公司
经　　销：新华书店
责任编辑：毛淑静　　责任校对：靳新强　　责任印制：李　啸
开　　本：850 mm×1168 mm　1/16　　印张：20.25　　字数：580 千字
版　　次：2003 年 8 月第 1 版　2023 年 9 月第 5 版　2024 年 12 月第 2 次印刷
书　　号：ISBN 978-7-5659-2945-8
定　　价：48.00 元

第 5 轮修订说明

　　国务院办公厅印发的《关于加快医学教育创新发展的指导意见》提出以新理念谋划医学发展、以新定位推进医学教育发展、以新内涵强化医学生培养、以新医科统领医学教育创新，要求全力提升院校医学人才培养质量，培养仁心仁术的医学人才，发挥课程思政作用，着力培养医学生救死扶伤精神。《教育部关于深化本科教育教学改革全面提高人才培养质量的意见》要求严格教学管理，把思想政治教育贯穿人才培养全过程，全面提高课程建设质量，推动高水平教材编写使用，推动教材体系向教学体系转化。《普通高等学校教材管理办法》要求全面加强党的领导，落实国家事权，加强普通高等学校教材管理，打造精品教材。以上这些重要文件都对医学人才培养及教材建设提出了更高的要求，因此新时代本科临床医学教材建设面临更大的挑战。

　　北京大学医学出版社出版的本科临床医学专业教材，从 2001 年第 1 轮建设起始，历经多轮修订，高比例入选了教育部"十五""十一五""十二五"普通高等教育国家级规划教材。本套教材因骨干建设院校覆盖广，编委队伍水平高，教材体系种类完备，教材内容实用、衔接合理，编写体例符合人才培养需求，实现了由纸质教材向"纸质＋数字"的新形态教材转变，得到了广大院校师生的好评，为我国高等医学教育人才培养做出了积极贡献。

　　为深入贯彻党的二十大精神，落实立德树人根本任务，更好地支持新时代高等医学教育事业发展，服务于我国本科临床医学专业人才培养，北京大学医学出版社有选择性地组织各地院校申报，通过广泛调研、综合论证，启动了第 5 轮教材建设，共计 53 种教材。

　　第 5 轮教材建设延续研究型与教学型院校相结合的特点，注重不同地区的院校代表性，调整优化编写队伍，遴选教学经验丰富的学院教师与临床教师参编，为教材的实用性、权威性、院校普适性奠定了基础。第 5 轮教材主要做了如下修订：

1. 更新知识体系

　　继续以"符合人才培养需求、体现教育改革成果、教材形式新颖创新"为指导思想，坚持"三基、五性、三特定"原则，对照教育部本科临床医学类专业教学质量国家标准，密切结合国家执业医师资格考试、全国硕士研究生入学考试大纲，结合各地院校教学实际更新教材知识体系，更新已有定论的理论及临床实践知识，力求使教材既符合多数院校教学现状，又适度引领教学改革。

2．创新编写特色

以深化岗位胜任力培养为导向，坚持引入案例，使教材贴近情境式学习、基于案例的学习、问题导向学习，促进学生的临床评判性思维能力培养；部分医学基础课教材设置"临床联系"模块，临床专业课教材设置"基础回顾"模块，探索知识整合，体现学科交叉；启发创新思维，促进"新医科"人才培养；适当加入"知识拓展"模块，引导学生自学，探索学习目标设计。

3．融入课程思政

将思政元素、党的二十大精神潜移默化地融入教材中，着力培养学生"敬佑生命、救死扶伤、甘于奉献、大爱无疆"的医者精神，引导学生始终把人民群众生命安全和身体健康放在首位。

4．优化数字内容

在第 4 轮教材与二维码技术结合，实现融媒体新形态教材建设的基础上，改进二维码技术，优化激活及使用形式，按章（或节）设置一个数字资源二维码，融知识拓展、案例解析、微课、视频等于一体。

为便于教师教学、学生自学，编写了与教材配套的 PPT 课件。PPT 课件统一制作成压缩包，用微信"扫一扫"扫描教材封底激活码，即可激活教材正文二维码，导出 PPT 课件。

第 5 轮教材主要供本科临床医学类专业使用，也可供基础、护理、预防、口腔、中医、药学、医学技术类等开设相同课程的专业使用，临床专业课教材同时可作为住院医师规范化培训辅导教材使用。希望广大师生多提宝贵意见，反馈使用信息，以便我们逐步完善教材内容，提高教材质量。

医学关乎人类生命的存在与繁衍，医学卫生事业的发展涉及国家安全、经济发展、社会文明和人民福祉。医者德为先，能为重，技为精。医学教育应既科学、严谨、规范，又充满温情与关怀。"健康中国"的美好愿景与目标，激励着医务工作者为之奋斗。医学教育要坚守为国育才、立德树人的根本任务，落实《关于深化新时代学校思想政治理论课改革创新的若干意见》《高等学校课程思政建设指导纲要》《教育部关于深化本科教育教学改革全面提高人才培养质量的意见》《关于深化医教协同进一步推进医学教育改革与发展的意见》《关于加快医学教育创新发展的指导意见》等文件精神，以适应我国"大医学、大卫生、大健康"的发展需求，为"健康中国"筑牢人才基础。

近年来，高等院校探索新医科建设，推进现代医学教育教学新模式，坚持以人和健康为中心，建立健全覆盖生命全周期和健康全过程、"促防诊控治康"一体化的人才培养体系，高度重视身心、社会、环境等要素，融通医工理文学科，提升新时代医学生的整体素养；运用现代数字信息技术，增强情境化教学，加强临床实践教学，有效地提高了学生专业胜任力。同时，高等院校深化落实党和国家关于加强大学生思想政治教育的指示精神，将思想政治教育贯穿于人才培养体系和课程教学，使习近平新时代中国特色社会主义思想进课堂、入头脑，培养人民群众满意的、医术精湛的社会主义卫生健康事业接班人。

北京大学是经历过百年洗礼的老校，为我国建设和发展做出了杰出贡献，与全国医学教育界的同道们共同努力，在医学教育教学研究、教师培养、教材建设、实践教学规范等多方面不断改革创新。北京大学医学出版社秉承医学教育宗旨，落实党和国家对教材建设的要求和任务，立足北大医学，服务全国高等医学教育，与各院校教师一起不懈努力，打造精品教材，以高质量完成课程教学活动的"最后一公里"。本套本科临床医学专业教材是在教育及卫生健康部门领导的关心指导下，由医学教育专家顶层设计，北京大学医学部携手全国各兄弟院校群策群力、共同建设的成果。本套教材多年来与高等医学教育改革相伴而行，与时俱进，历经多轮修订，体系日趋完善，符合专业要求，编写队伍与院校构成合理，编写体例不断优化创新，实现了纸质教材与数字教学资源结合的精品新形态教材建设。实践证明，这套教材满足本科医学教育的专业标准要求，在适应多数院校的教学能力与资源的情况下，能很好地引导、深化专业教学，已成为本科医学人才培养的精品教材，为我国高等医学教育事业发展做出了突出贡献。

第5轮教材建设坚持以习近平新时代中国特色社会主义思想为指引，积极探索思政元素融入教材，落实立德树人根本任务，坚持现代医学教育理念，体现生命全周期、健康全覆盖的整体要求，与相关学科恰当融合，全面更新了医学知识和能力体系，体现了"中国本科医学教育标准—临床医学专业（2022）"的要求，配合教学模式与方法的改革，吸收"金课程"建设经验，优化教材体例，融入医学文化，重视中华医学文明，强调适用、实用，行稳致远，开创新局，锤炼精品。

在第 5 轮教材出版之际，欣为之序。相信第 5 轮教材的高质量建设一定会为我国新时代高等医学教育人才培养和健康中国事业发展做出更大贡献。

前　言

　　《传染病学》为"十二五"普通高等教育本科国家级规划教材，主要读者对象为基础医学、临床医学、预防医学、护理学等专业的本科医学生，并可作为住院医师第一阶段、第二阶段培训和执业医师资格考试的参考用书。

　　本书以本科传染病学教学大纲和执业医师资格考试大纲为指导，在第4版教材的基础上，结合学科特点，深入研究传染病课程教材的内容范畴及深度，做到与学科教育的有机融合，做好向教材内容的转化。例如，结合目前国内外传染病的流行趋势，增加了新型冠状病毒感染等章节，丰富和扩充了教材的传染病谱；对乙、丙型病毒性肝炎和艾滋病的抗病毒适应证及药物治疗进行了更新。每章节数字资源中增加"学习目标"，加强对医学生医学职业素养的培养，体现医者的人文关怀。坚持效果导向，既紧扣思想政治教育的核心要义，又注重可读性，增加了案例、"微整合"——基础回顾，以及知识拓展等新内容，以小见大、图文并茂，增强情景感、现实感。

　　本教材与时俱进，定期更新，反映了最新的教学理念、教学内容及传染病领域医学进展的最新成果。教材内容与人才培养目标一致，紧密结合执业医师资格考试大纲和研究生入学考试的要求，严格把握内容的深浅度，突出"三基"（即基础知识、基本知识和基本技能），体现"五性"（即思想性、科学性、先进性、启发性和实用性），强调理论和实践的紧密结合。

　　本书由北京大学、首都医科大学等全国多所医学院校专家编写，力求做到撰写的内容新颖实用。由于编写人员水平有限，不妥之处，恳请斧正。

徐小元　段钟平

目　　录

第一章

总 论

第一章数字资源

===== 第一节 概 述 =====

一、感染性疾病与传染病的定义

感染性疾病（infectious disease）是病原体感染人体引起的疾病。感染性疾病包括传染病（communicable disease）和非传染性感染病。传染病是指特异性病原体感染人体引起的、有传染性的、在一定条件下可在人群中造成传播和流行的疾病。引起传染病的病原体包括细菌、病毒、立克次体、衣原体、支原体、真菌、螺旋体、朊病毒和寄生虫。传染病属于感染性疾病，感染性疾病不一定是传染病。

传染病学是研究传染病在人体内外环境中发生、发展、传播和防治规律的科学。其中，传染病的发病机制、临床表现、诊断和治疗是传染病学的研究重点，同时也不能忽略对流行病学特点和预防措施的研究，这样才能达到防治结合的目的。

1989 年，我国颁布了《中华人民共和国传染病防治法》，其中规定管理了甲类、乙类和丙类共 36 种传染病。2004 年 8 月，传染性非典型肺炎纳入乙类传染病；2008 年，手足口病纳入丙类传染病；2009 年，甲型 H1N1 流感纳入乙类传染病；2020 年新型冠状病毒感染纳入乙类传染病。因此，目前规定管理的传染病共 40 种。甲类传染病包括鼠疫和霍乱共 2 种疾病；乙类传染病包括传染性非典型肺炎、艾滋病、病毒性肝炎、脊髓灰质炎、人感染高致病性禽流感、麻疹、流行性出血热（肾综合征出血热）、狂犬病、流行性乙型脑炎、登革热、炭疽、细菌性和阿米巴性痢疾、肺结核、伤寒和副伤寒、流行性脑脊髓膜炎、百日咳、白喉、新生儿破伤风、猩红热、布鲁氏菌病、淋病、梅毒、钩端螺旋体病、血吸虫病、疟疾、甲型 H1N1 流感及新型冠状病毒感染共 27 种疾病；丙类传染病包括流行性感冒、流行性腮腺炎、风疹、急性出血性结膜炎、麻风病、流行性和地方性斑疹伤寒、黑热病、棘球蚴病、丝虫病，以及除霍乱、痢疾、伤寒和副伤寒以外的感染性腹泻病和手足口病共 11 种疾病。

二、研究传染病的意义

古代有"三人行，未十步，忽死两人横截路"这样的句子来形容传染病引发的灾难，鼠疫、霍乱、血吸虫病等传染病的流行曾导致民不聊生；近年来，艾滋病、传染性非典型肺炎、

1

新型冠状病毒感染等新发传染病，引起了社会的不安；国外的埃博拉病毒感染、寨卡病毒感染等也实时牵动着全世界人民的目光。

人类对传染病的认识不断加深，在国家对传染病"预防为主，防治结合"的卫生方针指引下，中国形成了自己特有的传染病管理体系。随着国家传染病科技重大专项课题的实施，一些传染病的发病率、病死率已经较前明显下降，这不仅凸显了我国传染病防治的实力，也造福了全人类。

迄今为止，全球范围消灭的传染病只有天花一种，近年不仅有难治性结核病、流行性感冒等传统传染病的反复暴发，同时也不断有新发的传染病出现，传染病的防治工作任重道远。

第二节   感染与免疫

一、感染的概念

感染（infection）是指病原体侵入人体后，病原体与人体之间相互作用的过程。原发感染（primary infection）或首发感染是指人体初次被某种病原体感染。重复感染（repeated infection）是指人体被某种病原体感染后，再次被同种病原体感染。混合感染（mixed infection）是指人体同时被两种或两种以上的病原体感染。重叠感染（superinfection）是指人体在被某种病原体感染的基础上，再被其他病原体感染；其中发生于原发感染后的其他病原体的感染称为继发感染（secondary infection）。机会性感染（opportunistic infection）指一些致病力较弱的病原体，在人体免疫力正常时不致病，但当人体免疫力降低时，它们侵入人体而导致疾病；或正常菌群在机体免疫力低下时，由于寄居部位改变或菌群失调等特定条件而引起的感染。

二、感染过程的表现

病原体侵入机体后便开始了感染的过程，这个过程的发展既取决于机体的免疫功能和病原体的致病力，同时也与外界环境因素有关。

（一）病原体被清除

病原体被清除（elimination of pathogen）是指病原体侵入人体后，被人体非特异性免疫屏障或特异性免疫屏障清除。非特异性免疫屏障包括人体皮肤、黏膜的阻挡，胃液、溶菌酶的清除及单核巨噬细胞的吞噬等；特异性免疫屏障包括体液免疫和细胞免疫。此过程可不引起任何病理生理反应。

（二）隐性感染或亚临床感染

隐性感染（covert infection）或亚临床感染（subclinical infection）是指病原体侵入人体后，诱导人体发生了特异性免疫应答，而未引起或仅引起轻微的组织损伤，人体无任何临床症状、体征及生化改变，只有通过抗体检查才能发现曾经发生过感染。隐性感染是大多数传染病最常见的感染形式，感染的病例数远远超过显性感染的病例数，如甲型肝炎、乙型脑炎等疾病。大多数隐性感染者可将病原体完全清除，并获得程度不等的特异性免疫能力，但少部分感染者未能将病原体完全清除而成为病原体携带者，如伤寒沙门菌、乙型肝炎病毒感染后，人可携带相应的病原体。

（三）显性感染或临床感染

显性感染（overt infection）或临床感染（clinical infection）是指病原体侵入人体后，诱导人体发生免疫应答，并通过病原体本身的致病性和机体的免疫反应，导致组织损伤，使人体出现临床症状、体征和生化改变。一般来说，感染发生后，显性感染病例占少数；仅有少数感染性疾病，显性感染病例占多数，如麻疹病毒感染后多数感染者出现麻疹的表现。显性感染的患者病后多可痊愈，病原体被清除，并获得特异性免疫。不同的病原体感染后出现的特异性免疫能力的强弱和持续时间的长短不同，如流行性斑疹伤寒患者，病后不易再患，而细菌性痢疾易再次发病。少部分患者，其病原体未能完全清除而成为感染后病原体携带者。部分患者亦可成为慢性感染者，如慢性细菌性痢疾、慢性乙型肝炎患者等。

（四）病原携带状态

病原携带状态（carrier state）是指病原体侵入人体后未被人体清除，同时病原体也未引起明显的组织损伤和生化异常，病原体在人体中与人体的免疫功能处于相对平衡状态，人无明显临床症状而携带病原体。根据携带病原体种类的不同，携带者分为带病毒者、带菌者与带虫者；根据发生时间的不同，可分为潜伏期携带者和恢复期携带者；根据携带时间（多数为3个月）长短，又可分为急性携带者和慢性携带者。一些病原体感染人体后后可导致病原携带状态，如伤寒、痢疾等，但麻疹病毒导致的病原携带状态罕见。

（五）潜伏性感染

潜伏性感染（latent infection）是指病原体侵入人体后，人体的免疫功能可将病原体局限到某些组织或部位，但不能够将病原体完全清除，病原体长期潜伏在这些组织或部位中。一旦机体免疫功能低下，潜伏病原体可再次活跃引起显性感染，如单纯疱疹病毒、水痘 - 带状疱疹病毒和结核分枝杆菌等。潜伏感染的患者，其病原体一般不被排出体外，不具有传染性，这是其与病原携带状态的不同之处。

三、感染过程中病原体的作用

病原体侵入机体后引起疾病的能力称为致病性，致病性的强弱取决于病原体的侵袭力、数量、毒力和变异性。

（一）病原体的侵袭力

侵袭力是指病原体侵入人体并在人体内扩散导致疾病的能力。不同的病原体可经不同途径进入人体。如血吸虫尾蚴等可经完整皮肤侵入人体；流感病毒、麻疹病毒经呼吸道进入人体，甲型肝炎病毒、霍乱弧菌等经消化道进入人体。有些病原体可有多种侵入途径，结合其侵入途径的不同，致病性也有差异，如葡萄球菌可造成局部皮肤感染，其入血则可导致菌血症。

侵袭力主要与黏附和侵袭有关。病原体表面的菌毛及其他黏附因子与病原体的黏附和定植有关，它们可启动病原体的侵袭过程。病原体表面的荚膜能协助抵抗吞噬细胞的吞噬和消化。病原体产生的酶，如透明质酸酶等，可协助病原体扩散。有些病原体进入机体后，仅能在局部停留并繁殖，如白喉棒状杆菌、百日咳鲍特菌（也称百日咳杆菌），很少有侵袭力。伤寒沙门菌等则有很强的扩散能力，经口感染进入肠后，定植于肠道单核巨噬细胞系统（mononuclear phagocyte system，MPS），导致局部病变，破坏机体的组织防御结构，并侵入血流，常可引起菌血症和败血症。

（二）病原体的数量

同一种病原体的致病性与其数量呈正比关系，病原体数量越多，致病性越强。不同的传染病中，引起疾病的最低病原体数量差别较大。

（三）病原体的毒力

病原体的毒力强度与致病性呈正比关系。毒力包括毒素和其他毒力因子。毒素包括外毒素和内毒素。外毒素是在病原体内合成后分泌到病原体外的，与靶器官的受体结合进入细胞内起作用，如白喉毒素和破伤风毒素。内毒素主要存在于革兰氏阴性细菌的细胞壁中，当细菌死亡、菌体裂解后，细胞壁中的脂多糖（LPS）游离出来，激活单核巨噬细胞释放细胞因子而起作用。立克次体、螺旋体、衣原体、支原体等也有脂多糖。

（四）病原体的变异性

病原体可因遗传、药物和外界环境的变化而发生变异。变异可使病原体的毒力增强或减弱，如毒力增强，则增加致病性。变异还可使病原体能逃避机体的特异性免疫反应，造成持续或严重的感染，如流感病毒、丙型肝炎病毒和人类免疫缺陷病毒等。病原体变异后会使对抗病原体的药物敏感性发生改变，如耐药病原体的出现。

四、感染过程中免疫应答的作用

病原体侵入机体后，将诱发人体产生免疫应答，感染的结局与机体的免疫力有密切的关系。人体的免疫功能包括非特异性免疫和特异性免疫。

（一）非特异性免疫

非特异性免疫是人体对入侵的各种病原体及其他异物的一种清除反应，不针对某种特殊病原体或其成分。这种防御能力由遗传获得，是人在进化过程中逐渐形成的，属于先天免疫，是抵御病原体的第一道防线。非特异性免疫包括以下几方面。

1. 天然屏障　包括外部屏障，如完整的皮肤、黏膜、胃酸、正常菌群、皮脂腺分泌的不饱和脂肪酸及汗腺分泌的乳酸等；也包括内部屏障，如血脑屏障、胎盘屏障等。年龄、营养状况等因素都会影响人的天然屏障的完整性。

2. 体液因子　包括补体、溶菌酶及各种细胞因子如干扰素（interferon，IFN）、肿瘤坏死因子（tumor necrosis factor，TNF）、白细胞介素（interleukin，IL）等，它们可直接或间接地通过免疫调节作用而清除病原体。

3. 免疫细胞　如单核巨噬细胞、粒细胞、自然杀伤细胞（natural killer cell，NK 细胞）等，它们可吞噬、杀伤病原体。

（二）特异性免疫

特异性免疫指某种病原体引起感染时，机体经过对其抗原特异性识别后产生的免疫，这种免疫通常只对该种特定病原体的抗原起作用。特异性免疫包括 T 淋巴细胞（简称 T 细胞）介导的细胞免疫和 B 淋巴细胞（简称 B 细胞）介导的体液免疫。

1．细胞免疫　当已致敏的 T 淋巴细胞再次遇到相同的抗原时，可释放各种细胞因子，杀伤病原体及其所寄生的细胞。细胞免疫对清除寄生于细胞内的病原体有重要作用，如某些病毒、细菌、立克次体和真菌。T 淋巴细胞还可通过调节体液免疫发挥免疫调节作用。

2．体液免疫　当 B 淋巴细胞受抗原刺激后，转化为浆细胞，并产生能与该抗原相结合的抗体，即免疫球蛋白（immunoglobulin，Ig），其可促进细胞吞噬、清除病原体。抗体主要作用于细胞外的病原体。抗体分为五类，即 IgM、IgA、IgD、IgE 和 IgG。IgM 出现早，持续时间较短，故可作为近期感染的标志；IgA 为呼吸道和消化道黏膜的局部抗体；IgE 主要于原虫和蠕虫感染后产生；IgG 出现较晚，持续时间长，可作为既往感染的标志，由于其分子量小，可通过胎盘，是胎儿获得被动免疫的主要来源。个别 IgG 不具有保护机体的作用，如乙型肝炎病毒的核心抗体和丙型肝炎病毒抗体等。

第三节　传染病的发病机制

一、传染病的发生与发展

（一）病原体入侵

病原体引起传染病的第一步需要入侵人体，而每种病原体侵入人体都需要适当的入侵门户，常见的包括呼吸道、消化道、皮肤等。例如，流感病毒、结核分枝杆菌可经过呼吸道进入人体，引起相应的病理生理反应而导致疾病；甲型肝炎病毒、戊型肝炎病毒经口进入消化道，导致相应疾病；钩端螺旋体、血吸虫可直接经皮肤进入人体引起疾病。

（二）病原体定植

病原体成功入侵人体后进一步完成定植，定植的部位根据病原体的不同和机体的免疫状态不同而异。如结核分枝杆菌入侵人体后，常局限于肺部引起结核的原发复合征或肺结核，也可在机体免疫力低下的状态下，经血液、淋巴扩散或直接扩散导致其他器官组织结核。

（三）病原体排出

病原体排出是传染病能在人与人之间传播的主要原因。显性感染者、隐性感染者和病原携带者均有机会将病原体排出体外感染他人。例如，甲型肝炎病毒、志贺菌可经粪便排出，结核分枝杆菌、流感病毒可经呼吸道飞沫排出，乙型脑炎病毒需经蚊虫叮咬而传播。每种病原体排出的持续时间有所差异，导致不同传染病有不同的传染期。

二、组织损伤的发生机制

在人体与病原体的相互斗争中，可引起人体组织损伤的机制主要包括以下三方面。

（一）病原体的直接损伤

病原体侵入人体后可直接引起组织损伤。如溶组织阿米巴滋养体，能直接破坏肠黏膜；猪囊尾蚴侵犯脑组织引起占位、颅内压增高及脑功能的改变；汉坦病毒可直接侵犯并损害血管内皮细胞，引起广泛的渗出和出血。

（二）病原体的毒素作用

许多病原体可分泌毒力很强的外毒素，侵犯并损害特定的靶器官。例如，破伤风梭菌产生破伤风神经毒素，引起患者全身肌肉痉挛；化脓性链球菌可分泌致热性外毒素，引起发热、猩红热样皮疹及中毒性休克；革兰氏阴性杆菌裂解后释放出的内毒素可引起发热、休克及弥散性血管内凝血等病理生理反应，是感染危及生命的重要原因之一。

（三）机体的免疫反应

可诱发损伤的机体免疫状态包括免疫功能受损、免疫功能活化和异常的变态反应。部分病原体感染人体后导致人体自身免疫防御功能下降，增加疾病的易感性，如麻疹病毒感染后引起细胞免疫受损和人类免疫缺陷病毒感染后导致T细胞相关的细胞免疫和体液免疫的异常。病原体感染人体后诱发活化的细胞免疫和体液免疫，在将病原体清除的同时导致一定的组织损伤，如乙型肝炎病毒感染可导致免疫相关的肝细胞损伤。有些病原体感染人体后可诱发异常活跃的免疫活动，引起可致明显组织损伤的变态反应，如汉坦病毒诱发的Ⅲ型变态反应和结核分枝杆菌诱发的Ⅳ型变态反应。

第四节 传染病的流行过程及影响因素

传染病的流行过程就是传染病在人群中发生、发展、转归的过程。传染病在人群中的发生、发展必须具备传染源、传播途径和易感人群三个基本条件。传染病的流行过程还受到自然因素和社会因素的影响。

一、传染病流行的三个基本条件

（一）传染源

传染源（source of infection）是指体内已有病原体生存、繁殖并能将病原体排出体外的人和动物。

1. **显性感染者** 显性感染者临床症状相对明显，特别是在急性期，可经咳嗽、呕吐、排便等多种方式将病原体排出体外，成为重要的传染源。显性感染者在疾病的潜伏期和恢复期也可排出病原体，即有一定的传染性。该类传染源的症状明显，可以早发现而尽早预防。处于疾病的潜伏期、恢复期的感染者及慢性感染者也是很重要的传染源。

2. **隐性感染者** 隐性感染者缺少相应的临床症状而成为许多传染病的主要传染源，如流行性脑脊髓膜炎患者等。

3. **病原体携带者** 病原体携带者自身无临床症状，但长期携带并排出病原体，成为许多传染病的主要传染源，如伤寒沙门菌携带者、乙型肝炎病毒携带者。

4. **受感染的动物** 某些可在动物之间流行的传染病可传播给人，引起严重疾病，如经鼠传播的鼠疫、经犬传播的狂犬病及经牛、羊等传播的布鲁氏菌病等。也有一些病原体感染动物后虽不能导致动物发病，但可将病原体传播给人导致人类疾病，如经猪传播的流行性乙型脑炎、经鼠传播的肾综合征出血热和钩端螺旋体病等。

（二）传播途径

病原体经传染源排出，经过一定的途径进入其他易感者的体内，这种途径称为传播途径（route of transmission）。每种传染病有其各自的传播途径，或为单一途径，或为多种途径。传染病的传播途径有以下几种。

1. 呼吸道传播　易感者吸入含有病原体的飞沫或气溶胶而导致感染，如流行性感冒、结核病、麻疹、猩红热等疾病的传播。

2. 消化道传播　易感者进食被病原体污染的食物、水或食具污染而引起感染，如甲型肝炎、细菌性痢疾、伤寒、霍乱等疾病的传播。水源被污染常可引起疾病的暴发或流行。

3. 接触传播　易感者通过接触带有病原体的水源、土壤、皮毛等而导致感染，如接触含有尾蚴的疫水后感染日本血吸虫病，接触被炭疽芽孢杆菌污染的土壤后出现炭疽，接触被布鲁氏菌沾染的动物皮毛后感染布鲁氏菌病等情况。

4. 血液、体液、血制品等传播　易感者通过输注血制品、器官移植、性交等方式接触携带者或患者时被感染，导致如乙型肝炎、丙型肝炎和获得性免疫缺陷综合征（又称艾滋病）等疾病。

5. 虫媒传播　被病原体感染的吸血节肢动物如蚊、白蛉、虱、蚤、蜱、螨等，在叮咬易感者后将病原体传播给人，导致如流行性乙型脑炎、疟疾、黑热病、流行性斑疹伤寒、恙虫病等疾病。

6. 母婴传播　携带者或患者体内的病毒在妊娠期间可以通过胎盘感染胎儿，也可在分娩过程中通过产道时及出生后与母亲密切接触中导致新生儿受到感染，引起如乙型肝炎和艾滋病等疾病。

（三）人群易感性

对某种传染病缺乏特异性免疫力的人称为易感者。易感者在人群中所占的比例决定着该人群对该疾病的易感性。人群易感性（susceptibility of the crowd）与传染病的流行呈正相关。针对不同病原体的疫苗接种可显著提高人群特异性免疫力，减少易感性，也使传染病的流行在很大程度上被控制。

二、影响流行过程的两个因素

（一）自然因素

在传染病流行过程中，自然因素对传染病的发生和发展有重要的影响。自然因素包括地理、气象、生态等条件，病原体的生存和繁殖受自然环境的影响和控制，从而形成了许多传染病地域性分布的特点，如血吸虫病在南方流行，黑热病主要以北方流行为主。人类的易感性也会随着季节和环境而改变，如冬季易出现呼吸道传染病，夏季消化道传染病更为普遍。自然环境也影响了疾病的传播途径，如血吸虫传播离不开生长在温暖、水源充沛地区的钉螺，流行性乙型脑炎的流行需依赖夏季的蚊虫。

（二）社会因素

社会因素对传染病流行过程也起着重要作用。社会经济的进步、生活条件的改善、卫生意识的提高、不健康生活习惯的改变、合理的健康宣教，以及传染病研究和控制方面的投入，将有助于控制传染病的流行。应对自然灾害水平的提高，也将有助于预测传染病的发生并控制其流行。

第五节　传染病的特征

一、基本特征

传染病与其他疾病主要的不同之处在于其具有以下四个基本特征。

（一）病原体

所有的传染病都是由病原体（pathogen）感染引起的，每种传染病都有其特异性的病原体，包括细菌、病毒、立克次体、螺旋体、原虫、蠕虫等。检测到病原体是传染病的确诊依据。

（二）传染性

传染性（infectivity）是传染病不同于其他感染性疾病的主要特征，也是传染病患者需要尽早被隔离的原因。每种传染病的传染方式、时间及强度不同，应根据疾病的传染性来确定感染者的隔离时间。

（三）流行病学特征

流行病学特征（epidemiologic feature）指在自然因素和社会因素的影响下，传染病的发生、发展和表现有流行性、季节性和地方性三个特征。

1. **流行性**　传染病的流行程度依据发生的病例数而定。某种传染病在人群中的发病率处于常年水平，称为散发；若发病率显著高于常年水平，称为流行；若传染病流行范围超过国界或洲界，称为大流行；若短时期内在某一地区或单位流行，称为暴发。

2. **季节性**　部分传染病的发生与季节有明确的相关性，如流行性乙型脑炎在北方地区只发生于每年夏秋季的7月、8月和9月三个月内，消化道传染病多发生于夏秋季，呼吸道传染病多发生于冬春季等。

3. **地方性**　部分传染病好发于某些特定地区，如日本血吸虫病只发生于有钉螺的地方，恶性疟主要流行于热带及亚热带地区。

（四）感染后免疫

感染后免疫（postinfection immunity）指病原体进入人体发生显性感染或隐性感染后，人体会针对病原体或毒素产生一定程度的特异性免疫力，临床可检测到特异性抗体，大部分的抗体都有保护作用，因而获得对特定病原体的免疫力。各种不同的传染病，其感染后免疫持续时间有差异。麻疹、流行性乙型脑炎、甲型肝炎等患者，患病后几乎可获得终生免疫，但流行性感冒、细菌性痢疾和一些寄生虫感染的患者，患病后其免疫力持续时间短，仍可反复被感染而发病。

二、临床特征

（一）病程发展的阶段性

各种急性传染病的发生、发展和结局一般经过以下四个阶段。

1．潜伏期（incubation period） 从病原体侵入人体至受感染者开始出现临床症状的这一段时间称为潜伏期。不同的传染病，潜伏期不同；同一种传染病，由于病原体数量、侵入部位、侵袭力和毒力等的不同，以及机体的免疫反应强弱不等，潜伏期的长短也有差别。因此每种传染病的潜伏期都是一个范围，即从最短到最长的时间。例如，丙型肝炎的潜伏期为15～180天，多为40天左右；麻疹的潜伏期为6～18天，多为8～12天。潜伏期是决定检疫期及密切接触者医学观察期的依据，对密切接触者应观察到该病的最长潜伏期为止。

2．前驱期（prodromal period） 从有临床症状到症状明显这一阶段称为前驱期。这段时间的临床表现不特异，可表现为发热、头痛、疲乏、食欲下降、肌肉酸痛等。持续时间多为1～3天。起病急骤者，可无前驱期。本期患者已有传染性。

3．症状明显期（period of apparent manifestation） 经过前驱期后，大部分患者可进入症状明显期。该期传染病特有的症状和体征充分表现出来，有些表现具有诊断价值，如发疹性疾病患者的皮疹，细菌性痢疾患者的腹痛、腹泻、脓血便，流行性乙型脑炎患者的头痛、喷射性呕吐、意识障碍、脑膜刺激征阳性、脑脊液改变，肝炎患者的肝大、黄疸。

4．恢复期（convalescent period） 人体与病原体相互作用过程中，免疫反应逐渐增强，病原体被清除或被局限到某些组织或部位，症状、体征逐渐消失的过程为恢复期。在此期，患者的体温恢复到正常，食欲和体力逐渐恢复，受损伤的组织和紊乱的功能逐渐恢复，血中的抗体效价逐渐上升。部分传染病患者此期因病原尚未完全明确，可能仍有一定的传染性。部分患者在恢复期可诱发一些变态反应性疾病，如猩红热后出现急性肾小球肾炎和风湿病等。

（二）复发与再燃

复发（relapse）是指当患者进入恢复期，体温正常一段时间后，由于体内潜伏的病原体再度活跃而出现原有的症状和体征。再燃（recrudescence）是指当传染病进入恢复期，临床症状、体征均有减轻，体温下降的过程中，残存在血液或组织中的病原体再度活跃，体温再次升高，初发病的症状、体征再度出现。

（三）临床类型

相同的传染病在不同环境下、不同个体的表现有所不同，相应的转归和预后也有一定差异，所以临床上常结合临床表现进行分型。

1．按病程分型 常可分为急性、亚急性和慢性。不同传染病按病程分型所依据的时间有所差异，如慢性肝炎指半年以上病程的肝炎患者，慢性细菌性痢疾指2个月以上病程的患者。

2．按病情轻重分型 常可分为轻型、典型（普通型或中型）、重型及暴发型。轻型者有些可自愈，其他类型随病情逐渐加重，病死率增高。

（四）临床表现

1．发热 发热是传染病最常见的临床表现，不同的病原体引起的发热，其热程和热型也不相同。

（1）发热的过程可分为以下三个阶段。

1）体温上升期：指病程中体温上升的时期，机体产热增多，散热减少，可伴有畏寒、寒战。

2）极期：体温上升到一定高度后持续数天至数周。

3）体温下降期：指病程中体温下降的时期，机体散热增多，产热减少。若体温快速下降，可出现大汗。

（2）某些传染病的体温变化有鉴别意义，常见的热型有以下几种。

1）稽留热：体温达 39 ℃以上且 24 小时内体温相差不超过 1 ℃，可见于伤寒、斑疹伤寒的极期。

2）弛张热：24 小时内体温相差超过 2 ℃，但最低温度高于正常水平，可见于伤寒的缓解期、败血症。

3）间歇热：24 小时内体温波动于高热和正常之间，如疟疾、败血症。

4）波状热：体温逐渐上升到 39 ℃或以上，高热持续数天后逐渐自行降至正常，但数天后再次出现高热，重复多次，呈波浪样，可持续数月之久，如布鲁氏菌病。

5）回归热：高热持续数天后骤然降至正常，但数天后再次急剧上升出现高热，高热与无热期交替，如回归热。

6）不规则热：患者的体温曲线呈无规律性，如流行性感冒、败血症。

2．皮疹 皮疹是传染病常见的表现之一，包括外疹和内疹（黏膜疹）。伴有发疹的传染病称为发疹性传染病，不同发疹性传染病，其皮疹的形态、出现的时间、出现的部位不同，因而有一定的鉴别意义。例如，水痘多在发热当天出疹，猩红热多在第 2 天出疹，天花多在第 3 天，麻疹多在第 4 天，斑疹伤寒多在第 5 天，伤寒多在第 6 天。又如，水痘皮疹多分布在躯干部；天花皮疹多在面部和四肢；麻疹皮疹始于耳后、面部、颈部及上胸部，向下扩及全躯干，而后向四肢扩散。常见的皮疹类型如下。

（1）斑疹：为红色充血性皮疹，与皮肤表面相平，可见于猩红热、伤寒等。

（2）丘疹：呈红色并略高于皮肤的皮疹，可见于麻疹、传染性单核细胞增多症等。

（3）玫瑰疹：胸腹部出现的一种淡红色的圆形斑疹，直径 2 ~ 3 mm，常见于伤寒和副伤寒。

（4）斑丘疹：斑疹与丘疹同时存在，见于猩红热、风疹、药物疹等。

（5）出血疹：大小不等、形态不一，压之不褪色的皮疹。直径 < 2 mm，称为瘀点；直径 3 ~ 5 mm，称为紫癜；直径 > 5 mm，称为瘀斑。出血疹可见于肾综合征出血热和流行性脑脊髓膜炎等。

（6）疱疹或脓疱疹：初起时为水疱，以后可变为脓疱，见于水痘、带状疱疹和单纯疱疹等。

（7）荨麻疹：为大小不等、高出皮肤表面、有痒感的皮疹，可连接成片，见于急性血吸虫病等。

（8）黏膜疹：可为充血性和出血性，可呈斑疹或丘疹或斑丘疹。麻疹患者口腔颊黏膜出现的充血红斑中央有直径 1 mm 的白色小点的麻疹斑，即麻疹黏膜斑（也称柯氏斑，Koplik spot），属于黏膜疹。

3．菌血症与脓毒症 菌血症指细菌或其他病原体存在于血液中并扩散至全身各个器官，血培养检查可获病原体。多数情况下菌血症在疾病早期，持续时间不长，但有些疾病如布鲁氏菌病和流行性脑脊髓膜炎的部分患者，可呈慢性菌血症表现。各种病原体产生的毒素及其他代谢产物等不断进入血流，可引起全身炎症反应综合征，即脓毒症。严重者可引起感染性休克及多器官功能衰竭而危及生命。

4．单核巨噬细胞系统反应 在病原体及其代谢产物的作用下，机体的单核巨噬细胞系统可发生充血、增生等反应，临床表现为肝、脾、淋巴结增大。

第六节 传染病的诊断

早期诊断传染病，不但有利于患者的及时治疗，而且有利于早期隔离，以防止疾病的传播。传染病的诊断从以下几个方面进行综合分析。

一、流行病学资料

传染病的诊断中，流行病学资料具有重要的作用。其中，患者的年龄、性别、职业、居住状况、饮食习惯、既往病史、预防接种史等情况与患者的易感性相关，近期可疑病例接触史、旅行史、发病季节、发病地区等可进一步提供病原学相关信息，早期掌握流行病学资料是诊断传染病非常重要的一步。

二、临床资料

临床资料的有效收集需要进行详细的病史询问及体格检查。详细了解患者起病的情况、方式、发展速度、持续时间、伴随症状等，仔细完善生命体征、精神状态、皮肤、淋巴结、肝、脾等检查对疾病的早期诊断非常重要，特别是具有诊断意义的症状及体征，如发热当天出现皮疹的水痘、发热伴有醉酒貌的肾综合征出血热、发热伴有无欲貌的伤寒、恐水症状明显的狂犬病。

三、实验室检查

实验室的一般常规检查为传染病提供初步诊断依据，病原学检查有助于传染病确诊，影像学及病理学检查可进一步评估疾病的类型及严重程度。传染病的正确诊断离不开实验室检查。

（一）一般检查

1. 血常规　外周血白细胞计数和分类有助于判断传染病病原体的类型及感染的程度。白细胞总数明显升高多见于细菌感染引起的传染病，如流行性脑脊髓膜炎；白细胞总数正常或减少多见于病毒感染引起的传染病，如麻疹；血红蛋白降低可见于疟疾和黑热病；嗜酸性粒细胞增加见于多种寄生虫病急性期；嗜酸性粒细胞减少见于伤寒。

2. 尿常规　尿蛋白明显增多见于肾综合征出血热等；尿胆红素的检测有助于肝炎时黄疸的鉴别诊断。

3. 粪便常规　粪便的性状和显微镜检查（镜检）有助于细菌性痢疾、霍乱、感染性腹泻和寄生虫疾病的诊断。

4. 脑脊液检查　包括脑脊液压力、外观、细胞数、有核细胞数、蛋白质、糖及氯化物含量测定，有助于鉴别中枢神经系统感染的病原体。

5. 血生化检查　有助于评估肝、肾等脏器的功能变化，协助肝炎、肾病等的诊断。

（二）病原学检查

1. 直接检查　有些病原体用肉眼检查即可被发现。例如，蛔虫、绦虫节片等可随粪便排出，肉眼检查大便即可确认；夜间检查患儿肛门，可看见蛲虫虫体。

2. 直接镜检　多数病原体可通过显微镜检查而被发现。例如，血液涂片找疟原虫，骨髓涂片找利什曼原虫，粪便涂片找虫卵，脑脊液墨汁涂片找新型隐球菌，痰涂片找抗酸杆菌等。

3. 病原体的培养和分离　对于各种细菌，可用各种不同的培养基培养获得，应在使用抗菌药物前，留取血液、尿液、粪便、脑脊液、其他体液及分泌物或组织，并进行细菌培养。对于病毒及立克次体等，须用组织培养和动物接种，协助病原体的分离。

4．病原体核酸的检查　分子生物学技术的广泛应用，如基因扩增及限制性片段长度多态性分析等，使病原体检测更敏感、快速和准确。病原体特异性脱氧核糖核酸（DNA）和核糖核酸（RNA）序列的检测有病原学诊断价值。

（三）免疫学检查

1．检测特异性抗原　此检测可在病原体分离不成功时提供病原体存在的证据。病原体特异性抗原检测可通过酶联免疫吸附试验（enzyme-linked immunosorbent assay，ELISA）等方法进行，抗原检测比抗体检测更有早期病原学诊断意义，如囊尾蚴病的抗原检测。

2．检测特异性抗体　可通过补体结合试验、沉淀试验、凝集试验、中和试验、补体结合试验、放射免疫测定、ELISA等方法检测抗体。检测的抗体包括IgM和IgG。前者出现较早，持续时间较短，如抗甲型肝炎病毒（HAV）IgM，可用于疾病的早期诊断；后者出现较晚，但持续时间较长，在感染期间IgG抗体滴度有明显上升者（恢复期比初期有4倍或4倍以上升高），也可用于诊断。

3．皮内试验　用特异性抗原做皮内注射，皮内试验阳性提示感染过这种病原体，如结核分枝杆菌的结核菌素试验（PPD试验）。一些寄生虫的皮内试验有助于协助相应寄生虫病的诊断。

4．T细胞亚群的检测　有助于判定患者的免疫功能状况和艾滋病的诊断及分期。

（四）其他检查

1．影像学检查　X线检查可应用于筛查肺部占位、腹部穿孔或梗阻、骨质破坏等。B超对胸腔积液、腹腔器官病变、淋巴结增大等检查有优势。计算机断层显像（computed tomography，CT）和磁共振成像（magnetic resonance imaging，MRI）可应用于头颅、骨骼、肌肉、胸腹等多个部位的病变评估，如协助阿米巴肝脓肿、脑囊尾蚴病的诊断等。

2．内镜检查　支气管镜、胃镜、小肠镜及纤维结肠镜的检查目前技术已相当成熟，可应用于呼吸道疾病、消化道疾病等多种疾病的检查。

3．病理学检查　通过局部病变组织的活检进行病理学检查可进一步完善病原学、免疫学等多种检测，从而评估病原学、病变性质及严重程度，如肝病的炎症、坏死程度的判断等。

第七节　传染病的治疗

治疗传染病的目的不仅要积极促进患者康复，还要尽量减少疾病的进一步传播。治疗传染病的原则是早期、彻底和综合治疗

一、一般治疗

1．隔离、消毒与护理　明确传染病的传染方式，尽早完善相应的隔离措施，同时做好相应的消毒工作，切断传染病的传播途径。危重患者加强护理，定时翻身、拍背、吸痰，避免跌伤、误吸、坠床等情况。

2．支持疗法　疾病中患者能量消耗大，常伴有食欲不佳，需保证患者的能量摄入，注意水、电解质和酸碱平衡。肠内营养支持不能满足时，可加用静脉营养支持。重症患者必要时可给予新鲜血浆、丙种球蛋白、人血白蛋白等支持治疗。

二、病原治疗

病原治疗也称特异性治疗，是指对病原体有杀灭或抑制作用的治疗，包括抗细菌、抗病毒、抗真菌和抗寄生虫治疗等。

1．抗细菌治疗　抗菌药物种类繁多，需注意合理应用抗菌药物，结合药物敏感试验结果调整抗菌药物使用方案。常用的抗菌药物有青霉素类、喹诺酮类、头孢菌素类、大环内酯类、氨基糖苷类等。应警惕抗菌药物滥用问题，降低耐药菌增多的趋势。

2．抗病毒治疗　目前抗病毒药物已有一定的发展，针对不同病毒感染的抗病毒药物不同，疗效方面并不一致，一些慢性病毒感染性疾病治疗中也存在病毒的变异和药物的耐药问题。常见的抗病毒药物有奥司他韦、阿昔洛韦、聚乙二醇干扰素、利巴韦林、恩替卡韦、富马酸丙酚替诺夫韦及索磷布韦维帕他韦等。值得提出的是，近些年出现的直接抗病毒作用的小分子抗丙型肝炎病毒药物，使丙型肝炎有了治愈的可能。

3．抗真菌治疗　抗真菌药物包括氟康唑、伊曲康唑、两性霉素 B、氟胞嘧啶等。

4．抗寄生虫治疗　抗寄生虫药物有抗疟疾的氯喹、伯氨喹，用于丝虫病的乙胺嗪，治疗阿米巴痢疾的甲硝唑，抗各种吸虫病的吡喹酮及广泛用于寄生虫病的阿苯达唑等。

5．抗毒素治疗　对由细菌毒素引起的疾病应给予抗毒素治疗，如白喉抗毒素、破伤风抗毒素等。

三、对症治疗

针对患者的各种临床症状应采取相应的治疗措施，以减轻痛苦、减少机体消耗、降低损伤程度，如颅内高压时采取脱水疗法、高热时采取物理降温疗法、休克时采取循环支持疗法、呼吸困难者采取氧疗支持疗法、昏迷者采取低温脑保护疗法、重症炎症反应时采取糖皮质激素疗法等。

四、康复治疗

某些传染病，如各种脑炎、脊髓灰质炎，可能留有后遗症，需长期进行功能锻炼、针灸和理疗等，以协助功能的恢复。

五、心理治疗

传染病具有传染性等特点，同时部分患者经治疗后仍迁延不愈或遗留部分后遗症，可影响患者正常生活，诱发各种心理疾病。在对患者进行机体治疗的同时，也需对其加强心理疏导，必要时需进一步进行专业心理治疗。

六、中医治疗

中医的辨证论治有调节各器官功能、增强免疫力的作用，同时部分中草药能抗炎、改善微循环等，中医针灸疗法也在对症治疗及康复治疗中发挥了一定的作用。

第八节　传染病的预防

一、管理传染源

1. 传染病的上报制度　严格遵守传染病的疫情上报制度有利于传染病的早期发现和控制。根据《中华人民共和国传染病防治法》，法定传染病分为三类，即甲类、乙类和丙类。

2. 传染病的报告时限　甲类传染病为强制管理的传染病，发现确诊或疑似病例时，应在2小时内通过传染病疫情监测信息系统上报；乙类传染病为严格管理的传染病，发现确诊或疑似病例时，应在24小时内上报；丙类传染病为监测管理的传染病，发现确诊或疑似病例时，应在24小时内上报。但乙类传染病中的严重急性呼吸综合征（曾称传染性非典型肺炎）、炭疽中的肺炭疽和人感染高致病性禽流感，须采取甲类传染病的报告及防控措施。

3. 传染源的管理　应有针对不同传染源的管理措施。

（1）确诊及疑似患者：需早发现、早隔离、早上报、早治疗，待度过传染期或病原体转阴后解除隔离。

（2）密切接触者：尽早完善传染病相关筛查工作，并结合情况进行必要的隔离和观察，可考虑适当给予药物预防或进行预防接种。

（3）病原携带者：早期上报，结合病情评估治疗的必要性，加强医学卫生宣教，避免从事易使传染病扩散的工作，并定期到医疗卫生单位随诊病原学情况。

（4）受感染的动物：对于受感染的动物，应根据具体情况具体分析，采用适当的方式进行管理。

二、切断传播途径

1. 隔离　早期隔离是防止传染病扩散的有效医疗措施，结合传染病的传播途径，对传染源进行相应的呼吸道隔离、消化道隔离、血液 - 体液隔离、接触隔离、虫媒隔离等措施，同时也可对易感人群进行保护性隔离。

2. 消毒　消毒是切断传播途径的重要措施。消毒是用物理或化学方法消灭停留在周围环境中及传播媒介上的病原体，以切断传播途径，阻止和控制传染病的发生。

三、保护易感人群

1. 提高非特异性免疫力　作息规律、均衡膳食、适当锻炼、充足睡眠、心态健康，可提高机体的非特异性免疫力。

2. 提高特异性免疫力　是预防传染病的关键。提高特异性免疫力的方式可通过主动免疫和被动免疫来实现。前者是有计划地进行预防接种，使机体产生对抗病原体的特异性免疫力；后者通过注射抗毒素、丙种球蛋白或特异性免疫球蛋白等产生特异性被动免疫，但被动免疫持续时间短。新生儿经过胎盘从母亲体内获得的免疫力属于被动免疫，所以持续时间短。

3．个体防护　加强卫生宣教工作，预防传染病需要每个人都从自身做起。

<hr />

思　考　题

1．试述《中华人民共和国传染病防治法》中规定管理的传染病分类。
2．感染过程的表现有哪些?

（于岩岩）

第二章

朊病毒病

案例 2-1

患者，男，65岁，以"反复头晕2个月余，共济失调伴间断性言语错乱、幻觉20余天，加重10天"入住我院。患者四肢共济失调，反应迟钝，言语不利，言语错乱，幻觉，被害妄想，食欲差，拒绝进食，夜间休息尚可，家属代诉排尿、排便正常。

【入院查体】 血压（BP）110/70 mmHg。神志清，精神差，语言欠清晰，对答部分切题，扶入病房，共济失调步态，查体合作。神经系统：神志清楚，言语欠清晰，理解力、判断力、定向力、计算力、记忆力下降；双侧瞳孔等大等圆，直径3 mm，对光反射灵敏，眼球各向运动自如，眼球无震颤；双侧额纹、鼻唇沟对称，示齿口角不偏，伸舌居中；颈稍抵抗；四肢肌容积正常，张力稍高，肌力5级；指鼻试验、跟膝胫试验失稳失准，轮替试验笨拙，双侧肢体痛触觉正常，双侧肱二头肌反射、肱三头肌反射、桡骨膜反射、膝反射及跟腱反射（+），病理反射未引出。舌质暗，苔白，脉滑。

【实验室检查】 头颅磁共振成像（MRI）示：右侧尾状核头及右侧豆状核急性期脑梗死；增龄性脑改变；小脑延髓池囊肿；双筛窦炎性改变；颅脑磁共振血管造影（MRA）未见明显异常征象。脑脊液常规：红细胞 $1800 \times 10^6/L$，白细胞 $10 \times 10^6/L$。脑脊液生化：葡萄糖 3.9 mmol/L。

问题与思考：

1. 该患者最可能的诊断及诊断依据是什么？为明确诊断应做哪些检查？

2. 如何对该患者进行治疗？

朊病毒病（prion diseases）是由朊病毒（又称朊粒、蛋白感染粒）引起的人类及动物慢性中枢神经系统退行性疾病，包括克-雅病（Creutzfeldt-Jakob disease，CJD）、新变异型克-雅病（new variant Creutzfeldt-Jakob disease，nvCJD）、库鲁病（Kuru disease）、格斯特曼-施特劳斯勒-沙因克综合征（Gerstmann-Straussler-Scheinker syndrome，GSS综合征）和致死性家族性失眠症（fatal familial insomnia，FFI）。该类疾病具有的共同神经病理变化是脑组织呈海绵状改变，故又称为传染性海绵状脑病（transmissible spongiform encephalopathy，TSE）。朊病毒病潜伏期长，病程短，病死率近100%。常见的动物朊病毒病有牛海绵状脑病（疯牛病）、羊瘙痒病、传染性水貂脑病及鹿群中的慢性消耗性疾病。

一、病原学

美国学者 Prusiner 首先提出朊病毒是朊病毒病的病原体，并对朊粒蛋白（prion protein，PrP）的生物学特性及其与朊病毒病的关系进行了大量的研究，因此于 1997 年获诺贝尔生理学或医学奖。

PrP 分子量为 33 000 ～ 35 000，由 253 个氨基酸组成。PrP 有两种异构体，分别为细胞朊粒蛋白（PrPc）和羊瘙痒病朊粒蛋白（PrPsc）。PrPc 存在于正常脑组织，一般分布于细胞表面，功能尚不明确，对蛋白酶敏感，不致病；引起朊病毒病的感染因子为 PrPsc，它缺乏任何特定的核酸，是 PrPc 的一种致病性错误折叠和聚集形式。朊病毒传递到幼稚宿主后，在自催化过程中导致宿主 PrPc 的错误折叠，大脑和脊髓中 PrPsc 指数级增长，最终导致神经元死亡。朊病毒有不同的株型，可导致不同的疾病。

人类编码 PrP 的基因（*PRNP*）位于第 20 号染色体的短臂上，由 2 个具有开放阅读框的外显子组成，在较大的第二外显子内完全编码含有 253 个氨基酸的人类蛋白（PrP）。*PRNP* 的突变于 1989 年首次被发现，各种变异可以在不同的个人或家族产生不同的临床表型。目前已知有超过 60 种 *PRNP* 变异，10% ～ 15% 的朊病毒病是由 *PRNP* 突变引起的。

由于朊病毒是一种不含核酸的蛋白质，因此能使核酸失活的物理方法（如煮沸、辐射、紫外线等）和化学方法（如甲醛、核酸酶、锌离子等）均对其无影响。朊病毒对氨基酸修饰剂、蛋白质变性剂（如尿酸、胍胺、苯酚、蛋白酶 K 等）不具抗性。在生物学特征上，朊病毒能导致类似慢病毒感染而不表现出免疫原性，故不产生特异性抗体，不诱导干扰素的产生，也不受干扰素的作用。

二、流行病学

（一）流行概况

根据 2005 年以后发表的监测研究，全球克 - 雅病的发病率通常为（1 ～ 2)/10^6，我国也有报道，但疫情尚不清楚。库鲁病是 1957 年发现的在巴布亚新几内亚流行的疾病。格斯特曼 - 施特劳斯勒 - 沙因克综合征是一种极少见的人类朊病毒病，具有家族性，属常染色体显性遗传病。致死性家族性失眠症和遗传性人类朊病毒病极为罕见，呈世界性分布。

（二）传染源

感染朊病毒的动物和人均可成为朊病毒病的传染源。

（三）传播途径

1. 消化道传播　人和动物可通过食用含有朊病毒的宿主组织及其加工物而感染，特别是脑组织、内脏和脊髓。

2. 医源性传播　包括外科与牙科手术后感染、器官移植手术后感染、尸解手术中感染，以及应用含有朊病毒的血液与血制品、生物制品后感染等。

3. 其他途径传播　可经破损皮肤或黏膜感染，罕见母婴垂直传播。此外，环境中的人为因素，包括聚丙烯、玻璃、水泥、不锈钢及铝作为传播媒介的作用也值得进一步探索。

（四）人群易感性

人群普遍易感。人感染朊病毒后，尚未发现机体有保护性免疫产生。新变异型克 - 雅病多发生于 18 ～ 40 岁人群，10% ～ 15% 的克 - 雅病具有家族性常染色体型遗传缺陷。

三、发病机制与病理学表现

（一）发病机制

朊病毒病发生的关键机制为 PrPsc 模板导向的 PrPc 错误折叠成致病性、构象改变的版本，PrPc 主要的 α 螺旋蛋白的大量结构重排成一个 β 片层高度丰富的结构（约 47% 的 β 片层）。PrPsc 经一定的传播途径侵入机体并进入脑组织，高度稳定的特性使其可在不同的神经溶酶体中积累数月至数年，最终产生大范围的海绵状变性和神经元丢失、星形胶质细胞和小胶质细胞增生，并导致外周炎症细胞的明显缺乏。被感染的脑细胞受损、坏死，释放出的朊病毒又侵犯其他脑细胞，使病变不断发展；病变的神经细胞死亡后，脑组织中留下大量小孔，呈海绵状，并出现相应的临床症状，故又称其为传染性海绵状脑病。PrPsc 或 PrPsc 的一些片段能够导致神经细胞损伤，如神经细胞凋亡，是导致神经细胞死亡出现退行性变的主要原因之一。

在朊病毒病的多个水平上，PrPsc 在疾病早期状态通过干扰泛素 - 蛋白酶体系统，导致该蛋白降解途径功能受损，从而增强 PrPsc 的积累。实验研究证实，在发生神经病理改变之前，PrPsc 已蓄积于神经细胞内，而且只有 PrPsc 蓄积的区域发生神经病变。在 PrPsc 蓄积量较高的区域，相应的空泡形成数量也较多。由此认为，PrPc 转化为 PrPsc 是朊病毒病发生的基本条件，PrPsc 的产生和渐进积累是朊病毒病的始动环节。

研究报道，10% ～ 15% 的克 - 雅病有遗传性（常染色体显性遗传），与第 20 号染色体上的某种基因发生变异有关，带有这种变异基因的儿童患克 - 雅病的可能性为 50%。

微整合

基础回顾

细胞凋亡与坏死的区别

坏死是细胞受到强烈理化或生物因素作用引起细胞无序变化的死亡过程。表现为细胞胀大，细胞膜破裂，细胞内容物外逸，核变化较慢，DNA 降解不充分，引起局部严重的炎症反应。凋亡是细胞对环境的生理性或病理性刺激信号、环境条件的变化及缓和性损伤产生的应答有序变化的死亡过程，其细胞及组织的变化与坏死有明显的不同。

（二）病理学表现

朊病毒病的病变部位主要在中枢神经系统，累及大脑皮质、小脑、间脑、丘脑、基底节和脑干等部位，主要神经病理变化特点为典型的海绵状空泡化（影响大脑灰质的任何部分）、星形细胞增生和神经元丢失的三联征伴随异常的 PrP 沉积，有时包括 PrP- 淀粉样斑块。

四、临床表现

朊病毒病是一类可侵犯人类及动物中枢神经器官和系统，造成神经系统慢性或亚急性退行性改变的人兽共患疾病。其发病可表现为散发型、遗传型及传染型，临床表现也不完全一致。其最大临床特点为疾病潜伏期长，可达数年甚或数十年，早期主要表现为急性中枢神经系统功能异常，但疾病进展迅速，可很快导致死亡。

（一）克-雅病

克-雅病是目前人类最常见的一种人类朊病毒病，呈全球分布，可分为散发型克-雅病（sCJD）、医源型克-雅病（iCJD）、遗传型或家族型克-雅病（f/gCJD）、变异型克-雅病（vCJD）四个类型。其中 sCJD 占 85% ~ 90%。疾病潜伏期为 15 个月至 10 年，男女均可患病。其典型的临床表现为严重的痴呆、肌阵挛、皮质盲、小脑性共济失调症状、锥体系功能障碍及各种锥体外系症状变化和体征。sCJD 患者 90% 在 1 年内死亡，其基本病程一般可分为以下三个阶段。

1. 前驱期　主要为轻微性格改变和非特异性主诉，如头昏、偏执行为、糊涂、记忆困难及抑郁等，少数情况下还有视觉或听觉的异常。睡眠障碍也比较常见，主要表现为多梦或失眠。

2. 进展期　主要表现为大脑皮质、锥体束、锥体外系、小脑受损的症状。约 2/3 的患者出现最具特征性的症状即肌阵挛，也可表现为肢体强直和震颤、感觉异常、共济失调、眼球震颤和语言障碍等，并迅速发展为明显的精神衰退、进行性肌萎缩、半瘫、运动性失语，随后发生抽搐和昏迷。

3. 终末期　出现昏迷、无动性缄默或去皮质状态，最终多因肺部感染或自主神经衰竭而死亡。

vCJD 平均发病年龄约 28 岁，病程约 14 个月，早期表现有抑郁、焦虑等精神症状，持续约 6 个月，随后快速表现出共济失调等神经症状，认知功能障碍发生晚，通常无肌阵挛。

（二）新变异型克-雅病

新变异型克-雅病（nvCJD）与牛海绵状脑病有关，发病率目前尚无确切的统计结果。nvCJD 多发生于年轻人（18 ~ 40 岁），疾病进展缓慢，平均病程为 14 个月。患者以精神异常为主要症状，可表现为感觉障碍（如感觉迟钝甚至半侧肢体感觉减退）和焦虑、抑郁、孤僻、萎靡等精神症状和体征（抑郁最为常见）。后期出现痴呆、锥体束综合征和锥体外束综合征。

（三）库鲁病

库鲁病是最早被研究的人类朊病毒病，曾是一种仅流行于巴布亚新几内亚东部的局部流行病。库鲁病潜伏期为 4 ~ 30 年，起病隐匿，临床表现以小脑受损症状为主，首发症状为震颤、动作笨拙，呈进行性加重，可出现四肢和躯干共济失调、瘫痪、尿失禁、大便失禁等痴呆症状。先有震颤及共济失调，后有痴呆，这是库鲁病的临床特征，也是与克-雅病不同之处。

库鲁病患者常多在起病的第 3 个月至 2 年内死亡，病程一般为 3 ~ 9 个月，通常可分为以下三个阶段。

微整合

基础回顾

共济失调

人体姿势的保持和随意运动的完成与大脑、基底神经节、小脑、前庭系统、深感觉等有密切的关系。这些系统的损害将导致运动协调不良、平衡障碍等，这些症状和体征称为共济失调。它分为感觉性共济失调、前庭性共济失调、小脑性共济失调和遗传性共济失调四种类型。现如今临床对共济失调的治疗尚缺乏有效的药物或方法。

1. 最初阶段　库鲁病最早的症状是出现躯干震颤、步态蹒跚和共济失调引起的姿势不稳。患者在他人未注意到其身体异常或症状表现之前，可能已有先驱症状，如头痛、关节痛和肢体痛。患者主观上感觉站立和步态不稳，常常还不自觉地发声，手和眼异常运动，说话含糊不清，并呈逐渐加重的状态。眼球运动障碍是存在的，但没有真正的眼球震颤，最初常常表现为持续存在的内斜视。运动障碍首先发生于下肢，而后逐渐累及上肢。为了保持站立时的平衡，患者会用脚趾用力抓地。在疾病开始时，患者不能用一只脚站立几秒钟是诊断库鲁病的有用线索。

2. 中期阶段　发病几周后，患者行走困难，四肢震颤，不再能在没有他人帮助的情况下行走，震颤和运动障碍的情况加重，肢体的僵化常进一步发展，出现广泛的阵挛或偶尔的休克样不自主肌肉运动，偶尔出现迟发性运动障碍和舞蹈样运动。当患者受到过度惊吓时，甚至在突然受到噪音或强光刺激时，均可发作。通常出现踝关节挛缩，膝关节挛缩也很常见。虽然肌肉活动已很少，但无束状的或真正的衰弱和肌肉萎缩。患者时常情绪不稳，可导致病态的笑声发作，微笑和笑声缓慢停止，这种症状有时甚至在疾病的最初阶段就可以看到。同时有明显的思维迟钝，但还没有出现严重的痴呆。

3. 晚期阶段　记忆丧失、痴呆、死前伴有笑声为晚期阶段常见的症状。患者开始时不能自己坐起来，然后发展为运动障碍、震颤、更严重的语音障碍和逐渐丧失活动能力。有过度亢进的腱反射，出现抓握反射，一些患者出现锥体外系姿势和运动障碍，最终出现尿失禁、大便失禁，由于吞咽困难而出现饥渴。患者表现为虚弱、营养不良、延髓受累、耳聋、反应迟钝，大多数患者死于褥疮和肺炎等并发症。

（四）格斯特曼 - 施特劳斯勒 - 沙因克综合征

格斯特曼 - 施特劳斯勒 - 沙因克综合征（GSS 综合征）于 1936 年在一个澳大利亚家庭中被发现，是一种罕见的常染色体显性朊病毒病，由人类 PrP 基因突变引起。发病年龄通常为 40 ~ 50 岁，存活时间差异很大，从 2 个月到 12 年，平均约为 5 年。其特征是慢性进行性小脑共济失调，伴有痴呆、构音障碍和脑内淀粉样蛋白沉积，多为家族性。GSS 综合征是一个中年进行性小脑脊髓的退行性病变，与克 - 雅病相反，肌阵挛较少见。由于吞咽障碍，死亡往往是由于吸入性肺炎引起的继发性感染。

（五）致死性家族性失眠症

致死性家族性失眠症（FFI）是 1986 年新发现的一种家族性常染色体显性朊病毒病，非常罕见，多在成年期发病，病程 6 ~ 32 个月，以失眠为其特征。一般来说在疾病初期有三种不同的表现：①难治性睡眠障碍；②运动体征，如构音障碍和共济失调；③记忆障碍。后期病变可累及运动、内分泌和自主神经等系统，包括肾上腺皮质激素分泌减少，糖皮质激素分泌增加，以及生长激素、褪黑素和催乳素分泌的正常昼夜模式丧失，但痴呆症是罕见的。

五、实验室及辅助检查

（一）脑脊液检查与脑病理学实验室检查

病变的脑组织中有时可见轻度海绵状空泡，淀粉样斑块，神经细胞蛋白质大量变性，脑胶质细胞异常增生，极少出现白细胞及浸润样细胞增殖等其他各种细胞炎症与浸润反应。脑脊液常规和生化检查基本正常，而 14-3-3 蛋白已成为 CJD 敏感性和特异性均较好的诊断指标。

（二）免疫学检查

常用免疫组织化学、酶联免疫吸附试验、免疫印迹等方法检测组织中的 PrPsc。

（三）动物接种试验

将可疑病毒组织匀浆给动物口服或脑组织内接种于动物（常用鼠、羊等），观察被接种动物的发病情况。发病后即取动物脑组织病理活检，观察是否具有朊病毒病引起的神经系统特征性病理改变。

（四）物理检查

脑电图检查可有特征性的周期性尖锐复合波（periodic sharp wave complexes，PSWC），有辅助诊断价值。此外，CT 及 MRI 的脑影像学检查也具有一定的诊断价值。

（五）分子生物学技术

蛋白印迹技术已用于检测 PrPsc。用荧光标记的特异探针可检测脑脊液中的微量 PrPsc。另外，从患者外周血白细胞提取 DNA，进行聚合酶链反应（PCR）扩增及序列测定，可发现家族遗传性朊病毒病的 PrP 基因特征性突变。

六、诊断与鉴别诊断

（一）诊断

朊病毒病的诊断取决于脑组织的病理检查，因此在患者生前诊断很困难，绝大部分病例是在患者死后通过病理检查确诊的。

1. 流行病学资料　食用疑似患有牛海绵状脑病的动物来源的食物、从可能受朊病毒感染的供体进行器官移植或植入可能被朊病毒感染的电极、使用器官来源的人类激素及有朊病毒病的家族史等都有助于朊病毒病的诊断。

2. 临床表现　大多数朊病毒病表现为进行性痴呆、共济失调和肌阵挛，但不同的朊病毒病有一些个体特征。例如，散发性克 - 雅病的发病年龄较大，先有痴呆，后有共济失调；新变异型克 - 雅病的发病年龄较小；GSS 综合征一般只有共济失调等小脑损害，痴呆较少；库鲁病有明显的震颤，共济失调后有痴呆；致死性家族性失眠症的特点是逐渐恶化和难以治愈。

3. 实验室检查　脑组织的海绵状病理变化和 PrPsc 的免疫学试验阳性是确诊朊病毒病的重要依据。脑脊液中特征性的脑蛋白 14-3-3 和特征性的脑电图改变是诊断的辅助手段。*PRNP* 序列碱基突变的遗传学分析则有助家族性朊病毒病的诊断。

（二）鉴别诊断

朊病毒病的鉴别诊断比较困难，应与其他进展性神经系统疾病如阿尔茨海默病、多发性硬化症、皮质下动脉硬化性脑病（又称宾斯旺格病，Binswanger disease）、橄榄体脑桥小脑萎缩、脑囊虫病、肌阵挛性癫痫等相鉴别。区别的关键是脑组织中是否存在海绵状变化和 PrP。

七、预后

朊病毒病预后极差，均为致死性，已知病例无一例存活。

八、治疗

目前还没有特异的治疗朊病毒病的方法。主要措施是支持性治疗，可减轻症状，以改善生活质量，至今尚无有效的病原学治疗方法。抗病毒药物如阿糖胞苷、腺苷、干扰素和金刚烷胺已被试用，但收效甚微。据报道，刚果红、二甲亚砜、吩噻嗪、氯丙嗪、抗朊病毒抗体和寡肽可能对延缓病情有一定的作用，但其有效性和适应证需要进一步研究。吖啶类和吩噻嗪类药物及它们的一些衍生物，如米帕林和氯丙嗪，可能会延长小鼠的生存期，但在临床症状出现后应用时效果欠佳。此外，在动物研究中，降胆固醇药物辛伐他汀可延缓朊病毒病的进展，提高小鼠的生存率。目前针对朊病毒病的新药研发方向主要集中在发病机制的相关方面，如 PrPc 向 PrPsc 的转化过程，以及 PrPsc 向神经系统的转运过程。

九、预防

鉴于对该病目前无有效的治疗方法，因此预防尤为重要。目前尚无疫苗保护易感人群。

（一）控制传染源

消灭已知的感染牲畜，对患者进行适当的隔离。严格处理朊病毒病患者的脑组织和脑脊髓，以及与患者组织和体液接触过的手术器械、敷料及其废弃物。应采取严格的消毒措施，手术器械可采用 132 ℃高压灭菌 60 分钟，或用 10% 次氯酸钠溶液浸泡 60 分钟共 3 次，或用 1 mol/L 氢氧化钠溶液浸泡 30 分钟共 3 次的方法进行消毒。敷料和死后的病理组织应进行焚烧处理。对遗传性朊病毒家族进行监测，给予遗传咨询和优生筛查。

（二）切断传播途径

严把海关进出口，严禁从牛海绵状脑病疫区进口动物源性饲料、生物制品和与牛相关的制品；革除食用人体组织陋习；禁止食用污染的食物；医疗操作严格遵守消毒程序，提倡使用一次性神经外科器械。

（三）保护易感人群

人群普遍比较容易被感染，目前还没有安全有效的保护方法，疫苗研究也相对缓慢。

思 考 题

1．朊病毒病的传播途径有哪些？
2．如何诊断朊病毒病？
3．朊病毒病如何治疗？

（毛小荣）

第三章

病毒感染性疾病

第一节 病毒性肝炎

案例 3-1

患者，男，35岁，主因发现 HBsAg 阳性 10 年，乏力、食欲缺乏、肝区不适 3 年，加重 1 个月而于 2015 年 7 月 6 日入院。

【病史及入院查体】 患者于 10 年前单位查体发现 HBsAg 阳性，肝功能正常，乙肝五项为 HbsAg、HbeAg、抗 -HBc 阳性，患者无乏力、食欲缺乏，无恶心、呕吐、厌油、肝区不适，无腹痛、腹胀等症状，诊断为乙型肝炎病毒携带者，未予任何治疗。3 年前因劳累出现乏力、食欲缺乏、肝区不适等症状，查肝功能异常，曾服用多种保肝药物治疗，症状时轻时重，肝功能间断好转。近 1 个月上述症状加重，为进一步诊治而入院。患者既往体健，无高血压及糖尿病病史，无外伤及手术史，无输血史。其母及兄弟为乙型肝炎病毒感染者。入院时查体：T（体温）36.6 ℃，P（脉搏）72 次 / 分，R（呼吸）19 次 / 分，BP（血压）110/70 mmHg，发育正常，营养中等，自动体位，神清合作。无慢性肝病面容，无肝掌及蜘蛛痣，皮肤巩膜无明显黄染，无皮疹及出血点，全身浅表淋巴结无肿大，头颅无异常，眼睑无水肿，结膜无充血，瞳孔正大等圆，对光反射灵敏。耳鼻无异常，咽部无充血，扁桃体无肿大。气管居中，甲状腺不大。心肺查体无异常。腹部平软，无压痛，肝脾肋下未触及，腹水征阴性，肝区轻叩痛，双下肢无水肿。肛门及外生殖器未见异常，生理反射存在，病理反射未引出。化验：肝功能检查为丙氨酸转氨酶（ALT）335 U/L、天冬氨酸转氨酶（AST）216 U/L、血清总胆红素（TBIL）16.8 μmol/L、白蛋白 / 球蛋白（A/G）45/29，乙肝五项为 HBsAg（+）、抗 -HBs（-）、HBeAg（+）、抗 -HBe（-）、抗 -HBc（+），HBV DNA 5.64×10⁶ IU/ml。肝胆脾 B 超显示：慢性肝实质损伤。

问题与思考：

1. 该患者最可能的诊断及诊断依据是什么？为明确诊断应做哪些检查？

2. 该病应如何治疗？

病毒性肝炎（viral hepatitis）是由多种肝炎病毒引起、以肝损害为主并可累及肝外器官的一类感染性疾病。根据病原学分类，病毒性肝炎包括甲型肝炎（hepatitis A）、乙型肝炎

（hepatitis B）、丙型肝炎（hepatitis C）、丁型肝炎（hepatitis D）和戊型肝炎（hepatitis E）。甲、戊型肝炎以急性肝炎为主要临床类型，主要经粪 - 口途径传播；乙、丙、丁型肝炎可表现为急性和慢性肝炎两种临床类型，主要经血液、体液传播。各型病毒性肝炎的主要临床表现相似，多为乏力、食欲减退、厌油腻、恶心、腹胀及肝区不适等，部分病例出现黄疸。乙型肝炎病毒及丙型肝炎病毒感染后的患者常为无症状感染者。部分慢性肝炎可进展为肝硬化。

一、病原学

（一）甲型肝炎病毒

1973 年，Feinstone 等应用免疫电镜技术在急性肝炎患者的粪便中观察到甲型肝炎病毒（hepatitis A virus，HAV）颗粒。1981 年，人们将其归类为微小 RNA（miRNA）病毒科肠道病毒属 72 型。1987 年，HAV 全长基因序列被获取，1993 年，国际病毒分类委员会将其归为微小 RNA 病毒科嗜肝 RNA 病毒属。HAV 是由 32 个壳粒组成的直径 27 ～ 32 nm 的 20 面体对称球形颗粒，电镜下可见实心和空心两种颗粒，实心颗粒为完整 HAV，有传染性；空心颗粒为不含 HAV RNA 未成熟颗粒，有抗原性，无传染性。HAV 基因组为单股正链 RNA，全长 7478 个核苷酸，根据核苷酸序列的同源性，可分为 7 个基因型，其中Ⅰ、Ⅱ、Ⅲ、Ⅶ型来源于人类，Ⅳ、Ⅴ、Ⅵ型来自于猿猴。至今我国分离出的 HAV 均为Ⅰ型。感染人的 HAV 抗原性相似，仅有 1 个血清型，1 个抗原抗体系统，感染早期（多于起病 12 周内）产生 IgM 型抗体，恢复期产生 IgG 型抗体并可长期存在。

1979 年，Provost 等在狨猴原代肝细胞中培养 HAV 获得成功，体外培养采用亚历山大肝癌细胞、二倍体成纤维细胞和猴肾细胞等。

HAV 对外界抵抗力较强，耐酸碱，室温下可存活 1 周，在干粪中 25 ℃可存活 30 天，在贝壳类动物、污水、淡水、海水、泥土中能存活数月。80 ℃ 5 分钟或 100 ℃ 1 分钟可将其完全灭活，-80 ℃甘油可长期保存 HAV。对常用消毒剂和紫外线敏感，3% 甲醛溶液（25 ℃）5 分钟、10 ～ 15 mg/L 余氯溶液 30 分钟、紫外线（1.1W，距离 0.9 cm）1 分钟可将其灭活。HAV 对有机溶剂有一定耐受性，在 20% 乙醚中 4 ℃放置 24 小时仍存活。

（二）乙型肝炎病毒

1963 年，Blumberg 等在一位澳大利亚人血清中发现一种与血友病患者血清发生反应的抗原，称为"澳大利亚抗原"（Australia antigen，简称"澳抗"），1967 年，Blumberg 与 Krugman 证实此抗原与肝炎有关，称之为"肝炎相关抗原（hepatitis associated antigen，HAA）"。1970 年，Dane 等在电镜下发现乙型肝炎病毒（hepatitis B virus，HBV）完整颗粒，即 Dane 颗粒。1972 年，世界卫生组织（World Health Organization，WHO）将 HAA 命名为乙型肝炎表面抗原（hepatitis B surface antigen，HBsAg）。1979 年获得了 HBV 全基因序列，继之，HBV 病毒颗粒各种有抗原性的蛋白被发现。HBV 属嗜肝 DNA 病毒科正嗜肝 DNA 病毒属，同属肝炎病毒还有土拨鼠（美洲旱獭）肝炎病毒、地松鼠（美洲黄鼠）肝炎病毒等。

1. 形态及生物学特性　电镜下观察，HBV 感染者血清中可见三种形态的颗粒：①大球形颗粒，即 Dane 颗粒，为完整 HBV 颗粒，直径 42 nm，由包膜与核心组成，包膜厚 7 nm，内含 HBsAg、糖蛋白与细胞脂质，核心直径 27 nm，内含环状双股 DNA、DNA 聚合酶（DNA polymerase，DNAP）及核心抗原，是病毒复制的主体；②小球形颗粒，直径 22 nm；③管形颗粒，长 100 ～ 700 nm，直径 22 nm。后两种颗粒为含 HBsAg 的病毒包膜，不含核酸，无感染性。血清中小球形颗粒最多，Dane 颗粒最少。

2. HBV 基因　HBV 基因组为部分双链环状 DNA，分为长的负（L）链和短的正（S）链。L 链由 3200 个核苷酸组成，3′端有 11 个碱基组成的重复序列。S 链呈半环状，长度为 L 链的 50% ~ 80%，3′端具有与 L 链相同的 11 个碱基重复序列，该区是 DNA 成环和病毒复制的关键区。L 链有 4 个可读框（open reading frame，ORF），分别称为 S、C、P 和 X 区。S 区又分为前 S1、前 S2 及 S 基因，分别编码包膜上的前 S1 蛋白、前 S2 蛋白及 HBsAg，含此三种蛋白者称大分子蛋白；含前 S2 蛋白与 HBsAg 者称中分子蛋白；HBsAg 称为主蛋白或小分子蛋白。大、中、小分子蛋白的分子量分别为 39 000、33 000 和 24 000。C 区（含前 C 和 C 基因）编码乙型肝炎核心抗原（HBcAg）及乙型肝炎 e 抗原（HBeAg）。P 区是最长的读码框，编码 DNAP、RNA 酶 H 等多种功能蛋白，参与 HBV 复制。X 区编码乙型肝炎 X 蛋白（HBxAg），由 145 ~ 154 个氨基酸组成，能激活多种调控基因，促进 HBV 复制，可能与肝癌发生有关。此外，在 HBV 基因组中有启动子与增强子，在调节 HBV 基因表达中起重要作用。HBV 基因组易突变（包括 S 基因、前 C 区、C 区及 P 区）（图 3-1）。

根据 HBV 全基因序列差异 ≥ 8% 或 S 区基因序列差异 ≥ 4%，HBV 至少有 9 种（A 型至 I 型）基因型和 1 种未定基因型（J 型）。我国及所在亚太地区以 B 和 C 基因型为主；西欧、北欧、北美、中非地区多为 A 型；地中海盆地、中东、印度地区多为 D 型；非洲地区多为 E 型；美国原住居民、波利尼西亚多为 F 型。

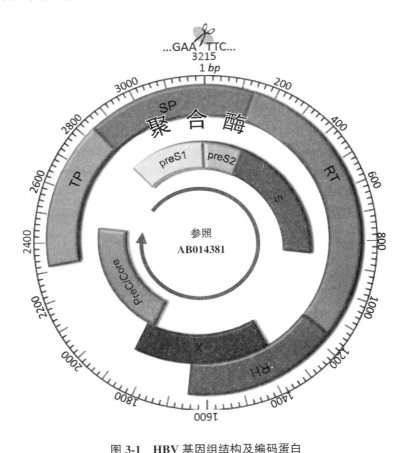

图 3-1　HBV 基因组结构及编码蛋白

图 3-1 中，HBV 基因组结构模式图参照了核酸数据库，HBV 基因 C3 序列代码为 ABO14381。TP：末端蛋白区；SP：表面蛋白区；RT：反转录酶区；RH：核糖核酸酶区；X：X 区；preS1：前 S1 区；preS2：前 S2 区；pre C：前 C 区；core：核心。

3．抗原抗体系统

（1）HBsAg、抗-HBs：HBsAg 是 HBV 感染后出现最早的血清学标志，在感染 1 ～ 12 周出现，急性感染者持续存在 5 周至 5 个月。HBsAg 消失后数周，血中出现具有保护作用的抗-HBs，可保持多年。少数病例 HBsAg 消失后始终不产生抗-HBs。自 HBsAg 消失至抗-HBs 出现之前，称"窗口期"。慢性 HBV 携带状态和慢性乙型肝炎患者血中 HBsAg 可持续存在多年，甚至终生。

（2）HBeAg、抗-HBe：HBeAg 是病毒复制的重要指标，急性感染时 HBeAg 出现时间略晚于 HBsAg。HBeAg 与 HBV DNA 有良好的相关性，其存在表示病毒复制活跃且有较强的传染性。抗-HBe 在 HBeAg 转阴后出现，称为血清学转换，多提示 HBV 复制和传染性减弱。部分 HBeAg 阴性患者因为 HBV 基因前 C 区启动子变异导致 HBeAg 不能形成，仍能检测到 HBV DNA。

（3）HBcAg、抗-HBc：HBcAg 存在于 HBV 完整颗粒的核心及感染的肝细胞内，血液中不易检出，但其具有较强的免疫原性，可刺激机体产生抗体。HBsAg 阳性后 2 ～ 4 周出现抗-HBc IgM，为 HBV 急性感染及慢性感染病情活动的标志，抗-HBc IgG 出现较迟，见于急性感染恢复期和慢性感染期。

（4）HBV DNA：是病毒复制和传染性的直接标志，位于 HBV 核心部分，几乎与 HBeAg 同时出现于血液中，其载量可反映 HBV 复制的活跃程度、传染性强弱和抗病毒疗效。

4．HBV 抵抗力

HBV 对外界抵抗力强，对热、低温、干燥、紫外线等均能耐受。HBV 在 37 ℃可存活 7 天，56 ℃可存活 6 小时，在血清中 30 ～ 32 ℃可保存 6 个月，-20 ℃可保存 15 年。煮沸 10 分钟、65 ℃ 10 小时或高压蒸汽消毒可将其灭活，环氧乙烷、戊二醛、过氧乙酸和聚维酮碘（碘伏）对 HBV 有较好的灭活作用。

（三）丙型肝炎病毒

1989 年，美国 Choo 等应用分子克隆技术从受感染的黑猩猩血液标本中获得输血后非甲非乙型肝炎病毒的克隆，同年 9 月在东京国际会议上将其正式命名为丙型肝炎病毒（hepatitis C virus，HCV）。1991 年国际病毒命名委员会将 HCV 归入黄病毒科的丙型肝炎病毒属。HCV 病毒颗粒呈球形，直径 60 nm，核心部分直径 33 nm，含约 9400 个核苷酸的单股正链 RNA 基因组，外包被核壳蛋白、囊膜和棘突。

HCV 基因组含有一个 ORF，编码十余种结构和非结构（non-structured，NS）蛋白，其中结构区包括 3 个区域即 C 区（核衣壳）、E1 和 E2（被膜）区，而非结构区有 4 个区域（NS2—NS5）。NS3 蛋白是一种多功能蛋白，氨基端具有蛋白酶活性，羧基端具有螺旋酶/三磷酸核苷酶活性；NS5B 蛋白是 RNA 依赖的 RNA 聚合酶，均为 HCV 复制所必需，是抗病毒治疗的重要靶位（图 3-2）。NS3/NS4A、NS5A 和 NS5B 是目前直接抗病毒药物（direct-acting antiviral agent，DAA）的主要靶位。国际上根据核苷酸序列同源程度，依据西蒙兹（Simmonds）命名系统将 HCV 分为 6 个基因型（1 型至 6 型）及多个亚型（如 1a、2b、3c），基因型分布具有明显的地域性，基因 1 型 HCV 呈全球性分布，约占所有 HCV 感染的 70%。

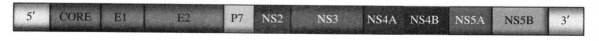

| 5' | CORE | E1 | E2 | P7 | NS2 | NS3 | NS4A | NS4B | NS5A | NS5B | 3' |

图 3-2 HCV 基因组结构、编码蛋白

猩猩、狨猴对 HCV 均易感，是较好的动物模型，接种 HCV 后 13 ～ 32 周可产生抗-HCV。体外细胞培养 HCV 非常困难，尚未获得满意的效果。1:1000 甲醛或 37 ℃ 6 小时、

60 ℃ 10 小时、100 ℃ 5 分钟，可使 HCV 传染性消失。HCV 对有机溶剂敏感，10% 三氯甲烷可杀灭 HCV。

（四）丁型肝炎病毒

1977 年，意大利学者 Rizzetto 用免疫荧光法在慢性乙型肝炎患者的肝细胞核内发现了一种新的病毒抗原，称为 δ 因子。1983 年它被正式命名为丁型肝炎病毒（hepatitis D virus，HDV）。HDV 是一种缺陷性病毒，直径 35 ～ 37 nm，核心含单股负链共价闭合的环状 RNA 和 HDV 抗原（HDAg），其外包以 HBsAg，必须有 HBV 或其他嗜肝 DNA 病毒的辅助才能复制增殖，因此多与 HBV 同时或重叠感染，并可导致 HBV 感染者的病情加重。

HDV 只有 1 个血清型，其标志物 HDAg、抗 -HDV 和 HDV RNA 可在 HDV 感染者肝细胞、血液及体液中检出。急性感染后，HDAg 血症持续 5 ～ 25 天（平均 15 天），抗 -HDV 于起病后 14 ～ 60 天出现，慢性感染可长期存在，但不是保护性抗体。黑猩猩、旱獭和鸭可作为 HDV 动物模型。HDV 对各种消毒剂如甲醛溶液、脂溶剂三氯甲烷敏感，但耐干热，煮沸 20 分钟其抗原性丢失不多。

（五）戊型肝炎病毒

1983 年，Balayan 等用免疫电镜技术从感染者的粪便中检出消化道传播的非甲非乙型肝炎病毒颗粒。1989 年，Reyes 等应用分子克隆技术获得该病毒的基因克隆，并正式将其命名为戊型肝炎病毒（hepatitis E virus，HEV）。HEV 为无包膜球形颗粒，直径 32 ～ 34 nm，为单股正链 RNA，全长 7.2 ～ 7.6 kb，由 3 个 ORF 组成。ORF1 主要编码与 HEV 复制相关的非结构蛋白；ORF2 编码病毒的衣壳蛋白，为主要的结构基因编码区；ORF3 编码产物为磷蛋白，与细胞的支架及 HEV 特异性免疫活性有关。HEV 有 1 个血清型，至少 8 个基因型，人类主要感染 1 型至 4 型，3 型和 4 型可感染人和多种动物，猕猴、食蟹猴、恒河猴、非洲绿猴、短尾猴和黑猩猩等易感。HEV 在镁或锰离子存在下可保存其完整性，在碱性环境下较稳定，100 ℃ 5 分钟可被灭活，对常用消毒剂敏感。

二、流行病学

（一）甲型肝炎

1. 传染源　为甲型肝炎急性期患者和隐性感染者。自发病前 2 周至发病后 2 ～ 4 周的粪便具有传染性，以发病前 5 天至发病后 1 周最强。急性黄疸型肝炎患者黄疸前期传染性最强。

2. 传播途径　主要经粪 - 口途径传播，粪便中排出的病毒通过污染的手、水和食物等经口感染，可导致流行或暴发流行；日常生活接触亦可传播而引起散发性发病。

3. 人群易感性　未感染者及未接种甲型肝炎疫苗者均易感。幼儿、儿童、青少年感染居多，以隐性感染为主，感染后可获得持久免疫力。

4. 流行特征　主要流行于发展中国家，以秋冬季和早春发病率高，多为散发。1988 年，上海居民因食用未煮熟的被 HAV 污染的毛蚶引起甲型肝炎大流行，造成 30 万人感染和 31 人死亡。1993—2001 年"全国乙类传染病疫情动态情况简介"数据显示：中国平均每年 24 万人罹患甲型肝炎，发病率高达 21.4/10 万。2007 年我国将甲型肝炎疫苗纳入国家免疫规划，甲型肝炎发病率逐年下降，年发病率＜ 10/10 万。

（二）乙型肝炎

1．传染源　主要为急、慢性乙型肝炎患者和 HBV 携带者。急性患者自发病前 2～3 个月即有传染性，并持续于整个急性期。慢性患者和 HBV 携带者均具有传染性。

2．传播途径　HBV 存在于患者的血液及各种体液（汗液、唾液、乳汁、阴道分泌物等）中。主要传播途径有以下四种。①血液传播：通过输血及血制品、使用污染的注射器或针刺、拔牙、手术、血液透析、器官移植等，污染血液进入人体造成感染；修足、文身、扎耳洞、医务人员工作中意外暴露等亦可传播。②母婴传播：在我国实施新生儿乙型肝炎疫苗免疫规划前母婴传播为我国 HBV 传播的主要方式，占 30%～50%。妊娠期主要通过胎盘轻微剥离而传染，分娩时婴儿通过破损的皮肤、黏膜接触母血、羊水或阴道分泌物而传染，分娩后通过哺乳及密切接触而传染。③日常生活密切接触传播：如共享牙刷、剃须刀，易感者的皮肤、黏膜微小破损接触带有 HBV 的微量血液及体液等。④性接触传播：精液、阴道分泌物中含有 HBV，无防护的性接触可以传播 HBV。

HBV 不经呼吸道和消化道传播，因此，日常学习、工作或生活接触，如在同一个办公室工作、握手、拥抱、同住一个宿舍、同一餐厅用餐和共享厕所等无血液暴露的接触，一般不会传染 HBV。流行病学和实验研究亦未发现 HBV 能经吸血昆虫（蚊、臭虫等）传播。

3．人群易感性　抗 -HBs 阴性人群对 HBV 普遍易感。婴幼儿免疫功能不健全，HBV 感染的危险性较高，感染后大部分慢性化。HBsAg 阳性母亲的新生儿、HBsAg 阳性者的家庭成员、反复输血及血制品者、血液透析者、多个性伴侣者、静脉药瘾者及经常接触乙型肝炎患者的医务人员等是 HBV 感染的高危人群。

4．流行特征　HBV 感染呈世界性流行，不同地区流行强度差异很大。据 WHO 报告，2019 年全球一般人群 HBsAg 流行率为 3.8%，约有 150 万新发感染者，2.96 亿慢性 HBV 感染者。2006 年全国乙型肝炎流行病学调查结果表明，我国 1～59 岁一般人群中 HBsAg 携带率为 7.18%。2014 年中国疾病预防控制中心（CDC）对全国 1～29 岁人群血清流行病学调查结果显示，1～4 岁、5～14 岁和 15～29 岁人群 HBsAg 检出率分别为 0.32%、0.94% 和 4.38%。据估计，目前我国一般人群 HBsAg 流行率为 5%～6%，慢性 HBV 感染者约 7000 万例，其中慢性乙型肝炎患者 2000 万～3000 万例。HBV 感染多呈散发性，常见家庭集聚现象，男性高于女性，婴幼儿感染多见。

（三）丙型肝炎

1．传染源　急、慢性丙型肝炎患者。

2．传播途径　①血液传播：主要通过输血及血制品，或经破损的皮肤、黏膜传播，如使用非一次性注射器和针头，未经严格消毒的牙科器械、内镜，侵袭性操作和针刺等，共享牙刷或剃须刀、文身及穿耳洞等也是潜在的传播方式；②性传播：HCV 感染者性伴侣或同性恋者感染风险较高，伴有其他性传播疾病者，特别是感染 HIV 者，感染 HCV 的危险性更高；③母婴传播：HCV RNA 阳性母亲的新生儿感染率为 4%～7%，抗 -HCV 阳性母亲感染新生儿的危险度为 2%，合并 HIV 感染者传播的危险度为 20%；④其他：少数 HCV 感染者感染途径不明。接吻、拥抱、打喷嚏、咳嗽、共餐、共享餐具和水杯、无皮肤破损及其他无血液暴露的接触一般不传播 HCV。

3．人群易感性　人群普遍易感。高危人群为反复大量输注血液或血制品者、接受可疑 HCV 感染者器官的移植患者、静脉药瘾者、血友病患者、血液透析者及 HIV 感染者等。

4．流行特征　据世界卫生组织统计，2015 年全球 7100 万人患有慢性 HCV 感染，截至 2019 年，全球慢性丙型肝炎（HCV RNA 阳性）感染者 5800 万人，2019 年全球新发感染者约

150 万人。不同国家、地区流行率存在较大差异。2006 年中国病毒性肝炎血清流行病学调查显示，1 ～ 59 岁人群抗 -HCV 流行率为 0.43%，加上高危人群和高发地区 HCV 感染者，全国慢性 HCV 感染者约 1000 万人。根据 Polaris Observatory HCV Collaborators 发表的数据，2020 年我国估计 HCV 感染者 948.7 万人。抗 -HCV 阳性率随年龄增长而逐渐上升，男女间无明显差异，我国常见 HCV 基因型为 1b 型和 2a 型，以 1b 型为主。

（四）丁型肝炎

1. 传染源   丁型肝炎患者和 HDV 携带者。

2. 传播途径   与乙型肝炎相似。主要通过输血或血制品传播。母婴传播多见于 HBeAg 阳性和抗 -HDV 阳性母亲所生的婴儿。

3. 人群易感性   HBsAg 阳性的急、慢性肝炎或无症状携带者。

4. 流行特征   世界各地均有发现，通常与乙型肝炎地方性流行一致。

（五）戊型肝炎

1. 传染源   为戊型肝炎患者及隐性感染者，以潜伏末期和发病初期的传染性最高。

2. 传播途径   与甲型肝炎相似，主要通过粪 - 口途径传播，日常生活接触传播是散发性发病的主要传播途径，也可经血液或血制品传播，少见器官移植和母婴传播的报道。

3. 人群易感性   人群普遍易感，感染后具有一定的免疫力。

4. 流行特征   戊型肝炎呈世界性分布，全球约 1/3 人群感染过 HEV，每年约有 2000 万例新发 HEV 感染。戊型肝炎主要流行于亚洲、非洲和中美洲发展中国家，我国主要流行于新疆地区，多发生于雨季或洪水泛滥之后，水源或食物被污染可引起暴发流行。1986—1988 年新疆发生戊型肝炎大流行，发病人数达 12 万人。戊型肝炎隐性感染者多见，显性感染者主要为青壮年，儿童和老年人发病相对较少，男性多于女性，原有慢性 HBV 感染者或妊娠晚期孕妇感染 HEV 后病死率高。

各型病毒性肝炎之间无交叉免疫，可重叠感染、先后感染。

三、发病机制及病理学表现

（一）发病机制

1. 甲型肝炎   经口感染 HAV 后，发病前有短暂的病毒血症阶段。发病早期，HAV 在肝细胞中大量复制，直接作用及 CD8+ 细胞毒性 T 淋巴细胞杀伤作用共同造成肝细胞损伤。发病后期，由于宿主免疫反应、免疫复合物形成，肝细胞损伤加重。

2. 乙型肝炎   乙型肝炎的发病与宿主的异常免疫应答有关，尤其是细胞免疫应答，既可清除病毒，也可导致肝细胞损伤。侵入人体后未被单核巨噬细胞系统清除的 HBV 经血液到达肝及肝外组织，HBV 通过结合肝细胞膜上的特异性受体侵入肝细胞。HBV DNA 进入肝细胞核形成共价闭合环状 DNA（covalently closed circular DNA，cccDNA），再以 cccDNA 为模板开始病毒在肝细胞内的复制。启动和激活的机体特异性细胞毒性 T 淋巴细胞（cytotoxic T lymphocyte，CTL）一方面介导 HBV 感染的肝细胞溶解，另一方面通过产生的细胞因子引起非特异性肝损伤。根据 HBV 感染自然史，慢性 HBV 感染可分为免疫耐受期（慢性 HBV 携带状态）、免疫清除期（HBeAg 阳性慢性乙型肝炎）、免疫控制期（非活动 HBsAg 携带状态）和再活动期（HBeAg 阴性慢性乙型肝炎）。并非所有的慢性 HBV 感染者都经过以上四个期。当机体处于免疫耐受状态，如新生儿 HBV 感染，由于患儿免疫系统尚未成熟，约 95% 不发生免疫应答而成为慢性 HBV 携带者。青少年和成年时期感染 HBV，多无免疫耐受期，直接进入免疫清除期，表现为急性肝炎，90%～95% 成人 HBV 感染可彻底清除病毒，5%～10% 发展为 HBeAg 阳性慢性乙型肝炎。宿主免疫反应、病毒直接作用、基因变异、内毒素及免疫反应通路相关炎症因子如 TNF、IL-1、IL-6、内毒素等的共同作用，可导致肝细胞大块或亚大块坏死而发生肝衰竭。

3. 丙型肝炎　HCV 感染后引起免疫学应答，CTL 通过其表面的 T 淋巴细胞受体识别靶细胞的主要组织兼容性抗原复合物 I 类分子和病毒多肽复合物，杀伤病毒感染的靶细胞，引起肝损伤。体液免疫在保护机体和清除 HCV 中作用甚微。HCV 可破坏固有免疫应答，其复制能力超过了 CD8+ T 淋巴细胞的清除能力，易发展为慢性感染。HCV 感染后慢性化率为 55%～85%，慢性化机制尚不十分清楚，可能为宿主免疫、遗传易感性和病毒共同作用的结果。早期的固有免疫应答是机体抗病毒的第一道防线；后期 HCV 特异性 T 淋巴细胞免疫应答在决定感染结局方面有重要作用。

4. 丁型肝炎　发病机制尚未完全阐明，HDV 直接损伤肝细胞和宿主免疫应答为可能的致病机制。

5. 戊型肝炎　发病机制尚不完全清楚。HEV 感染机体后的免疫反应主要由 HEV ORF2 和 ORF3 蛋白诱发，体液免疫和细胞免疫均参与致病过程。

（二）病理学表现

1. 肝组织病理学基本特征　各型肝炎基本病理变化相同，为弥漫性肝细胞变性、坏死，伴有不同程度的炎症细胞浸润、间质增生和肝细胞再生。

（1）肝细胞变性：包括气球样变、嗜酸性变和嗜酸性小体。①气球样变：见于病变早期，表现为肝细胞肿胀，细胞核浓缩，细胞质颜色变浅、透亮，肝细胞如气球状。②嗜酸性变：多发生在气球样变基础上，肝细胞体积缩小，细胞质浓缩，细胞质嗜酸性染色增强。③嗜酸性小体：由嗜酸性变发展而来，肝细胞缩小，细胞核固缩甚至消失，形成深伊红色的圆形小体。

（2）肝细胞坏死：包括单细胞坏死、点状坏死、灶状坏死、界面性肝炎，以及汇管区之间、小叶中央静脉之间或汇管区与小叶中央静脉之间的桥接坏死，多个小叶融合坏死。

2. 各临床型肝炎的病理特点

（1）急性病毒性肝炎：肝细胞弥漫性变性，嗜酸性变或形成嗜酸性小体；点、灶状坏死；肝细胞再生和汇管区轻度炎症细胞浸润。急性黄疸型肝炎有明显的肝细胞内胆汁淤积。甲型和戊型肝炎汇管区有较多浆细胞浸润。丙型肝炎肝窦内可见单个核细胞串珠样浸润；汇管区可见淋巴细胞聚集性浸润，甚至淋巴滤泡样结构形成；可见小胆管损伤，甚至小胆管结构破坏，小叶内肝细胞脂肪变较轻或无，一般无界面炎，无肝纤维化。

（2）慢性病毒性肝炎：肝小叶内除有不同程度肝细胞变性和坏死外，汇管区及其周围炎症常较明显，常伴不同程度的纤维化。慢性丙型肝炎可见肝细胞大小泡混合或大泡性脂肪变。

3. 肝衰竭

（1）急性肝衰竭：肝组织一次性坏死，呈大块坏死（坏死面积超过肝实质 2/3）、亚大块坏死（坏死面积占肝实质的 1/2～2/3）或桥接坏死，伴存活肝细胞严重变性，肝窦网状支架塌陷或部分塌陷。

（2）亚急性肝衰竭：肝组织呈新旧不等的亚大块坏死或桥接坏死；较陈旧的坏死区网状纤维塌陷，或有胶原纤维沉积；残留肝细胞有程度不等的再生，并可见细、小胆管增生和胆汁淤积。

（3）慢加急性（亚急性）肝衰竭：在慢性肝病病理损害的基础上，发生新的程度不等的肝细胞坏死性病变。

（4）慢性肝衰竭：主要为弥漫性肝纤维化及再生结节形成，可伴有分布不均的肝细胞坏死。

4. 淤胆型肝炎   主要为毛细胆管胆汁淤积及显著肝纤维化，肝细胞重度破坏而炎症反应轻微。

5. 肝硬化

（1）活动性肝硬化：肝硬化伴明显炎症，包括纤维间隔内炎症、假小叶周围碎屑坏死及再生结节内炎症病变。

（2）静止性肝硬化：假小叶周围边界清楚，间隔内炎症细胞少，结节内炎症轻。

四、临床表现

潜伏期：甲型肝炎 15 ～ 45 天（平均 30 天），乙型肝炎 28 ～ 180 天（平均 70 天），丙型肝炎 15 ～ 150 天（平均 60 天），丁型肝炎同乙型肝炎，戊型肝炎 10 ～ 75 天（平均 40 天）。

（一）急性肝炎

1. 急性黄疸型肝炎

（1）黄疸前期：甲、戊型肝炎起病较急，有畏寒、发热；乙、丙、丁型肝炎多缓慢起病，常无发热，但急性免疫复合物（血清病样）表现如皮疹、关节痛等较甲、戊型肝炎多见。常见症状为乏力及消化道症状，如食欲缺乏、厌油、恶心、呕吐、腹泻或便秘，或有尿色加深。急性甲、戊型肝炎消化道症状较乙、丙型为重。丙型肝炎较乙型肝炎起病更隐匿，症状更轻。少数病例以发热、头痛、上呼吸道症状为主要表现。本期一般持续 1 周左右。

（2）黄疸期：发热消退，消化道症状加重，尿色逐渐加深，皮肤、巩膜出现黄疸，于 1 ～ 2 周内达高峰。可有大便颜色变浅、皮肤瘙痒等梗阻性黄疸表现。肝轻度大，有触痛及叩击痛。部分病例有轻度脾大。此期持续 2 ～ 6 周。

（3）恢复期：黄疸逐渐消失，症状减轻以至消失，增大的肝、脾恢复正常。此期持续 2 周至 4 个月，平均 1 个月。

2. 急性无黄疸型肝炎   较常见，占急性肝炎病例的 90% 以上。症状较轻，有乏力、食欲减退、恶心、腹胀及肝区疼痛等。少数患者有短暂发热、恶心、腹泻等症状。多数患者存在肝大、轻触痛和叩击痛，脾大少见。由于症状较轻且无特异性，患者一般不易被诊断。病程约为 3 个月。

（二）慢性肝炎

肝炎病毒感染病程超过 6 个月，或原有乙型、丙型或丁型肝炎病史，本次又因同一病原体再次出现肝炎症状、体征及肝功能异常者，可诊断为慢性肝炎。慢性 HEV 感染是指 HEV RNA 持续阳性 3 个月以上。发病日期不明或虽无肝炎病史，但肝组织学检查符合慢性肝炎改变，或根据症状、体征、实验室检查及影像学检查综合分析亦可诊断。甲型肝炎一般为自限性疾病，多无慢性化和病毒携带状态。

根据临床症状、体征及辅助检查结果，慢性肝炎也可以进一步分为轻、中、重三度。

（1）轻度：临床症状轻微或缺如，肝功能指标仅 1 或 2 项轻度异常者。

（2）中度：症状、体征、实验室检查居于轻度和重度之间者。

（3）重度：有明显和持续的肝炎症状，如乏力、消化不良、腹胀、尿黄、便溏，伴有肝病面容、肝掌、蜘蛛痣、脾大而排除其他原因，且无门静脉高压症者。实验室检查：血清谷丙转氨酶（glutamic-pyruvic transaminase，GPT；又称丙氨酸转氨酶，alanine aminotransferase，ALT）和（或）谷草转氨酶（glutamic-oxaloacetic transaminase，GOT；又称天冬氨酸转氨酶，aspartate aminotransferase，AST）反复或持续升高，白蛋白降低或白蛋白 / 球蛋白（albumin/globulin，A/G）比值异常，蛋白电泳 γ 球蛋白（γEP）明显升高。除前述条件外，凡白蛋白 ≤ 32 g/L、胆红素大于 5 倍正常值上限（upper limit of normal，ULN）、凝血酶原活动度（prothrombin activity，PTA）为 40% ~ 60%、胆碱酯酶（CHE）≤ 4500 U/L，上述 4 项中有 1 项即可诊断为慢性重度肝炎（表 3-1）。

表 3-1　慢性肝炎肝损伤程度参考指标

检测项目	轻度	中度	重度
丙氨酸转氨酶（ALT）和（或）天冬氨酸转氨酶（AST）	≤正常值 3 倍	>正常值 3 倍	>正常值 3 倍
胆红素	≤正常值 2 倍	>正常值 2 倍 ~ 正常值 5 倍	>正常值 5 倍
白蛋白（A，g/L）	≥ 35	< 35 ~ > 32	≤ 32
白蛋白 / 球蛋白（A/G）	≥ 1.4	< 1.4 ~ > 1.0	≤ 1.0
电泳 γ 球蛋白（γEP）	≤ 21%	> 21% ~ < 26%	≥ 26%
凝血酶原活动度（PTA）	> 70%	70% ~ 60%	< 60% ~ > 40%
胆碱酯酶（CHE，U/L）	> 5400	5400 ~ > 4500	≤ 4500

（三）肝衰竭

1. 急性肝衰竭　急性起病，2 周内出现 Ⅱ 级及以上肝性脑病（按 Ⅳ 级分类法划分）并有以下表现者：①极度乏力，明显厌食、腹胀、恶心、呕吐等严重消化道症状。②黄疸进行性加重。③出血倾向明显，PTA ≤ 40% 或国际标准化比值（international normalized ratio，INR）≥ 1.5，且排除其他原因。④肝进行性缩小。

2. 亚急性肝衰竭　起病较急，2 ~ 26 周出现以下表现者：①极度乏力，有明显的消化道症状。②黄疸迅速加重，血清总胆红素（total bilirubin，TBIL）> 10×ULN 或每天上升 ≥ 17.1 μmol/L。③伴或不伴有肝性脑病。④出血倾向明显，PTA ≤ 40%（或 INR ≥ 1.5），且排除其他原因者。

3. 慢加急性肝衰竭　在慢性肝病的基础上，短期内发生急性或亚急性肝功能失代偿的临床症候群，表现为：①极度乏力，明显消化道症状。②黄疸迅速加重，血清 TBIL > 10×ULN 或每天上升 ≥ 17.1 μmol/L。③出血倾向明显，PTA ≤ 40%（或 INR ≥ 1.5），且排除其他原因。④腹水。⑤伴或不伴有肝性脑病。

4. 慢性肝衰竭　在肝硬化基础上，肝功能进行性减退和失代偿，表现为：①血清 TBIL 明显升高。②白蛋白明显降低。③出血倾向明显，PTA ≤ 40%（或 INR ≥ 1.5）。④有腹水或门静脉高压等表现。⑤肝性脑病。

根据临床表现及疾病进展，亚急性和慢性肝衰竭分为早、中、晚三期。①早期：a. 有极度乏力，并有明显厌食、呕吐和腹胀等严重消化道症状；b. 黄疸进行性加重（血清 TBIL ≥ 171 μmol/L 或每天上升 ≥ 17.1 μmol/L）；c. 有出血倾向，30% < PTA ≤ 40%（或 1.5 < INR ≤ 1.9）；d. 未出现肝性脑病或其他并发症。②中期：在肝衰竭早期表现的基础上，病情进一步发展，出现以下两项之一。a. Ⅱ 级以下肝性脑病和（或）明显腹水、感染；b. 出血倾向明显（出血点或瘀斑），20% < PTA ≤ 30%（或 1.9 < INR ≤ 2.6）。③晚期：在肝衰竭

中期表现基础上，病情进一步加重，有严重出血倾向（如注射部位瘀斑等），PTA ≤ 20%（或 INR > 2.6），并出现以下四种表现之一，即肝肾综合征、上消化道大出血、严重感染、Ⅱ 级以上肝性脑病。

（四）淤胆型肝炎

较长期（3 周以上）的肝内胆汁淤积，黄疸具有三分离特征，即黄疸重，消化道症状轻、ALT 上升幅度低、凝血酶原时间（prothrombin time，PT）延长或 PTA 下降不明显。临床有全身皮肤瘙痒及大便颜色变浅或灰白、肝大等表现。

（五）肝炎肝硬化

肝硬化是慢性肝炎进展的结果，其肝储备能力多采用 Child-Pugh 分级判断（表 3-2）。

表 3-2　Child-Pugh 分级

临床生化指标	评分		
	1 分	2 分	3 分
肝性脑病（级）	无	Ⅰ ～ Ⅱ	Ⅲ ～ Ⅳ
腹水	无	轻度	中、重度
TBIL（μmol/L）	< 34	34 ～ 51	> 51
白蛋白（g/L）	> 35	28 ～ 35	< 28
凝血酶原时间延长（秒）	< 4	4 ～ 6	> 6

注：A 级 5 ～ 6 分；B 级 7 ～ 9 分；C 级 ≥ 10 分

1. 根据临床肝功能及门静脉高压表现分类　分为代偿期肝硬化和失代偿期肝硬化。

（1）代偿期肝硬化：可有轻度乏力、食欲减退、腹胀及门静脉高压症表现，如脾功能亢进、血小板（PLT）减少、食管 - 胃底静脉曲张，但尚无明显的肝功能失代偿表现，如出血、腹水和肝性脑病，PTA > 60%，一般属 Child-Pugh A 级。

（2）失代偿期肝硬化：多有明显的肝功能失代偿表现，如食管 - 胃底静脉曲张破裂出血、肝性脑病、腹水、肝肾综合征、感染等严重并发症，PTA < 60%。一般属 Child-Pugh B ～ C 级。

2. 按肝组织炎症活动情况分类　分为活动性肝硬化和静止性肝硬化。

（1）活动性肝硬化：有慢性肝组织炎症活动的表现，血清 ALT 及胆红素升高，黄疸，血清白蛋白水平明显下降。肝质地变硬，脾进行性增大并伴有门静脉高压。

（2）静止性肝硬化：无肝组织炎症活动表现，无明显黄疸，ALT 基本正常，血清白蛋白水平低，PTA 可异常；症状轻或无特异性；可有肝硬化的体征。

3. 再代偿　许多失代偿期肝硬化患者经抗病毒治疗可逆转为代偿期肝硬化，即肝硬化的再代偿，定义为一定时期内（至少 1 年）不再出现腹水、肝性脑病、食管静脉曲张出血等严重并发症，伴肝功能改善。

五、并发症

急性肝炎并发症较少。部分慢性肝炎进展至肝硬化或肝衰竭，可出现以下并发症。

1. 肝性脑病　常见诱因有上消化道出血、高蛋白饮食、感染、大量排钾利尿、放腹水、应用镇静剂等。主要表现为以代谢紊乱为基础的神经精神异常，如行为异常、意识障碍，甚至昏迷。

2．上消化道出血　由门静脉高压致食管下段及胃底静脉曲张、胃黏膜广泛糜烂和溃疡及凝血因子、血小板减少等所致，表现为呕血和（或）黑便，急性消化道大出血（数小时内失血量超过 1000 ml 或循环血量的 20%）可出现休克的症状和体征，易诱发肝性脑病，严重者危及生命。

3．肝肾综合征（hepato-renal syndrome，HRS）　是严重肝病的终末期表现。特点为自发性少尿或无尿、低尿钠、氮质血症、稀释性低钠血症。临床上分为两型：Ⅰ 型表现为急性进展性肾衰竭，或肌酐清除率减少到 20 ml/min 以下，多在 Ⅱ 型 HRS 基础上发生严重感染、胃肠道出血、大量穿刺放液及严重胆汁淤积等情况下引发，预后差；Ⅱ 型常发生于肝功能相对较好的肝硬化患者，表现为对利尿药抵抗性顽固腹水，肾衰竭进展缓慢，可数月保持稳定状态，可在上述诱因作用下转为 Ⅰ 型 HRS。

4．腹水　是肝硬化最常见的并发症，水钠潴留是早期腹水产生的主要原因，门静脉高压、低蛋白血症是后期腹水的主要原因。

5．感染　自发性细菌性腹膜炎是肝硬化常见并发症之一，可有腹痛、呕吐、腹泻、肠梗阻等腹膜炎表现，伴发热、寒战、心动过速和（或）呼吸急促等全身炎症表现，也有患者无临床症状；外周血和腹水中中性粒细胞计数升高；此外，也可见肺部、胆道、尿道及软组织感染。

6．原发性肝癌　HBV 感染是导致肝癌发生的主要原因，HCV 感染居第二位。原发性肝癌多在大结节性或大、小结节混合性肝硬化基础上发生，起病隐匿，早期缺乏典型症状，中晚期常有肝区疼痛、食欲减退、乏力、消瘦、黄疸和肝区肿物等表现。多经甲胎蛋白（α-fetoprotein，AFP）筛查和影像学检查发现。

六、实验室及辅助检查

（一）血常规

急、慢性肝炎患者血常规无明显变化。肝衰竭患者白细胞可升高，红细胞及血红蛋白降低。肝硬化伴脾功能亢进，血小板、白细胞、红细胞减少。

（二）尿常规

尿胆红素和尿胆原检测是早期发现肝炎简易而有效的方法，肝细胞性黄疸时两者均为阳性，梗阻性黄疸以尿胆红素为主。

（三）血清生化学

1．ALT 和 AST　是反映肝细胞损伤的敏感指标，其中 ALT 对肝病诊断的特异性高。AST 的 80% 存在于肝细胞线粒体，20% 在细胞质。血清 AST 升高提示线粒体损伤，病情持久且较严重。急性肝炎 ALT 明显升高，AST/ALT 常小于 1，黄疸出现后 ALT 开始下降。慢性肝炎和肝硬化时，ALT 轻至中度升高或反复异常，AST/ALT 常大于 1。出现肝衰竭时患者可出现 ALT 快速下降、胆红素持续升高的胆酶分离现象，提示肝细胞大量坏死。

2．胆红素　通常血清胆红素水平与肝细胞坏死程度有关，肝细胞性黄疸时直接胆红素和间接胆红素均升高，淤胆型肝炎以直接胆红素升高为主。肝衰竭患者血清胆红素常呈进行性增高，达 10×ULN 以上，每天上升 ≥ 1×ULN，可出现胆酶分离现象。

3. 凝血酶原时间（PT）及凝血酶原活动度（PTA） PT 反映肝凝血因子合成功能，正常值为 11 ~ 15 秒，延长 3 秒以上有意义。急性肝炎及轻型慢性肝炎 PT 正常，严重肝细胞坏死及肝硬化患者 PT 明显延长。PTA 是 PT 测定值的常用表示方法，正常值为 80% ~ 120%，对判断疾病进展及预后有较大价值。PTA 降至 40% 以下为肝衰竭的重要诊断指标之一，< 20% 者提示预后不良。此外 INR ≥ 1.5 亦提示肝衰竭。

4. 胆碱酯酶 可反映肝合成功能，其降低水平与病情严重程度相关，慢性病毒性肝炎或肝硬化代偿期可正常，肝硬化失代偿期或肝衰竭时则明显下降。

5. 总蛋白与白蛋白 重度慢性肝炎、肝硬化和肝衰竭患者的血清白蛋白降低，慢性肝炎及活动性肝硬化患者的球蛋白升高，并可致总蛋白降低或 A/G 比值倒置。

6. 血氨 肝损伤严重时清除氨的能力减低或丧失，导致血氨升高，常见于肝衰竭、肝硬化失代偿期。

7. 总胆固醇 是反映肝合成和储备功能的灵敏指标，60% ~ 80% 由肝合成。重症肝炎、肝硬化失代偿期及肝衰竭患者血浆胆固醇明显降低。

8. 血糖 肝衰竭患者可出现空腹血糖降低和餐后血糖升高，尤以血糖降低多见，发生率约为 40%。

（四）甲胎蛋白

甲胎蛋白（AFP）升高可提示大量肝细胞坏死后的肝细胞再生，慢性肝炎活动期 AFP 可轻至中度升高。AFP 显著升高往往提示肝细胞癌。应注意 AFP 升高的幅度、持续时间、动态变化及其与 ALT、AST 的关系，并结合患者的临床表现和影像学检查进行综合分析。

（五）肝炎病毒标志物检测

1. 甲型肝炎 抗 -HAV IgM 在感染早期出现，抗 -HAV IgG 在恢复期长期存在。

2. 乙型肝炎 HBV 血清学标志包括 HBsAg、抗 -HBs、HBeAg、抗 -HBe 和抗 -HBc，目前常采用酶联免疫吸附试验、放射免疫分析、微粒子酶免疫分析或化学发光免疫分析等方法检测。HBV DNA 是病毒复制和具有传染性的直接标志。HBV 感染血清学标志及临床意义见表 3-3。

表 3-3 HBV 感染血清学标志及临床意义

HBsAg	抗 -HBs	HBeAg	抗 -HBe	抗 -HBc	意义
+	-	+	-	+	急性肝炎、慢性肝炎或 HBV 携带者，HBV 复制活跃，传染性强
+	-	-	+/-	+	急性肝炎恢复期、慢性肝炎非活动或低复制期或前 C 区变异，传染性弱
-	-	-	-	+	既往感染或急性肝炎恢复窗口期
-	-	-	+	+	急性肝炎恢复期，少数有传染性
-	+	-	+/-	+	HBV 既往感染
-	+	-	-	-	乙肝疫苗免疫后

3. 丙型肝炎 HCV RNA 阳性为 HCV 感染和复制的标志，抗 -HCV 于急、慢性 HCV 感染及恢复期均为阳性，为非保护性抗体。

4. 丁型肝炎 抗 -HDV IgM 阳性为急性 HDV 感染或慢性感染活动期，抗 -HDV IgG 提示 HDV 慢性感染。HDV RNA 是诊断 HDV 感染的直接依据。

5. 戊型肝炎 抗 -HEV IgM 阳性是急性 HEV 感染的标志，抗 -HEV IgM 出现 1 周后，可检测到抗 -HEV IgG，并在短时间内迅速上升，通常在感染后 6 ～ 10 周到达高峰，1 ～ 2 个月内快速下降至较低水平，然后持续阳性可达数年至数十年。血清抗 -HEV IgM 和抗 -HEV IgG 同时阳性，抑或 HEV RNA 及（或）HEV 抗原阳性，为急性 HEV 感染。血清和（或）粪便 HEV RNA 持续阳性 3 个月以上，为慢性 HEV 感染。

（六）肝组织病理学检查

肝组织病理学检查可准确判断肝组织炎症活动度和纤维化程度，指导治疗和判断预后，免疫组织化学及分子免疫学检测如原位杂交、原位 PCR 等可进一步确定病原学及肝炎病毒复制情况。肝组织炎症活动度和纤维化分期的评分推荐采用国际公认的 Metavir 评分系统（表 3-4、表 3-5）。

表 3-4　Metavir 评分系统——肝组织炎症活动度的评分

界面炎	小叶内炎症坏死	组织学活动度（activity，A）
0（无）	0（无或轻度）	0（无）
0	1（中度）	1（轻度）
0	2（重度）	2（中度）
0	2（重度）	2（中度）
1（轻度）	0，1	1
1	2	2
2（中度）	0，1	2
2	2	3（重度）
3（重度）	0，1，2	3

注：组织学活动度根据界面炎和小叶内炎症坏死程度综合确定

表 3-5　Metavir 评分系统——肝纤维化分期

纤维化（fibrosis，F）分期	病变
0	无纤维化
1	汇管区纤维性扩大，但无纤维间隔形成
2	汇管区纤维性扩大，少数纤维间隔形成
3	多数纤维间隔形成，但无硬化结节
4	肝硬化

（七）影像学检查

急性肝炎超声检查可见肝大等非特异性表现；慢性肝炎超声检查结果可协助判断病变程度。①轻度：肝、脾无明显异常改变。②中度：肝实质回声增粗，肝和（或）脾轻度大，肝内管道走行多清晰，门静脉和脾静脉内径无增宽。③重度：肝实质回声明显增粗，分布不均匀，肝表面欠光滑，边缘变钝；肝内管道走行欠清晰，或轻度狭窄、扭曲；门静脉和脾静脉内径增宽；脾大，胆囊有时可见"双边征"。肝硬化时腹部超声、CT 和 MRI 显示肝被膜不光滑，呈波浪状，肝各叶比例失调，肝裂增宽和胆囊窝扩大，肝右叶缩小，左叶代偿性增大，脾大，腹水，门静脉侧支循环形成等门静脉高压征象。近年来超声造影、CT 灌注成像、MRI 功能成像及肝弹性测定等现代医学影像技术和成像方法在肝纤维化和早期肝硬化的诊断中发挥出重要作用。

（八）肝纤维化无创性诊断

1. AST 和 PLT 比率指数（APRI）评分　APRI 评分可用于肝硬化的评估。APRI 评分计算公式为 $[(AST/ULN) \times 100/PLT (10^9/L)]$。成人 APRI 评分 > 2 分，预示患者已经发生肝硬化。

2. 基于四因子的肝纤维化（FIB-4）指数　基于 ALT、AST、PLT 和患者年龄四因子的 FIB-4 指数可用于慢性乙型肝炎患者肝纤维化的诊断和分期。FIB-4 =（年龄 × AST）÷（PLT × ALT 的平方根）。成人 FIB-4 评分 < 1.45 提示无明显肝纤维化，> 3.25 提示肝纤维化程度为 3 ~ 4 级。

3. 瞬时弹性成像（TE）　TE 作为一种较为成熟的无创检查，其优势为操作简便、可重复性好，能比较准确地识别出轻度肝纤维化和进展性肝纤维化或肝硬化。

七、诊断及鉴别诊断

（一）诊断

根据流行病学资料、临床表现及实验室检查确定诊断。

1. 急性肝炎

（1）急性无黄疸型肝炎

1）流行病学：与病毒性肝炎患者密切接触史、注射史、不洁饮食史（如生食贝壳类食物和毛蚶）等。

2）临床表现：近期内无明显诱因出现乏力、食欲减退、恶心等，肝大并有压痛和叩击痛，部分有轻度脾大。

3）实验室检查：血清 ALT 升高；甲型肝炎抗 -HAV IgM 阳性；急性乙型肝炎 HBsAg 和 HBV DNA 阳性，但应鉴别慢性感染的急性发作或并发其他急性肝炎（丁型肝炎、戊型肝炎、药物性肝炎等），肝活检组织学检查有助于鉴别。另外，如急性期 HBsAg 阳性，恢复期 HBsAg 转阴、抗 -HBs 转阳也可诊断为急性乙型肝炎；急性丙型肝炎 HCV RNA 和抗 -HCV 阳性；急性丁型肝炎 HBsAg 阳性，同时 HDAg 和（或）抗 -HDV IgM 和（或）HDV RNA 阳性；急性戊型肝炎抗 -HEV IgM 阳性或伴有抗 -HEV IgG 阳性。

（2）急性黄疸型肝炎：凡符合急性无黄疸型肝炎的诊断条件，血清胆红素 > 17.1 μmol/L 或尿胆红素阳性，并排除其他原因引起的黄疸，可诊断为急性黄疸型肝炎。

2. 慢性肝炎　乙、丙、丁型肝炎病程超过 6 个月，戊型肝炎病程超过 3 个月。其诊断依据如下。①病原学。慢性乙型肝炎：HBsAg 及 HBV DNA 阳性；慢性丙型肝炎：抗 -HCV 和 HCV RNA 阳性；慢性丁型肝炎：抗 -HDV 和（或）HDAg 和（或）HDV RNA 和（或）抗 -HDV IgM 阳性；慢性戊型肝炎：血清和（或）粪便 HEV RNA 阳性。②临床诊断：依据临床表现、实验室及影像学检查结果。

中华医学会肝病学分会和感染病学分会于 2019 年 12 月修订了慢性乙型肝炎防治指南，将慢性 HBV 感染分为以下几类。

（1）慢性 HBV 携带状态：又称 HBeAg 阳性慢性 HBV 感染。血清 HBsAg、HBeAg 和 HBV DNA 高水平，但 1 年内连续随访 3 次以上，每次间隔 3 个月，血清 ALT 和 AST 均在正常范围，肝组织病理学检查无明显炎症坏死或纤维化。

（2）HBeAg 阳性慢性乙型肝炎：血清 HBsAg、HBeAg 和 HBV DNA 较高水平，ALT 持续或反复升高，肝组织学检查有明显炎症坏死和（或）纤维化。

（3）非活动性 HBsAg 携带状态：又称 HBeAg 阴性慢性 HBV 感染。血清 HBsAg 阳性、HBeAg 阴性、抗 -HBe 阳性或阴性。HBV DNA $< 2 \times 10^3$ IU/ml，1 年内连续随访 3 次以上，每次至少间隔 3 个月，ALT 和 AST 均在正常范围。肝组织学检查显示：组织学活动指数（HAI）评分 < 4 或其他半定量计分系统判定病变轻微。

（4）HBeAg 阴性慢性乙型肝炎：血清 HBsAg、HBeAg 持续阴性，HBV DNA $\geqslant 2 \times 10^3$ IU/ml，ALT 持续或反复异常，或肝组织学检查有肝炎病变。

（5）隐匿性慢性乙型肝炎：血清 HBsAg 阴性，但血清和（或）肝组织中 HBV DNA 阳性。80% 患者可有血清抗 -HBs、抗 -HBe 和（或）抗 -HBc 阳性，但约 20% 患者的血清学指标均为阴性。

（6）乙型肝炎肝硬化：临床诊断的必备条件如下。①肝组织学或临床提示存在肝硬化的证据；②病因学明确的 HBV 感染证据。通过病史或相应的检查予以明确或排除其他常见引起肝硬化的病因如 HCV 感染、酒精和药物。

3. 肝衰竭　病原学诊断与急性肝炎相同。临床诊断主要依据病史、临床表现、实验室及辅助检查。

（1）急性肝衰竭：起病早期（≤ 2 周）出现进行性乏力及严重消化道症状、黄疸进行性加深、出血倾向及肝缩小伴 Ⅱ 度以上肝性脑病者。

（2）亚急性肝衰竭：起病 2 ～ 26 周出现上述表现伴或不伴肝性脑病者。

（3）慢加急性肝衰竭：在慢性肝炎或肝硬化基础上出现急性或亚急性肝衰竭临床表现者。

（4）慢性肝衰竭：在肝硬化基础上，肝功能进行性减退和失代偿。

4. 淤胆型肝炎　主要依据肝内胆汁淤积的临床表现、实验室及影像学检查，并除外其他原因引起的肝内外梗阻性黄疸。

5. 肝炎肝硬化　多有慢性肝炎病史，有肝功能受损、门静脉高压症的临床表现，以及实验室和影像学检查证据。

（二）鉴别诊断

1. 其他原因引起的肝炎

（1）其他非嗜肝病毒性肝炎：巨细胞病毒感染、传染性单核细胞增多症等。应根据原发病的临床特点和病原学、血清学检查结果进行鉴别。

（2）感染中毒性肝炎：细菌、立克次体、钩端螺旋体感染都可引起肝大、黄疸及肝功能异常，原发病的临床表现可资鉴别。

（3）酒精相关性肝病：有长期大量饮酒史；多伴有酒精性周围神经病性损害；血清 γ- 谷氨酰转移酶（γ-GT）明显升高，AST/ALT 升高；酒精戒断反应明显，戒酒后肝功能好转；肝炎病毒标志物阴性。

（4）药物或毒物性肝损伤：有接触药物（对乙酰氨基酚等）、毒物（毒蘑菇、鱼胆等）史。中毒性肝损伤程度常与药物剂量有关；机体对药物的特异质反应所引起的肝损伤多同时伴有发热、皮疹、关节痛、嗜酸性粒细胞增多等变态反应表现。

（5）自身免疫性肝炎：多见于女性；常伴有肝外系统表现；实验室检查红细胞沉降率增高，血清球蛋白明显升高，自身抗体阳性，肝炎病毒学检查常为阴性；肝组织学检查汇管区有典型的淋巴细胞、浆细胞性界面炎；糖皮质激素和免疫抑制药治疗有效。

（6）脂肪肝及妊娠期急性脂肪肝：脂肪肝大多继发于肝炎后或超重、肥胖者，血清甘油三酯升高，腹部超声有较特异的表现。妊娠急性脂肪肝多发生于妊娠晚期，突发恶心、呕吐及腹痛，出现肝衰竭表现，伴有尿素氮、肌酐升高，超声示脂肪肝及腹水。

（7）肝豆状核变性：又称威尔逊（Wilson）病，为常染色体隐性遗传性铜代谢障碍性疾病，多发生于儿童及青少年，男性多于女性，可伴有锥体外系运动障碍。血清铜蓝蛋白明显下降，24 小时尿铜显著增高，裂隙灯检查可见角膜色素环（又称凯 - 弗环，Kayser-Fleischer ring）是该病的重要体征，肝病理学检查可见肝细胞脂肪变性、肝细胞内铜沉积。

2．其他原因引起的黄疸

（1）溶血性黄疸：可有 ABO 血型不合、药物中毒、进食蚕豆、感染或红细胞内在缺陷如缺乏 6- 磷酸葡萄糖脱氢酶、血红蛋白病或遗传性球形红细胞增多症等诱发因素。急性血管内溶血可有寒战、高热、肌肉酸痛、头痛、恶心、呕吐、休克等特异性蛋白反应和血红蛋白尿，尿呈酱油色。一般有贫血、网织红细胞升高、血清间接胆红素升高、粪及尿中尿胆原升高。

（2）肝外梗阻性黄疸：黄疸色深绿，肝大，肝外胆管扩张，胆囊肿大常见，肝功能轻度异常。有原发病的症状和体征。常依据 X 线、超声、腹腔镜、胰胆管逆行造影或 CT 检查确诊。

八、治疗

治疗原则以休息、适当营养为主，辅以保肝药物，根据不同病原体及临床类型制订具体治疗方案。

（一）急性肝炎

急性肝炎一般为自限性，多可完全康复，以一般治疗和对症支持治疗为主。急性期应进行隔离，卧床休息，症状明显改善后再逐渐增加活动量。清淡饮食，保证摄入足够热量和维生素，进食量过少者可静脉补充葡萄糖和维生素 C。根据患者病情酌情给予甘草酸制剂、多烯磷脂酰胆碱等保肝降酶药物治疗。

急性乙型、丙型肝炎早期抗病毒治疗可显著降低慢性化比例，因此，如检测到病毒阳性，无论 ALT 是否升高，均可抗病毒治疗。

（二）慢性肝炎

根据患者病情采取以抗病毒治疗为主的综合治疗方案，包括合理休息和营养、抗病毒、免疫调节、抗炎保肝、抗纤维化及对症支持治疗。

1．乙型肝炎　治疗目标是最大限度地长期抑制 HBV 复制，减轻肝细胞炎性坏死及肝纤维化，延缓和减少肝衰竭、肝硬化失代偿、肝细胞癌（HCC）及其他并发症的发生，从而改善生活质量和延长生存时间。对于部分适合的患者应尽可能追求慢性乙型肝炎的临床治愈，即停止治疗后持续病毒学应答，表现为 HBsAg 和 HBV DNA 持续低于检测范围、ALT 复常和肝组织病变改善。乙型肝炎抗病毒治疗是关键，只要有适应证且条件允许，应进行规范的抗病毒治疗。

（1）抗病毒治疗适应证

1）血清 HBV DNA 阳性，ALT 持续高于阈值（＞ 1×ULN），1 年内连续随访 3 次以上，每次至少间隔 3 个月，且排除其他原因所致者。

2）血清 HBV DNA 阳性，无论 ALT 水平高低，只要符合下列情况之一者：①有乙型肝炎肝硬化或肝细胞癌家族史且年龄＞30岁；②有 HBV 相关的肝外表现；③无创指标或肝组织学检查，提示肝存在明显炎症（G≥2）或纤维化（F≥2）。

3）血清 HBV DNA 阳性的代偿期乙型肝炎肝硬化患者和 HBsAg 阳性失代偿期乙型肝炎肝硬化患者。

4）随访 1 年以上，HBV DNA 和 ALT 模式难以确定的未经治疗的"不确定期"慢性乙型肝炎患者，建议抗病毒治疗。

（2）抗病毒治疗药物：包括核苷（酸）类似物（nucleoside/nucleotide analogue）和干扰素 α（IFN-α）两大类。

1）核苷（酸）类似物：包括核苷类似物恩替卡韦（entecavir，ETV）等，核苷酸类似物富马酸替诺福韦酯（tenofovir disoproxil fumarate，TDF）、富马酸丙酚替诺福韦（tenofovir alafenamide fumarate，TAF）和艾米替诺福韦（tenofovir amibufenamide，TMF）等。

HBeAg 阳性慢性乙型肝炎核苷（酸）类似物建议疗程：至少 4 年，在达到 HBV DNA 低于检测下限、ALT 复常、HBeAg 血清学转换后，再巩固治疗至少 3 年（每隔 6 个月复查 1 次），仍保持不变者，可考虑停药，但延长疗程可减少复发。

HBeAg 阴性慢性乙型肝炎使用核苷（酸）类似物建议疗程：达到 HBsAg 消失且 HBV DNA 检测不到，再巩固治疗 1 年半，经过至少 3 次复查，每次间隔 6 个月，仍保持不变时，可考虑停药。

肝硬化、肝衰竭、原发性肝癌使用核苷（酸）类似物建议疗程：推荐选用 ETV、TDF 或 TAF 长期抗病毒治疗，有慢性肾病或肾功能损伤风险患者选用 ETV 或 TAF。

2）干扰素 α：我国已批准聚乙二醇干扰素 α（PEG-IFN-α）和普通干扰素 α 用于治疗慢性乙型肝炎。前者应用更普遍，以下详细介绍其中的 PEG-IFN-α-2b。

适应证：慢性乙型肝炎。

绝对禁忌证：妊娠、有精神病史（如严重抑郁症）、未能控制的癫痫、失代偿期肝硬化、未戒掉的酗酒或吸毒者、未经控制的自身免疫性疾病、伴有严重感染、视网膜疾病、心力衰竭和慢性阻塞性肺疾病等基础疾病。

相对禁忌证：甲状腺疾病、既往抑郁症病史、未控制的糖尿病或高血压。治疗前中性粒细胞计数＜ 1.5×10^9/L 和血小板计数＜ 90×10^9/L。

疗程和剂量：每次 1.0 ~ 1.5 μg/kg，每周 1 次，皮下注射，疗程 48 周，部分患者可延长至 96 周。如治疗 6 个月无病毒学或血清学应答，可联合或换用核苷（酸）类似物治疗。

不良反应：主要包括流感样症候群、一过性骨髓抑制、精神异常、自身免疫性疾病（甲状腺功能紊乱、糖尿病、银屑病、类风湿性关节炎和系统性红斑狼疮样综合征）和少见的肾损害（间质性肾炎、肾病综合征和急性肾衰竭）、心血管并发症（心律失常、缺血性心脏病和心肌病等）、视网膜病变、听力下降、间质性肺炎等。治疗过程中应严密监测。发生少见的不良反应时，应停止干扰素治疗。

Peg-IFN-α-2b 治疗的监测和随访：①治疗前检查指标如下。ALT、AST、胆红素、白蛋白、血糖及肾功能；血常规、尿常规、甲状腺功能；病毒学标志如 HBsAg、HBeAg、抗 -HBe 和 HBV DNA；排除自身免疫性疾病；进行尿人绒毛膜促性腺激素检测以排除妊娠；对于中年以上患者，应做心电图检查和测量血压。②治疗过程应进行以下监测。血常规：第 1 个月，每 1 ~ 2 周检测 1 次，之后每月 1 次，直至治疗结束。血清生化学指标：每月检查 1 次，连续 3 次后每 3 个月 1 次。病毒学标志：每 3 个月检测 1 次 HBsAg、HBeAg、抗 -HBe 和 HBV DNA。其他：甲状腺功能、血糖和尿常规等每 3 个月检测 1 次。治疗前存在甲状腺功能异常或已患糖尿病者，应先用药物控制甲状腺功能异常或糖尿病，再开始干扰素治疗，同时应每月检查甲状腺功能和血糖水平。定期评估患者精神状态，对出现明显抑郁症和有自杀倾向的患者，应立即停药并密切监护。

（3）免疫调节治疗：目前尚缺乏乙型肝炎特异性免疫治疗方法。胸腺素 α_1 可增强非特异性免疫功能，用法为每次 1.6 mg 皮下注射，每周 2 次，疗程 6 个月。

（4）抗炎、保肝及抗纤维化治疗：肝组织炎症坏死及其所致的纤维化是疾病进展的主要病理学基础，如能有效地抑制肝组织学炎症，有可能减少肝细胞破坏和延缓肝纤维化进展。常用保肝药物：①甘草酸类，如甘草酸二铵、复方甘草酸苷、异甘草酸镁等，具有减轻肝非特异性炎症、保护肝细胞的作用。②还原型谷胱甘肽，可抑制或减少自由基的产生，保护肝细胞免受损害。③多烯磷脂酰胆碱，可增加细胞膜的流动性，对肝细胞的再生和重构具有非常重要的作用。④腺苷蛋氨酸，可恢复细胞膜动力学特征和细胞膜的流动性，对于肝细胞摄入和分泌胆盐起着重要作用。⑤抗纤维化，常用药物有扶正化瘀胶囊、复方鳖甲软肝片、安络化纤丸及益气活血中药等。

2．丙型肝炎　HCV RNA 阳性、无治疗禁忌证的慢性丙型肝炎患者均应考虑抗病毒治疗。

直接抗病毒药物为基础的方案：直接抗 HCV 药物包括 NS3/4A 蛋白酶抑制药、NS5A 抑制药、NS5B 聚合酶抑制药，目前已上市应用于临床的药物见表 3-6，根据 HCV 基因型不同推荐不同治疗方案及疗程（表 3-7）。

表 3-6　直接抗 HCV 药物分类

类别	药品	规格	使用剂量
泛基因型			
NS5B 聚合酶抑制药 /NS5A 抑制药	索磷布韦 / 维帕他韦（sofosbuvir/velpatasvir, SOF/VEL）	SOF 400 mg/VEL 100 mg，复合片剂	1 片 / 天
NS5B 聚合酶抑制药 /NS5A 抑制药 /NS3/4A 蛋白酶抑制药	索磷布韦 / 维帕他韦 / 伏西瑞韦（sofosbuvir/velpatasvir/voxilaprevir, SOF/VEL/VOX）	SOF 400 mg/VEL 100 mg/VOX 100 mg，复合片剂	1 片 / 天
NS3/4A 蛋白酶抑制药 /NS5A 抑制药	格卡瑞韦 / 哌仑他韦（glecaprevir/pibrentasvir, GLE/PIB）	GLE100 mg/PIB 40 mg，复合片剂	3 片 / 天（顿服）
NS5A 抑制药	可洛派韦（coblopasvir, CLP）	60 mg，胶囊剂	1 粒 / 天
NS5A 抑制药	拉维达韦（ravidasvir, RDV）	200 mg，片剂	1 片 / 天
NS5B 聚合酶抑制药	索磷布韦（sofosbuvir, SOF）	400 mg，片剂	1 片 / 天
基因型特异型或者多基因型			
NS5A 抑制药 /NS5B 聚合酶抑制药	来迪帕韦 / 索磷布韦（ledipasvir/sofosbuvir, LDV/SOF）	LDV 90 mg/SOF 400 mg，复合片剂	1 片 / 天
NS5A 抑制药 /NS3/4A 蛋白酶抑制药	艾尔巴韦 / 格拉瑞韦（elbasvir/grazoprevir, EBR/GZR）	EBR 50 mg/GZR 100mg，复合片剂	1 片 / 天
NS3/4A 蛋白酶抑制药	达诺瑞韦（danoprevir, DNV）	100 mg，片剂	1 片，2 次 / 天
NS5A 抑制药	依米他韦（emitasvir, EMV）	100 mg，胶囊剂	1 粒 / 天

表 3-7 不同基因型 HCV 慢性感染抗病毒治疗方案及疗程

基因 1 型	基因 5 型 /6 型
EBR/GZR	SOF/VEL 12 周
初治 12 周	SOF/LDV 12 周
既往失败 1a 型 +RBV 16 周	肝硬化 24 周或 +RBV 12 周
SOF /LDV	**泛基因型**
1a 型	SOF/VEL
初治无肝硬化 12 周	3 型代偿期肝硬化或 3b 型 +RBV 2 周
1b 型	失代偿期肝硬化 +RBV 12 周
初治无肝硬化 8 周或 12 周	NS5A 抑制药经治者 +RBV 24 周
经治无肝硬化 12 周	CLP +SOF 12 周
初治肝硬化 24 周或 +RBV 12 周	GLE/PIB
基因 2 型	初治
SOF+RBV 12 周	1 ~ 6 型无肝硬化或非 3 型代偿期肝硬化 8 周
基因 3 型	3 型代偿期肝硬化 12 周
SOF/VEL 12 周	经治
肝硬化 + RBV 2 周	非 3 型无肝硬化 8 周, 3 型 16 周
基因 4 型	代偿期肝硬化 12 周
EBR/GZR 12 周	VOX 12 周
治疗失败者 + RBV 16 周	

注: RBV 指利巴韦林。失代偿期肝硬化患者可选择 SOF/LDV（基因 1、4、5、6 型）或 SOF/VEL（泛基因型），以及 RBV 治疗 12 周，不联合 RBV 治疗 24 周

（三）肝衰竭

采取综合性治疗方案，在对症支持治疗基础上，加强保肝抗炎治疗，预防和治疗各种并发症，必要时进行人工肝支持和肝移植。

1. 对症支持治疗 绝对卧床休息、稳定情绪，限制蛋白饮食，以减少肠道产氨。采用静脉营养疗法以补充热量，积极纠正低蛋白血症，并酌情补充凝血因子以改善凝血功能；注意纠正低钠、低氯、低钾血症和碱中毒等电解质及酸碱平衡紊乱。禁用损伤肝、肾的药物。

2. 抗病毒治疗 肝衰竭患者病情急剧恶化，多伴有 HBV DNA 载量升高，可在患者知情同意的基础上酌情使用核苷（酸）类似物，如恩替卡韦、替诺福韦等抗病毒治疗。

3. 保肝利胆治疗 可采用甘草酸制剂、丁二磺酸腺苷蛋氨酸、N- 乙酰半胱氨酸等药物治疗，以改善肝功能，减轻炎症及胆汁淤积。

4. 免疫调节治疗 对于糖皮质激素在肝衰竭治疗中的应用尚存在不同意见，不推荐常规应用。为调节机体的免疫功能、减少感染等并发症的发生，可酌情使用胸腺素 α_1 等免疫调节药。

5. 并发症的治疗

（1）肝性脑病：去除诱因，如感染、出血、便秘及电解质紊乱。限制蛋白饮食。应用乳果糖每次 15 ~ 30 ml，每天 2 ~ 3 次，或拉克替醇 0.6 g/kg，分 3 次于就餐时服用，以每天 2 ~ 3 次软便为宜，亦可高位灌肠，可酸化肠道，促进氨排出，减少肠源性毒素吸收。可采用不易吸收的非氨基糖苷类抗生素。利福昔明是利福霉素的衍生物，具有广谱、强效抑制肠道内

细菌生长的作用，口服后不吸收，只在胃肠道局部起作用，抑制产氨、产尿素酶细菌的生长，减少氨产生，可用于治疗肝性脑病，口服剂量每次 400 mg，每 8 小时 1 次。降低血氨的药物可选用门冬氨酸鸟氨酸静脉滴注，或根据电解质和酸碱平衡情况酌情选择精氨酸、谷氨酸盐。支链氨基酸有助于纠正氨基酸失衡。严重者及早应用脱水药以减轻脑水肿，防止发生脑疝。

（2）上消化道出血：首选生长抑素类似物，如生长抑素 250 ～ 500 μg/h，奥曲肽 25 ～ 50 μg/h，持续静脉滴注，一般使用 3 ～ 5 天；特利加压素首剂 2 mg 静脉注射，继以 2 mg 每 4 小时注射一次，如出血控制可逐渐减量至 1 mg 每 4 小时静脉注射。必要时可用三腔两囊管压迫止血或行内镜下硬化剂注射或套扎治疗止血。内科保守治疗无效时，可急诊手术治疗。对弥散性血管内凝血患者，可给予新鲜血浆、凝血酶原复合物和纤维蛋白原等补充凝血因子，血小板显著减少者可输注血小板，可酌情给予小剂量低分子量肝素或普通肝素，对有纤溶亢进证据者可应用氨甲环酸或氨甲苯酸等抗纤溶药物。

（3）肝肾综合征：对于 Ⅰ 型肝肾综合征患者的治疗首选特利加压素每 4 ～ 6 小时 0.5 ～ 1 mg 联合白蛋白，以充分改善肾功能，降低血肌酐。特利加压素替代药物有米多君联合奥曲肽，均同时使用白蛋白。肝移植是 Ⅰ 型和 Ⅱ 型肝肾综合征最好的治疗方法。

（4）腹水：适当限制钠盐摄入（钠摄入 80 ～ 120 mmol/d，相当于钠 4.6 ～ 6.9 g/d）；联合应用醛固酮拮抗药螺内酯、利尿药呋塞米及托伐普坦治疗，须注意维持水、电解质平衡。对大量腹水可行腹腔穿刺放液，并联合输注白蛋白，以预防腹腔穿刺大量放液后循环功能障碍。

（5）感染：自发性细菌性腹膜炎（spontaneous bacterial peritonitis，SBP）是肝硬化常见感染，病原体多为大肠埃希菌等革兰氏阴性杆菌。治疗前留取腹水标本进行细菌培养和药物敏感试验，并及早开始经验性抗感染治疗。无近期应用 β- 内酰胺抗菌药的社区获得轻、中度 SBP 患者，首选第三代头孢类抗菌药经验性治疗。未使用过氟喹诺酮类药者，可用氟喹诺酮类药。在医院环境和（或）近期应用 β- 内酰胺类抗菌药者，应根据药物敏感试验或选择以碳青霉烯类药为基础的经验性抗感染治疗方案。肺部感染、泌尿系统感染等，均参照上述抗感染药应用原则治疗。

6．人工肝治疗   人工肝是指通过体外的机械、物理化学或生物装置清除各种有害物质，补充必要物质，改善内环境，暂时替代肝部分功能的治疗方法，为肝细胞再生及肝功能恢复创造条件或等待机会进行肝移植。

（1）适应证：肝衰竭早、中期，凝血酶原活动度在 20% ～ 40% 和血小板 > 50×10^9/L 为宜；晚期肝衰竭和 PTA < 20% 的患者也可进行治疗，但并发症多见，应慎重；未达到肝衰竭诊断标准，但有肝衰竭倾向者，也可考虑早期干预。

（2）相对禁忌证：严重活动性出血或弥散性血管内凝血者；对治疗过程中所用血制品如血浆或药品如肝素和鱼精蛋白等高度过敏者；循环功能衰竭者。

7．肝移植   是晚期肝衰竭有效的治疗手段。核苷类似物和乙型肝炎特异性免疫球蛋白的联合应用可明显降低移植肝的 HBV 再感染率。

（四）淤胆型肝炎

泼尼松或泼尼松龙 30 ～ 40 mg/d 或地塞米松 10 ～ 20 mg/d，3 ～ 7 天根据胆红素变化情况逐渐减量，注意不宜停药过快。此外，可选用熊去氧胆酸，13 ～ 15 mg/（kg·d），分 2 ～ 3 次服用。

九、预后

1. 急性肝炎　多数患者临床症状在 3 个月内康复，但肝组织学恢复稍晚。甲型肝炎预后良好，病死率约为 0.01%；急性乙型肝炎 60% ~ 90% 可完全康复，10% ~ 40% 转为慢性或病毒携带状态；急性丙型肝炎 55% ~ 85% 转为慢性；急性丁型肝炎重叠 HBV 感染时约 70% 转为慢性；急性戊型肝炎病死率为 1% ~ 5%，妊娠晚期合并戊型肝炎病死率为 10% ~ 40%。

2. 慢性肝炎　轻度慢性肝炎患者一般预后良好；重度慢性肝炎患者预后较差，约 80% 患者 5 年内发展成肝硬化，少部分可转为原发性肝癌，病死率高达 45%；中度慢性肝炎预后居于轻度和重度之间。慢性 HBV 感染者 15% ~ 25% 最终死于肝衰竭、肝硬化或肝细胞癌。

3. 肝衰竭　预后不良，病死率为 50% ~ 85%，年龄较小、治疗及时、无并发症者病死率较低。急性肝衰竭存活者远期预后较好，多不发展为慢性肝炎和肝硬化；亚急性肝衰竭存活者多数转为慢性肝炎或肝炎肝硬化；慢性肝衰竭病死率最高，可达 80% 以上，存活者病情可多次反复。

4. 淤胆型肝炎　急性者预后较好，一般都能康复。慢性者预后较差，容易发展成胆汁性肝硬化，或者发生肝细胞坏死而演变为亚急性或慢性肝衰竭，导致严重的后果。

5. 肝炎肝硬化　代偿性肝硬化病情相对稳定，可长时间维持生命。失代偿性肝硬化预后不良。

十、预防

（一）控制传染源

甲、戊型肝炎按肠道传染病自起病日隔离 3 周。严禁急、慢性 HBV 和 HCV 感染患者献血及从事食品加工和保育工作，患者可照常工作和学习，但要注意个人卫生、经期卫生和行业卫生，同时加强随访。

（二）切断传播途径

1. 推行健康教育制度　普及肝炎预防常识，搞好"三管"（管水、管饮食、管粪便），即管理与保护好水源；搞好饮水、餐具消毒和食品、个人卫生；管理好粪便处理，这是切断甲、戊型肝炎传播途径的主要措施。

2. 防止通过血液和体液传播　乙、丙型肝炎重点在于防止通过血液和体液传播。具体措施包括：①加强血源管理，保证血液、血制品和生物制品的安全生产与供应。②注射器应实行"一人一针一管"制。③多种医疗器械，包括口腔医疗器械、内镜等用具应实行"一人一用一消毒"制。④对带脓、血、分泌物及其污染物的物品必须严格消毒处理。⑤漱洗用具专用，牙刷、剃须刀及盥洗用具等应与健康人分开。⑥接触患者后用肥皂水和流动水洗手。⑦严格掌握血液和血制品的使用指征。⑧防止在血液透析、脏器移植时感染乙、丙型肝炎病毒。

（三）保护易感人群

目前已有免疫效果确切的甲、乙型肝炎病毒的疫苗。戊型肝炎病毒疫苗 2013 年由我国国家传染病诊断试剂与疫苗工程技术研究中心主任、厦门大学夏宁邵教授研制成功。丙型肝炎病毒疫苗尚在研制中。

1. 甲型肝炎疫苗   包括减毒活疫苗和灭活疫苗两种。我国常用的减毒活疫苗由纯化后的甲型肝炎病毒经 1∶4000 甲醛灭活后加氢氧化铝佐剂制成，使用剂量越高，免疫原性越强。接种对象为抗 -HAV IgG 阴性者。减毒活疫苗接种 1 针（1 岁以上儿童及成人），灭活疫苗接种 2 针（0、6 个月）。接种部位均为上臂三角肌处皮下注射，一次 1.0 ml。对近期有与甲型肝炎患者密切接触的易感者，可用人血丙种免疫球蛋白进行被动免疫预防注射，剂量为 0.02 ～ 0.05 ml/kg。注射时间越早越好，不宜迟于接触后 14 天。

2. 乙型肝炎疫苗   包括重组酵母和中国仓鼠卵巢细胞（Chinese hamster ovary，CHO）乙型肝炎疫苗，有感染风险的易感者均可接种。1982 年全球实施乙型肝炎疫苗普遍接种，2005 年 6 月 1 日起我国实行新生儿全部免费接种乙型肝炎疫苗计划免疫。

（1）接种对象：主要是新生儿，其次为婴幼儿，15 岁以下未免疫人群和高危人群（医务人员、经常接触血液的人员、托幼机构工作人员、器官移植患者、经常接受输血或血液制品者、免疫功能低下者、易发生外伤者、HBsAg 阳性者的家庭成员、男性同性恋或有多个性伴侣和静脉内注射毒品者等）。

（2）接种程序与方法：乙型肝炎疫苗全程需接种 3 针，按照 0-1-6 个月程序，即接种第 1 针疫苗后，间隔 1 个月及 6 个月注射第 2 及第 3 针疫苗。新生儿要求在出生后 24 小时内接种，越早越好。新生儿接种部位为臀前部外侧肌内注射，儿童和成人为上臂三角肌中部肌内注射。单用乙型肝炎疫苗阻断母婴传播的阻断率为 87.8%。

（3）新生儿免疫程序：对 HBsAg 阳性母亲的新生儿，应在出生后 24 小时内尽早（最好在出生后 12 小时）注射乙型肝炎免疫球蛋白（hepatitis B immunoglobulin，HBIG），剂量应 ≥ 100 IU，同时在不同部位接种 10 μg 重组酵母乙型肝炎疫苗，在 1 个月和 6 个月时分别接种第 2 和第 3 针乙型肝炎疫苗，可显著提高阻断母婴传播的效果。新生儿在出生 12 小时内注射 HBIG 和乙型肝炎疫苗后，可接受 HBsAg 阳性母亲的哺乳。对 HBsAg 阴性母亲的新生儿可用 10 μg 重组酵母乙型肝炎疫苗免疫；对新生儿时期未接种乙型肝炎疫苗的儿童应补种剂量为 10 μg 的重组酵母乙型肝炎疫苗。

（4）成人免疫程序：建议接种 20 μg 重组酵母或 20 μg 重组中国仓鼠卵巢细胞（CHO）乙型肝炎疫苗。对免疫功能低下或无应答者，应增加疫苗的接种剂量（如 60 μg）和针次；对 3 针免疫程序无应答者可再接种 1 针 60 μg 或 3 针 20 μg 乙型肝炎疫苗，并于第 2 次接种 3 针乙型肝炎疫苗后 1 ～ 2 个月检测血清中抗 -HBs，如仍无应答，可再接种 1 针 60 μg 重组酵母乙型肝炎疫苗。接种乙型肝炎疫苗后有抗体应答者的保护效果一般至少可持续 12 年，因此，一般人群不需要进行抗 -HBs 监测或加强免疫。但对高危人群可进行抗 -HBs 监测，如抗 -HBs ＜ 10 mIU/ml，可给予加强免疫。

（5）意外暴露的处理：意外接触 HBV 感染者的血液和体液后，应立即检测 HBV DNA、HBsAg、抗 -HBs、HBeAg、抗 -HBc 和肝功能，并在 3 个月和 6 个月内复查。如已接种过乙型肝炎疫苗，且已知抗 -HBs ≥ 10 mIU/L 者，可不进行特殊处理。如未接种过乙型肝炎疫苗，或虽接种过乙型肝炎疫苗，但抗 -HBs ＜ 10 mIU/L 或抗 -HBs 水平不详，应立即注射 HBIG 200 ～ 400 IU，并同时在不同部位接种 1 针乙型肝炎疫苗（20 μg），于 1 个月和 6 个月后分别接种第 2 和第 3 针乙型肝炎疫苗（各 20 μg）。

3. 戊型肝炎疫苗的接种对象   16 岁及以上易感人群，免疫程序为 0-1-6 个月，即接种第 1 针疫苗后，间隔 1 和 6 个月注射第 2 和第 3 针疫苗，每针剂量为 30 μg/0.5 ml。

（南月敏）

第二节 流行性感冒病毒感染

一、流行性感冒

流行性感冒（influenza）简称流感，是由流感病毒引起的急性呼吸道传染病，主要通过飞沫传播，具有高度传染性，甲型流感病毒极易变异，易发生流行或大流行。临床起病急，全身中毒症状明显（高热、头痛、全身酸痛等），而呼吸道症状相对较轻，幼儿、老年人、孕妇及慢性病患者病情较重。诊断主要根据流行情况、临床表现，必要时进行病原学检测，治疗主要为对症治疗和抗病毒治疗。

（一）病原学

1. 病毒结构 流感病毒呈球形颗粒，属正黏病毒科，直径 80～120 nm，分核心和外膜（囊膜）两部分。核心由单链 RNA、RNA 聚合酶及核蛋白组成，核蛋白为型特异性抗原，据此可将流感病毒分为甲（A）、乙（B）、丙（C）三型。外膜镶嵌有血凝素（hemagglutinin，H）、神经氨酸酶（neuraminidase，N）及基质蛋白 M2。甲型 H 分为 16 个亚型（H1—H16），N 分为 9 个亚型（N1—N9），两者都是糖蛋白。根据 H 和 N 这两种抗原的不同，同型病毒可组合成不同亚型。H 抗体为中和抗体，有预防作用，N 抗体能抑制病毒由细胞的释放，减少传染性。

国际对流感亚型的命名：型别 / 分离地点 / 毒株序号 / 分离年代（血凝素、神经氨酸酶），如 A/Hong Kong/1/68（H3N2），常简以 An（HnNn）表示（n 为数字）。

2. 病毒变异 流感病毒变异可分两种。一种是抗原漂移（antigenic drift），为 H 和（或）N 的量变，变异较小，出现新的变种。甲型变异较快，每 2～3 年一次，乙型变异较慢，丙型尚未发现变异。这种变异常引起小流行。另一种是抗原突变（antigenic shift），为 H 和（或）N 发生质变，出现新的亚型，常引起大流行。目前这种变异见于甲型流感。

除抗原突变外，还有核酸重组。例如，人流感病毒可感染猪，水鸟流感病毒也可感染猪，在猪体内各种流感病毒的核酸就可能发生重组，形成新的亚型，然后再感染人。

3. 抵抗力 流感病毒不耐热，100 ℃时 1 分钟即被灭活；对紫外线及常用消毒剂如甲醛、三氯甲烷均敏感，但耐低温及干燥，真空干燥或 -20 ℃以下可长期保存。

（二）流行病学

1. 传染源 患者、隐性感染者等为主要传染源。动物如禽类、猪等为重要的储存宿主和中间宿主。

2. 传播途径 流感病毒主要经呼吸道空气飞沫传播。

3. 人群易感性 人群对流感病毒普遍易感，病后有一定免疫力。但亚型之间无交叉免疫，病毒变异后可再次受染发病。

4. 流行特征 流感病毒传染性强，为呼吸道传播，极易引起流行，特别是甲型流感，常引起大流行。流行常突然发生，迅速蔓延。一般规律是从大城市向小城市和农村扩散，从集体单位向居民扩散。流行常发生于冬、春季，大流行时也可发生于其他季节。乙型流感常引起局部小流行，丙型流感一般仅呈散发。目前全球主要的流行株为甲 3（H3N2）和甲 1（H1N1）。

历史上甲型流感所发生的大流行：1918 年西班牙流感，流行株为甲 1（H1N1）；导致数千万人死亡；1957 年亚洲流感，流行株为甲 2（H2N2），导致数百万人死亡；1968 年香港甲 3（H3N2）流感，1977 年俄罗斯甲 1（H1N1）流感，2009 年墨西哥甲 1（H1N1）流感，均导致数十万人死亡。

（三）发病机制与病理学表现

病毒进入呼吸道后，借助血凝素与上皮细胞的相应受体结合，黏附并进入细胞内，大量复制后通过神经氨酸酶水解细胞表面糖蛋白的 N- 神经氨酸，使成熟的病毒以芽生方式释放，同时引起细胞坏死、炎症，产生呼吸道症状及全身症状。大量病毒随分泌物排出体外，引起传播流行。黏膜局部呈充血、水肿、淋巴细胞浸润、浅表溃疡等卡他性病变。病毒可侵犯气管、支气管、肺泡及支气管周围组织。如继发细菌性感染，则可呈化脓性炎症。

（四）临床表现

流感潜伏期为 1 ~ 7 天。其起病急，以全身中毒症状为主，呼吸道症状轻微。流感一般可分为两个类型。

1. 单纯型 此型最常见，轻者可类似普通感冒，病程仅为 2 ~ 3 天。大多数症状较明显，高热、头痛、全身酸痛及乏力等，伴有较轻的呼吸道症状。发热可持续 2 ~ 5 天，但乏力等持续时间较长，可持续 2 周以上。

2. 肺炎型 此型主要见于幼儿、老人、孕妇、慢性病患者及免疫功能低下者。初起类似单纯型流感，1 ~ 2 天后病情加重，表现为高热不退、咳嗽剧烈、气促发绀，两肺可闻细小水泡音。胸部 X 线检查可见肺炎表现，可能为原发性流感病毒性肺炎、继发性细菌性肺炎及混合性肺炎，应注意鉴别。

此外，流感流行期间，尚可见以恶心、呕吐、腹泻为主要症状的"胃肠型流感"等。

（五）实验室检查

1. 血常规检查 白细胞计数减少，淋巴细胞相对增多。

2. 病原学及血清学检测 可检测呼吸道分泌物及血等标本的病毒核酸、病毒 H 抗原；起病 3 天内和 2 ~ 4 周后的双份血清，动态检测特异性抗体水平呈 4 倍或以上升高。

3. 病毒分离 起病 3 天内患者的咽拭子和咽喉洗漱液接种鸡胚羊膜腔或组织培养，可分离病毒。

（六）诊断及鉴别诊断

流感流行期间诊断较容易：当地有流感流行，出现典型症状。但在非流行期间，诊断常需依靠病原学检测。流感主要应与人感染禽流感、普通感冒等进行鉴别，后者主要表现为鼻炎（鼻塞、流涕、喷嚏等）、咽炎（嗓子痛等），而全身症状较轻，传染性小，不易感染他人；鉴别诊断主要依靠病原学检测。

（七）治疗

流感的治疗主要为对症治疗及支持治疗，感染甲型流感的高危人群和病情严重者应及时给予抗病毒治疗。

1. 抗病毒治疗 甲型流感病毒一般对神经氨酸酶抑制药奥司他韦（达菲）、扎那米韦敏感，对金刚烷胺和金刚乙胺有一定耐药性。应尽可能在发病 48 小时以内（以 36 小时内最佳）给药，不必等待病毒核酸检测结果即可开始抗病毒治疗。孕妇在出现流感样症状后，宜尽早给予奥司他韦治疗。对病情严重或进行性加重的病例，须及时用药，即使发病已超过 48 小时，也应使用。

（1）奥司他韦：成人用量为 75 mg，每天 2 次，疗程 5 ～ 7 天。对于危重或重症病例，奥司他韦剂量可酌情加至 150 mg，每天 2 次。1 岁以上患儿应根据体重给药：体重不足 15 kg 者，30 mg，每天 2 次；体重 15 ～ 23 kg 者，45 mg，每天 2 次；体重 23 ～ 40 kg 者，60 mg，每天 2 次；体重大于 40 kg 者同成人剂量。对于吞咽胶囊有困难的儿童，可选用奥司他韦混悬液。

（2）扎那米韦：成人用量为 10 mg，每天 2 次，疗程 5 ～ 7 天。7 岁及以上儿童用法同成人。

（3）帕拉米韦：重症病例或无法口服者可用帕拉米韦氯化钠注射液，成人用量为 300 ～ 600 mg，静脉滴注，每天 1 次，疗程 1 ～ 5 天。应严密观察不良反应。

（4）金刚乙胺或金刚烷胺：因耐药率较高，已很少使用。

对乙型流感可试用扎那米韦或奥司他韦。对合并细菌感染者应选用有效的抗菌药物。儿童应避免应用阿司匹林，以免诱发致命的瑞夷（Reye）综合征。

2．中医药治疗　中药对流感有较好的疗效。

（八）预防

预防流感主要措施有疫苗接种和药物预防。

1．疫苗接种　预防流感常用的疫苗为灭活疫苗，疫苗应与流行株一致。

（1）接种对象：主要为高危人群，如孕妇、老人、幼儿、严重慢性病患者、免疫功能低下者及可能密切接触流感患者的保健人员。

（2）接种时间：由于接种 2 周后才能有保护作用，而流感常于 12 月开始发生，因此，疫苗接种应在 10 月初至 11 月中旬。每年接种一次。

（3）接种效果：可减少 50% ～ 70% 的住院率和 75% ～ 85% 的病死率。

（4）不良反应：最常见的为注射部位疼痛。儿童可有类似流感的症状，可持续 1 ～ 2 天。偶见过敏反应（对鸡蛋过敏者），罕见吉兰 - 巴雷综合征（Guillain-Barré syndrome）。

2．药物预防　药物预防一般仅用于受感染或可能受感染而尚未发病者，对于已接种疫苗不足 2 周或可能疫苗效果不好者（如免疫功能低下者）也可使用。可采用药物有奥司他韦等。

二、禽流感

禽流感（avian influenza，AI）是甲型流感病毒某些亚型引起的一种禽类传染病。病毒基因发生变异后有可能感染人，其中以 H5N1、H7N9 引起的临床症状较重，对人危害大，病情进展快，可引起呼吸系统和全身多脏器衰竭，病死率高。禽类感染 H5N1 流感病毒一般均发病，感染 H7N9 流感病毒多携带病毒不发病，但可成为重要传染源。由 H5N1 引起的禽流感又称高致病性禽流感。

（一）病原学

禽流感病毒（avian influenza virus，AIV）为甲型流感病毒中的一种，其生物学特点和分型与流感病毒一致，为单股负链 RNA，球形。甲型流感病毒分为 16 个 H 亚型（H1—H16）和 9 个 N 亚型（N1—N9）。既能感染禽又能感染人的血清亚型主要是 H5N1、H7N9、H9N2、H7N7、H7N2、H7N3 等，其中感染 H5N1、H7N9 的患者病情较重，病死率高。

禽流感病毒对热敏感，常用消毒剂如甲醛、过氧乙酸能迅速破坏其传染性。分离禽流感病毒应在生物安全防护三级实验室（P3 实验室）进行。

（二）流行病学

近年全球先后发现一定数量的人感染高致病性（H5N1）禽流感和人感染 H7N9 禽流感等病例。

1．传染源　主要为感染的鸡、鸭等家禽，其他禽类、鸟类及其所污染的场地也可成为传染源。

2．传播途径　主要为呼吸道传播，也可通过接触感染的家禽、鸟类或其粪便及污染物，以及直接接触病毒株而传染，可发生有限的人与人之间传播。

3．人群易感性　从事禽类养殖、贩运、销售、宰杀、加工业等人员，或在发病前 1 周内去过家禽饲养场所（或货档）是危险因素。人群一般对禽流感不易感。禽流感在一年四季均可发生，以 11 月到第二年 4 月发病率相对较高。

（三）临床表现

1．潜伏期　一般 3 天左右（1～7 天），任何年龄均可发病，以儿童和青壮年多见。对于 H5N1，禽类流感常发生在前，人感染 H5N1 病毒在后；对于 H7N9，可无禽类流感发生，只出现人感染 H7N9 病毒。

2．临床症状　起病急，早期表现类似普通流感，主要为发热，体温以稽留热和不规则热多见，大多在 38.5 ℃以上，热程可达 7 天，伴有流涕、鼻塞、头痛、腹泻，可有咽痛、全身肌肉酸痛、全身不适、恶心、腹痛等症状。约半数患者肺部有实变体征，可闻及干、湿啰音。

部分患者病情进展快，有明显的出血征象，咳嗽，痰中带血，血压明显下降，休克，肺部炎症进行性加重，血氧饱和度、氧分压下降，可出现肺出血、反应性胸腔积液、急性呼吸窘迫综合征（acute respiratory distress syndrome，ARDS）、肾衰竭、败血症休克、瑞夷综合征及多脏器衰竭等而死亡。

（四）实验室及影像学检查

1．血常规　白细胞总数降低，淋巴细胞相对增多。重症患者多有白细胞总数、淋巴细胞及血小板减少。

2．甲型流感病毒抗原和抗体检测　患者呼吸道标本检测甲型流感病毒 H 抗原，可作为初筛试验；动态检测双份血清相关禽流感病毒的特异性抗体水平是否 4 倍或以上升高。

3．病毒核酸检测　患者呼吸道标本（咽拭子、口腔含漱液、鼻咽或气管吸出物、痰或肺组织）和血标本检测相关禽流感病毒 RNA。

4．病毒分离　上述标本中可分离相关禽流感病毒。

5．胸部影像学检查　可显示肺内片状影。重症患者病变进展迅速，呈大片状磨玻璃影及肺实变影像，少数可有胸腔积液。

（五）诊断及鉴别诊断

1．诊断　主要结合流行病学、临床表现和实验室检查。

（1）医学观察病例：曾到过疫点，或与家禽及禽流感患者有密切接触史，1 周内出现流感临床表现者。

（2）疑似病例：曾到过疫点，或与家禽及禽流感患者有密切接触史（也可流行病学情况不详），1 周内出现流感临床表现，呼吸道分泌物、咽拭子、痰液、血清甲型流感病毒抗原阳性者。

（3）确诊病例：符合上述临床表现，或有流行病学接触史，且呼吸道分泌物标本中分离出相关禽流感病毒者；或禽流感病毒核酸检测阳性者；或动态检测双份血清相关禽流感病毒特异性抗体 4 倍及以上升高者。

（4）重症病例：肺炎合并呼吸衰竭或其他器官衰竭者。

2．鉴别诊断　禽流感应注意与流感、上呼吸道感染、肺炎、严重急性呼吸综合征、军团菌肺炎、衣原体和支原体肺炎等鉴别。

（六）预后

预后与感染的病毒亚型有关，感染 H9N2、H7N7、H7N2、H7N3 者大多预后良好；而感染 H5N1 者预后较差，病死率约为 66%，感染 H7N9 者病死率约为 32%。预后及临床症状轻重还与治疗是否及时、是否有并发症等有关。

（七）治疗

1．对症支持治疗　对人感染禽流感目前无特异治疗方法，主要是综合对症支持治疗。密切观察患者病情变化，对高热、体温超过 39 ℃者，应每天进行胸部 X 线检查、血气分析。重症病例可给予糖皮质激素、面罩吸氧、无创和有创呼吸机辅助通气治疗。

2．抗病毒治疗　对疑似病例应及早应用抗病毒药物，可试用奥司他韦、扎那米韦或帕拉米韦（详见"流行性感冒"）。H5N1、H7N9 亚型病毒对金刚烷胺和金刚乙胺耐药，不建议单独使用此类药物。

3．抗菌药物　禽流感患者常同时感染某些病原菌，可选用氟喹诺酮类或大环内酯类抗菌药物。

4．出院标准　患者体温正常，临床症状基本消失，人感染相关禽流感病毒核酸检测连续2 次阴性，可以出院。

（八）预防

一旦发现禽类或其他动物感染 H5N1、H7N9 病毒，应按照《动物检疫管理办法》有关规定，就地销毁，对疫源地进行彻底消毒。

收治患者的门诊和病房按规定标准做好隔离消毒，对患者及疑似患者进行隔离；医护人员要做好个人防护。对密切接触者可口服奥司他韦。对人感染禽流感目前尚无有效疫苗，甲型 H1N1、H3N2 及乙型流感疫苗不能预防人感染禽流感。

（徐小元）

第三节　艾　滋　病

案例 3-2

患者，男，40 岁，乏力、全身不适及下肢皮肤溃烂 2 周入院。3 年前自觉全身乏力、食欲差、体重下降，偶有腹泻，每天 3 次，有时咳嗽，咳白痰，双下肢常出现皮疹。近 1 年出现低热，体温 37.4 ℃左右，午后多见，2 周前出现下肢皮肤溃烂。静脉药瘾史 9 年。

【入院查体】 T 37.3 ℃，颌下及腋下多个淋巴结肿大，质软，无压痛，无粘连。心肺查体无异常。腹软，无压痛及反跳痛，肝、脾肋下未触及，移动性浊音（−）。下肢皮肤可见深蓝色浸润斑和结节，融合成片状，表面出现溃疡及糜烂。

【实验室检查】　人类免疫缺陷病毒 HIV 抗体（抗 -HIV）阳性，HIV RNA 3.2×10^4 copies/ml，CD4$^+$ T 淋巴细胞计数 162/mm^3，外周血淋巴细胞 1.0×10^9/L，血小板 110×10^9/L，尿蛋白（+）；ALT 82 U/L，AST 76 U/L。

问题与思考：

1. 该患者的诊断及诊断依据是什么？还应做哪些检查？
2. 该患者应该怎样治疗？

艾滋病即获得性免疫缺陷综合征（acquired immunodeficiency syndrome，AIDS），是由人类免疫缺陷病毒（human immunodeficiency virus，HIV）引起的一种慢性、进行性、致死性传染病。病毒特异性侵犯 CD4$^+$ T 淋巴细胞，造成细胞免疫受损，最终导致机体免疫系统崩溃。其在临床上分为急性期、无症状期和艾滋病期，最后并发各种严重的机会性感染（opportunistic infection）和艾滋病相关肿瘤，病死率高。

一、病原学

人类免疫缺陷病毒是 1983 年由法国和美国科学家共同发现的，曾分别命名为淋巴结病相关病毒（lymphadenopathy associated virus，LAV）和人类嗜 T 淋巴细胞病毒 Ⅲ 型（human T-cell lymphotropic virus Ⅲ，HTLV-Ⅲ），后来证明两者是同一病毒，于 1986 年由国际病毒分类委员会统一命名为人类免疫缺陷病毒。

HIV 是单链 RNA 病毒，属反转录病毒科慢病毒属，分为 HIV-1 型和 HIV-2 型，均主要感染 CD4$^+$ T 淋巴细胞，引起艾滋病；HIV-1 型是引起艾滋病的主要毒株。

（一）HIV 的结构

呈圆形或椭圆形，直径 90 ~ 140 nm，外层为类脂包膜，表面有突出病毒包膜外的外膜蛋白 gp120，另一端与贯穿病毒包膜的运转蛋白 gp41 相连接。gp120 分子构型上有与 CD4 分子结合的部位，gp41 起协同 HIV 进入宿主细胞的作用。细胞核呈圆柱状，位于中央，含有两条单股 RNA 链、反转录酶和结构蛋白等（图 3-3）。

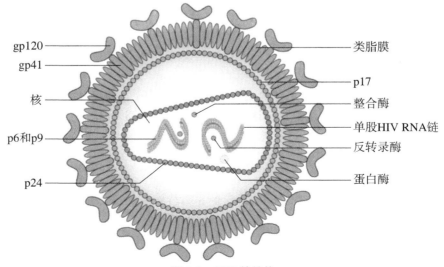

图 3-3　HIV 的结构

HIV 病毒基因长约 9.7 kb，有 9 个基因片段。三个为结构基因：*gag* 编码核心蛋白 p24、p17、p9 等，*env* 编码包膜蛋白 gp120 及 gp41，*pol* 编码反转录酶、整合酶和蛋白酶。三个为调节基因：*tat* 能使病毒复制加速；*rev* 可增加 *gag* 和 *env* 基因表达；*nef* 为负调节子，可抑制 HIV 基因的表达。另三种基因与病毒的成熟和释放有关：*vif* 表达病毒传染因子，*vpu* 表达病毒蛋白 u，*vpr* 表达病毒蛋白 r（图 3-4）。

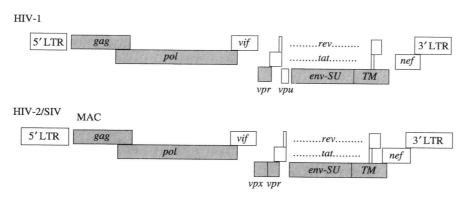

图 3-4　HIV 基因结构

HIV-1 型有不同的亚型，包括 M 亚型组（为主要的亚型组）、O 亚型组和 N 亚型组，其中 M 亚型组有 A、B、C、D、E、F、G、H、I、J、K 共 11 个亚型。我国已发现的有 A、B（欧美 B）、B′（泰国 B）、C 等 8 个亚型。目前全球主要流行的是 HIV-1 型，一般所指的艾滋病即为 HIV-1 型。

HIV-2 型主要见于西非。两型间氨基酸序列的同源性为 40% ～ 60%。HIV-2 基因组不存在 *vpu*，而存在一个 *vpx*（表达病毒蛋白 x），功能尚未完全清楚。一般情况下 HIV-2 毒力较弱，传染性较低，病情进展较慢，症状较轻，我国有少数 HIV-2 型感染者。

（二）HIV 的抵抗力

HIV 对外界抵抗力较弱，对热敏感，56 ℃ 30 分钟能被灭活。25% 以上的乙醇即能杀灭病毒，70% 乙醇的效果最好；5% ～ 8% 甲醛及有机氯溶液等均能灭活病毒。但 HIV 对 0.1% 甲醛、紫外线和 γ 线不敏感。

HIV 侵入人体数周至 6 个月产生抗 -HIV，此抗体不是中和抗体，而是表示已被 HIV 感染，抗 -HIV 阳性的血清有传染性。

二、流行病学

自 1981 年报告首例艾滋病以来，估计全球 2022 年有约 3800 万 HIV 感染者。全国报告 HIV 感染者和艾滋病患者 100 余万例，估计我国实际 HIV 感染者约 120 万。

（一）传染源

患者和无症状病毒感染者是本病的传染源。患者的传染性最强，无症状病毒感染者在流行病学上意义更大。病毒主要存在于血液、精液和阴道分泌物中。

（二）传播途径

1. 性接触传播　目前，我国艾滋病以性接触传播为主要传播途径，同性传播上升速度明显。欧美等发达国家以同性传播为主，非洲以异性传播为主。欧美地区男性多见，非洲地区男女发病率相似。

2. 血液传播　该途径含义较广，方式较多：静脉药瘾者之间共用针头；消毒隔离措施不严，使用非一次性注射器；输注含 HIV 污染的血或血制品；不规范的单采血浆等。

3. 母婴传播　感染本病的孕妇可以通过胎盘、产程及母乳喂养等传播给婴儿。

4. 其他途径　如 HIV 感染者的器官移植，经破损的皮肤、刮脸刀片、口腔操作等，但感染率较低。医护人员也可因意外被 HIV 污染的针头或其他物品刺伤而感染。

由于 HIV 在离体的情况下抵抗力很弱，很快就会失去活性和感染力，日常生活和工作接触是不会传播的，握手、拥抱及共用办公用具、马桶圈、卧具、浴池等也不会传播。接吻、共同进餐、咳嗽或喷嚏也不可能传播。

蚊虫叮咬不会传播艾滋病，蚊子不是 HIV 的适宜宿主，HIV 在蚊子体内既不增殖，也不发育，且数小时或两三天内即消失。蚊子的食管和涎管不是同一条管腔，吸入的血液和吐出的唾液都是单向的，不会出现类似皮下注射的结果。

（三）高危人群

艾滋病高危人群包括：有不安全的性行为者，包括同性性行为者、异性性行为者及多性伴侣者等；共用注射器的静脉药瘾者；HIV 阳性母亲所生的婴儿等。

三、发病机制与病理学表现

（一）发病机制

HIV 对 CD4+ T 淋巴细胞有特殊的亲嗜性，亦可亲嗜单核细胞、巨噬细胞和树突状细胞等。根据 HIV 亚株对不同类型细胞的亲嗜性，可分为嗜 T 淋巴细胞毒株（X4 型）、嗜巨噬细胞毒株（R5 型）和双嗜性毒株（X4R5 型）。R5 型病毒通常只利用 CCR5 受体，而 X4 型和 X4R5 型毒株常同时利用 CXCR4、CCR5 和 CCR3 等受体。

1. HIV 复制过程　HIV 侵入人体后，在辅助受体（趋化因子受体）CCR5、CXCR4 等的协同作用下，病毒表面 gp120 与 CD4+ T 淋巴细胞的 CD4 分子特异受体结合，借助于 gp41 脱去衣壳后，病毒核心蛋白及 RNA 进入细胞质，病毒 RNA 链在反转录酶的作用下，反转录成单链 DNA，然后以此 DNA 为模板在 DNA 聚合酶作用下复制 DNA，这些 DNA 部分存留在细胞质内，部分与宿主细胞内 DNA 整合，成为潜伏状态的前病毒 DNA（proviral DNA）。前病毒 DNA 可被某种因素激活，复制、转录成病毒 RNA 和 mRNA，翻译病毒蛋白，装配成新病毒，以芽生方式释出，再感染其他细胞。

2. CD4+ T 淋巴细胞受损伤的方式

（1）直接损伤：HIV 在细胞内大量复制，导致细胞溶解或破裂。

（2）间接损伤：又称融合性损伤，受感染的 CD4+ T 淋巴细胞表面有 gp120 表达，可与邻近未受感染的 CD4+ T 淋巴细胞结合，形成融合细胞，使细胞膜通透性改变，细胞发生溶解破坏。血液中游离的 gp120 也可与 CD4+ T 淋巴细胞结合，使之成为靶细胞。

（3）骨髓干细胞受损：HIV 可以感染破坏干细胞，使 CD4+ T 淋巴细胞产生减少。

3. HIV 对其他细胞的影响　HIV 可导致单核巨噬细胞、B 淋巴细胞、自然杀伤细胞受损和功能异常。

4. 机体免疫系统崩溃　HIV 进入人体后，24～48 小时到达局部淋巴结，5 天左右在外周血中可以检测到病毒成分，继而产生病毒血症，导致急性感染，以 CD4$^+$T 淋巴细胞短期内一过性迅速减少为特点。由于机体的免疫系统不能完全清除病毒，形成慢性感染，包括无症状期和艾滋病期，表现为 CD4$^+$T 淋巴细胞数量持续缓慢减少；进入艾滋病期后，CD4$^+$T 淋巴细胞再次迅速减少，甚至降至 50/mm^3 以下，最后 CD4$^+$T 淋巴细胞耗竭，导致整个免疫系统崩溃。CD4$^+$T 淋巴细胞的损伤除了数量上的减少，还表现为功能异常。

（二）病理学表现

艾滋病的病理变化呈多样性和非特异性，包括机会性感染引起的病变、淋巴结病变、中枢神经系统病变和肿瘤等。

由于存在严重免疫缺陷，多种机会性病原体反复重叠感染，组织中病原体繁殖多，炎症反应少。淋巴结和胸腺等免疫器官出现滤泡增殖、融合，淋巴结内淋巴细胞完全消失，胸腺可有萎缩、退行性或炎性病变，可有卡波西肉瘤和其他恶性肿瘤的发生。

▌四、临床表现

HIV 感染人体后潜伏时间一般为 2 周至 6 个月，HIV-1 侵入机体后 2～10 年可以发展为艾滋病，HIV-2 所需的时间更长。

（一）艾滋病的分期

HIV 感染人体后分为三期。

1. 急性期　通常发生在初次感染 HIV 后 2～4 周。部分感染者出现 HIV 病毒血症和免疫系统急性损伤，大多数患者临床症状轻微，持续 1～3 周后缓解。以发热最常见，可伴咽痛、盗汗、恶心、呕吐、腹泻、皮疹、关节痛、淋巴结肿大及神经系统症状。

HIV 感染初期，血液中虽有病毒和 p24 抗原存在，但 HIV 抗体尚未产生，此时检测抗 -HIV 常呈阴性，称为窗口期。检测手段的不同，窗口期也不同，一般核酸检测窗口期为 1 周，p24 抗原检测一般为 2 周，抗体检测一般为 3 周。

2. 无症状期　本期可从急性期进入此期，或无明显的急性期症状而直接进入此期。此期临床上没有任何症状，但血中能检出 HIV RNA 及抗 -HIV，外周血单个核细胞中可检出 HIV DNA。此期可持续 4～10 年或更长。

3. 艾滋病期　为感染 HIV 后的最终阶段。患者 CD4$^+$T 淋巴细胞计数明显下降，多 < 200/mm^3，HIV 病毒载量明显升高。本期主要表现如下。

（1）艾滋病相关综合征（AIDS related complex，ARC）：表现为发热、乏力、全身不适、盗汗、厌食、体重下降 > 10%、慢性腹泻、全身淋巴结肿大、肝大、脾大等。

（2）机会性感染：常见肺孢子菌、巨细胞病毒、结核分枝杆菌、EB 病毒、鸟分枝杆菌、弓形虫及隐球菌等感染。

（3）神经系统症状：表现为头晕、头痛、恶心、呕吐，也可表现为反复发作的癫痫、进行性痴呆及瘫痪等。

（4）免疫缺陷继发肿瘤：卡波西肉瘤、非霍奇金淋巴瘤等。

（二）艾滋病常见的机会性感染和临床表现

艾滋病的主要临床表现是由机会性感染所引起的。

1. 呼吸系统　最常见的机会性感染是肺孢子菌肺炎（pneumocystis carinii pneumonia，PCP），是由肺孢子菌引起的间质性浆细胞性炎症。临床表现为发热、咳嗽，咳少量白色泡沫样痰，呼吸困难，通气功能障碍，症状进行性加重。在痰、气管灌洗液或气管内膜活检中找到病原菌即可诊断。

肺结核也是较常见的机会性感染。此外，弓形虫、隐球菌、鸟分枝杆菌及巨细胞病毒等均常引起肺部感染。

2. 消化系统　念珠菌、巨细胞病毒和疱疹病毒等侵犯口咽部及食管引起溃疡或炎症，表现为吞咽困难、疼痛及胸骨后烧灼感等，内镜检查可确诊。疱疹病毒、隐孢子虫、鸟分枝杆菌可侵犯胃肠道引起腹泻，表现为水泻或脂肪泻。巨细胞病毒感染引起溃疡性结肠炎可出现黏液便或脓血便，腹泻可达数月，每天几次至几十次，患者体重明显减轻，消瘦。诊断主要依靠粪便和肠镜检查。

3. 神经系统　常见隐球菌脑膜炎、巨细胞病毒脑炎、脑弓形虫病。HIV 还可直接引起进行性亚急性脑炎、HIV 相关脑病等。诊断主要依靠脑脊液检查、头颅 CT 和 MRI 甚至脑活检等。艾滋病性脊髓病表现为进行性痉挛性截瘫、共济失调及尿失禁等。

4. 泌尿系统　巨细胞病毒、EB 病毒可引起免疫复合物肾炎。HIV 本身也能引起 HIV 相关肾病，可于 2～4 个月内迅速发展至尿毒症。静脉药瘾者所致的海洛因相关肾病发展相对缓慢。

5. 血液系统　主要表现为粒细胞及血小板减少、贫血和非霍奇金淋巴瘤等。

6. 皮肤和黏膜　口腔毛状白斑（oral hairy leukoplakia，OHL）表现为舌两侧缘有粗厚的白色突起，是 EB 等病毒感染所致，抗真菌治疗无效。有时舌腹面形成白色纤维状毛苔，称为白毛舌，提示有真菌感染。患者可发生肛周传染性软疣、肛周单纯疱疹病毒感染和疱疹性直肠炎。脂溢性皮炎样病变常发生在生殖器、头皮及面部等处。

7. 卡波西肉瘤　来源于血管内皮细胞或淋巴管内皮细胞，因此可在各系统发生，造成肺、肝、肾和眼卡波西肉瘤等，多见于皮肤和面部。早期皮肤卡波西肉瘤通常是红色或紫红色斑疹或丘疹，数量多，压之不褪色，迅速扩大，周围常伴有棕黄色瘀斑，在疾病进展期常融合成斑块。卡波西肉瘤早期无疼痛，在疾病进展期可出现疼痛，晚期常伴发致命性机会性感染。

8. 其他　艾滋病患者眼部可受累，常见的有巨细胞病毒性视网膜炎、弓形虫视网膜脉络膜炎等。艾滋病肌病一般起病缓慢，表现为近端肌无力、肌酶异常等。

五、实验室检查

主要包括血常规、HIV 抗体、核酸、CD4$^+$T 淋巴细胞、HIV 基因耐药等检测。

（一）血常规检测

艾滋病患者可有不同程度的贫血。白细胞减少，多在 $4×10^9$/L 以下，中性粒细胞增加，少数表现为粒细胞减少。淋巴细胞明显减少，常低于 $1000/mm^3$（$1.0×10^9$/L），血小板一般无变化，也可明显减少。

（二）HIV 抗体检测

HIV-1 或 HIV-2 抗体检测包括筛查和补充试验。HIV 抗体检测常用于筛查。抗体补充试验包括抗体确证试验（免疫印迹法等）。抗体确证试验无 HIV 特异性条带产生，报告 HIV-1 或 HIV-2 抗体阴性；出现条带但不满足诊断条件的，报告不确定，可进行核酸检测或 2 ~ 4 周后随访，根据结果进行判断。补充试验 HIV-1 或 HIV-2 抗体阳性者为确诊。

（三）HIV 核酸检测

核酸检测是 HIV 早期诊断、预测疾病进展、评估抗病毒疗效的重要指标。常用方法为反转录聚合酶链反应（reverse transcription PCR，RT-PCR）等，一般用血浆中每毫升 HIV RNA 的拷贝数或每毫升国际单位（IU/ml）来表示。病毒载量结果低于检测下限，表示没有检测出病毒，见于未感染 HIV、抗病毒治疗成功的患者等。病毒载量结果高于检测下限，表示检测出病毒。

（四）CD4$^+$ T 淋巴细胞检测

通过 CD4$^+$ T 淋巴细胞检测可了解机体免疫状态、病程进展，确定疾病分期，判断治疗效果和 HIV 感染者的临床并发症。感染 HIV 后，CD4$^+$ T 淋巴细胞进行性减少（正常值 730 ~ 1200/mm^3），CD4$^+$/CD8$^+$ T 淋巴细胞＜ 1.0（正常值 1.75 ~ 2.1）。

（五）HIV 基因耐药检测

HIV 基因耐药检测可指导抗反转录病毒治疗（anti-retrovirus therapy，ART）方案的选择和更换。病毒载量下降不理想或治疗失败需要改变治疗方案时，最好进行耐药检测。对于抗病毒治疗失败者，耐药检测需在病毒载量＞ 1000 copies/ml 且未停用抗病毒药物时进行，如已停药须在停药 4 周内进行基因耐药检测。

（六）其他

艾滋病患者尿蛋白、血肌酐、尿素氮可升高。本病极易反复发生机会性感染和恶性肿瘤，应及时进行 B 超、CT 和 MRI 等检查。

六、诊断及鉴别诊断

（一）诊断

HIV 感染各阶段表现不同，应根据具体情况进行诊断。

1．急性期 有流行病学史和临床表现，通过 HIV 抗体或病毒核酸检查确诊。

2．无症状期 有流行病学史，抗 -HIV 阳性；或仅抗 -HIV 阳性。

3．艾滋病期

（1）有流行病学史，抗 -HIV 阳性，加下述任何一项：①原因不明的 38 ℃以上持续不规则发热＞ 1 个月；②慢性腹泻＞ 1 个月；③6 个月内体重下降＞ 10%；④反复发作的口腔白假丝酵母菌感染；⑤反复发作的单纯疱疹病毒或水痘 - 带状疱疹病毒感染；⑥肺孢子菌肺炎；⑦反复发生的细菌性肺炎；⑧活动性结核或非结核分枝杆菌病；⑨深部真菌感染；⑩中枢神经系统病变；⑪中青年出现痴呆；⑫活动性巨细胞病毒感染；⑬弓形虫病；⑭马尔尼菲青霉病；⑮反复发生的败血症；⑯卡波西肉瘤；⑰淋巴瘤等。

（2）有流行病学史，CD4$^+$ T 淋巴细胞数＜ 200/mm^3。

（二）鉴别诊断

本病临床表现复杂多样，易与许多疾病混淆。

1. 急性期　应与传染性单核细胞增多症和结缔组织疾病等鉴别。

2. 特发性 CD4⁺ T 淋巴细胞减少症（即类艾滋病）　目前已发现少数 CD4⁺ T 淋巴细胞明显减少且并发严重机会性感染的患者，但通过各种检查没有发现 HIV 感染。鉴别主要依靠 HIV 抗体或病原学检查。

3. 继发性 CD4⁺ T 淋巴细胞减少　主要见于肿瘤和免疫性疾病经化疗或免疫抑制药治疗后。

4. 淋巴结肿大　应与血液系统疾病相鉴别，特别要注意与性病淋巴结病综合征相鉴别。后者淋巴结活检为良性反应性滤泡增生，血清学检查提示多种病毒感染。

■ 七、预后

HIV 感染在临床上可表现为典型进展、快速进展和长期不进展者三种转归，与 HIV 含量、毒力、变异及 CD4⁺ T 淋巴细胞数量和功能、机体免疫状况、遗传等有关。

部分患者无症状感染期可达 10 年以上，如进行有效的抗病毒治疗，可停留于无症状期。一旦进展至艾滋病期，患者病死率极高，主要死因是机会性感染，一般存活期为 6 ~ 18 个月，但经抗病毒等治疗后能明显提高生存率。

■ 八、治疗

目前艾滋病治疗最为关键的是联合抗反转录病毒治疗。其次，针对机会性感染和肿瘤采取相应治疗。

（一）抗病毒治疗

1. 开始抗反转录病毒治疗的指征　发现 HIV 感染或艾滋病患者即开始联合抗反转录病毒治疗。

2. 抗反转录病毒药物　根据作用环节的不同，分为核苷类反转录酶抑制药（nucleoside reverse transcriptase inhibitor，NRTI）、非核苷类反转录酶抑制药（non-nucleoside reverse transcriptase inhibitor，NNRTI）、蛋白酶抑制药（protease inhibitor，PI）、整合酶抑制药（integrase inhibitors，INIs）、融合抑制药（fusion inhibitors，FI）、CCR5 拮抗药及 gp120 附着抑制药和核衣壳抑制药。国内的抗反转录病毒药物有核苷类反转录酶抑制药、非核苷类反转录酶抑制药、蛋白酶抑制药、整合酶抑制药及融合抑制药等。

（1）核苷类反转录酶抑制药

1）替诺福韦（tenofovir，TDF）：每次 300 mg，每天 1 次。应定期监测肌酐清除率、血磷、肾功能和骨密度等。

2）齐多夫定（zidovudine，AZT）：每次 300 mg，每天 2 次。

3）拉米夫定（lamivudine，3TC）：每次 300 mg，每天 1 次。

4）阿巴卡韦（abacavir，ABC）：每次 300 mg，每天 2 次。

5）恩曲他滨 / 富马酸替诺福韦酯（TDF/FTC）：复合片剂，每天 1 次，每次 1 片。

6）恩曲他滨 / 丙酚替诺福韦（FTC/TAF）：复合片剂，每天 1 次，每次 1 片

（2）非核苷类反转录酶抑制药

1）奈韦拉平（nevirapine，NVP）：每次 200 mg，每天 2 次。开始治疗的最初 14 天需先半量（每天 1 次），如无严重的不良反应才可以增加到足量（每天 2 次）。

2）依非韦伦（efavirenz，EFV）：每次 400 mg，每天 1 次，睡前服用。

（3）蛋白酶抑制药：洛匹那韦 / 利托那韦（lopinavir/ritonavir，LPV/RTV，洛匹那韦 250 mg、利托那韦 50 mg）：每次 2 粒，一天 2 次。

（4）整合酶抑制药

1）拉替拉韦（raltegravir，RAL）：每次 400 mg，每天 2 次。

2）多替拉韦（dolutegravir，DTG）：每次 50 mg，每天 1 次。

（5）融合抑制药

1）注射剂：艾博韦泰（albuvirtide，ABT），每针 160 mg，一周静脉滴注 1 次，1 次 2 针（320 mg）。

2）单片制剂：①比克恩丙诺（比克替拉韦 50 mg、恩曲他滨 200 mg、丙酚替诺福韦 25 mg，BIC/FTC/TAF），每天 1 次，每次 1 片。②拉米夫定 / 多替拉韦（拉米夫定 300 mg、多替拉韦 50 mg），每天 1 次，每次 1 片。③艾考恩丙替（艾维雷韦 150 mg、考比司他 150 mg、恩曲他滨 200 mg、丙酚替诺福韦 10 mg），每天 1 次，每次 1 片，随食物服用。④多拉韦林 / 拉米夫定 / 替诺福韦（多拉韦林 100 mg、拉米夫定 300 mg、替诺福韦 300 mg），每天 1 次，每次 1 片。

3．常用的联合抗反转录病毒治疗方案　曾称鸡尾酒疗法（cocktail therapy）或高效抗反转录病毒疗法（highly active anti-retrovirus therapy，HAART）。初治患者推荐方案为 2 种核苷类反转录酶抑制药 +1 种非核苷类反转录酶抑制药，或 2 种核苷类反转录酶抑制药 +1 种蛋白酶抑制药（或 1 种整合酶抑制药）。国家免费抗病毒治疗对于成人及青少年初治患者的治疗方案（预防母婴传播除外）如下。

（1）一线推荐方案：TDF（AZT）+3TC+EFV（NVP）。

（2）二线推荐方案：（AZT）TDF+3TC+ LPV/RTV。

如条件允许，可选用整合酶抑制药联合核苷类反转录酶抑制药等复方单片进行抗病毒治疗。

4．疗效的评估

（1）病毒学指标：治疗有效，血浆病毒载量 4 周内应下降 1 lg copies/ml 以上，3 ～ 6 个月应达到检测不出的水平。

（2）免疫学指标：治疗有效，3 个月后 CD4$^+$T 淋巴细胞计数比治疗前增加 30%，或治疗 1 年后 CD4$^+$T 淋巴细胞计数增长 100/mm^3。

（3）临床症状：治疗有效，临床症状能够缓解，机会性感染的发生率降低。

5．抗病毒治疗监测

（1）病毒监测：最好在治疗前、治疗 3 个月和 6 个月，以及以后每 6 个月进行一次病毒载量的检测。

（2）CD4$^+$T 淋巴细胞检测：对不愿接受抗病毒治疗的患者每 3 ～ 6 个月进行检测；对已接受抗病毒治疗的患者，在治疗的第一年内应每 3 个月检测一次；治疗 1 年以上且病情稳定可每 6 个月检测一次。

6．免疫重建炎性反应综合征（immune reconstitution inflammatory syndrome，IRIS）　指艾滋病患者在经抗病毒治疗后，免疫功能恢复过程中出现的一组临床综合征，主要表现为发热、潜伏感染的出现或原有的机会性感染在抗病毒治疗后加重或恶化，如结核病、肺孢子菌肺炎、巨细胞病毒感染、水痘 - 带状疱疹病毒感染及新型隐球菌感染等；在合并 HBV 及 HCV 感染时，可表现为肝炎活动或加重。免疫重建炎性反应综合征多出现在抗病毒治疗后 3 个月内，需与原发或新发的机会性感染相鉴别。

出现免疫重建炎性反应综合征后应继续进行抗病毒治疗。原有机会性感染恶化的免疫重建炎性反应综合征通常为自限性，不用特殊处理可自愈；而潜伏感染出现的免疫重建炎性反应综合征，需进行针对性的病原治疗；严重者可短期应用糖皮质激素或非甾体抗炎药等。

（二）机会性感染的病原治疗

1. 肺孢子菌肺炎　轻中症患者予复方磺胺甲噁唑（SMZ-TMP），TMP 15 ～ 20 mg/(kg·d)，SMZ 75 ～ 100 mg/(kg·d)，分 3 ～ 4 次口服，疗程 2 ～ 3 周。重症患者给予静脉用 SMZ-TMP，剂量同口服。克林霉素每次 600 ～ 900 mg，静脉滴注，2 次 / 天；或每次 450 mg，口服，4 次 / 天。

2. 巨细胞病毒感染　更昔洛韦每天 10 ～ 15 mg/kg，口服，每天 2 ～ 3 次。或膦甲酸钠每天 180 mg/kg，2 ～ 3 周后改为每天 90 mg/kg，静脉滴注。两者可联合应用。

3. 假丝酵母菌感染　可口服氟康唑，第一天 200 mg，1 次，然后每天 1 次，每次 50 ～ 100 mg，疗程 1 ～ 2 周。局部口腔黏膜病变处可用制霉菌素局部涂抹。

4. 弓形虫病　乙胺嘧啶首剂 100 mg，此后 50 ～ 75 mg，每天 1 次，加用磺胺嘧啶每次 1.0 ～ 1.5 g，4 次 / 天，疗程 3 周，重症患者和临床、影像学改善不满意者疗程可延长至 6 周以上。

5. 结核分枝杆菌感染　包括肺结核，结核性脑膜炎、胸膜炎和腹膜炎等。可采用吡嗪酰胺、乙胺丁醇、利福平和异烟肼等联合治疗，疗程应适当延长。

6. 鸟分枝杆菌感染　克拉霉素 500 mg，每天 2 次，或阿奇霉素 500 mg，每天 1 次，加用乙胺丁醇 15 mg/kg，每天 1 次。重症患者可同时联合应用利福布汀或阿米卡星 10 mg/kg，每天 1 次，肌内注射，疗程 6 个月。

7. 隐球菌脑膜炎　可用两性霉素 B 联合 5- 氟胞嘧啶（5-FC）治疗，分诱导期、巩固期、维持期三个阶段。诱导期经典方案为两性霉素 B+5- 氟胞嘧啶。两性霉素 B 从 0.02 ～ 0.1 mg/(kg·d) 开始，逐渐增加剂量至 0.5 ～ 0.7 mg/(kg·d)，两性霉素 B 不良反应较多，需严密观察。诱导期治疗至少 4 周，在临床症状改善与脑脊液培养转阴后改为氟康唑（400 ～ 800 mg/d）进行巩固期治疗，巩固期治疗至少 6 周，而后改为氟康唑（200 mg/d）进行维持期治疗，维持期至少 1 年。

（三）其他治疗

艾滋病的其他治疗包括对症、支持、免疫调节和中医中药治疗等。卡波西肉瘤可用长春新碱、博来霉素和放疗等。

九、预防

（一）控制传染源

HIV 感染者的血、排泄物和分泌物应进行消毒。

（二）切断传播途径

1. 杜绝不洁注射，严禁吸毒，不共用针头、注射器。如被 HIV 污染的针头或器械刺伤，应尽可能在 2 小时内服用拉米夫定、替诺福韦等，疗程 4 周或采用暴露后的预防方案。

2. 加强血制品管理，血液抗 -HIV 阳性者应禁止献血、血浆、器官、组织和精液。

3. 加强与 HIV 及艾滋病有关的性知识、性行为的健康教育。

4. 切断母婴传播，HIV 感染的母亲所生婴儿应尽量人工喂养。

（三）保护易感人群

在进行手术及有创检查前应检测抗 -HIV。加强对静脉药瘾、异性恋、同性恋等高危人群的 HIV 感染监测。接触患者的血液或体液时，应戴手套、穿隔离衣。

（徐小元）

第四节　肾综合征出血热

案例 3-3

　　患者，女，30 岁，发热 3 天，尿少 2 天，入院就诊。患者 3 天前无明显诱因出现发热，T 39 ～ 39.5 ℃，伴头痛、全身痛，在当地医院就诊，T 39.5 ℃，BP 70/50 mmHg，给予补液、抗感染治疗（具体不详），疗效不佳。近 2 天患者出现尿少，每天 400 ml，为进一步诊治转至本院。患者既往体健，居住地有老鼠活动。

　　【入院查体】　T 39 ℃，BP 100/80 mmHg，P 110 次 / 分。神志清，精神差，面部充血，左腋下可见条状出血。心肺查体无异常。腹软，无压痛及反跳痛，双肾区叩击痛（+），肝、脾肋下未触及，移动性浊音（−）。

　　【实验室检查】　外周血白细胞 16×10^9/L，血小板 70×10^9/L，中性粒细胞百分比为 50%，淋巴细胞百分比为 45%，异型淋巴细胞百分比为 5%；尿蛋白（+++）；ALT 350 U/L，AST 120 U/L。

　　问题与思考：

　　1. 该患者最可能的诊断及诊断依据是什么？为明确诊断应做哪些检查？

　　2. 该患者应如何进行治疗？

　　肾综合征出血热（hemorrhagic fever with renal syndrome，HFRS）又称流行性出血热（epidemic hemorrhagic fever，EHF），是由汉坦病毒（hantavirus，HV）引起的、以鼠类为主要传染源的一种自然疫源性疾病。临床主要表现为发热、充血、出血、低血压休克和肾损害。典型病程分为发热期、低血压休克期、少尿期、多尿期和恢复期。基本病理改变为全身广泛性的小血管和毛细血管损害。本病广泛流行于亚欧等多个国家和地区，我国是肾综合征出血热的高发区，有流行范围广、发病人数多、病死率较高等特点。

一、病原学

肾综合征出血热的病原体为汉坦病毒，属于布尼亚病毒科汉坦病毒属。

（一）形态及结构

汉坦病毒呈球形或卵圆形，直径为 80 ～ 120 nm。病毒颗粒核心为单股负链 RNA 及核壳，外层为脂质双层包膜，外膜上有纤突。

（二）基因结构及抗原性

汉坦病毒基因组 RNA 可分为大（L）、中（M）、小（S）三个片段，分别编码病毒 RNA 聚合酶、膜蛋白（G1 和 G2）及核衣壳蛋白（NP）。核衣壳蛋白是病毒的主要结构蛋白之一，它包裹着病毒的各基因片段，G1 和 G2 膜蛋白参与构成病毒的包膜。核衣壳蛋白抗原性较强，可刺激机体的体液免疫和细胞免疫，且其抗体出现早（病程第 2 ～ 3 天），有助于早期诊断。膜蛋白含中和抗原和血凝抗原，前者能诱导具有保护作用的中和抗体，后者引起低 pH 依赖性细胞融合，对病毒脱衣壳进入细胞质起重要作用。

（三）病毒分型

目前根据汉坦病毒基因结构和抗原性的不同，将汉坦病毒至少分为 20 个血清型（基因型），其中经世界卫生组织认定的型别包括：Ⅰ 型汉滩病毒（Hantaan virus，HTNV）、Ⅱ 型汉城病毒（Seoul virus，SEOV）、Ⅲ 型普马拉病毒（Puumala virus，PUUV）、Ⅳ 型希望山病毒（Prospect Hill virus，PHV）。其余型别包括多布拉伐 - 贝尔格莱德病毒（Dobrava-Belgrade virus，DOBV）、辛诺柏病毒（Sin Nombre virus，SNV）等。其中 Ⅰ、Ⅱ、Ⅲ 型和多布拉伐 - 贝尔格莱德病毒可引起人类肾综合征出血热，辛诺柏病毒主要引起汉坦病毒肺综合征（hantavirus pulmonary syndrome，HPS）。我国主要流行的是 Ⅰ 型（引起姬鼠型出血热，病情较重）和 Ⅱ 型（引起家鼠型出血热，病情较轻）病毒。

（四）生物学特性

汉坦病毒抵抗力弱；不耐热，56 ℃ 30 分钟或 100 ℃ 1 分钟即可被灭活，而在低温条件下（4 ～ 20 ℃）相对稳定；不耐酸，pH 5.0 以下易被灭活；对紫外线和脂溶剂如乙醚、三氯甲烷、丙酮、乙醇、碘酒等均敏感。

二、流行病学

（一）传染源

该病动物宿主非常广泛，主要的宿主动物是啮齿类，其他动物包括猫、猪、犬和兔等，在我国，以黑线姬鼠（野栖）、褐家鼠（家栖）、大林姬鼠（林区）为主。带病毒的动物可经粪、尿及唾液排出病毒，尿排病毒时间可长达 1 年。患者病程早期亦可携带病毒，但人不是主要的传染源。

（二）传播途径

1. 呼吸道传播　鼠类排泄物如尿、粪、唾液等污染空气后形成气溶胶，通过呼吸道传播引起人体感染。

2. 消化道传播　进食被鼠排泄物污染的食物，可经口腔或胃肠道黏膜感染。

3. 接触传播　鼠咬伤或皮肤、黏膜接触带病毒的动物或其排泄物而感染。

4. 垂直传播　孕妇感染本病毒后经宫内或分娩时传播。

5. 虫媒传播　曾有报道，寄生于鼠类身上的革螨或恙螨具有传播病毒作用。

（三）人群易感性

人群普遍易感，在流行区隐性感染率可达 3.5% ～ 4.3%。高危人群为接触被感染的动物及其分泌物、排泄物的人群，以及密切接触患者的亲属和医护人员。

（四）流行特征

1．季节性和周期性　有明显的季节高峰，这与鼠的活动、密度、与人的接触机会有关。黑线姬鼠（野鼠）传播者以 11 月至次年 1 月为流行高峰，5 月至 7 月为小高峰。家鼠传播者以 3 月至 5 月为流行高峰。林区姬鼠传播者以夏季为流行高峰。

2．地区性　本病的发生遍及世界各地，主要分布在亚洲，其次为欧洲和非洲，美洲病例较少。我国是重疫区，流行趋势是老疫区病例逐渐减少，新疫区不断增加。

3．人群分布　以男性青壮年农民和工人发病较多，发病的多少与接触传染源的机会多少有关。

三、发病机制与病理学表现

（一）发病机制

肾综合征出血热的发病机制至今尚未完全阐明，但大量研究证实汉坦病毒是本病发病的始动因子。汉坦病毒进入人体后随血流到达血管内皮细胞、骨髓、肝、脾、肺、肾及淋巴结等组织，进一步增殖后再释放入血引起病毒血症。一方面病毒能直接破坏感染细胞的功能和结构，另一方面病毒感染诱发人体的免疫应答和各种细胞因子的释放，导致机体组织损伤。

1．病毒直接致病作用　临床上患者有病毒血症期，有相应的中毒症状。不同血清型病毒所引起的临床症状轻重不同，说明疾病程度与病毒抗原的差异和毒力强弱密切相关；在肾综合征出血热患者的几乎所有脏器组织中，尤其是该病的基本病变部位，可检出汉坦病毒抗原，且病变部位和程度与病毒抗原的分布一致；病毒可在体外培养的人骨髓细胞和血管内皮细胞中复制、增殖，并损害细胞膜和细胞器。

2．免疫损伤作用

（1）免疫复合物引起的损伤（Ⅲ型变态反应）：病毒抗原与机体产生的特异性抗体结合，形成特异性免疫复合物，沉积在小血管壁、血小板、肾小球基底膜、肾小管及肾间质血管内，激活补体造成相应病变。此反应是本病血管及脏器损伤的重要因素。

（2）其他免疫反应

1）Ⅰ、Ⅱ、Ⅳ型变态反应：汉坦病毒侵入人体后可引起机体一系列免疫应答。①早期特异性 IgE 抗体升高，其上升水平与肥大细胞脱颗粒阳性率呈正相关，说明存在Ⅰ型变态反应；②患者血小板中存在免疫复合物，电镜下肾小管基底膜存在线状 IgG 沉积，提示临床上血小板的减少和肾小管的损害与Ⅱ型变态反应有关。③电镜观察发现淋巴细胞攻击肾小管上皮细胞，说明病毒可以通过细胞毒性 T 淋巴细胞（CTL）的介导损伤机体细胞，提示存在Ⅳ型变态反应。至于以上存在的Ⅰ、Ⅱ、Ⅳ型变态反应在本病发病机制中的地位尚有待进一步研究。

2）细胞免疫反应：肾综合征出血热患者急性期外周血 CD8$^+$ T 淋巴细胞明显升高，CD4/CD8 比值下降或倒置，抑制性 T 淋巴细胞（Ts）功能低下。CTL 明显升高，且重型患者比轻、中型患者升高显著。CTL 的功能包括分泌细胞毒素诱导细胞凋亡，以及直接杀伤靶细胞。此外，在患者肾尸检标本中可发现有大量 CD8$^+$ T 淋巴细胞积聚。

3）细胞因子和介质的作用：汉坦病毒能诱发机体的巨噬细胞和淋巴细胞等释放各种细胞因子和介质，引起临床症状和组织损害。IL-1、TNF、血浆内皮素和血栓素 B$_2$ 等可引起休克，导致肾血流量减少和脏器损伤，是引起和加重肾及多脏器功能障碍的重要原因。IL-1 和 TNF

能引起发热，TNF 能引起休克和器官衰竭。血浆内皮素、血管紧张素 II 等的升高能显著减少肾血流量和肾小球滤过率，促进肾衰竭的发生。T 淋巴细胞亚群、IL-6 和 IL-10 也起重要作用。

（二）病理生理学机制

1. 休克　病程早期出现的低血压休克称为原发性休克，其主要原因是全身小血管与毛细血管广泛损伤，血管活性物质使血管扩张、血管通透性增加，这导致血浆外渗血容量不足。少尿期后发生的休克称为继发性休克，与大出血、继发感染及水、电解质紊乱等因素导致有效循环血容量不足有关。

微整合

基础回顾

低血容量性休克

低血容量性休克是体内或血管内大量丢失血液、血浆或体液，引起有效血容量急剧减少所致的血压降低和微循环障碍。汉坦病毒感染可造成全身小血管的广泛损伤，引起血管通透性增加，大量血浆外渗，致使血容量不足，在病程早期可出现低血容量性休克。

2. 出血　发热期皮肤黏膜的小出血点一般认为是毛细血管损伤、血小板减少和功能障碍所致。低血压休克期至多尿前期，主要是弥散性血管内凝血（disseminated intravascular coagulation，DIC）导致的凝血机制异常。

微整合

基础回顾

弥散性血管内凝血（DIC）发病机制

由于血管损伤及各种致病因子的作用，大量促凝物质进入血液，使机体凝血系统被激活，引起微血管内广泛纤维蛋白沉积及血小板凝集，形成弥散的微血栓，血栓形成中大量凝血因子被消耗，纤溶系统激活引起严重出血。

3. 急性肾衰竭　其原因包括肾血流不足、肾小球和肾小管基底膜的免疫损伤、肾间质水肿和出血、肾小球微血栓形成和缺血性坏死、肾素 - 血管紧张素 II 的激活，以及肾小管管腔被蛋白、管型所阻塞等。

（三）病理学表现

本病的病理学变化以小血管和肾病变最为明显，其次为心、肝、脑等脏器。

1. 血管　本病的基本病变是全身小血管广泛损伤，内皮细胞肿胀、变性和坏死。管壁呈不规则收缩和扩张，最后呈纤维素样坏死和崩解，管腔内可有微血栓形成。由于广泛性小血管病变和血浆外渗使周围组织水肿和出血。

2. 肾　病变最为明显，外观明显增大、水肿、充血及出血。切面见皮质苍白，髓质明显充血、出血及水肿，并可见灰白色的缺血坏死区。显微镜下可见肾小球充血，基底膜增厚，肾近曲小管变性和肾小管受压而变窄或闭塞，肾间质炎症细胞浸润甚至纤维化。

3．其他脏器　肉眼可见右心房内膜下广泛出血，镜检心肌纤维有不同程度的变性、坏死，部分可断裂。肝细胞肿胀、变性伴灶状或大片状坏死。脑组织明显水肿，脑实质细胞变性、坏死。脑垂体肿大，前叶显著充血、出血和凝固性坏死。后腹膜和纵隔有胶冻样水肿。胰腺有充血、出血和细胞坏死。

四、临床表现

汉坦病毒具有侵犯宿主多种器官和病变累及全身各系统的特点，因此，其临床表现错综复杂。典型病例具有三大主症：发热、出血和肾损害；并依次出现五期过程，即发热期、低血压休克期、少尿期、多尿期及恢复期。非典型和轻型病例五期经过可不明显，而重型患者则可出现发热期、休克期和少尿期之间互相重叠。潜伏期一般为 7 ~ 14 天，以 2 周多见。

（一）临床分期及表现

1．发热期　主要临床表现有发热、全身中毒症状、毛细血管损伤和肾损害。

（1）发热及全身中毒症状：起病急，表现为畏寒，体温多在 39 ~ 40 ℃，多为弛张热，少数为稽留热或不规则热，热程多在 3 ~ 7 天。体温越高，热程越长，病情越重。轻型病例常于热退后病情减轻，中重型病例热退后病情反而加剧。伴全身疼痛，尤以头痛、腰痛、眼眶痛（三痛征）最为显著。头痛为脑血管扩张充血所致，腰痛与肾周围组织充血、水肿及腹膜后水肿有关，眼眶痛是眼周围组织水肿所引起的。常伴有食欲减退、恶心、呕吐、腹痛及腹泻等消化道中毒症状。重症患者出现嗜睡、烦躁、谵妄及抽搐等神经精神症状。

（2）毛细血管损伤：主要表现为充血、出血和渗出水肿征。患者的颜面、颈部及上胸部出现明显的充血潮红，即为"三红"征，重者呈醉酒貌。黏膜充血见于眼结膜、软腭和咽部。皮肤出血多见于腋下和胸背部，常呈条索状或搔抓样瘀点。软腭黏膜可见针尖样出血点，眼结膜呈片状出血。少数患者有鼻出血、咯血、黑便或血尿。渗出水肿征表现为球结膜水肿，轻者眼球转动时结膜有涟漪波，重者球结膜呈水泡样，甚至突出眼裂（金鱼眼）。部分患者可出现渗出性腹水、胸腔积液和心包积液。

（3）肾损害：本期肾损害较轻，发热一两天即可有蛋白尿、血尿，尿量轻度减少，尿中有红细胞、白细胞及管型等。重症者常突然出现大量蛋白尿，尿中有膜状物。

2．低血压休克期　一般发生于病程的第 4 ~ 6 天，多数患者在发热末期或热退同时出现血压下降，少数患者在热退后发生。本期持续时间长短与病情轻重、治疗措施是否及时和正确有关。一般血压开始下降时四肢尚温暖，若血容量继续下降则表现为脸色苍白、四肢厥冷、脉搏细弱或不能触及，尿量减少。当脑供血不足时可出现烦躁、谵妄、神志恍惚。少数顽固性休克患者，由于长期组织灌注不良而出现发绀，并促进 DIC、脑水肿、急性呼吸窘迫综合征和急性肾衰竭的发生。

3．少尿期　一般发生于病程的第 5 ~ 8 天，常继低血压休克期而出现，也可与低血压休克期重叠出现或由发热期直接进入此期。与休克期重叠的少尿应和肾前性少尿相区别。

（1）少尿或无尿：24 小时尿量少于 400 ml 为少尿，少于 50 ml 为无尿。少尿程度通常与肾损害程度平行，但部分患者可无少尿现象而出现氮质血症，称为无少尿型肾衰竭。这是肾小球受损而肾小管受损不严重所致。

（2）尿毒症、酸中毒和水、电解质紊乱：为少尿期的主要表现。血尿素氮、肌酐上升，有厌食、恶心、呕吐、腹胀及腹泻等症状，常有顽固性呃逆，可出现头晕、头痛、烦躁、嗜睡、谵妄，甚至昏迷和抽搐。酸中毒表现为呼吸增快或库斯莫尔（Kussmaul）呼吸。电解质紊乱主要表现为高血钾、低血钠和低血钙。高血钾可引起心律失常，低血钠表现为头昏、倦怠，低血钙可引起手足搐搦。本期病情轻重与少尿持续时间和氮质血症的高低相平行。若血尿素氮每天上升 21 mmol/L 以上则为高分解型肾衰竭，预后较差。

（3）高血容量综合征：水钠潴留，使组织水肿加重，可出现腹水和高血容量综合征，表现为全身水肿、体表静脉充盈，收缩压增高，脉压增大而使脉搏洪大，可出现心力衰竭、肺水肿、脑水肿甚至脑疝而引起死亡。

（4）出血：此期一些患者由于 DIC、血小板功能障碍或肝素类物质增加而使出血现象加重，表现为皮肤瘀斑增加、鼻出血、便血、呕血、血尿等，少数患者出现颅内出血及其他内脏出血。

4．多尿期　多出现在病程第 9 ～ 14 天，此期肾小管重吸收功能尚未恢复，血尿素氮等潴留物质可导致高渗性利尿作用从而引起多尿。根据尿量和氮质血症情况，此期可进一步分为三期。

（1）移行期：尿量由每天 400 ml 增至 2000 ml，此期虽尿量增加，但血尿素氮和肌酐等反而增高，症状加重，不少患者因并发症死于此期，应特别注意观察病情。

（2）多尿早期：尿量可增加至每天 2000 ml，但肾小管功能尚未恢复，血尿素氮及肌酐仍异常或继续升高，症状及病情仍严重，仍可发生死亡。

（3）多尿后期：尿量不断增加至每天 3000 ml 以上，甚至多达 10 000 ml 以上。氮质血症及临床症状均逐渐好转，但亦存在因多尿造成的水、电解质紊乱，如脱水、低钾、低钠等，亦可发生继发感染及多脏器衰竭等并发症。

5．恢复期　经多尿期后，尿量恢复为 2000 ml 以下，精神、食欲基本恢复，一般尚需 1 ～ 3 个月体力才能全面恢复。少数患者可遗留高血压、肾功能障碍、心肌劳损及垂体功能减退等症状。

（二）临床分型

根据发热时体温高低、中毒症状轻重和出血、休克、肾功能损害的严重程度不同，本病可分为五型。

1．轻型　体温 39 ℃以下，中毒症状轻，除出血点外无其他出血现象，肾损害轻，无休克和少尿。

2．中型　即普通型，最多见。体温 39 ～ 40 ℃，中毒症状较重，有明显球结膜水肿，病程中收缩压低于 90 mmHg 或脉压小于 30 mmHg，有明显出血及少尿期，尿蛋白（++ ～ +++）。

3．重型　体温 > 40 ℃，中毒及渗出症状严重，可出现中毒性精神症状。有皮肤瘀斑和腔道出血，休克及肾损害严重，有明显少尿期，少尿持续 5 天以内或无尿 2 天以内。

4．危重型　在重型基础上出现以下情况之一者：难治性休克，重要脏器出血，少尿超出 5 天或无尿 2 天以上，血尿素氮高于 42.84 mmol/L，出现心力衰竭、肺水肿，出现脑水肿、脑出血或脑疝等中枢神经并发症，严重继发感染。

5．非典型　发热 38 ℃以下，皮肤、黏膜可有散在出血点，尿蛋白（±），血、尿特异性抗原或抗体阳性。

五、并发症

并发症多发生在低血压休克期、少尿期，多尿期亦可发生，是引起本病死亡的重要原因。

1. 腔道出血　以呕血、便血最为常见，咯血、血尿、阴道出血或自发性肾破裂引起的腹腔及腹膜后出血均较常见。

2. 中枢神经系统并发症　包括由汉坦病毒侵犯中枢神经系统引起的脑炎和脑膜炎，低血压休克期和少尿期因休克、凝血机制异常、电解质紊乱和高血容量综合征等引起的脑水肿、高血压脑病或颅内出血。CT 脑部检查有助于以上诊断。

3. 肺水肿

（1）心源性肺水肿：可由肺毛细血管受损、肺泡内大量渗液所致，亦可由高血容量或心肌受损引起。表现为呼吸增快、咳泡沫样粉红色痰、发绀和满肺啰音。

（2）急性呼吸窘迫综合征：是由严重肺间质水肿引起的急性呼吸衰竭，表现为呼吸急促、缺氧、发绀，血气分析显示氧分压及氧饱和度明显降低，肺动脉分压上升，可因呼吸衰竭死亡，常见于低血压休克期和少尿期。

4. 继发感染　可引起呼吸道、消化道或泌尿道感染，也可引起败血症，多为细菌感染，也可引起真菌感染，多见于少尿期和多尿早期。

5. 重要脏器损伤　可引起心肌损害、肝病变甚至多个脏器病变及多脏器功能衰竭。

六、实验室检查

（一）血常规检查

其变化与病期及病情轻重有关。病程 1～2 天白细胞计数多为正常，病程第 3 天后逐渐升高，可高达（15～30）×10^9/L 或更高，早期中性粒细胞升高，核左移，有中毒颗粒，重症患者可见幼稚细胞，呈类白血病反应。病程第 4～5 天后淋巴细胞增高，出现较多异型淋巴细胞。血小板从第二天开始减少，低于 100×10^9/L，并可见异型血小板。血浆外渗，血液浓缩，从发热后期开始至低血压休克期，可出现血红蛋白浓度及红细胞数增加。

（二）尿常规检查

尿外观可见小片状膜样物，是尿蛋白与红细胞和肾组织脱落上皮细胞相混合的凝聚物。病程第 2 天可出现尿蛋白，第 4～6 天尿蛋白多为 +++～++++，因此突然出现大量尿蛋白对疾病诊断很有帮助。镜检可见红细胞、白细胞和管型，尿沉渣中可发现巨大的融合细胞，融合细胞中能检出汉坦病毒抗原。

（三）血液生化检查

多数患者的血尿素氮和肌酐于低血压休克期开始上升，少数于发热期开始升高。发热期以呼吸性碱中毒多见，与发热换气过度有关。低血压休克期和少尿期以代谢性酸中毒为主。血钠、氯、钙在本病各期多数降低，而血钾在发热期和低血压休克期处于低水平，在少尿期升高，多尿期又降低。

（四）凝血功能检查

发热期开始血小板减少，其黏附、凝聚和释放功能降低。若出现 DIC，血小板减少至 50×10^9/L 以下。高凝期凝血时间缩短，消耗性低凝期则纤维蛋白原降低，凝血酶原时间和凝血酶时间延长。进入纤溶亢进期则出现纤维蛋白降解产物的升高。

（五）免疫学检查

免疫学检查为确诊本病的重要方法。

1. 特异性抗体检测　在病程第 2 ~ 4 天即能检出特异性 IgM 抗体，IgM 抗体滴度 1：20 为阳性。IgG 抗体滴度 1：40 为阳性，1 周后滴度上升 4 倍或以上具有诊断价值。

2. 特异性抗原检测　常用免疫荧光法或 ELISA 法，胶体金法更为敏感。早期患者的血清及外周血中性粒细胞、单核细胞、淋巴细胞及尿沉渣细胞均可检出汉坦病毒抗原。

（六）分子生物学检查

可采用 RT-PCR 法对汉坦病毒进行基因检测，该方法有助于对早期和非典型患者进行快速诊断。

（七）病毒分离

将发热期患者的血清、血细胞和尿液等接种 Vero-E6 细胞或 A549 细胞可分离出汉坦病毒。

（八）其他检查

约 50% 的患者血清 GPT 升高，少数患者血清胆红素升高。心电图检测可有心律失常、心肌受损及高血钾或低血钾引起的改变。胸部 X 线检查可见肺水肿、胸腔积液等表现。脑水肿患者可见视盘水肿。

七、诊断及鉴别诊断

（一）诊断

本病主要依靠流行病学史、临床表现、实验室检查进行诊断。

1. 流行病学资料　①发病前 2 个月内有疫区旅居史；②发病前 2 个月内与鼠类或其排泄物、分泌物有直接或间接接触史，或有接触实验动物史。

2. 临床特征　有发热，三红（面红、颈红及上胸部充血潮红），三痛（头痛、腰痛、眼眶痛），球结膜充血、水肿，皮肤出血体征。典型病例有发热期、低血压休克期、少尿期、多尿期和恢复期五期过程。

3. 实验室检查　血液浓缩，血红蛋白浓度和红细胞数增高；白细胞数增高和血小板数减少；大量尿蛋白出现和尿中带膜状物等均有助于诊断。血清、血细胞和尿中检出肾综合征出血热病毒抗原和血清中检出特异性 IgM 抗体可以明确诊断。特异性 IgG 比急性期有 4 倍以上增高者才有诊断意义。RT-PCR 法检测汉坦病毒 RNA 可用于早期和非典型患者的诊断。

（二）鉴别诊断

发热期应与上呼吸道感染、败血症、急性胃肠炎和细菌性痢疾等鉴别。休克期应与其他感染性休克鉴别。少尿期则与急性肾炎及其他原因引起的急性肾衰竭相鉴别。出血明显者应与消化性溃疡出血、血小板减少性紫癜和其他原因所致的 DIC 相鉴别。以 ARDS 为主要表现者应注意与其他原因引起者鉴别。腹痛者应与外科急腹症鉴别。

八、治疗

本病的治疗原则为"三早一就"（早发现、早休息、早治疗，就近医治），"把好五关"（把好休克关、尿毒症关、高血容量关、大出血关、继发感染关）。本病治疗以综合治疗为主，早期应用抗病毒治疗，中晚期则根据病理生理变化进行对症治疗。

（一）发热期

治疗原则为抗病毒、减轻血浆外渗、改善中毒症状和预防 DIC。

1. 抗病毒治疗　利巴韦林能抑制病毒核酸合成，早期应用可能有一定效果。常用量为每天 750 ～ 1000 mg 加入 250 ～ 500 ml 葡萄糖溶液中静脉滴注，连用 3 ～ 5 天。早期也可试用干扰素。

2. 减轻外渗　尽早卧床休息，为降低血管通透性可给予芦丁、维生素 C 等。每天输注平衡盐溶液 1000 ml，对高热、大汗或呕吐、腹泻者可适当增加。发热期后给予 20% 甘露醇 125 ～ 250 ml，以提高血浆渗透压，减轻外渗和组织水肿。

3. 改善中毒症状　高热时予以物理降温，忌用强烈发汗退热药，以防因多汗进一步减少血容量。中毒症状严重者可予以地塞米松 5 ～ 10 mg 加入液体中静脉滴注，呕吐频繁者给予甲氧氯普胺（灭吐灵）临时肌内注射。

4. 防治 DIC　予以低分子右旋糖酐 500 ml 或丹参注射液静脉滴注，以降低血液黏滞性。对高热、中毒症状和渗出严重者，应定期检测凝血功能，处于高凝状态时可给予小剂量肝素抗凝。肝素剂量为 0.5 ～ 1 mg/kg，于 6 ～ 12 小时内缓慢静脉滴注。

（二）低血压休克期

治疗原则为积极补充血容量，注意纠正酸中毒和改善微循环。

1. 积极补充血容量　宜早期、快速、适量，争取 4 小时内使血压稳定。液体应晶胶结合（晶体溶液与胶体溶液结合），以平衡盐溶液为主。胶体溶液常用低分子右旋糖酐、甘露醇、血浆或白蛋白。渗出严重者使用 10% 低分子右旋糖酐，24 小时用量不得超过 1000 ml。重症患者应用血浆或人血白蛋白等胶体溶液。本期因多伴有血液浓缩，故不宜输全血。补充血容量期间应密切观察血压变化，血压正常后仍需维持 24 小时以上。

2. 纠正酸中毒　主要用 5% 碳酸氢钠溶液，可根据二氧化碳结合力检测结果分次补充或每次 60 ～ 100 ml，根据病情每天给予 1 ～ 4 次，24 小时不宜超过 600 ml。

3. 血管活性药物　扩充血容量及纠正酸中毒后，血压仍不上升，应及时应用血管活性药以调节血管舒缩功能及提高血压，多巴胺 10 ～ 20 mg 加入 10% 葡萄糖液内静脉滴注；也可用山莨菪碱（654-2）0.3 ～ 0.5 mg/kg 静脉注射，剂量可逐渐增加。

4. 强心剂　当血容量基本补足，而心率仍在 140 次 / 分以上并考虑心功能不全时，可选用去乙酰毛花苷（西地兰）等进行强心治疗。

5. 短期应用糖皮质激素　如地塞米松，10 mg/d 静脉滴注，有利于纠正休克。

（三）少尿期

治疗原则为稳（稳定内环境）、促（促进利尿）、导（导泻）、透（透析）。

1. 稳定内环境

（1）由于部分患者少尿期与低血压休克期重叠，因此，少尿早期应与休克所致肾前性少尿相鉴别。若为休克所致少尿，可静脉输入液体补充血容量，并观察尿量。如仍少尿则为肾实质损害所致，此时应严格控制输入量。每天补液量为前一天尿量和呕吐量加 500 ～ 700 ml。

（2）为防止高分解状态应补充足够的热量，主要输入高渗葡萄糖液（含糖量 200 ～ 300 g），以减少体内蛋白质分解，控制氮质血症。必要时加入适量胰岛素。

（3）纠正酸中毒应根据二氧化碳结合力检测结果，用 5% 碳酸氢钠溶液纠正。

2．促进利尿　本病少尿原因之一是肾间质水肿压迫肾小管，因此少尿初期可应用 20% 甘露醇 125 ml 静脉注射，以减轻肾间质水肿。用后利尿效果明显者可重复应用一次，但不宜长期大量应用。常用的利尿药为呋塞米，可从小量开始，逐步加大剂量至每次 100 ～ 300 mg，静脉注射。效果不明显时尚可适当加大剂量。也可应用血管扩张药如酚妥拉明每天 10 mg，或山莨菪碱每天 10 ～ 20mg，每天 2 ～ 3 次，静脉输入。

3．导泻　为预防高血容量综合征和高血钾，可以进行导泻，使体内潴留的液体及部分代谢产物从肠道排出。消化道出血时忌导泻。常用甘露醇 25 g，也可应用硫酸镁或中药大黄煎水口服。

4．透析或其他血液净化治疗　通常采用血液透析或床旁血液滤过。应用腹膜透析较简便，可在基层开展，但透析中蛋白质丢失较多，且可能引起腹腔出血和继发感染。血液透析和血液滤过收效较快。目前多主张早期给予血液净化治疗，凡有下述情况之一者即可考虑：①少尿 5 天或无尿 2 天以上，经各种利尿治疗无效或尿量增加缓慢；②显著的氮质血症，尿素氮大于 30.7 mmol/L（85 mg/dl），或每天上升 7.15 mmol/L（20 mg/dl）以上；③血钾 ≥ 6.5 mmol/L，且有明显高血钾心电图表现者；④有肺水肿、脑水肿、高血压等高血容量综合征表现；⑤严重酸中毒，且不能被碱性溶液纠正者。

（四）多尿期

移行期和多尿早期的治疗同少尿期，多尿后期主要是维持水和电解质平衡，防治继发感染。

（五）恢复期

治疗原则为补充营养、适当休息，注意锻炼，促进体力的恢复。少数患者遗留有高血压、腰痛、神经衰弱等症状，可进行对症处理。

（六）并发症治疗

1．消化道出血　如有明显出血倾向应输注凝血酶原复合物、新鲜血小板或新鲜血。若有纤溶亢进可静脉注射氨甲环酸 250 ～ 500 mg 或氨甲苯酸 100 ～ 300 mg。若血浆游离肝素增多，可静脉注射鱼精蛋白 50 ～ 100 mg。

2．中枢神经系统并发症　出现抽搐时应用地西泮或戊巴比妥钠静脉注射，脑水肿或颅内出血所致颅内高压应用甘露醇静脉注射。

3．心力衰竭、肺水肿　应立即减慢输液速度或停止输液，取半卧位，吸氧，静脉注射强心药物或缓慢滴注硝普钠，并做好血液透析的准备。

4．急性呼吸窘迫综合征　应静脉注射地塞米松 20 ～ 30 mg，每 8 小时一次。此外，应限制入水量和进行高频通气，或用呼吸机进行人工终末正压呼吸。

5．自发性肾破裂　进行手术治疗。

九、预防

1．疫情监测　由于新疫区不断扩大，因此应做好鼠密度、鼠带病毒率、易感人群等监测工作。

2. 管理传染源　即防鼠和灭鼠。可用药物及机械等方法灭鼠。

3. 切断传播途径　防止鼠类排泄物污染食品，不用手接触鼠类及其排泄物，动物实验时要防止被实验鼠咬伤。

4. 提高人群特异性免疫力　流行地区易感人群需注射疫苗。在我国因主要为Ⅰ型、Ⅱ型感染，故应注射双价疫苗。目前已研制出双价沙鼠肾细胞疫苗，注射 4 次（0 天、7 天、28 天及 1 年时加强），特异性抗体产生率为 90% 以上，可维持 2 ～ 3 年；也可注射 3 次（0 天、14 天及半年时加强），可取得同样效果。首次注射 1 周后即可出现抗体，故可应急接种。

附：肺综合征出血热

汉坦病毒肺综合征（hantavirus pulmonary syndrome，HPS）是一种由新血清型汉坦病毒感染引起的、以呼吸窘迫和非心源性肺水肿为主要临床表现的急性发热性疾病。本病主要在南、北美洲的美国、巴西、阿根廷等国家散在发生，又称汉坦病毒心肺综合征（hantavirus cardiopulmonary syndrome，HCPS）。

一、病原学

本病病原体为一种新型汉坦病毒，被命名为无名病毒或辛诺柏病毒（SNV）。SNV 呈粗糙的圆球形，平均直径 112 nm，有致密的包膜及细的表面突起。根据病毒核苷酸序列测定结果，目前认为引起 HPS 的病原体至少有 6 型以上，除 SNV 外，还包括纽约病毒（NYV）、纽约Ⅰ型病毒（NYV-1）、长沼病毒（BAYV）、黑渠港病毒（BCCV）及安第斯病毒（ANDV）等。

二、流行病学

1. 传染源　主要为鹿鼠、白足鼠、棉鼠等鼠类，患者是否可成为传染源尚无定论。

2. 传播途径　人类主要通过吸入携带病毒的鼠类排泄物如唾液、尿、粪等形成的气溶胶而感染，另外也可通过破损的皮肤和黏膜、摄入被污染的水或食物或被啮齿类动物咬伤而感染。

3. 人群易感性　流行区的人群普遍易感，大部分患者居住于农村。

4. 季节性　一般流行于春夏季，4—7 月份为主，秋季也有发生。

三、发病机制

发病机制尚未完全明确，目前认为肺是本病的主要靶器官，而肺毛细血管内皮细胞是 HPS 相关病毒感染的主要靶细胞。病毒感染后在多种细胞因子的作用下导致肺毛细血管通透性增加，大量血浆渗入肺间质和肺泡内，引起非心源性肺水肿，临床上出现呼吸窘迫综合征。免疫组织化学检查发现，病毒抗原广泛分布于肺毛细血管内皮细胞及心、肾、胰、肾上腺和骨骼肌等细胞内。因此一般认为其发病机制为病毒对细胞的直接损害作用或病毒介导的免疫反应导致细胞及脏器受损。此外，多种细胞因子及化学介质在 HPS 发生中也起着重要作用。

四、临床表现

肺综合征出血热的潜伏期为 4 ～ 30 天（平均为 7 ～ 14 天）。其病程可分为以下三期。

1. 前驱期　发病多急骤，发病之初有畏寒、发热（38 ～ 40 ℃）、头痛、肌痛、乏力等中毒症状，也可有恶心、呕吐、腹痛及腹泻等消化道症状。症状平均持续 4 天。

2. 心肺期　多在发病 2 ～ 3 天后迅速出现咳嗽、气促及呼吸窘迫。体检有发绀、呼吸和心率加快，肺部可闻湿啰音。严重者出现低血压、休克、心律失常及循环、呼吸衰竭，可由于肺水肿及呼吸、循环衰竭而死亡。患者大多数没有肾综合征出血热特征性的结膜出血、瘀斑和皮肤潮红等表现。多数患者从发病至死亡时间平均为 3 ~ 7 天。

3．恢复期　呼吸平稳，缺氧纠正，体力亦逐渐恢复。一般无后遗症。

由辛诺柏病毒、纽约病毒和纽约 I 型病毒引起者一般无肾损害，而由长沼病毒和黑渠港病毒引起者可有肾损害并引起少尿。

肺综合征出血热预后极差，病死率高达 50% ~ 78%。

五、诊断

居住地有本病或曾到过疫区；有上述临床表现；HPS 相关病毒的特异性 IgM 抗体阳性或 IgG 抗体效价逐步升高，或用 RT-PCR 法检测到血清、血浆和单个核细胞中存在病毒 RNA，为确诊依据。

六、治疗

1．对症支持治疗　应隔离患者，做好病情监护。注意维持水、电解质、酸碱平衡。呼吸困难时应及时给氧，必要时应用人工呼吸机。及时纠正低血压。

2．抗病毒治疗　美国 CDC 批准早期试用利巴韦林抗病毒治疗，但并无确切疗效。

七、预防

1．防鼠灭鼠　应用药物或机械等方法灭鼠，家庭内建立防鼠设施。

2．注意个人卫生　动物学家和现场生物工作者尽量不用手接触鼠类及其排泄物。医务人员接触患者时，应注意隔离。

3．疫苗　目前研制的汉坦病毒汉滩型和汉城型疫苗对汉坦病毒肺综合征的各型病毒之间没有交叉免疫作用，因此需要继续研制有效疫苗。

（陈　煜　段钟平）

第五节　流行性乙型脑炎

案例 3-4

患儿，男，12 岁。夏季，患儿发热、头痛 3 天，昏睡、抽搐 1 天，于我院就诊。患儿 3 天前无明显诱因发热，最高体温 39 ℃，伴头痛，于当地诊所就诊，诊断"感冒"，予以"感冒药"治疗，疗效不佳。1 天前患儿病情加重，发热持续存在并出现嗜睡，抽搐 1 次，遂至我院就诊。患儿尿液正常，大便呈糊状，精神、食欲、睡眠差。既往体健，其母诉其起病前曾有蚊虫叮咬史。

【入院查体】T 39.5 ℃，P 100 次 / 分，R 25 次 / 分，BP 110/60 mmHg，重病容，神志不清，有躁动，检查不合作。全身皮肤、黏膜未见瘀点、瘀斑，浅表淋巴结未扪及。头颅五官无畸形，瞳孔等圆等大，对光反射存在。颈有抵抗感。心肺查体无异常。腹软，无压痛及反跳痛，肝、脾肋下未扪及，移动性浊音（-）。神经检查：膝腱反射亢进，凯尔尼格征（Kernig）征阴性，巴宾斯基征（Babinski）征阳性，布鲁津斯基

（Brudzinski）征阳性。

　　【实验室检查】　白细胞 7.0×10^9/L，中性粒细胞80%，淋巴细胞20%。血红蛋白120 g/L，血小板 233×10^9/L。

　　问题与思考：

　　1. 该患儿最可能的诊断及诊断依据是什么？为明确诊断应做哪些检查？

　　2. 该患儿应如何进行治疗？

　　流行性乙型脑炎（epidemic encephalitis B）简称乙脑，是由嗜神经日本乙型脑炎病毒（Japanese encephalitis virus，JEV）所致的急性中枢神经系统感染。因病原体首次发现于日本，故又称为日本脑炎（Japanese encephalitis，JE）。乙脑属于人兽共患的自然疫源性疾病，猪是其主要的传染源和储存宿主，蚊等吸血昆虫是传播媒介，流行于夏秋季，临床上以高热、意识障碍、惊厥、呼吸衰竭及脑膜刺激征为特征。重症患者病死率较高，部分患者留有严重后遗症。

一、病原学

　　乙脑病原体为嗜神经日本乙型脑炎病毒，简称乙脑病毒，为虫媒病毒，与登革病毒（Dengue virus）、寨卡病毒（Zika virus，ZIKV）等同属于黄病毒科黄病毒属。

（一）形态及结构

　　乙脑病毒呈球形，有包膜，直径 20 ～ 30 nm，为20面体结构。基因是正链单股RNA，全长约11 kb，只有一个开放读码框，基因组的 5′ 端编码三种结构蛋白，分别为核衣壳蛋白（C蛋白）、膜蛋白（M蛋白，前体为 pre M蛋白）、糖基化包膜蛋白（E蛋白），3′ 端编码至少7种非结构蛋白（NS1、NS2a、NS2b、NS3、NS4a、NS4b、NS5）。

（二）分型及抗原性

　　E蛋白是乙脑病毒的关键毒力决定因子及主要抗原成分，具有血凝活性和中和活性，能诱导产生中和抗体。基于E蛋白基因，可分为五种基因型（Ⅰ型—Ⅴ型），其中基因型Ⅰ型、Ⅲ型和Ⅴ型在中国均曾被分离出来。乙脑病毒的抗原性比较稳定，人和动物感染后可产生补体结合性抗体、血凝抑制抗体及中和抗体，通过结合补体、血凝抑制及中和病毒等方式发挥抗病毒作用。其中IgM最早出现，持续时间较长，对乙脑IgM的检测有助于临床诊断和流行病学调查。

（三）生物学特性

　　乙脑病毒在蚊体内繁殖的适宜温度为 25 ～ 30 ℃，能在乳鼠脑组织中传代，也能在鸡胚、猴肾细胞及海拉（Hela）细胞等细胞内生长增殖，在细胞核内和细胞内都有病毒核酸；在外界环境中抵抗力不强，56 ℃ 30分钟或100 ℃ 2分钟即可被灭活；对各种常用消毒剂如乙醚、乙醇、甲醛等都敏感，紫外下照射30分钟也可使其失活，但对低温和干燥的抵抗力很强，用冰冻干燥法在 4 ℃ 冰箱中可保存数年。

二、流行病学

亚洲是乙脑的主要流行区域，中国、韩国、日本、泰国是主要流行的国家，农村地区流行的风险远高于城市。我国是乙脑高流行区，目前除新疆、西藏和青海外，其他地区均存在乙脑病毒传播风险。20世纪60年代和70年代初期，全国曾发生大流行，但随着乙脑疫苗的广泛应用，特别是2008年我国将乙脑疫苗纳入国家免疫规划后，<15岁儿童发病率持续下降，2019年<15岁儿童发病率已降至历史最低水平（0.08/10万）。未接种乙脑疫苗的儿童和北方地区部分成人发病风险较高，局部地区仍然时有暴发或流行。

（一）传染源

乙脑是一种人兽共患的自然疫源性疾病。人和动物（猪、牛、羊、狗、猫、鸡、鸭、鹅等）感染乙脑病毒后可发生病毒血症，成为传染源。但人感染人后病毒血症期短暂，且血中病毒量很少，故患者不是本病的主要传染源。动物中家禽及家畜感染数量较多，尤以猪的感染数量最多，每年大批新生猪及幼猪被蚊子叮咬后产生病毒血症，血内病毒效价高达1∶1000，且猪的口鼻分泌物含有足够高滴度JEV，使病毒可以不需要蚊虫媒介而在动物群体中传播，因此猪是流行性乙型脑炎的主要传染源。猪的感染高峰期比人类的流行高峰早1~2个月，可利用猪的乙脑病毒感染率预测当年乙脑在人群中的流行强度。

（二）传播途径

本病主要通过蚊虫叮咬传播。库蚊是本病的主要传播媒介。伊蚊、按蚊中的某些种，蠛蠓和库蠓等也均可成为本病的传播媒介。蚊虫感染乙脑病毒后，不仅可带病毒越冬，而且病毒可经蚊卵传代，从而成为乙脑病毒的长期储存宿主。

（三）人群易感性

人对乙脑病毒普遍易感，感染后多数呈隐性感染，显性发病与隐性感染之比为1∶1000~1∶2000。感染后可获得持久免疫力。在疫苗使用以前，病例主要集中在10岁以下的儿童，以2~6岁组发病率最高。感染Ⅰ、Ⅱ、Ⅲ或Ⅳ型病毒中的任何一型病毒可以赋予交叉基因型免疫保护，大多数成人因隐性感染而获得持久免疫力，婴儿可从母体获得抗体而具有保护作用。近年来由于儿童和青少年广泛接种疫苗，成人和老年人的发病率则相对增加，台湾等地区的成人发病率已超过儿童。

（四）流行特征

该病在热带地区全年均可发生，在亚热带和温带有严格的季节性，80%~90%的病例都集中在7、8、9三个月内。但随地理环境的不同，流行季节略有差异，我国华南地区的流行高峰在6—7月份，华北地区为7—8月份，而东北地区则为8—9月份，均与蚊虫密度曲线相一致。气温和雨量与本病的流行也有密切关系。这种疾病的传播取决于以下流行病学因素：①气候变化、降雨量增加、洪水；②蚊子生长增加（媒介）；③猪的不受控制的繁殖（扩增宿主）；④鸟类的季节性迁徙（水库宿主）；⑤稻田的分布；⑥JEV突变株的发展。

三、发病机制与病理学表现

（一）发病机制

人被带乙脑病毒的蚊虫叮咬后，病毒先在局部单核巨噬细胞系统内繁殖，随后进入血液循环，形成病毒血症。发病与否取决于病毒的数量、毒力和机体的免疫功能。绝大多数感染者呈隐性感染。当疾病和脑外伤使血脑屏障功能降低，被感染者免疫力弱，且感染的病毒数量大及毒力强时，病毒可侵入中枢神经系统而导致脑炎。因为不同的神经细胞对病毒的敏感性不同，以及脑组织在高度炎症时引起的缺氧、缺血、营养障碍等，造成中枢病变部位不平衡，以大脑皮质、间脑和中脑病变最严重，小脑、脑桥、延髓和脊髓的病变严重程度依次减轻。

乙脑的发病机制与病毒致神经细胞变性、坏死和胶质细胞增生及炎症细胞浸润有关。神经元细胞是乙脑病毒最重要的靶细胞，乙脑病毒可通过直接和间接方式引起神经元细胞死亡。乙脑病毒在神经元细胞内进行病毒复制直接导致细胞死亡；而小胶质细胞、星形细胞和募集的巨噬细胞过度激活则引起促炎细胞因子过量释放，增加血脑屏障的通透性，并促使大量白细胞迁移至中枢神经系统进而导致神经元细胞死亡。此外，乙脑的发病还与免疫损伤有关，当机体特异性 IgM 与病毒抗原结合后，在脑实质和血管壁上沉积，激活补体系统和细胞免疫，产生免疫损伤，引起血管壁破坏，形成附壁血栓和大量炎症细胞渗出血管外，致脑组织供血障碍和坏死。

（二）病理学表现

乙脑病变范围较广，可累及各个脏器，如脑、脊髓、心、肺、肾和肾上腺等，引起间质性炎症。其对神经组织的侵袭力最强，可累及整个中枢神经系统。肉眼可见软脑膜大、小血管高度充血扩张，脑的切面上可见血管高度充血、水肿，有时见粟粒或米粒大小的软化坏死灶。镜下可见如下表现。

1. 神经细胞病变　神经细胞变性、肿胀与坏死，尼氏小体消失、核溶解，细胞内出现空泡。重者呈大小不等的点、片状神经细胞溶解坏死，形成软化灶。软化灶形成后可发生钙化或形成空洞。

2. 细胞浸润和胶质细胞增生　脑实质中有淋巴细胞和大单核细胞浸润，常聚集在血管周围，形成"血管套"。胶质细胞呈弥漫性增生，在炎症的脑实质中游走，起吞噬和修复作用，有的聚集在坏死的神经细胞周围形成胶质小结。某些病灶内可见小胶质细胞和中性粒细胞侵入神经细胞内，形成噬神经细胞现象（neuronophagia）。

3. 血管病变　脑内血管充血扩张，大量浆液性渗出，形成脑水肿。血管内皮细胞肿胀、坏死、脱落，重者有小动脉血栓形成及纤维蛋白沉着，产生附壁血栓，形成栓塞。血管周围出现淤血、出血。

四、临床表现

乙脑的潜伏期为 4 ～ 21 天，一般为 14 天。

（一）根据病程分期

1. 初期　持续 1 ～ 3 天，相当于病毒血症期，急性起病，1 ～ 2 天内体温升到 39 ～

40℃，伴头痛、恶心、呕吐，少数患者可有不同程度的意识障碍。小儿可有呼吸道症状或腹泻。极重型患者起病时可有高热、抽搐、深昏迷而进入极期。

2. 极期　持续4～10天，患者症状渐加重，突出表现为全身毒血症及脑部损害症状。

（1）高热：多呈稽留热，体温在39～40℃或以上，平均持续7～10天。重者可达3周以上。体温越高，热程越长，病情越重。

（2）意识障碍：为本病主要表现，包括嗜睡、谵妄、昏迷等。意识障碍最早可见于病后1～2天，但大多见于第3～8天，通常持续7～10天，重者持续1个月以上。昏迷越早、越深、越长，病情越重，预后越差。

（3）惊厥或抽搐：多见于病程第2～5天，与脑实质炎症、脑水肿、高热和低钠性脑病等有关，可表现为轻度的手、足、面部抽搐或惊厥，重者表现为全身性阵发性抽搐或全身强直性痉挛，持续数分钟至数十分钟不等，均伴有意识障碍。长时间或频繁的抽搐可导致发绀、脑缺氧和脑水肿，甚至呼吸暂停。因此，惊厥或抽搐是乙脑的严重症状之一。

微整合

基础回顾

抽搐与惊厥

抽搐与惊厥均属于不随意运动。抽搐是指全身或局部成群骨骼肌非自主的抽动或强烈收缩，常可引起关节运动和强直。惊厥表现的抽搐一般为全身性、对称性，伴或不伴有意识丧失，癫痫大发作与惊厥的概念相同。当肌群收缩表现为强直性和阵挛性时，称为惊厥。

（4）呼吸衰竭：多见于重症患者，以中枢性呼吸衰竭为主，可由呼吸中枢损害、脑水肿、脑疝、低钠性脑病等原因引起，表现为呼吸节律不齐或幅度不均，如叹息样呼吸、潮式呼吸、抽泣样呼吸等，甚至呼吸停止。乙脑患者有时也可出现外周性呼吸困难，表现为呼吸先快后慢，胸式或腹式呼吸减弱，发绀，但呼吸节律整齐。中枢性呼吸衰竭与外周性呼吸衰竭可同时存在。

高热、抽搐及呼吸衰竭是乙脑急性期的三联症，常相互影响，加重病情，其中呼吸衰竭是乙脑最为严重的症状，也是重要的死亡原因。

（5）高颅压症状：颅内压升高可出现剧烈头痛、喷射性呕吐、视盘水肿、血压升高、脉压增大、心率减慢、意识障碍加深。重症者可发生脑疝，以小脑幕切迹疝多见，表现为面色苍白、心率减慢、反复或持续抽搐、昏迷加深、瞳孔忽大忽小、对光反射迟钝。婴儿常有前囟隆起。

（6）其他神经系统的症状和体征：多于病程10天内出现，第2周后就很少出现新的神经系统症状和体征。常有浅反射减弱或消失，深反射如膝腱反射、跟腱反射等先亢进后消失。可呈上运动神经元性瘫痪，表现为肢体强直性瘫痪，偏瘫或全瘫，伴肌张力增高，病理性锥体束征阳性，常出现脑膜刺激征。还可伴有膀胱和直肠麻痹（大便、尿失禁或潴留）。此外，根据病变部位不同，可有脑神经损伤或自主神经功能紊乱的表现。

（7）其他症状：此期还可出现消化性溃疡、消化道大出血甚至循环衰竭，重者危及生命。

3. 恢复期　体温逐渐下降，神经系统症状和体征逐渐改善。患者一般于2周左右可完全恢复，部分需1～6个月的恢复期。重症患者可有神志迟钝、痴呆、失语、多汗、吞咽困难、面瘫、四肢强直性瘫痪或扭转痉挛等恢复期表现。

4．后遗症期 6个月后上诉症状尚未恢复，称后遗症，出现在5% ～ 20% 的重症患者上，多为意识障碍、痴呆、失语、肢体瘫痪、扭转痉挛和精神失常等，经积极治疗可有不同程度的恢复。癫痫后遗症可持续终身。

（二）临床分型

乙脑的临床分型可有轻型、普通型、重型、极重型（表3-8），以轻型和普通型居多，约占总病例数的2/3。流行初期重型多见，流行后期轻型多见。

表 3-8 乙脑的临床分型

型别	体温（℃）	神志	抽搐	脑膜刺激征	呼吸衰竭	病程	后遗症
轻型	< 39	清楚	无	不明显	无	约1周	无
普通型	39 ～ 40	嗜睡或浅昏迷	偶有	有	无	7 ～ 14 天	多无
重型	> 40	昏迷	反复或持续抽搐	明显	可有	2 周以上	常有
极重（暴发型）	> 40	深昏迷	反复或持续性强烈抽搐	明显	迅速出现	多在极期中死亡	多有

五、实验室及辅助检查

（一）血常规检查

与大部分病毒感染不同，乙脑患者发病初期白细胞总数常升高，一般在（10 ～ 20）×10^9/L，中性粒细胞常在80% 以上，核左移，嗜酸性粒细胞可减少。后期白细胞分类计数恢复正常。部分患者血常规检查结果始终正常。

（二）脑脊液检查

脑脊液外观清亮或微浊，压力轻度升高。白细胞计数多在（50 ～ 500）×10^6/L，早期以中性粒细胞为主，后期以淋巴细胞为主；蛋白可正常或轻度升高，糖正常或偏高，氯化物基本正常。少部分患者病初脑脊液正常。

（三）血清学检查

1．特异性 IgM 测定 IgM 在起病后3 ～ 4 天出现，2 周时达高峰，可作为早期诊断指标，敏感性接近100%。IgM 主要存在于血液及脑脊液中，可采用酶联免疫吸附试验（ELISA）、间接免疫荧光法、二巯基乙醇耐性试验等方法检测。

2．补体结合抗体 为IgG，特异性较高，但其阳性大都出现在第4 ～ 7 周，可维持1 年左右，双份血清抗体效价有4 倍或以上的增长即可诊断。IgG 检测不适于早期诊断，一般用作流行病学调查。

3．血凝抑制试验 可测定IgM 抗体及IgG 抗体，敏感性高，操作简便，但试验要求严格，偶可见假阳性反应。双份血清效价增长4 倍以上可确诊，单份血清抗体效价1∶80 为可疑，1∶320 可诊断，1∶640 可确诊。

4．中和抗体 病后1 周在血中出现，效价增长4 倍以上可确诊。早期为IgM，后期为IgG，抗体持续终生。此法特异性及敏感性均较高，一般用于流行病学调查。

5. 病毒抗原　出现于发病初 1 ~ 2 天的血液或发热第 2 ~ 4 天的脑脊液及发热全程的脑室内脑脊液，均可采用免疫荧光、ELISA 和反向被动血凝试验等方法检测，阳性率高，有早期诊断价值。

（四）病原学检查

JEV 主要存在于脑组织中，血及脑脊液中不易检出。此外，采用 RT-PCR 可在脑组织中检测到核酸片段，用于乙脑的研究。

（五）影像学检查

主要表现为弥漫性脑水肿征象（脑沟回变浅，脑室系统缩小，脑灰质和脑白质界限不清），多为疾病晚期改变，磁共振较 CT 更灵敏。

（六）脑电图检查

脑电图可出现多种形式，包括 θ 波、δ 波、暴发抑制、癫痫样活动及弥漫性慢波化，偶见 α 波。

六、诊断及鉴别诊断

（一）诊断

1. 流行病学史　在不同地区各自的乙脑高发季节，起病前 1 ~ 3 周内，在流行地区有蚊虫叮咬史。既往无乙脑疫苗接种史。

2. 临床表现　突然起病，以高热，头痛、呕吐、意识障碍、抽搐、病理反射征阳性等脑实质病变表现为主，可出现脑膜刺激征。

3. 实验室检查　白细胞总数和中性粒细胞均升高，脑脊液检查符合无菌性脑膜炎改变。对乙脑的诊断主要是依赖血清或脑脊液的抗体检测、病原分离等。

（二）鉴别诊断

1. 中毒性细菌性痢疾　本病与乙脑发病年龄、发病季节相同，需重点鉴别。中毒性细菌性痢疾起病更急，常在起病 24 小时内出现高热、抽搐与昏迷，伴有中毒性休克；一般无脑膜刺激征，脑脊液无改变；粪便或灌肠液可查见大量白细胞、脓细胞及吞噬细胞，培养有志贺菌生长。

2. 化脓性脑膜炎　症状类似乙脑，但以脑膜炎症状为主，脑实质症状不突出。常先有或同时伴有局部化脓性病灶，其中流脑早期可出现皮肤黏膜瘀点、瘀斑。脑脊液呈细菌性脑膜炎改变，瘀点或脑脊液涂片或培养可发现细菌。

3. 结核性脑膜炎　无季节性，起病缓慢，病程长，症状以脑膜刺激征为主，脑实质病变表现较轻。患者常有结核病病史，脑脊液涂片可找到结核分枝杆菌。

4. 其他病毒学脑炎　由流行性腮腺炎、脊髓灰质炎、柯萨奇病毒及埃可病毒等所致的中枢神经系统感染，应根据流行病学资料、临床特征、血清学检查及病毒学分离加以区别。

5. 脑型疟疾　发病季节、地区及临床表现均与乙脑相似。但脑型疟疾热型较不规则。脑型疟疾患者病初先有发冷、发热及出汗，然后出现脑部症状，还可有脾大及贫血。血涂片查找疟原虫可确诊。

七、预后

一般流行早期患者的病情较重；轻型和普通型患者大多可恢复，病后可获得稳定持久的免疫力，重型和极重型患者病死率高。患者死亡多发生于极期，主要由中枢性呼吸衰竭所致，存活者可遗留不同程度的后遗症。

八、治疗

目前乙脑尚无特异性抗病毒治疗手段，以对症和支持治疗为主，尤其要处理好高热、抽搐、呼吸衰竭等危重症状，俗称"过三关"。

（一）一般治疗

患者应收入备有防蚊及降温设备的隔离病房，室温宜维持在 26 ℃左右。

1. 密切监测患者的生命体征、意识、出入量。

2. 保持呼吸道通畅，严防痰液窒息。

3. 不能进食者可给予鼻饲或静脉补液。补液量不宜过多，成人每天为 1500 ～ 2000 ml，儿童每天为 50 ～ 80 ml/kg，以免加重脑水肿，并酌情补充钾盐，纠正酸中毒。

（二）对症治疗

高热、抽搐及呼吸衰竭是危及患者生命的三大主要症状，可互为因果，形成恶性循环。高热增加耗氧量，加重脑水肿和神经细胞病变，从而使抽搐加重；而抽搐影响气体交换且使机体产热增加，导致呼吸衰竭的发生，并进一步加重脑水肿，引起抽搐加重。因此，及时处理和控制高热、抽搐和呼吸衰竭是成功抢救乙脑患者的关键。

1. 高热 以物理降温为主、药物降温为辅，使体温控制在 38 ℃左右，注意降温不宜过快过猛。

（1）物理降温：包括冰敷额部、枕部和体表大血管部位（如腋下、颈部及腹股沟等处），乙醇或温水擦浴，冷盐水灌肠等。

（2）药物降温：应避免使用过量退热药，预防因大量出汗引起的循环衰竭。

（3）亚冬眠疗法：对持续高热伴抽搐的患者可采用此法，具有降温、镇静、止痉作用。低温可以降低脑代谢率，提高脑对缺氧的耐受性，减轻脑水肿，有利于脑功能恢复。常用氯丙嗪和异丙嗪各 0.5 ～ 1 mg/kg，每 4 ～ 6 小时一次肌内注射。但此法可使呼吸中枢及咳嗽反射受抑制，故用药时要保持呼吸道通畅，密切监测生命体征变化。

2. 抽搐或惊厥 处理包括去除病因及镇静解痉。

（1）因脑实质炎症所致者，可使用镇静药。首选地西泮，还可用水合氯醛鼻饲或灌肠，也可采用亚冬眠疗法；苯巴比妥钠可用于预防抽搐，但有蓄积作用，不宜久用。

（2）因脑水肿所致者，应以脱水为主，可用 20% 甘露醇静脉注射或快速静脉滴注（20 ～ 30 分钟内滴完），每次 1 ～ 2 g/kg，据病情每 4 ～ 6 小时重复使用，必要时可加用 50% 葡萄糖、呋塞米、糖皮质激素静脉注射，以降低血管通透性及防止用脱水药后的反跳。

（3）因缺氧所致者，应吸氧、保持呼吸道通畅，必要时采用气管切开，加压呼吸。

（4）因高热所致者，以降温为主。

（5）因低钠性脑病或低血钙所致者，应以纠正电解质紊乱为主。

3. 呼吸衰竭   依据引起的病因进行相应的治疗。

（1）氧疗：通过鼻导管或面罩给氧增加吸入氧浓度，以纠正患者缺氧状态。

（2）因脑水肿所致者，用脱水药治疗。

（3）呼吸道分泌物梗阻者，应定时吸痰、加强翻身拍背，若痰液黏稠不易排出，可用化痰药物和糖皮质激素雾化吸入，对于严重排痰障碍者可考虑用纤维支气管镜吸痰。如上述措施无效，应及早气管切开或气管插管以建立人工气道，进行机械通气。

（4）中枢性呼吸衰竭者，可用呼吸兴奋药，首选洛贝林（山梗菜碱），也可用尼可刹米。在紧急抢救或心肺复苏时，上述两种药物可联用。

（5）应用血管扩张药，如东莨菪碱、酚妥拉明、阿托品等，可改善脑微循环、减轻脑水肿、兴奋呼吸中枢。

4. 循环衰竭

（1）因脑水肿、脑疝所致者，应用脱水药及东莨菪碱治疗。

（2）因脱水过度、高热致血容量不足或电解质紊乱者，应及时补充血容量或纠正电解质紊乱。

（3）心功能不全者，可用强心药，如去乙酰毛花苷。

5. 中医中药治疗   乙脑在中医学中属"暑热"，可用银翘散或清营汤加减。病情极重者可配合应用安宫牛黄丸。

6. 恢复期及后遗症   恢复期患者应加强护理，防治褥疮和继发感染，进行语言、智力、吞咽和肢体功能锻炼；震颤、多汗、肢体强直者用盐酸苯海索（安坦）或多巴丝肼；无抽搐、瘫痪、失语等症状的病情稳定的患者，可采用高压氧治疗。

九、预防

本病预防应采取防蚊、灭蚊和预防接种为主的综合性预防措施。本病按乙类传染病进行管理，发现本病要及时进行传染病上报。

（一）控制传染源

隔离患者至体温正常。家畜，尤其猪是主要的传染源，故应做好饲养场所的环境卫生，并将人兽居住地分开，加强对动物的管理和疫苗接种。

（二）切断传播途径

防蚊、灭蚊是预防本病的有效途径。灭蚊的方法包括灭越冬蚊、早春蚊，消灭蚊虫孳生地，尤其要搞好家畜棚等场所的灭蚊工作，以减少人群感染机会，在流行季节应用蚊帐和驱蚊剂，以防止蚊虫叮咬。

（三）保护易感人群

预防接种是保护易感人群的根本措施。目前中国使用的乙脑疫苗包括乙型脑炎减毒活疫苗和乙型脑炎灭活疫苗（Vero 细胞）两个品种，以乙型脑炎减毒活疫苗为主，使用的是乙脑病毒 SA14-14-2 株，已被纳入国家免疫规划疫苗接种，儿童在 8 月龄及 2 周岁各接受 1 剂计划免疫，接种方法为皮下注射。

（肖   非）

第六节 登革热与登革出血热

一、登革热

登革热（dengue fever）是由登革病毒（dengue virus，DENV）引起的急性蚊媒传染病，主要通过埃及伊蚊或白纹伊蚊叮咬传播。临床主要表现为急起发热、头痛、极度疲乏，全身肌肉、骨骼及关节痛，可有皮疹、淋巴结肿大、白细胞和血小板减少等。严重者可出现出血、休克、多器官功能损伤、血液浓缩等表现。

（一）病原学

登革病毒属于黄病毒科黄病毒属。

1. 形态及分子结构 登革病毒呈哑铃状、棒状或球形颗粒，直径为 45 ~ 55 nm。基因组为单股正链 RNA，长度约 11 kb，含有 1 个开放读码框，编码 1 个约有 3400 个氨基酸的多聚蛋白，包含 3 个结构蛋白与 7 个非结构蛋白（NS），其中 NS1 在急性期患者血清中大量存在，可作为早期实验室诊断的特异性指标。基因组与衣壳蛋白组成 20 面立体对称的核衣壳，外层为两种脂蛋白组成的包膜，包膜含有型和群特异性抗原。

2. 分型和抗原性 根据抗原性差异，登革病毒可分为 DENV-1 至 DENV-4 共四个血清型，各型之间及与黄病毒属其他病毒之间可发生部分交叉免疫反应。

3. 生物学特性 登革病毒在新生小白鼠脑、猴肾、伊蚊胸肌、白蚊伊蚊、C6/36 细胞株内生长良好。目前常用白蚊伊蚊、C6/36 细胞株分离登革病毒。

登革病毒对热敏感，100 ℃ 2 分钟即可被灭活，但耐低温，在 -70 ℃冷冻干燥状态下可长期存活。登革病毒不耐酸，对乙醚、紫外线、甲醛溶液敏感。

（二）流行病学

1. 传染源 登革热患者和隐性感染者及带病毒的非人灵长类动物是主要传染源。患者在发病前 6 ~ 18 小时至病程第 3 天内传染性最强，是重要的传染源，少数患者在病程第 6 天仍可在血液中分离出病毒。在流行期间，轻型患者及隐性感染者占大多数。蝙蝠、猴、鸟类等动物体内可检测到登革病毒的抗体，有可能成为本病的传染源。

2. 传播途径 埃及伊蚊和白纹伊蚊是登革病毒的主要传播媒介。伊蚊叮咬患者或隐性感染者而受感染。登革病毒主要在蚊体唾液腺繁殖，8 ~ 10 天后即具有传染能力，传染期长者可达 174 天。具有传染性的伊蚊叮咬人体时，即可将病毒传播给人。

3. 人群易感性 人群普遍易感，但感染后仅有部分人发病。人体感染登革病毒后可对同型病毒产生持久免疫力，但对异型病毒感染不能形成有效保护，如再感染异型病毒或其他血清型毒株，可引起机体过激免疫反应，从而导致重症登革热。登革病毒各血清型之间及与其他黄病毒属病毒之间有不同程度的交叉免疫。

4. 流行特征 本病广泛分布于 100 多个国家和地区，尤其是热带和亚热带地区。东南亚地区、太平洋岛屿和加勒比海等地区好发。我国各省均有病例报告，在广东、广西和海南等南方省份可发生登革热流行。在东南亚等常年有登革热流行的国家发病人群以儿童、青少年为主，但在中国各年龄组均有发病且以 20 ~ 50 岁人群为主。登革热的流行与伊蚊密度、雨量密切相关，因而有一定的季节性。在气温高而潮湿的热带地区，蚊媒长年繁殖，全年均可发病。

在我国广东、广西地区发病高峰为5—12月份，海南为3—12月份。

（三）发病机制与病理学表现

1. 发病机制   登革病毒经伊蚊叮咬侵入人体，在毛细血管内皮细胞和单核巨噬细胞系统增殖后进入血液循环，形成第一次病毒血症。然后再定位于单核巨噬细胞系统和淋巴组织之中，复制至一定程度后，再次入血形成第二次病毒血症，引起临床症状。体液中的登革病毒抗体与登革病毒形成免疫复合物，激活补体系统，导致血管通透性增加，血浆外渗，血液浓缩。同时病毒可抑制骨髓，导致白细胞、血小板减少和出血倾向。

重症登革热的发病机制迄今尚未完全阐明。病毒二次感染导致的抗体依赖性增强作用（antibody-dependent enhancement，ADE）、细胞因子风暴和病毒变异等宿主及病毒因素在发病机制中发挥重要作用。初次感染登革病毒产生的群特异性抗体，对再次感染登革病毒时有弱的中和作用和促进病毒感染的作用，称增强性抗体。当再次感染异型病毒时，体内增强性抗体活性强，与病毒结合为免疫复合物，通过单核细胞或巨噬细胞膜上的 Fc 受体，促进病毒在细胞中复制，产生抗体依赖性增强现象，导致重症登革热。所有四种血清型登革病毒均可引起重症登革热。

2. 病理学表现   登革热的病理改变主要是细胞变性、水肿和出血。有肝、肾、心和脑的退行性变；心内膜、心包、胸膜、胃肠黏膜、肌肉、皮肤及中枢神经系统有不同程度的出血；皮疹内小血管内皮肿胀，血管周围水肿及单核细胞浸润。重症登革热表现为全身毛细血管通透性增加，导致血浆蛋白渗出及出血。内脏小血管及微血管周围水肿、出血和淋巴细胞浸润。

（四）临床表现

登革热的潜伏期为1～14天，一般为5～9天。登革病毒感染可表现为隐性感染、非重症感染及重症感染等。典型的登革热病程分为急性发热期、极期和恢复期。根据病情严重程度可分为普通登革热和重症登革热两种临床类型。普通登革热分期及临床表现如下。

1. 急性发热期   典型病例的症状包括发热、皮疹、出血、淋巴结肿大等。

（1）发热：通常起病急骤，24小时内体温可达40 ℃，可伴畏寒，一般持续2～7天，然后突然降至正常，热型多不规则。部分病例于发热3～5天后体温降至正常，1～3天后再度上升，呈"双峰热型"。儿童病例起病较缓，热度也较低。发热时常伴明显乏力，头痛，眼眶痛，全身肌肉、骨骼和关节疼痛而呈异常步态；还可伴面部、颈部和胸部潮红，结膜充血，呈"醉酒貌"。消化道症状可有食欲下降、恶心、呕吐、腹痛、腹泻。脉搏早期加快，后期变缓。严重者极度乏力，呈衰竭状态。

（2）皮疹：于病程第3～6天在颜面四肢出现充血性皮疹或点状出血疹。典型皮疹呈针尖样出血点及"皮岛"样表现。皮疹可分布全身、四肢、躯干及头面部，多有痒感，持续3～5天消退，疹退后无脱屑及色素沉着。

（3）出血：病程第5～8天，部分患者可出现不同程度的出血表现，如皮下出血、注射部位瘀点或瘀斑、牙龈出血、鼻出血及束臂试验阳性等。

（4）淋巴结肿大：全身淋巴结可有轻度肿大，伴有轻触痛。

（5）其他：约1/4病例有肝大、压痛，个别病例可出现黄疸，脾大少见。此外还可有心、肺、肾的损害等。

2. 极期   通常出现在病程的第3～8天。出现腹部剧痛、持续呕吐等重症预警指征往往提示极期的开始。

部分患者持续高热，或退热后病情加重，可因全身毛细血管通透性增加导致球结膜水肿、胸腔积液、腹水、心包积液和低蛋白血症等血浆渗漏表现，严重者可发生休克、代谢性酸中毒、多器官功能障碍和弥散性血管内凝血等表现。

在血浆渗漏发生前，患者常表现为进行性白细胞减少，以及血小板计数迅速降低。血细胞比容（hematocrit，HCT）升高的幅度常常反映血浆渗漏的严重程度。

少数患者没有明显的血浆渗漏表现，但仍可出现严重出血，如皮下血肿、消化道出血、阴道出血、颅内出血、咯血、肉眼血尿等。

3. 恢复期　极期后的 2 ~ 3 天，患者病情好转，胃肠道症状减轻，进入恢复期。部分患者可见针尖样出血点，下肢多见。白细胞计数、血小板计数逐渐恢复。

（五）重症登革热的高危人群和预警指征

1. 高危人群

（1）老人、婴幼儿、孕妇、肥胖或严重营养不良者。

（2）伴有糖尿病、高血压、肝硬化、慢性阻塞性肺疾病、慢性肾功能不全等基础疾病者。

（3）免疫缺陷者。

（4）二次感染者。

2. 重症登革热的预警指征

（1）退热后病情恶化或持续高热。

（2）腹部剧痛。

（3）持续呕吐。

（4）胸闷、心悸、心律失常。

（5）嗜睡或烦躁。

（6）明显出血倾向。

（7）少尿。

（8）血小板计数快速下降。

（9）血细胞比容升高。

（10）出现明显血浆渗漏的表现，如血清白蛋白降低、胸腔积液、腹水或胆囊壁增厚等。

（11）肝大超过 2 cm。

（六）实验室检查

1. 一般常规检查

（1）血常规检查：白细胞总数减少，中性粒细胞减少，可见异常淋巴细胞。重症患者血红蛋白和血细胞比容常明显升高。血小板减少，严重者可降至 10×10^9/L 以下，血小板下降幅度与病情严重程度成正比。

（2）尿常规检查：可见少量蛋白、红细胞等，可有管型出现。

（3）血生化检查：超过半数的患者转氨酶、乳酸脱氢酶（LDH）升高，少数患者总胆红素升高，白蛋白降低。部分患者可出现心肌酶谱、尿素氮和肌酐升高及电解质紊乱等。

（4）其他检查：出凝血功能检查可见纤维蛋白原减少，凝血酶原时间和部分凝血活酶时间延长。部分病例脑脊液压力升高，白细胞和蛋白质正常或稍增加，糖和氯化物正常。

2. 血清学及病原学检查

（1）特异性抗体测定：目前常用胶体金免疫层析快速检测法、ELISA 法、血凝抑制试验等检测登革病毒特异性 IgM、IgG 抗体。初次感染患者，发病后 3 ~ 5 天可检出 IgM 抗体，发病 2 周后达到高峰，可维持 2 ~ 3 月，是最常用的登革热早期快速诊断技术；发病 1 周后可检出 IgG 抗体，可维持数年甚至终生；发病 1 周内，在患者血清中检出高水平特异性 IgG 抗体提示二次感染，也可结合捕获 ELISA 法检测的 IgM/IgG 抗体比值进行综合判断。

（2）NS1 抗原检测：非结构蛋白 NS1 可在病程 1 ~ 6 天检出，具有早期诊断的价值。常用胶体金免疫层析快速检测法、ELISA 法检测，特异性和敏感性高。

（3）病毒核酸检测：目前可用实时荧光定量 RT-PCR 方法检测登革病毒 RNA，在病毒感染后 5 ~ 6 小时即可检出，在病毒感染 2 天内即可对病毒进行分型，具有敏感性高、特异性强、检测时间短等优点，可用于本病的早期、快速诊断。

（4）病毒分离：将急性期（病程 1 ~ 3 天）患者血清接种于白纹伊蚊细胞株 C6/36 进行病毒分离，阳性率达 60% ~ 80%。

（七）诊断及鉴别诊断

1．诊断

（1）流行病学史：流行区居住或 15 天内到过流行疫区，在流行季节发病。

（2）临床表现：急性起病，有高热、全身疼痛、皮疹、出血、淋巴结肿大、肝大、白细胞和血小板减少等。

（3）实验室检查：登革病毒特异性 IgM 抗体、NS1 抗原或登革病毒核酸阳性，或恢复期血清特异性 IgG 抗体滴度比急性期有 4 倍以上增长或阴转阳即可确定诊断。

（4）重症登革热诊断依据：在登革热诊断标准基础上出现下列严重表现之一者：严重出血（包括但不限于皮下血肿、肉眼血尿、咯血、消化道出血、阴道出血及颅内出血等）；休克；严重器官损伤，包括 ARDS 或呼吸衰竭，急性心肌炎或急性心力衰竭，急性肝损伤 [ALT 和（或）AST > 1000 U/L]，急性肾功能不全，脑病或脑炎等。

2．鉴别诊断

本病应与流行性感冒、基孔肯雅热、寨卡病毒病、黄热病、肾综合征出血热、发热伴血小板减少综合征、钩端螺旋体病、麻疹、猩红热等鉴别。有神经系统临床表现者需与其他中枢神经系统感染鉴别。白细胞及血小板减低明显者，需与血液系统疾病鉴别。

（八）预后

登革热为自限性疾病，预后良好，病死率为 3/10 000，死亡病例多数属于重症登革热病例因重要脏器功能衰竭而死亡。

（九）治疗

本病尚无特效治疗方法，主要采用综合治疗措施。治疗原则是早发现，早治疗，早防蚊隔离。重症病例的早期识别和及时抢救是降低病死率的关键。

1．一般治疗

急性期应卧床休息，进流质或半流质饮食，在有防蚊设备的病室中隔离到病程超过 5 天，并且热退 24 小时以上。保持皮肤和口腔清洁。

2．对症治疗

（1）退热：以物理降温为主。对出血症状明显者，避免乙醇擦浴。应用解热镇痛药可能会出现严重并发症，应慎用。对中毒症状严重者，可短期使用糖皮质激素。

（2）补液：对于大汗或腹泻者应鼓励其口服补液，对频繁呕吐、不能进食或有脱水、血容量不足者，应及时静脉输液，但应警惕输液致脑水肿、肺水肿及充血性心力衰竭的发生。

重症登革热补液原则是维持良好的组织器官灌注，同时应根据患者血细胞比容、血小板、电解质、尿量及血流动力学情况随时调整补液的种类和数量。

（3）出血治疗：有出血倾向者可选用止血药物。对大出血病例，应输入新鲜血浆和红细胞，伴血小板计数 < 30×10⁹/L 者，可输注新鲜血小板等。消化道出血可口服凝血酶、雷尼替丁或静脉注射奥美拉唑等。

（4）抗休克治疗：出现休克时应尽快进行液体复苏治疗。液体复苏原则是先晶体后胶体，积极纠正酸碱失衡。液体复苏治疗无法维持血压时，应使用血管活性药物；严重出血引起休克时，应及时输注红细胞和新鲜血浆等。

（5）重要脏器损害的治疗：针对不同脏器损害给予相应治疗。

（十）预防

应做好疫情监测，做到早发现、早诊断、早隔离。防蚊灭蚊、切断传播途径是预防本病的根本措施。登革热的预防接种目前还处于研究阶段，尚无安全有效的疫苗用于临床。

二、登革出血热

登革出血热（Dengue hemorrhagic fever，DHF）是登革热的一种严重类型。其起病类似典型登革热，发热 2 ~ 5 天后病情突然加重，表现为多器官较大量出血，休克，血液浓缩，血小板减少，白细胞增多，肝大。此病多见于儿童，病死率高。

（一）病原学

四种血清型登革热病毒均可引起登革出血热，而以 DENV-2 型最常见。1985 年在我国海南省出现的登革出血热也是由 DENV-2 型登革热病毒所引起。

（二）流行病学

登革出血热多发生于登革热地方性流行区的当地居民之中，外来人很少发生。可能由于多数当地居民血液中存在促进性抗体（enhancing antibody）。1950 年在泰国首先发现登革出血热，以后在东南亚、太平洋岛屿及加勒比海地区相继发生流行。在东南亚，登革出血热好发于 1 ~ 4 岁儿童，在我国海南省则以 15 ~ 30 岁占多数。

（三）发病机制与病理学表现

登革出血热发病机制尚未完全明了。机体感染登革病毒后产生的增强性抗体可促进登革病毒与单核细胞或吞噬细胞表面的 Fc 受体结合，细胞释放活性因子，导致血管通透性增加，血浆蛋白从微血管中渗出，引起血液浓缩和休克。凝血系统被激活则可引起 DIC，加重休克，并与血小板减少一起导致各系统的出血。

病理变化主要是全身毛细血管内皮损伤，导致出血和血浆蛋白渗出。微血管周围出血、水肿及淋巴细胞浸润，单核巨噬细胞系统增生。

（四）临床表现

登革出血热潜伏期同登革热。临床上根据有无发生休克分为登革出血热（DHF）及登革休克综合征（Dengue shock syndrome，DSS）两型。

急性发热期 2 ~ 5 天，具有典型登革热临床表现。在发热过程中或热退后，病情突然加重，表现为皮肤变冷、脉速，昏睡或烦躁，出汗，瘀斑，消化道或其他器官出血，肝大，束臂试验阳性，部分病例脉压进行性下降，如不治疗，即进入休克，可于 4 ~ 6 小时内死亡。仅有出血者为登革出血热，同时有休克者为登革休克综合征。

实验室检查可发现血液白细胞总数和中性粒细胞均增加，血小板减少，可低至 10×10^9/L 以下。血液浓缩、血细胞比容增加、凝血因子减少、补体水平下降，纤维蛋白降解物升高，血浆蛋白降低，血清转氨酶升高，凝血酶原时间延长，纤维蛋白原下降。血清学检查和病毒分离同登革热。

（五）诊断与鉴别诊断

登革出血热的诊断标准：①有典型登革热临床表现；②多器官较大量出血；③肝大。具备其中 2 ~ 3 项，同时血小板在 100×10^9/L 以下，血细胞比容增加 20% 以上者，为登革出血热。同时伴有休克者，为登革休克综合征。

登革出血热应与黄疸出血型钩端螺旋体病、败血症、流行性出血热等疾病鉴别。

（六）预后

登革出血热病死亡率 1% ~ 5%，登革休克综合征预后不良。

（七）治疗

以支持疗法为主，注意水电解质平衡，纠正酸中毒。休克病例应尽快输液以扩张血容量，加用血浆或血浆代用品，但不宜输全血，以免加重血液浓缩。严重出血者，可输新鲜全血或血小板。中毒症状严重及休克病例，可用肾上腺皮质激素静脉滴注。有 DIC 者按 DIC 治疗。

（八）预防

同登革热。

（陈茂伟）

第七节 狂 犬 病

狂犬病（rabies）又名恐水症（hydrophobia），为感染狂犬病毒（rabies virus）所致，是一种以侵犯中枢神经系统为主的人兽共患传染病。通常因被病兽咬伤、抓伤或舌舔皮肤或黏膜破损处后感染发病。临床表现为特有的恐水、怕风、狂躁、恐惧不安和咽肌痉挛。病死率几乎为 100%。

一、病原学

狂犬病毒形似子弹，属弹状病毒科拉沙病毒属，为单股负链 RNA 病毒，外部为蛋白质衣壳，表面有脂蛋白包膜。经实验室传代培养后病毒毒力减弱，被称为固定毒株（fixed virus），自然感染不能侵犯中枢神经系统，但仍能保持其抗原性，可用于制作狂犬病疫苗。狂犬病毒对理化因子抵抗力差，强酸、强碱、脂溶剂、季胺类化合物、紫外线、X 线等能迅速灭活病毒；对酚有高度抵抗力；在冰冻干燥下可保存数年。

二、流行病学

1. 传染源   携带狂犬病毒的动物是本病的传染源，其中 80% ~ 90% 为病犬。一般来说，狂犬病患者不是传染源，不形成人与人之间的传染，因其唾液中所含病毒量较少。

2. 传播途径   主要的传播途径是被带病毒动物咬伤、抓伤或舔触伤口而感染。少数可因吸入含病毒的气溶胶或在接触病兽的血、组织后被感染。

3. 人群易感性　人群普遍易感，兽医、动物实验人员和动物饲养员属高危人群。

三、发病机制及病理学表现

（一）发病机制

狂犬病毒侵入人体后，对神经组织有强大的亲和力，致病过程可分为三个阶段，即组织内病毒小量增殖期、侵入中枢神经系统期和向各器官扩散期。向各器官扩散期病毒自中枢神经离心性扩散至周围神经及其所支配的组织器官。由于迷走、舌咽和舌下神经核受损，可致咽肌及呼吸肌痉挛，出现恐水、吞咽和呼吸困难；交感神经受刺激，使唾液分泌和出汗增多。

（二）病理学表现

病理变化主要为急性弥漫性脑脊髓炎，以大脑基底、海马回、脑干部位及小脑损害最为明显。在神经元细胞质内可见到嗜酸性包涵体，又称内氏小体（Negri body），为狂犬病毒集落。内氏小体最常见于海马及小脑浦肯野细胞中，染色后呈樱桃红色，是狂犬病的特征性病变，具有诊断意义。

四、临床表现

狂犬病的潜伏期可在 5 天至 10 年或以上，多数为 1 ~ 3 个月。典型临床经过分为以下三期。

（一）前驱期或侵袭期

前驱期或侵袭期持续 2 ~ 4 天。此期大多有低热、乏力、全身不适等类似感冒的症状，继而出现恐惧不安、烦躁失眠，对声、风、光等刺激敏感而出现咽喉紧缩感。尤其是已愈合的伤口及伤口周围出现痒、痛、麻及蚁走感等异样感觉，对早期诊断有重要意义。

（二）兴奋期

兴奋期持续 1 ~ 3 天。此期体温升高至 38 ~ 40 ℃，患者表现为高度兴奋、恐惧、烦躁不安、呼吸困难。恐水、怕风是本期最具有特征性的表现，主要表现为患者见水或者听到水声均会引起咽肌痉挛，极渴却不敢饮。患者常因声带痉挛而伴声嘶、说话吐字不清，严重发作时可出现全身肌肉阵发性抽搐。此外，风、光、声等多种外界刺激也可能引起咽肌痉挛。患者常出现大量流涎、心率增快、血压增高、大汗淋漓等症状。

（三）麻痹期

麻痹期持续 6 ~ 18 小时。此期患者逐渐由狂躁转变为安静状态，肌肉痉挛减少或停止，进入昏迷状态，出现全身弛缓性瘫痪，眼肌、颜面部肌肉及咀嚼肌也可受累。呼吸减弱或不规则，心律失常，血压下降，神志不清，最终因呼吸、循环衰竭而死亡。

本病病程一般不超过 6 天。除上述典型病例外，个别患者未出现狂犬病典型狂躁状态，而是在前驱期出现高热、头痛、呕吐、咬伤处疼痛等症状后，继之出现肢体无力、肌肉瘫痪、大便失禁和尿失禁等症状。瘫痪呈横断型或上升型，严重者死于呼吸肌麻痹。本型病变主要源于脊髓或延髓受损，称为"麻痹型（静型）狂犬病"，也称"哑狂犬病"。

五、实验室检查

（一）血常规及脑脊液检查

外周血白细胞计数轻、中度增高。脑脊液压力稍增高，蛋白质正常或增高，糖和氯化物正常，细胞数轻度增高，以淋巴细胞为主。

（二）病原学检查

1. 抗原检测 可取患者唾液或脑脊液涂片、角膜印片、咬伤部位皮肤组织或脑组织，通过免疫荧光抗体技术检测病毒抗原。此方法具有快速的特点，且阳性率达95%。

2. 内氏小体检查 取动物或死者的脑组织做切片染色，镜检找内氏小体，阳性率为70% ～ 80%。

3. 病毒分离 取患者的脑脊液、唾液、皮肤或脑组织接种鼠脑后分离病毒。

4. 核酸测定 采用 RT-PCR 法，以新鲜唾液和皮肤活组织为标本检测狂犬病毒 RNA，可作为早期快速诊断依据。

（三）病毒抗体检测

现 WHO 和美国 CDC 推荐用快速荧光灶抑制试验（rapid fluorescent focus inhibition test, RFFIT）检测血清或脑脊液中和抗体。该方法具有快捷、特异性和敏感性高等优点。国内多采用 ELISA 法检测血清中和抗体。

六、诊断及鉴别诊断

（一）诊断

1. 流行病学提示患者曾被病兽咬伤、抓伤或舌舐皮肤或黏膜破损处。
2. 临床表现为典型狂犬病症状，如兴奋躁动、恐水怕风、咽喉痉挛等可初步诊断。
3. 检查病毒抗原、病毒核酸或病毒分离等实验室检查可确定诊断。

（二）鉴别诊断

1. 破伤风 有外伤史，有张口困难、牙关紧闭、角弓反张、苦笑面容、全身阵发性强直性痉挛，而无高度兴奋和恐水现象。但须注意，狂犬病患者被咬伤时，也可同时感染破伤风。

2. 病毒性脑炎 有发热、头痛、呕吐等颅内压增高的表现，锥体束征阳性，无恐水、高度兴奋、流涎等症状，通过脑脊液等检查进行鉴别。

七、治疗

目前无特效疗法，主要以支持和对症治疗为主。

1. 一般处理 严格隔离患者，尽量保持患者安静，减少光、风、声等刺激。须严格消毒患者的分泌物和排泄物。

2．对症治疗 保持重要器官的功能。患者痉挛发作时可给予苯妥英钠、地西泮等；脑水肿时可给予甘露醇及呋塞米等脱水药；发绀缺氧时予以吸氧，必要时行气管切开；心动过速、心律失常、血压升高时，可应用 β 受体阻断药或强心药。

3．营养支持及维持酸碱、水、电解质平衡 补充足够营养，纠正酸中毒，补液，维持水、电解质平衡。

八、预后及预防

狂犬病是所有传染病中最凶险的病毒性疾病，一旦发病即使使用大剂量狂犬病免疫球蛋白也不能改变预后，病死率达 100%。

（一）管理传染源

加强对犬、猫的管理，对饲养犬、猫做好预防接种，并实行进出口动物检疫等措施。对病死动物应立即焚毁或深埋，切不可剥皮或进食。

（二）伤口处理

早期伤口处理极为重要，咬伤后立即用 20% 肥皂水或 0.1% 苯扎溴铵（新洁尔灭）反复彻底清洗伤口，至少清洗 30 分钟，力求去除犬涎、挤出污血，再用大量清水冲洗。冲洗后，再用 75% 乙醇或 2% 碘酊涂擦。深部伤口插管冲洗，但伤口一般不予缝合或包扎，以便引流。如有人抗狂犬病免疫球蛋白或免疫血清，使用前先做皮肤过敏试验，试验阴性后，可在伤口底部及四周进行浸润注射。

（三）预防接种

1．疫苗接种 疫苗接种可用于暴露后预防，也可用于暴露前预防。若被咬伤后能及时、全程、足量地注射狂犬病疫苗，发病风险显著下降。原则上被咬伤后疫苗注射越早越好，暴露者只要未发病，不管距离暴露时间多久仍应尽快按暴露当时的免疫程序接种疫苗。世界卫生组织（WHO）推荐使用的疫苗有人二倍体细胞疫苗、原代细胞培养疫苗、传代细胞疫苗。

（1）暴露前预防：主要用于高危人群，如兽医、动物管理人员、可能接触狂犬病毒的医务人员、山洞探险者等。接种 3 次，每次 2 ml，肌内注射，于 0、7、21 天（或 28 天）进行

（2）暴露后预防：接种 5 次，每次 2 ml，肌内注射，于暴露后 0、3、7、14 和 28 天进行。

2．免疫球蛋白注射 凡咬伤严重、有多处伤口者，或头、面、颈和手指被咬伤者，在接种疫苗的同时还应注射免疫血清。使用前先进行皮肤过敏试验，试验阴性后再进行注射。

（李树臣）

第八节 严重急性呼吸综合征

严重急性呼吸综合征（severe acute respiratory syndromes，SARS），又称传染性非典型肺炎（infectious atypical pneumonia），是由 SARS 相关冠状病毒（SARS-associated coronavirus，SARS-CoV）引起的具有传染性、累及多个脏器系统的特殊肺炎。主要表现为发热、头痛、肌肉酸痛、乏力、干咳、腹泻等，严重者可出现呼吸窘迫。

一、病原学

　　SARS-CoV 是单股正链 RNA 病毒，属冠状病毒科，有包膜，表面有棘突，直径 60 ～ 120 nm。成熟病毒呈圆球形、椭圆形，未成熟的病毒体可出现很多形态。病后 1 周产生 IgM，持续 3 个月；病后 7 ～ 10 天产生 IgG，恢复后 12 个月仍持续阳性。IgG 可能是保护性抗体，可以中和体外分离到的病毒颗粒。SARS-CoV 可在感染者尿液和粪便及干燥塑料表面存活 4 天，−80 ℃稳定性佳。其对热、乙醚、酸均敏感，56 ℃加热 90 分钟、紫外线照射 60 分钟、含氯消毒剂 5 分钟可使病毒灭活。

二、流行病学

　　1．传染源　患者是主要传染源，急性期传染性最强。
　　2．传播途径　飞沫传播是主要传播途径，接触患者的呼吸道分泌物、消化道排泄物及其他体液或被污染的物品也可传播。
　　3．人群易感性　人群普遍易感，病后可获得一定程度的免疫力，尚无再感染的报道。
　　4．流行病学特征　该病于 2002 年 11 月首先在广东省佛山市被发现，至 2003 年 8 月，32 个国家共报告临床诊断病例 8422 例，死亡 916 例。该次流行发生于冬末春初，有家庭及医院聚集发病现象，社区以散发为主，主要流行于人口密集的大城市。

三、发病机制与病理学表现

　　发病机制尚不清楚，早期可出现病毒血症。病毒侵入人体后，在呼吸道黏膜上皮、肺泡上皮和肺血管内皮细胞内复制，引起浆液和纤维蛋白原的大量渗出，凝集成纤维素，与坏死的肺泡上皮形成透明膜。被激活的巨噬细胞和淋巴细胞释放细胞因子和自由基，进一步增加肺泡毛细血管的通透性，诱发成纤维细胞增生。受损的肺泡上皮细胞脱落到肺泡腔内可形成脱屑性肺泡炎，引起肺微循环障碍，使肺泡换气功能失常，机体缺氧，肺泡表面活性物质合成和分泌减少，肺泡表面张力增高致渗透性肺水肿，呼吸道阻力增加，肺泡萎缩，晚期可继发多脏器功能障碍。

　　SARS 肺部病变最为明显，双肺明显肿胀，镜下可见弥漫性肺泡损伤，有肺水肿及透明膜形成。3 周后肺间质纤维化，还可见小血管内微血栓和肺出血，散在的小叶性肺炎，肺泡上皮脱落、增生，肺门淋巴结多充血、出血及淋巴组织减少。

四、临床表现

　　严重急性呼吸综合征的潜伏期为 1 ～ 16 天，常见 3 ～ 5 天。其起病急，以发热为首发症状，体温一般 > 38 ℃，多数伴有头痛、肌肉酸痛、乏力，部分患者有干咳、胸痛、腹泻等症状，早期肺部体征不明显，部分可闻及少许湿啰音。10 ～ 14 天病情达到高峰，发热、乏力等中毒症状持续加重，出现频繁咳嗽、气促、呼吸困难，尤其在活动后明显，约 10% 患者出现急性呼吸窘迫综合征（ARDS）而危及生命。在病程 2 ～ 3 周后，发热渐退，其他症状与体征减轻，肺部炎症吸收较慢，常在体温正常 2 周后才能完全吸收。儿童患者的病情似较成人轻，老年患者症状常不典型。

五、实验室及辅助检查

1. 血常规检查　白细胞计数正常或降低，淋巴细胞减少，部分患者血小板减少，T淋巴细胞亚群中以 CD4$^+$ 减低明显。

2. 特异性病原学检测

（1）SARS-CoV 血清特异性抗体检测：免疫荧光抗体法和酶联免疫吸附法检测血清中 SARS-CoV 特异性抗体，IgM 多在发病 1 周出现，急性期和恢复早期达高峰，3 个月后消失；IgG 病后 2 周检出率 80%，病后 6 个月保持高滴度。IgM 阳性，或 IgG 在恢复期较急性期滴度升高 4 倍以上，可作为诊断依据。

（2）SARS-CoV RNA 检测：以反转录聚合酶链反应检测血液、呼吸道分泌物、粪便等标本中 SARS-CoV RNA 有早期诊断意义。

3. 影像学检查　发病早期，肺部 X 线检查即可见斑片状或网状改变，病初呈单灶病变，短期内病灶迅速增多，呈大片状阴影，以双肺周边区域较为多见。如果早期胸部 X 线检查无病变，需 1 ~ 2 天内复查。胸部 CT 以磨玻璃样改变最多见。肺部阴影吸收、消散较慢，阴影改变与临床症状及体征可不一致。

六、诊断及鉴别诊断

1. 诊断　发病前 2 周内与 SARS 患者有密切接触史或曾到过 SARS 流行区域，结合临床症状和体征、一般实验室检查、胸部影像学、特异性病原学检测，排除其他表现类似的疾病，可以做出 SARS 的诊断。

2. 鉴别诊断　临床上要与上呼吸道感染、新型冠状病毒感染、细菌性或真菌性肺炎、军团菌病、肺结核、肺肿瘤、非感染性间质性肺疾病、肺血管炎等类似的呼吸系统疾病相鉴别。

七、治疗

该病目前还缺乏特异性治疗手段，根据病情以综合治疗为主，遵循早发现、早隔离、早治疗的原则。

1. 密切观察病情　密切监测症状、体温、呼吸、血氧饱和度、血气、血常规、C 反应蛋白（CRP）、胸部 X 线表现及血生化等的变化情况。

2. 一般治疗和对症治疗　卧床休息，避免劳累；发热超过 38.5 ℃者，给予物理降温，酌情使用解热镇痛药；剧咳或咳痰者，给予镇咳祛痰药；有气促者，尽早给予鼻导管或面罩吸氧。注意加强营养支持，保持水电解质、酸碱平衡。若患者出现心理障碍，对其进行心理疏导。

3. 糖皮质激素的应用　有以下指征之一可应用糖皮质激素：①有严重的中毒症状，持续高热 3 天不退；②胸部影像学显示 48 小时之内病灶进展＞50%；③出现急性肺损伤或 ARDS。一般成人剂量相当于甲泼尼龙 80 ~ 320 mg/d，必要时可适当增加剂量，大剂量应用时间不宜过长，具体剂量和疗程根据病情调整。

4. 抗病毒药物   目前尚无针对 SARS-CoV 的特异性抗病毒药物，早期可试用洛匹那韦及利托那韦等。

5. 重症 SARS 患者的治疗   加强监护，及时给予呼吸支持，合理使用糖皮质激素，加强营养支持和器官功能保护，注意水、电解质和酸碱平衡，预防和治疗继发感染，及时处理并发症。

（1）若患者呼吸频率 > 30 次 / 分；在吸氧 5 L/min 的条件下，SpO_2 < 93%，应行无创正压通气（NPPV），持续应用直到病情缓解，注意相关禁忌证。

（2）NPPV 治疗后，若血氧饱和度改善不满意或对 NPPV 不能耐受者，应及时进行有创正压通气（IPPV）治疗。

（3）对于出现 ARDS 的患者，宜直接应用有创正压通气治疗；出现休克或多器官功能衰竭，给予相应支持治疗。

八、预防

SARS 是《中华人民共和国传染病防治法》中的乙类传染病，按照甲类管理。对诊断病例和疑似病例，需分别采取隔离观察和治疗；密切接触者应在指定地点接受为期 14 天的隔离观察。疫情期间需加强室内和公共场所的通风，注意空气、水源、下水道系统等的处理消毒，保持良好个人卫生；易感人群需做好个人防护。出现 SARS 暴发或流行时实施国境卫生检疫和国内交通检疫。

（祖红梅）

第九节   传染性单核细胞增多症

传染性单核细胞增多症（infectious mononucleosis，IM）是由 EB 病毒（Epstein-Barr virus，EBV）感染所致的单核巨噬细胞系统增生性疾病，多为急性、自限性病程，少数可发生严重并发症。典型临床表现为"三联征"，即发热、咽峡炎、颈部淋巴结肿大；外周血中单核细胞显著增多，出现异常淋巴细胞，嗜异性凝集试验及抗 EB 病毒抗体阳性。

一、病原学

EB 病毒属疱疹病毒科，γ 亚科，是一种嗜人类淋巴细胞的疱疹病毒，1964 年由 Epstein 和 Barr 等从非洲儿童伯基特淋巴瘤组织体外培养的淋巴细胞系中首先发现。基本结构为类核、衣壳、壳微粒、包膜，直径约 180 nm，含双链线状 DNA，衣壳为 20 面体立体对称，由 162 个壳微粒组成，包膜由感染细胞的核膜组成，其上有病毒编码的膜糖蛋白。

EB 病毒主要有六种抗原成分，分别为衣壳抗原（viral capsid antigen，VCA）、膜抗原、早期抗原（early antigen，EA）、核抗原（nuclear antigen，NA）、补体结合抗原（可溶性抗原 S）、淋巴细胞识别膜抗原（lymphocyte detected membrance antigen，LYDMA），除 LYDMA 外，其他五种抗原可产生相应的抗体。EB 病毒培养条件非常特殊，病毒分离困难。

二、流行病学

1. 传染源　病毒携带者和患者为主要传染源。EB 病毒感染人体后，可在人口咽部上皮细胞和唾液腺内繁殖而释放病毒至唾液内，排毒时限可长达数月甚至数年。

2. 传播途径　主要为经口密切接触传播，飞沫传播不是主要途径。

3. 人群易感性　人群普遍易感。我国发病高峰年龄在 4 ~ 6 岁，性别差异小，西方发达国家资料显示，6 岁以下儿童多呈隐性或轻型感染，青少年约 50% 表现为显性感染。一次得病后可获得较持久的免疫力。

4. 流行特征　世界各地均有发生，多呈散发，也可小范围流行。四季均可发病，晚秋至初春较多。

三、发病机制与病理学表现

（一）发病机制

传染性单核细胞增多症的发病机制目前尚未完全阐明。病毒入侵人体口腔后，在咽部淋巴组织内繁殖后入血而致病毒血症。因 B 淋巴细胞表面有 EB 病毒受体，故先受累，病毒侵入 B 淋巴细胞后导致其抗原性改变，继而引起 T 淋巴细胞强烈应答并转化为细胞毒性 T 淋巴细胞，后者及其分泌的细胞因子直接破坏被感染的 B 淋巴细胞及多个组织器官。辅助性 T 细胞的一些亚型参与了致病过程。外周血中异常淋巴细胞主要是 T 淋巴细胞。

在疾病早期，NK 细胞、非特异细胞毒性 T 淋巴细胞对控制被 EB 病毒感染的 B 淋巴细胞增生扩散十分重要；疾病后期，人类白细胞抗原（human leukocyte antigen，HLA）限制的细胞毒性 T 淋巴细胞可以特异性地破坏病毒感染的细胞。

（二）病理学表现

基本病理改变为淋巴组织的良性增生，淋巴结肿大但并不化脓，肝、脾、心肌、肾、肾上腺、肺及中枢神经系统等均可受累，可见异常淋巴细胞浸润。

四、临床表现

传染性单核细胞增多症的潜伏期一般为 5 ~ 15 天，大多数是 10 天。其起病急缓不一，近半数患者有全身不适、鼻塞、畏寒、头痛、头昏、食欲缺乏、恶心、呕吐等前驱症状。主要临床表现如下。

1. 发热　90% 以上的病例有发热，体温为 38.5 ~ 40 ℃不等，可呈稽留热、弛张热或不规则热。发热时可伴有畏冷、寒战，热骤退或者渐退。热程数天至数周，少数患者发热长达 2 ~ 4 个月。

2. 咽峡炎　约半数患者咽、腭垂充血，扁桃体充血、水肿，有灰白色渗出物，少数有溃疡或假膜形成。

3. 淋巴结肿大　全身淋巴结均可被累及，以颈淋巴结最为常见，腋下、腹股沟次之，纵隔、肠系膜淋巴结也可能被累及。60% 以上患者有浅表淋巴结肿大，直径为 1 ~ 4 cm，质地中等，无明显压痛，两侧不对称，分散而不粘连。通常淋巴结肿大在起病 2 周后达高峰，在

3 周内消退，偶可持续较长的时间。

4. 肝、脾大　约 45% 以上患者肝大，儿童常见，肝功能异常发生率较高。50% 以上患者脾大，病程早期可出现，持续 3 ～ 4 周，偶可发生脾破裂。

5. 皮疹　约 10% 的患者出现皮疹，常在起病后 1 ～ 2 周内出现，3 ～ 7 天后消退，不留痕迹，未见脱屑，多见于躯干部。皮疹表现多样，比较典型者为黏膜疹，表现为多发性针尖样瘀点，见于软、硬腭交界处，皮肤还可能出现荨麻疹、斑丘疹或丘疹等。

五、并发症

并发症少见，表现为脑膜脑炎、自身免疫性溶血性贫血、再生障碍性贫血、血小板减少性紫癜、咽喉部溶血性链球菌感染、肝炎、急性肾炎、脾破裂、心肌炎、噬血细胞综合征等。

六、实验室检查

1. 血常规　白细胞计数在发病后 10 ～ 12 天常可升高，可达 60×10^9/L，第 3 周恢复正常。异常淋巴细胞在发病的第 1 ～ 21 天出现，可达 10% ～ 20% 或更高。血小板计数减少也较常见。

2. 嗜异性凝集试验　适用于临床常规检查，一般认为其效价在 1∶80 以上具有诊断价值。阳性率在第 1 周为 40%，到第 3 周可达 80% ～ 90%。与急性期相比，恢复期效价上升 4 倍以上，则意义更大。在青少年原发 EB 病毒感染者中其阳性率为 80% ～ 90%，5 岁以下的患儿不易出现高效价或出现较晚。

3. EB 病毒抗体检测　VCA IgM 抗体在早期出现，多于 1 ～ 2 个月后消失，是 EB 病毒近期感染的标志。VCA IgG 抗体出现稍迟于前者，但可持续多年或终生，不能区别近期感染与既往感染。EA IgG 抗体于发病后 3 ～ 4 周达高峰，持续 3 ～ 6 个月，是新近感染或 EBV 增殖活跃的标志。核抗原、膜抗原的 IgG 抗体及补体结合抗体均于发病后 3 ～ 4 周出现，持续终生，是既往感染的标志。

4. 病毒核酸检测　实时 PCR 检测血液等标本的 EBV DNA 有助于诊断。外周血中 EBV DNA 在 2 周内达高峰，3 周左右消失。EBV DNA 阳性提示活动性病毒感染，对于免疫功能低下、抗体结果不明确时更具重要意义。

5. 肝功能检查　50% ～ 80% 患者肝功能异常，以氨基转移酶（ALT、AST）升高为主，出现黄疸的比例约为 5%。

七、诊断及鉴别诊断

（一）诊断

本病诊断依据包括临床表现、典型血常规、嗜异性凝集试验阳性、EB 病毒特异性抗体及 EBV DNA 等，流行病学资料具有参考价值。

1. 临床表现　①发热；②咽峡炎；③颈淋巴结肿大；④肝大；⑤脾大；⑥眼睑水肿。

2. 原发性 EBV 感染的实验室证据　①抗 -EBV-CA IgM 和抗 -EBV-CA IgG 阳性，且抗 -EBV-NA IgG 阴性；②单一抗 -EBV-CA IgG 阳性，且 EBV-CA IgG 为低亲和力抗体。

3. 非特异性实验室检查 ①外周血异型淋巴细胞比例≥0.10；②6岁以上儿童外周血淋巴细胞比例>0.50或淋巴细胞绝对值>$5.0×10^9$/L。

临床诊断病例需满足临床表现中任意3项及非特异性实验室检查中任意1项，确诊病例需满足临床表现中任意3项及原发性EB病毒感染的实验室证据中任意1项。

（二）鉴别诊断

本病应与病毒性肝炎、疱疹性咽峡炎、乙型溶血性链球菌性咽峡炎，以及巨细胞病毒、腺病毒、HIV、风疹病毒感染所致的类传染性单核细胞增多症等鉴别。

八、预后

本病为自限性疾病，预后良好，但极个别患者病情迁延，反复发作，转变为慢性活动性EB病毒感染。本病病死率为1%~2%，主要死因为脾破裂、脑膜炎、心肌炎等。

九、治疗

以对症、支持治疗为主。急性期应注意卧床休息，有肝损伤时按病毒性肝炎给予保肝降酶治疗。

不推荐常规抗病毒治疗。阿昔洛韦、更昔洛韦等通过抑制病毒聚合酶、终止DNA链延伸而发挥抗病毒作用，降低病毒复制水平，但并不能减轻病情严重程度、缩短病程、降低并发症的发生。

抗菌药物对本病无效，仅在咽部、扁桃体继发细菌感染时可选用，一般选用青霉素G，疗程7~10天。

重型患者，如有咽部及喉头严重病变或水肿，有中枢神经系统并发症，以及有心肌炎、心包炎、溶血性贫血、严重血小板减少症等，可酌情短疗程使用糖皮质激素。

防治脾破裂，应随时警惕脾破裂发生的可能，及时确诊并迅速处理。

十、预防

本病尚无有效的疫苗。急性期患者应进行呼吸道隔离，其呼吸道分泌物及痰杯应用漂白粉或煮沸消毒，因病毒血症可持续长达数月，故病后至少6个月不能参加献血。

（封　波）

第十节　巨细胞病毒感染

巨细胞病毒感染是由巨细胞病毒（cytomegalovirus，CMV）感染所致的一种先天性或后天性全身感染性疾病。初次感染后，巨细胞病毒可以潜伏下来并持续存在，机体免疫力下降时重新激活，是器官移植后发病和死亡的重要原因。巨细胞病毒感染大多呈亚临床型，显性感染者临床表现多样，可累及多个系统，并可能与恶性肿瘤的发生相关。

一、病原学

巨细胞病毒属疱疹病毒科，可感染人、牛、马、猪等多种哺乳动物，对宿主或培养细胞有高度的种特异性，其中感染人类的巨细胞病毒称为人巨细胞病毒（human cytomegalovirus，HCMV），又称人疱疹病毒5型，属人疱疹病毒科β亚科，只在人成纤维细胞的组织培养中增殖。巨细胞病毒直径约为200 nm，呈球形，病毒壳体为20面对称体，含有162个壳粒，由双层含脂糖蛋白外膜所包被；其基因组为230 kb的线性双链DNA。病毒在细胞培养中增殖缓慢，受感染的细胞肿大，核变大，核中央出现嗜酸性包涵体，故又称巨细胞包涵体病（cytomegalic inclusion disease）。

HCMV对外界抵抗力差，对乙醚、三氯甲烷等脂溶剂敏感，65 ℃加热30分钟、紫外线照射5分钟可被灭活，不耐酸。反复冻融或 –20 ℃以下低温均影响CMV的感染性。

二、流行病学

（一）传染源

患者及无症状感染者为主要传染源，在其血液、唾液、泪液、尿液、精液、乳汁、粪便、子宫颈和阴道分泌物等中均存在巨细胞病毒，可间歇或持续排毒达数月或数年。

（二）传播途径

1. 垂直传播　是巨细胞病毒感染的重要途径，可通过胎盘、产道、哺乳或密切接触的方式传播。

2. 水平传播　可经唾液、尿液、精液、阴道分泌物等传播。

3. 医源性传播　可经输血、器官移植、体外循环等方式传播。

（三）人群易感性

HCMV感染呈全球分布，人是唯一宿主，人群普遍易感，40%～100%的成人有CMV抗体，其流行无季节性、无性别差异。女性易感年龄在20～30岁，男性在35岁以后。当机体免疫功能低下时，体内的病毒被激活，则隐性感染可转化为显性感染。

三、发病机制

发病机制尚未完全阐明。巨细胞病毒主要通过细胞膜融合或吞饮作用进入宿主细胞，可广泛存在于各器官组织。感染可直接导致受染宿主细胞损伤，还可能通过免疫病理机制产生致病效应。巨细胞病毒在健康人中呈潜伏状态，但在免疫低下时可活化并复制，引起宿主细胞损伤，导致间质性炎症或灶性坏死等病变。

四、临床表现

临床表现不一，可随患者年龄、机体状况和感染途径不同而异。

（一）先天性感染

先天性感染（congenital cytomegalovirus infection）一般是指出生后 14 天内被证实的 CMV 感染。绝大多数先天性感染的患儿出生后没有临床症状，仅约 10% 的患儿出现症状，尤其当感染发生在妊娠头 4 个月内时，更易造成胎儿损害，表现为发育迟缓，出生时体重不足，或呈现先天畸形；或在出生后短期内出现黄疸、肝大、脾大、溶血性贫血、脑积水、肺炎、心肌炎、昏迷、抽搐等，可于数周内死亡。先天性感染还可致死胎、流产、早产等。远期可以出现听力损害。部分患者逐渐出现甚至遗留永久后遗症。

（二）后天性感染

后天性感染多呈隐性感染或症状轻微，但少数患者临床表现较为严重。新生儿可呈迁延性肺炎，儿童及成人感染可发生巨细胞病毒肝炎（症状、体征类似于病毒性肝炎）。部分患者可表现为畏寒、发热、咽痛、头痛、身痛，血中出现异形淋巴细胞，发生率可达 10% ~ 20%，其临床表现颇似于 EB 病毒感染所致的传染性单核细胞增多症。作为先天性感染的主要来源，大多数感染 CMV 的孕妇常出现发热、乏力、头痛等非特异性症状。

（三）免疫抑制或缺陷患者

器官移植术后及其他免疫抑制患者如合并巨细胞病毒感染可导致肝炎、溃疡性胃肠炎、肺炎等。巨细胞病毒感染也常见于人类免疫缺陷病毒感染者，发病率高达 90%，艾滋病患者感染后，易形成全身播散性巨细胞病毒感染。

五、实验室检查

1. 一般检查　血常规检查可见白细胞总数及淋巴细胞增多，出现异型淋巴细胞，占白细胞总数的 10% 以上。婴幼儿可出现贫血、血小板减少。尿常规检查可见蛋白尿，并见少量红、白细胞。肝受累可导致肝生化指标异常。

2. 组织学检查　是诊断器官 CMV 病的"金标准"，由于其有创性，逐渐为体液检测替代。但高度怀疑 CMV 感染而其他证据不足时，应进行组织学检查。

3. 病毒分离　从患者的尿液、唾液、血液、脑脊液或活检组织标本中分离病毒可确诊本病。病毒分离灵敏度低，且巨细胞病毒生长缓慢，不能用于早期诊断。

4. 特异性核酸检测　应用实时荧光 PCR 法检测巨细胞病毒 DNA，可以选用全血、血浆、肺泡灌洗液、脑脊液等。对于先天性 CMV 感染，建议选择唾液或尿液，首选唾液样本，其敏感性及特异性高。特异性核酸检测不仅可以用于 CMV 的诊断，还可以用于评估治疗应答情况。

5. 血清学检查　应用免疫学方法检测 IgG 和 IgM。特异性 IgG 阳性提示既往巨细胞病毒感染，IgM 阳性提示活动性巨细胞病毒感染。但对于器官移植的患者，由于免疫力低下，抗体反应弱，而血制品的输入可能导致假阳性结果。

六、诊断及鉴别诊断

（一）诊断

1. 临床特点

（1）婴幼儿母亲妊娠期有可疑巨细胞病毒感染史（表现为肝炎、肺炎、异型淋巴细胞增多等），先天性畸形，新生儿黄疸延迟消退、肝大、脾大、重度溶血性贫血等。

（2）成人接受输血、器官移植或免疫抑制药治疗后出现单核细胞增多，发生间质性肺炎或原因不明的肝生化指标异常；艾滋病患者出现发热、视力减退或视物模糊，以及肝大、脾大、肝生化指标异常等。

2. 实验室检查特点　检测外周血抗 -CMV IgM 和 IgG，前者阳性代表近期感染，后者阳性代表既往感染；恢复期抗 -CMV IgG 滴度较急性期有 4 倍以上升高，也提示近期感染，具有诊断价值。CMV DNA 阳性有助于确定诊断。

（二）鉴别诊断

先天性巨细胞病毒感染应与弓形虫病、风疹、单纯疱疹等相鉴别。后天性巨细胞病毒感染应与传染性单核细胞增多症、病毒性肝炎及其他病因所致的肝生化指标异常相鉴别。

七、治疗

妊娠早期发现有原发巨细胞病毒感染时，应尽快终止妊娠。妊娠中晚期感染者应进一步检查胎儿有无畸形而采取相应的治疗措施。目前尚无满意的抗病毒特效药物。常用抗病毒药物如下。

1. 更昔洛韦　对于新生儿先天性 CMV 感染，轻度或无症状者不建议抗病毒治疗；累及多个脏器的中重度感染，可以采用更昔洛韦 12 mg/（kg·d），连续应用 6 周以上。国外推荐更昔洛韦的前体药缬更昔洛韦，口服后可以转化为更昔洛韦。全身用药分诱导和维持 2 个阶段，诱导剂量为 5 mg/kg，12 小时一次，每次静脉滴注时间在 1 小时以上，2 周后改为 5 mg/kg，每天 1 次，也可改为口服更昔洛韦。对免疫抑制个体需延长疗程。主要不良反应为骨髓抑制、肝功能损害、白细胞和血小板减少、静脉滴注局部肿痛、皮疹、恶心、呕吐和头痛等。

2. 膦甲酸钠　可用于不能耐受更昔洛韦或对更昔洛韦耐药的患者。剂量 60 mg/kg，8 小时一次，疗程为 2 ~ 3 周。主要不良反应为肾毒性、电解质紊乱、贫血、胃肠道症状。

八、预防

与小于 2 岁的儿童密切接触是孕妇感染 CMV 的危险因素，建议孕妇尽量避免接触幼儿的唾液、尿液，并进行预防先天性 CMV 感染的教育。孕妇应用 CMV 高效价免疫球蛋白或抗病毒治疗不是母婴阻断的常规方法。相关预防 CMV 感染的疫苗处于研制之中。加强对器官移植（包括骨髓移植）、血液供者的 CMV 感染筛查，并做好器官移植受者的预防。

（封　波）

第十一节　流行性腮腺炎

流行性腮腺炎（mumps），俗称痄腮，是由腮腺炎病毒（mumps virus）引起的急性呼吸道传染病，主要发生于儿童和青少年。临床主要表现为腮腺的非化脓性肿胀、疼痛。腮腺炎病毒还可侵犯各种腺体组织及神经系统，引起脑炎、睾丸炎、胰腺炎、卵巢炎等。

一、病原学

腮腺炎病毒为 RNA 病毒，属于副黏病毒，只有一个血清型。该病毒基因可编码多种蛋白质，如核蛋白、多聚酶蛋白、L 蛋白、2 种包膜糖蛋白（血凝素和神经氨酸酶）及血溶细胞融合糖蛋白。人是腮腺炎病毒唯一的宿主。该病毒抵抗力较弱，乙醇、甲醛、紫外线及加热均可使其灭活，4 ℃时能存活 2 个月，−70 ℃可存活 1 年以上。

二、流行病学

1. 传染源　患者和隐性感染者是主要的传染源。腮腺炎病毒随患者和隐性感染者的唾液排出体外。腮腺肿大前 7 天至腮腺肿大后 9 天均有传染性。

2. 传播途径　主要通过飞沫经呼吸道传播，也能通过接触被病毒污染的物品传播。

3. 人群易感性　人群普遍易感，好发于年长儿，1 岁以内婴儿因体内尚有从母体获得的特异性抗体而发病较少。近年来成人病例有增多趋势。

4. 流行特征　四季均可发生，以冬、春季为高峰，多发生在幼儿园和学校。病愈后可获得持久免疫力。

三、发病机制与病理学表现

腮腺炎病毒首先侵入口腔和鼻腔黏膜，在局部黏膜上皮和淋巴结中大量复制后进入血液（第一次病毒血症），经血流侵及腮腺而引起腮腺炎，也可进入中枢神经系统而发生脑膜脑炎。腮腺炎病毒在腮腺和中枢神经系统内复制，再次进入血流（第二次病毒血症），并侵犯上次未波及的器官，如颌下腺、舌下腺、睾丸、胰腺等，可出现相应的临床表现。腮腺炎实际上是一种系统性、多器官受累的疾病，临床表现形式多样。

流行性腮腺炎的病理学特征主要是腮腺非化脓性炎症。腺体肿胀、发红，腮腺导管的壁细胞肿胀、导管周围及腺体壁淋巴细胞浸润、间质组织水肿等导致腮腺导管阻塞，唾液的排出受阻，故摄食酸性食物时可因唾液分泌增加而胀痛；唾液中淀粉酶排出受阻可经淋巴系统而进入血液循环，使血和尿中淀粉酶增高。病毒易侵犯成熟的睾丸，幼年患者很少发生睾丸炎，睾丸曲精管的上皮显著充血，有出血斑点及淋巴细胞浸润。脑部病变发生在白质，神经细胞变性水肿。胰腺炎常于腮腺肿大数天后发生，表现为充血水肿。

四、临床表现

流行性腮腺炎的潜伏期为 8 ～ 30 天，平均为 18 天。

病初少数病例可有发热、乏力、食欲缺乏、头痛等前驱症状。起病 1 ～ 2 天后出现颧骨弓或耳部疼痛，腮腺肿大，可伴发热，体温 38 ～ 40 ℃。多数先见于一侧腮腺肿痛，1 ～ 2 天后对侧开始肿痛。双侧腮腺肿大者约占 75%。腮腺肿胀以耳垂为中心，向前、后、下发展，局部皮肤不红，表面灼热，有弹性感及触痛。腮腺管口红肿。患者感到局部疼痛，张口、咀嚼时更明显，进食酸性食物时疼痛加剧。颌下腺和舌下腺可以受累。腮腺肿大多于 2 ～ 3 天达到高峰，持续 4 ～ 5 天逐渐消退，整个病程 10 ～ 14 天。

大约 15% 的病例并发脑炎或脑膜炎，出现高热不退、头痛、恶心、呕吐、抽搐、嗜睡、昏迷等，多发生于病程第 4 ～ 5 天，症状在 1 周内消失，重症患者可死亡。睾丸炎常见于腮腺肿大开始消退时，患者又出现发热、睾丸肿胀和疼痛，也可并发附睾炎、鞘膜积液和阴囊水肿。睾丸炎多为单侧，约 1/3 累及双侧。症状持续 7 ～ 10 天逐渐好转。部分患者发生不同程度的睾丸萎缩，是睾丸细胞被破坏所致，很少引起不育症。卵巢炎发生于 5% 的成年女性，可有腰部酸痛或下腹痛，一般不影响生育能力。胰腺炎发病率低于 10%，表现为突然发热，伴有恶心、呕吐、中上腹疼痛和压痛，需做脂肪酶检查。其他如心肌炎、乳腺炎和甲状腺炎等也可在腮腺炎前后发生。

不典型病例可无腮腺肿胀，而以单纯睾丸炎或脑膜脑炎症状出现，也有仅见颌下腺或舌下腺肿胀者。

五、实验室检查

1. 血常规检查   白细胞计数正常或稍低，淋巴细胞相对增加。

2. 血清和尿淀粉酶测定   90% 的患者发病早期即有血和尿淀粉酶升高，与腮腺肿胀程度成正比。无腮腺肿大者也可升高。有胰腺炎时，不仅血、尿淀粉酶增高，血脂肪酶也增高，有助于诊断。

3. 脑脊液检查   并发脑炎时，压力增高，外观清亮，白细胞计数轻度升高，淋巴细胞升高，蛋白质轻度增加，氯化物、糖正常或降低。

4. 血清学检查   ELISA 法检测血清中核蛋白的 IgM 可作为近期感染的诊断依据。近年来应用单克隆抗体检测病毒抗体或 PCR 技术检测病毒 RNA，可进行早期诊断。

5. 病毒分离   有条件的医院可应用早期患者的唾液、尿或脑膜炎患者的脑脊液接种于原代猴肾、Vero 细胞或 Hela 细胞，可分离出病毒。

六、诊断及鉴别诊断

（一）诊断

根据疾病流行情况及患者接触史，以及腮腺肿痛的特征，易于诊断，血、尿淀粉酶升高有助于临床诊断。对于无腮腺肿痛或再发病例及不典型可疑病例的确诊，有赖于血清学检查及病毒分离。

（二）鉴别诊断

1. 化脓性腮腺炎　通常为单侧腮腺肿大，常多次复发，局部皮肤红肿，压痛明显。当脓肿形成时，挤压腮腺腺体可见有脓液自腮腺管口流出。白细胞总数及中性粒细胞计数明显升高，抗菌药治疗有效。

2. 其他病毒性腮腺炎　甲型流感病毒、副流感病毒、柯萨奇 A 组病毒及淋巴细胞脉络丛脑膜炎病毒等均可以引起腮腺炎，需根据血清学检查和病毒分离进行鉴别。

3. 腮腺区急性淋巴结炎　又称假性腮腺炎，是腮腺包膜下或腺实质内淋巴结炎症。其发病缓慢，病情较轻，开始为局限性肿胀，以后逐渐扩展，边缘清楚；腮腺腺体无分泌障碍，导管口不流脓。

七、预后

大多数患者预后良好。病死率为 1% 左右，主要死于重症腮腺炎病毒性脑炎。

八、治疗

1. 一般治疗　患者应多休息，多饮水，避免进食酸性食物。注意口腔卫生，餐后漱口。

2. 对症治疗　高热者可给予物理降温或应用解热镇痛药物。对腮腺明显肿痛者可给予仙人掌捣碎后外敷，或青黛散用醋调，外涂局部，可减轻局部胀痛。剧烈头痛呕吐可使用甘露醇降低颅内压。睾丸炎可局部制动，用丁字带托起睾丸，硫酸镁湿敷阴囊。成人男性患者为预防睾丸炎，早期应用己烯雌酚，每次 1 mg，每天 3 次。

3. 抗病毒治疗　发病早期应用利巴韦林，疗程 5 ～ 7 天，也可应用干扰素肌内注射。

4. 糖皮质激素治疗　并发脑膜脑炎、睾丸炎、心肌炎、胰腺炎时，可短期使用糖皮质激素，如甲泼尼龙或者地塞米松。

九、预防

1. 隔离　采取呼吸道隔离。患者应隔离至腮腺肿胀完全消失。

2. 疫苗接种　是预防流行性腮腺炎最有效的方法，目前采用麻疹、风疹、腮腺炎三联疫苗。

（朱　英）

第十二节　水痘和带状疱疹

水痘（chickenpox，varicella）和带状疱疹（herpes zoster）是由同一种病毒，即水痘 - 带状疱疹病毒（varicella-zoster virus，VZV）感染所引起的两种不同临床表现的传染病。初次感染为水痘，多见于儿童，临床以皮肤、黏膜分批出现斑丘疹、水疱和结痂，且各期皮疹同时存在为特征。带状疱疹是潜伏于感觉神经节的水痘 - 带状疱疹病毒再激活后发生的皮肤感染，以沿身体一侧周围神经出现呈带状分布的、成簇出现的疱疹为特征，多见于成人。

一、病原学

水痘 - 带状疱疹病毒属疱疹病毒科，仅有一个血清型，人是唯一的宿主。病毒呈球形，直径 150 ～ 200 nm。病毒衣壳是由 162 个壳粒排成的对称 20 面体，外层为脂蛋白包膜，核心为双链 DNA。病毒基因组能编码多种蛋白，与病毒的致病性和免疫原性有密切关系。病毒感染细胞后，可融合形成多核巨细胞，细胞核内还可以出现嗜酸性包涵体。病毒在外界环境中的生活力很弱，不耐酸、不耐热，对乙醚敏感。

二、流行病学

1. 传染源　患者是唯一传染源，病毒存在于皮肤黏膜、疱疹液及血液中，自发病前 1 ～ 2 天直至疱疹完全结痂均有传染性。

2. 传播途径　主要通过呼吸道飞沫和直接接触疱疹液传播，也可通过接触被污染的物品传播。

3. 人群易感性　水痘传染性极强，人群普遍易感，以幼儿和学龄儿童发病较多，6 个月以下的婴儿较少见。病后可获得持久免疫，但以后可发生带状疱疹。孕妇患水痘时胎儿和新生儿也可被感染。

4. 流行特征　全球分布，四季均可发生，以冬春季为高发季节。

三、发病机制与病理学表现

病毒经呼吸道侵入机体后，在局部黏膜组织复制，经血液和淋巴液（第一次病毒血症）播散至单核巨噬细胞系统繁殖后，再次进入血液（第二次病毒血症）而播散到全身各器官，主要累及皮肤和黏膜，导致水痘。临床上皮疹分批出现与病毒间歇性播散入血有关。部分病毒潜伏于脊髓背侧神经根和三叉神经节的神经细胞内，形成潜伏性感染，被激活后再次发病即为带状疱疹。

水疱液开始时透明，含有大量病毒颗粒，当上皮细胞脱落及炎性细胞浸润时，疱内液体变浊并减少，上皮细胞再生，形成结痂，结痂脱落后一般不留痕迹。免疫功能低下者可出现播散性水痘，受累器官可有局灶性坏死、炎性细胞浸润，病变部位可见含嗜酸性包涵体的多核巨细胞。并发脑炎者，脑组织可有水肿、充血和点状出血等。

四、临床表现

水痘的潜伏期为 10 ～ 21 天，一般为 14 ～ 16 天。

（一）典型水痘

水痘常发生于婴幼儿及学龄儿童。多伴有发热，1 ～ 2 天后即进入出疹期。皮疹先见于躯干，逐渐延及面部，最后达四肢。皮疹以躯干为多，面部及四肢较少，呈向心性分布。开始为粉红色斑疹，数小时后变为丘疹，并发展成疱疹，疱疹呈椭圆形，2 ～ 5 mm 大小，壁较薄易破，基部有一圈红晕，当疱疹开始干结时红晕消退，常伴瘙痒。数天后从疱疹中心开始干枯，最后成痂，经 1 ～ 2 周脱落。皮疹发展快、各期皮疹同时存在是水痘的两个重要临床特征。

水痘多为自限性，一般儿童症状轻，成人较重，易并发水痘肺炎、脑炎等。口腔、眼结膜或外阴等黏膜也常见皮疹，如有继发感染，则形成脓疱。妊娠期感染水痘，可致胎儿畸形、早产或死胎。新生儿也可发生水痘，病情常较危重。

（二）不典型水痘

儿童少见，多见于成人。

1. 出血性和播散性水痘　主要见于应用糖皮质激素或其他免疫抑制者。出血性水痘可发生弥散性血管内凝血。播散性水痘可导致多器官损伤。

2. 大疱型水痘　疱疹融合成为大疱，皮疹处皮肤及皮下组织坏死而形成坏疽型水痘，患者病情重，高热，全身症状也重。

（三）带状疱疹

带状疱疹患者发病前常有低热、乏力等前驱症状，随后出现沿神经节段分布的局部皮肤疼痛和烧灼感。带状疱疹最常发生在胸腹或腰部，约占 70%，其次为三叉神经，约占 20%。初起时皮肤呈不规则或椭圆形红斑，数小时后发生水疱，分批出现，沿神经支配的皮肤呈带状排列，伴有明显的神经痛。数天后，疱疹内液体浑浊而吸收，形成痂壳，1 ～ 2 周脱痂，遗留色素逐渐消退，一般不留瘢痕，皮疹多为一侧性。病毒可累及眼角黏膜，甚至导致失明。老年患者可发生疱疹后神经痛。重者常见于免疫功能低下或恶性肿瘤患者，可发生播散性带状疱疹、肺炎和脑膜脑炎，病死率高。

五、实验室检查

1. 血常规检查　白细胞总数正常或减少，淋巴细胞比例升高。

2. 免疫学检查　常用补体结合试验检测特异性抗体。于出疹后 1 ～ 4 天血清中即出现抗体，2 ～ 6 周达高峰，6 ～ 12 个月后逐渐下降。

3. 病毒学检查　取疱疹液接种人胚羊膜组织，分离病毒。用 PCR 方法检测呼吸道上皮细胞和外周血白细胞中病毒 DNA，为敏感和快速的早期诊断手段。

六、诊断及鉴别诊断

（一）诊断

典型患者主要根据典型皮疹特征，结合接触史、既往患病史可做出临床诊断。非典型患者需实验室检查明确诊断。

（二）鉴别诊断

1. 脓疱疮　好发于鼻唇周围或四肢暴露部位，初为疱疹，继成脓疱，然后结痂，无分批出现的特点，无全身症状。

2. 丘疹样荨麻疹　为梭形水肿性红色丘疹，中心有小疱，周围无红晕，分布于四肢或躯干，不累及头面部，不结痂，有奇痒感。

3. 手足口病　由柯萨奇病毒 A 等引起，皮疹主要分布于口腔、手、足和肛周，也可累及关节周围及四肢，皮疹较小，多伴发热，学龄前儿童多发。

4. 单纯疱疹病毒感染　也可引起水痘样皮损，这类播散性的单纯疱疹病毒感染常继发于异位皮炎或湿疹等皮肤病，确诊有赖于病毒分离。

七、预后

本病预后良好。痂脱落后大多无瘢痕。极个别重症患者可并发水痘重型脑炎、肺炎，可导致死亡。

八、治疗

水痘为自限性疾病，一般可在 2 周内痊愈。

（一）一般治疗和对症处理

发热期应卧床休息，体温高者可给予退热剂。皮肤瘙痒较显著者，可外用炉甘石洗剂，避免抓伤而继发细菌感染。疱疹破裂者可涂甲紫，有继发感染者可涂抗生素软膏。重症患者可应用丙种球蛋白 3 ~ 5 天。带状疱疹局部可用阿昔洛韦乳剂涂抹，神经疼痛剧烈者给予镇痛药。

（二）抗病毒治疗

阿昔洛韦是治疗水痘和带状疱疹的首选抗病毒药物，剂量为每次 5 ~ 10 mg/kg，每 8 小时一次，口服或静脉滴注，疗程 7 ~ 10 天；也可用干扰素抑制病毒复制，（10 ~ 20）万 U/d，连用 3 ~ 5 天。

（三）防治并发症

继发细菌感染时应用抗菌药物，合并脑炎出现脑水肿者应采取脱水治疗，水痘患者不宜使用糖皮质激素。

九、预防

1. 患者应隔离至全部疱疹干燥结痂为止，一般不少于病后 2 周。
2. 肌内注射水痘 - 带状疱疹病毒免疫球蛋白，用于免疫功能低下、使用免疫抑制药、患严重疾病及易感孕妇等高危易感人群。

（朱　英）

第十三节　手足口病

手足口病（hand foot mouth disease，HFMD）是由肠道病毒（enterovirus，EV）感染引起

的急性传染病。此病多发生于 5 岁以下儿童，成人也可发病，但症状轻。临床表现为手、足、口腔、臀部等部位的斑丘疹、疱疹，伴或不伴发热。少数重症病例可出现脑炎、心肌炎、肺水肿等并发症，导致死亡。

一、病原学

手足口病的肠道病毒为单股正链 RNA 病毒，主要致病血清型包括柯萨奇病毒（coxsackievirus，CV）A 组 4、5、6、7、9、10、16 型和 B 组 1、2、3、5 型、肠道病毒 71 型（EV-A71）、埃可病毒（echovirus）的部分血清型。其中以 CV-A16 和 EV-A71 最为常见。重症病例多由 EV-A71 所致。近年部分地区 CV-A6、CV-A10 有增多趋势。肠道病毒抵抗力强，湿热环境下可生存，对紫外线、干燥、各种消毒剂均敏感，50 ℃加热可被迅速灭活。

二、流行病学

1. 传染源　患者和隐性感染者为主要传染源，发病前数天至发病 1 周咽部和粪便均可检出病毒，疱疹液中含大量病毒。

2. 传播途径　主要通过消化道、呼吸道和密切接触传播。接触感染者口鼻分泌物、被污染的手和物品均可感染。

3. 人群易感性　5 岁以下儿童普遍易感，隐性感染率高，感染后可获得特异性免疫力，病毒各型间无交叉免疫，可反复感染，再次感染症状轻。

4. 流行特征　全年均可发病，5 月至 7 月高发。

三、发病机制与病理学表现

肠道病毒感染人体后，主要在咽部和肠道淋巴结大量复制后释放入血，播散到皮肤及黏膜，可导致神经系统、肺、心脏、肝等组织器官发生炎症反应，出现相应的临床表现。

病理上可见细胞变性坏死，炎性细胞浸润。

四、临床表现

手足口病的潜伏期为 2 ~ 10 天，平均为 3 ~ 5 天。

（一）普通病例

急性起病，发热，体温 38 ℃左右，可伴有咳嗽、流涕、食欲缺乏等症状。发热同时或数天后出现皮疹，表现为手、足、口腔和臀部出现红色斑丘疹、疱疹，疱疹周围可有炎性红晕。皮疹多见于手心、足底和上颚，也可见于躯干及四肢，部分伴疼痛和痒感，数天后变暗、消退，不留瘢痕和色素沉着。也可先出现皮疹后有发热，轻症病例仅表现为手、足部位数个皮疹或疱疹性咽峡炎。不典型皮疹可表现为瘀点、瘀斑或大疱样皮损。病程多为 7 天左右。

（二）重症病例

少数患者在发病 1～5 天内，出现脑炎、肺水肿、循环障碍等表现，病情进展迅速，存活病例可留有后遗症。

1. 神经系统表现　可有精神差、嗜睡、易惊、头痛、呕吐、昏迷，肢体抖动、肌阵挛、眼球震颤、共济失调、肌无力，烦躁、惊厥。颈项强直，巴宾斯基征阳性。

2. 呼吸系统表现　呼吸增快或呼吸困难，口唇发绀，咳嗽，咳粉红色或血性泡沫样痰，肺部可闻及湿啰音。

3. 循环系统表现　表现为面色苍白、皮肤花纹、指（趾）发绀，出冷汗，四肢末梢发凉。心率增快或减慢，脉搏细速或减弱，血压升高或下降。

五、辅助检查

1. 血常规　白细胞计数正常或降低，部分患儿白细胞计数和中性粒细胞比值明显升高。

2. C 反应蛋白　正常或升高。

3. 血生化　部分病例可有谷丙转氨酶、谷草转氨酶及心肌酶升高，病情重者可有肌钙蛋白、血糖、乳酸升高。

4. 脑脊液　神经系统受累时表现为病毒性脑炎改变，压力增高，外观清亮，白细胞数增多，多以单核细胞为主，蛋白质正常或轻度增多，糖和氯化物正常。

5. 血清学　急性期血清手足口病相关的肠道病毒 IgM 抗体阳性或恢复期血清病毒中和抗体比急性期有 4 倍及以上升高。

6. 病原学　临床样本（咽拭子、粪便、肛拭子、血液、肺泡灌洗液、疱疹液等）检测手足口病相关肠道病毒核酸阳性或分离到病毒。

7. 心电图　可有心动过速或过缓，ST-T 改变。

8. 胸部 X 线　轻症患儿无异常，重症可表现为双肺纹理增多，磨玻璃样改变、斑片状阴影。

9. 脑电图　神经系统受损者可表现为弥漫性慢波，少数可出现棘（尖）慢波。

10. 颅脑 CT 或 MRI　可用于鉴别颅内出血、脑疝等病变。神经系统受累者 MRI 可有异常改变。

六、诊断及鉴别诊断

（一）临床诊断标准

1. 流行季节，当地托幼机构及周围人群有手足口病流行，学龄前儿童。

2. 发热伴手、足、口、臀部皮疹，部分病例可无发热。

3. 重症病例有神经系统损害、呼吸及循环衰竭表现，皮疹不典型，临床诊断困难，需结合病原学或血清学检查。

（二）确诊标准

临床诊断病例具有下列之一者即可确诊：

1．急性期血清肠道病毒 IgM 阳性。

2．恢复期血清肠道病毒中和抗体比急性期有 4 倍及以上升高。

3．临床样本的肠道病毒核酸检测阳性。

4．样本分离出并鉴定为手足口病的肠道病毒。

（三）重症病例的早期识别

早期识别并正确治疗是降低病死率的关键。具有以下特征，尤其 3 岁以下患儿，可能在短期内发展为重症病例，需密切观察病情变化：

1．持续高热不退，常规退热效果差；

2．精神差、头痛、呕吐、易惊、肢体抖动、肌无力、眼球震颤或上翻、坐立不稳；

3．呼吸增快或减慢、心率增快；

4．出冷汗，皮肤花纹、四肢末梢发凉；

5．血压升高；

6．外周血白细胞计数明显升高，除外其他感染因素；

7．血糖升高，出现应激性高血糖，血糖 > 8.3 mmol/L；

8．血乳酸升高，升高程度可作为判断预后的参考指标。

（四）鉴别诊断

1．**普通病例** 需要与荨麻疹、水痘、麻疹、幼儿急疹及风疹等儿童发疹性疾病鉴别。可根据流行病学特点、皮疹形态、皮疹部位、出疹时间、有无淋巴结肿大及伴随症状等进行鉴别，以皮疹形态及部位最为重要。确诊需依据病原学和血清学检测。

2．**重症病例** 由其他病毒引起的脑炎或脑膜炎如单纯疱疹病毒、巨细胞病毒、EB 病毒、呼吸道病毒等，临床表现与手足口病合并神经系统损害的重症病例表现相似。以循环障碍为主要表现的手足口病需要与暴发性心肌炎鉴别。

七、预后

多数患者预后良好，轻症患者可自愈。危重症患儿可遗留后遗症甚至死亡。

八、治疗

1．**一般治疗** 注意隔离，避免交叉感染；适当休息，清淡饮食，做好口腔和皮肤护理。

2．**抗病毒治疗** 目前尚无特效抗肠道病毒药物，可试用利巴韦林、干扰素，也可应用清热解毒中药。干扰素 α 雾化或利巴韦林早期使用可有一定疗效。

3．**对症治疗** 体温超过 38.5 ℃时可采用物理降温或退热药物，常用退热药物有布洛芬制剂（口服或肛塞）、对氨基乙酰酚（口服）；神经系统受累需降低颅内压、静脉注射丙种球蛋白及糖皮质激素；惊厥时应用地西泮、水合氯醛等镇静药物；循环功能衰竭时可根据血压变化应用血管活性药物等；继发感染时给予抗菌药治疗，注意维持水、电解质平衡。

九、预防

（一）控制传染源

轻症患者居家隔离治疗，重症患者住院隔离治疗。

（二）切断传播途径

1．流行期间不宜到人群聚集、空气流通差的公共场所。
2．避免与手足口病患儿密切接触。
3．托幼机构保持良好通风，儿童玩具和常接触到的物品应当定期进行清洁消毒。

（三）保护易感人群

1．**勤洗手**　养成正确的洗手习惯。
2．**疫苗接种**　手足口病灭活疫苗可用于 6 月龄～5 岁儿童预防。

（丁国锋）

第十四节　麻　疹

麻疹（measles）是由麻疹病毒（measles virus）引起的急性呼吸道传染病，主要临床表现有发热、咳嗽、流涕等上呼吸道症状，以及眼结膜炎、口腔麻疹黏膜斑（柯氏斑）和皮肤斑丘疹。本病传染性强，在我国法定传染病中属于乙类传染病。

一、病原学

麻疹病毒属于副黏液病毒科麻疹病毒属，只有一个血清型。电镜下病毒呈球状或丝状，中心为单链 RNA，外有脂蛋白包膜，包膜有三种结构蛋白，即血凝素、融合蛋白和基质蛋白。结构蛋白是主要的致病物质，可以刺激机体产生相应的抗体。麻疹病毒体外抵抗力弱，不耐热，56 ℃时 30 分钟即可被灭活。对紫外线及一般消毒剂敏感。耐寒及干燥，室温下可存活数天，−70 ℃可存活数年。

二、流行病学

（一）传染源

人是麻疹病毒的唯一宿主。急性期患者为最重要的传染源，发病前 2 天至出疹后 5 天内鼻咽分泌物中均含病毒，具有传染性。前驱期传染性最强，出疹后逐渐减低。

（二）传播途径

主要经呼吸道飞沫传播。患者咳嗽、打喷嚏时，病毒随飞沫传播给易感者。

（三）人群易感性

人群普遍易感。易感者接触病毒后 90% 以上发病，病后可获得持久免疫力。6 个月内婴儿可从母体获得抗体，因而发病率低，6 个月至 5 岁婴幼儿发病率最高。

（四）流行特征

全年均可发病，冬春季多见。我国自 1965 年婴幼儿普遍接种麻疹疫苗以来，特别是 1978 年将其列入计划免疫后，儿童麻疹发病率显著降低，成人患者占比上升。

三、发病机制与病理学表现

麻疹病毒侵入呼吸道或眼结膜上皮细胞内，局部复制后进入淋巴组织繁殖，然后入血，感染后 2～3 天引起第一次病毒血症。随后病毒进入全身单核巨噬细胞系统并大量增殖后再次入血，形成第二次病毒血症，临床出现高热、全身毒血症状和皮疹。

麻疹的病理学表现是感染部位数个细胞融合成为多核巨细胞。皮疹部位皮肤浅表血管内皮细胞肿胀、增生、渗出，真皮淋巴细胞浸润、充血肿胀。呼吸道病变最显著，并发脑炎时脑组织可出现充血、水肿、点状出血或脱髓鞘病变。

四、临床表现

麻疹的潜伏期为 6～21 天，平均为 10 天左右。接种过麻疹疫苗或应用免疫球蛋白者可延长至 3～4 周。

（一）典型麻疹

典型麻疹临床过程可分为三期。

1. 前驱期　从有不适症状到出现皮疹为前驱期，一般持续 3～5 天。临床表现为急性起病，有发热、咳嗽、咽痛、流涕等上呼吸道感染症状，以及眼睛畏光、流泪、结膜充血。婴幼儿可出现呕吐及腹泻。发病 2～3 天后，90% 以上患者口腔颊黏膜出现麻疹黏膜斑（柯氏斑），为前驱期的特征性体征，具有早期诊断价值，黏膜斑位于双侧颊黏膜上，为针尖大小的白点，周围有红晕，酷似鹅口疮，2～5 天后消失。此期易被误诊为上呼吸道感染。

2. 出疹期　皮疹持续 1 周左右，皮疹首先见于耳后、发际，渐及面部、颈部，逐渐蔓延至胸、腹、背及四肢，最后达手掌与足底。皮疹初为淡红色斑丘疹，压之褪色，大小不等，疹间皮肤正常。出疹高峰时皮疹可融合，颜色转暗，部分病例可有出血性皮疹，压之不褪色。伴随出疹患者全身毒血症状加重，体温可达 40 ℃，咳嗽加重，可有头痛、恶心、呕吐，嗜睡或烦躁不安，甚至谵妄、抽搐。

3. 恢复期　体温逐渐下降，全身症状逐渐减轻，皮疹按出疹顺序依次消退，伴有麦麸样脱屑，并留浅褐色色素沉着斑，1～2 周后消失。成人麻疹全身症状多较儿童重，恢复期长。

（二）非典型麻疹

由于患者年龄、基础疾病和免疫状态不同，受病毒毒力及是否接种过疫苗等因素影响，临床上可出现非典型麻疹。

1. 轻型麻疹　表现为低热或无发热，呼吸道症状轻，皮疹少且分布局限，持续时间短，无口腔麻疹黏膜斑或不典型。病程 1 周左右。轻型麻疹多见于接种过麻疹疫苗或接受过被动免疫者。

2. 重型麻疹　全身中毒症状重，高热，体温 40 ℃以上，伴有气促、发绀、心率快，抽搐或昏迷。部分患者出现感染性休克，表现为面色苍白、四肢末梢凉、血压下降。皮疹不典型，稀少暗淡或出现后很快消退。部分患者皮疹为出血性，同时可有内脏出血。部分患者皮疹呈疱疹样，融合成大疱。重型麻疹多见于有基础疾病、免疫力低或继发严重感染者，死亡率高。

五、并发症

（一）肺炎

肺炎是麻疹最常见的并发症，多见于 5 岁以下儿童。表现为病情加重，皮疹消退后体温不降或降而复升，咳嗽，呼吸困难，口唇发绀。肺部可闻及湿啰音。胸部 CT 提示炎症表现。

（二）喉炎

麻疹并发喉炎多见于 2 ~ 3 岁幼儿。喉头组织水肿，分泌物增多，易引起喉梗阻。表现为声音嘶哑、犬吠样咳嗽、呼吸困难、发绀等。

（三）心肌炎

患儿表现为面色苍白、易哭闹，听诊心音低钝、心率增快。心电图可见 T 波和 ST 段改变。

（四）脑炎

脑炎为麻疹病毒直接侵犯脑组织所致，临床表现与其他病毒性脑炎类似。

六、实验室检查

（一）血常规检查

白细胞总数减少或正常，淋巴细胞比例相对增多，若淋巴细胞明显减少提示预后不良。继发细菌感染时，白细胞总数及中性粒细胞可升高。

（二）血清学检查

酶联免疫吸附试验（ELISA）检测血清特异性 IgM 和 IgG。IgM 于病后 5 ~ 20 天最高，阳性诊断为麻疹。IgG 恢复期较早期增高 4 倍以上为阳性，也可以诊断麻疹。

（三）病原学检查

1. 病毒抗原检测　取患者鼻咽、眼分泌物及尿沉渣细胞，用免疫荧光或免疫酶法检查麻疹病毒抗原，阳性可早期诊断。

2. 核酸检测　取鼻咽拭子采用反转录聚合酶链反应（RT-PCR）法扩增病毒 RNA，是一种非常敏感和特异的诊断方法，对麻疹病毒可定量和定性，阳性可确诊。

3．病毒分离　取早期患者鼻咽、眼分泌物或血、尿标本接种于原代人胚肾细胞，分离麻疹病毒。

七、诊断及鉴别诊断

（一）诊断

典型麻疹根据流行病学史及临床表现可以诊断，如高热、上呼吸道感染症状、结膜充血、口腔麻疹黏膜斑及典型的皮疹等，尤其是麻疹黏膜斑具有重要的早期诊断价值。重型麻疹因皮疹不典型难以确诊，需依据血清学或病原学检查进行诊断。

（二）鉴别诊断

1．风疹　前驱期短，全身症状和呼吸道症状轻，发热 1 ~ 2 天出疹，皮疹分布以颈、躯干部为主，皮疹持续 1 ~ 2 天，疹退后无色素沉着和脱屑，常伴耳后、颈部淋巴结肿大。口腔无麻疹黏膜斑为重要鉴别点。

2．幼儿急疹　突起高热，持续 3 ~ 5 天，上呼吸道症状轻，热退后出现皮疹，呈玫瑰色，散在分布于躯干，皮疹 1 ~ 3 天完全消退。体温下降后出疹为其特点。

3．猩红热　高热，有明显咽痛，1 ~ 2 天后全身出现针尖大小红色丘疹，疹间皮肤充血，压之褪色，口周有苍白圈，皮疹持续 4 ~ 5 天随体温下降而消退，有脱皮。外周血白细胞总数及中性粒细胞可明显增高。

4．药物疹　患者有近期服药史，多伴有瘙痒，低热或不发热，无呼吸道症状，停药并应用抗过敏药物后皮疹渐消退。血常规嗜酸性粒细胞增多。

5．手足口病　皮疹分布于手、足、口腔及臀部，伴或不伴发热，一般无呼吸道症状或症状轻。

八、预后

麻疹预后良好，并发症及时诊治，一般不留后遗症。重型麻疹可致死亡。

九、治疗

目前尚无特效抗麻疹病毒药物，主要为一般治疗、对症治疗及防治并发症。

（一）一般治疗

患者应呼吸道隔离至体温正常或至少出疹后 5 天；休息，多饮水，加强营养。

（二）对症治疗

高热可酌情使用小剂量退热药物或物理降温，咳嗽可用祛痰镇咳药，体弱病重患儿可早期应用丙种球蛋白，保证水、电解质及酸碱平衡。

（三）防治并发症

1. 肺炎　治疗同一般肺炎抗感染。

2. 喉炎　雾化吸入稀释痰液，使用抗菌药物，喉部水肿者可用糖皮质激素控制炎症。

3. 心肌炎　出现心力衰竭者应及早静脉注射强心药物，同时应用利尿药，重症者可用糖皮质激素。

4. 脑炎　主要为对症支持治疗，处理同病毒性脑炎。

十、预防

麻疹属于疫苗可控性传染病，预防的关键措施是对易感者接种和强化麻疹疫苗，对流行地区成人强化疫苗接种，提高群体免疫力。对于未接种麻疹疫苗、应用糖皮质激素、活动性结核或艾滋病等人群在暴露后 2 ～ 3 天内可注射人免疫球蛋白进行被动免疫。

（丁国锋）

第十五节　发热伴血小板减少综合征

发热伴血小板减少综合征（severe fever with thrombocytopenia syndrome，SFTS）是由发热伴血小板减少综合征布尼亚病毒（SFTS Bunyavirus，SFTSV）（又称新布尼亚病毒）引起的一种急性传染病。主要临床表现为发热、乏力、肌肉酸痛、消化系统症状（如食欲缺乏、恶心、呕吐、腹痛、腹泻）、神经系统症状（如意识障碍）、出血倾向、浅表淋巴结肿大伴外周血白细胞、血小板减少，重者可因休克、呼吸衰竭、弥散性血管内凝血（DIC）及多器官衰竭而死亡。由于缺乏有效的治疗方法，目前主要采用保守治疗，因此，该病的死亡率较高，可达 10%。

一、病原学

（一）病毒分型

SFTSV 属于布尼亚病毒科白蛉病毒属。白蛉病毒属原有白蛉热病毒组和乌库病毒组 2 个组，新发现的 SFTSV 在全基因组序列、蛋白序列上均与布尼亚病毒科其他病毒存在较大差异，且因其对人的致病性较强，所以将 SFTSV 另外设立为一组。

（二）形态及结构

病毒颗粒呈球形，直径 80 ～ 100 nm，病毒核心为单股负链 RNA 及核壳，外有脂质包膜，表面有糖蛋白棘突（Gn 和 Gc 组成）。SFTSV 基因组含大（L）、中（M）、小（S）三个 RNA 片段，分别编码 RNA 聚合酶、膜蛋白前体、核蛋白和非结构蛋白。核蛋白抗原性良好，与病毒复制有关，非结构蛋白与病毒的免疫逃逸高度相关。膜蛋白含中和抗原，能刺激机体产生特异性抗体。

（三）生物学特性及作用特点

SFTSV 抵抗力弱，不耐酸，易被乙醚、去氧胆酸钠和常用消毒剂及紫外线照射等迅速灭活。SFTSV 具有广嗜性，可感染肝、肺、肾、子宫和卵巢等多种器官，以及免疫系统来源的细胞系，但不能感染 T 和 B 淋巴细胞系。

二、流行病学

（一）传染源

SFTSV 属虫媒病毒，可感染蜱等节肢动物和牛、羊等脊椎动物，动物可能作为潜在的传染源，将 SFTSV 传给人。患者可为传染源，研究发现，患者的血液和血性分泌物具有传染性。

（二）传播途径

传播途径分为虫媒传播和接触传播两种。蜱是虫媒传播中最重要的传播媒介，主要是由长角血蜱、龟甲钝齿螨、日本硬蜱和微裂头蜱叮咬而传播。发病地区的蜱中可分离到该病毒，部分病例发病前有明确的蜱叮咬史。近年也有人际传播的报告，推测可能因接触患者血液、分泌物或排泄物而感染。人可因生食含有感染性虫卵的食物而受到感染，也可通过污染的手经口受到感染。

（三）人群易感性

人群普遍易感，在丘陵、山地、森林等地区旅居的人群感染风险较高。据文献报到，97%的患者为农民，年龄分布在 25 ~ 80 岁，男女比例为 1 : 1.16。

（四）流行病学特征

发病季节多在 3—11 月份，全年有两个高峰，其中 5—7 月为第一个高峰期，占病例总数的 96%，9 月为次高峰期。病例多散发于呈丘陵地貌的农村地区。中国疾病预防控制中心（CDC）统计数据显示，我国病例主要分布在河南、山东、安徽、湖北、辽宁、浙江、江苏等地，这 7 省涵盖了全国 99.3% 的报告病例，河南省居全国首位（46.4%，4132/8899）。

三、发病机制

SFTSV 的致病机制尚不完全清楚。目前认为 SFTSV 感染机体后能诱导机体产生炎症反应和免疫反应，介导免疫活性细胞及炎症因子对宿主细胞的攻击，进而呈现不同的临床特征。其中，单核细胞趋化蛋白（MCP）-1 和 IL-8 可增加血管通透性，参与进行性肾衰竭的发生，MCP-1 还可引起肝炎症和肝纤维化；此外，TNF-α 可舒张血管，使内皮细胞通透性增加，导致出血倾向。SFTSV 可在体内各种类型的细胞中复制，其中，受感染的单核细胞可避免凋亡，几乎保持完整，因此，SFTSV 可以通过单核细胞进入血液循环，引起病毒血症。病毒进入机体后激活细胞免疫功能，尤其是 CD4$^+$ T 淋巴细胞可分泌大量 IFN-γ，介导抗感染作用。在清除病原体的同时，过激的免疫反应造成组织损伤和严重的器官功能障碍。动物实验显示，病毒仅于动物模型 C57/BL6 鼠的脾内复制，而肝、肾等器官未观察到病毒复制，提示脾可能是 SFTSV 感染的主要靶器官。脾内巨噬细胞可吞噬 SFTSV 附着的血小板，这在 SFTS 患者血小板减少症的发病中起重要作用。

SFTSV 感染人体后主要的组织学改变是坏死性淋巴结炎，伴有凋亡细胞及细胞碎片，部分病例可见噬血细胞综合征。

四、临床表现

发热伴血小板减少综合征的潜伏期一般为 5 ~ 14 天，潜伏期的长短受病毒载量或感染门户的影响。患者感染 SFTSV 后，常急性起病，表现为发热、消化道症状、全身中毒症状、意识障碍及多器官功能损害等。临床上大致可分为三期：发热期、多器官功能损伤期和恢复期。

（一）发热期

热程长，持续时间多为 6 ~ 16 天，平均 10 天左右；伴有明显的食欲缺乏、恶心、呕吐等消化道症状，以及乏力、头痛、肌肉酸痛等全身中毒症状；表情淡漠、脉缓，常有孤立或 2 ~ 3 个浅表淋巴结肿大伴明显触痛。

（二）多器官功能损伤期

此期可与发热期重叠，一般出现在病程第 5 ~ 10 天，个别重症病例发病 2 ~ 3 天即可出现。肝、肾、脑、心、肺、血液系统等全身器官均可受累。部分患者仍有表情淡漠，并有反应迟钝、嗜睡、烦躁及昏迷等不同程度的意识障碍，以及皮肤瘀斑、消化道出血、肺出血等并发症，如不及时救治，可因休克、呼吸衰竭、DIC 及多脏器衰竭而死亡。死亡病例多发生在此期，死亡时间一般出现在发病后 6 ~ 12 天。

（三）恢复期

非死亡病例多器官功能损伤期一般持续 3 ~ 5 天后进入恢复期。此期患者体温逐渐恢复正常，症状及各器官功能逐渐改善，各项实验室指标逐步恢复正常。

五、实验室检查

（一）常规检查

绝大多数患者外周血的血小板计数显著降低，多为（30 ~ 60）×10^9/L，重症者可低于 30×10^9/L。多数患者白细胞计数减少，多为（1.0 ~ 3.0）×10^9/L，重症者可降至 1.0×10^9/L 以下，中性粒细胞、淋巴细胞比例多正常。半数以上病例可出现蛋白尿（+ ~ +++），少数病例出现尿隐血试验阳性或血尿。

（二）生化检查

患者可出现不同程度乳酸脱氢酶、肌酸激酶、肌酸激酶同工酶（CK-MB）、谷草转氨酶、谷丙转氨酶及碱性磷酸酶（ALP）等升高，尤以 AST、CK-MB 升高为主，常有低钠血症。少数病例可有急性肾损伤。

（三）凝血功能检查

大部分患者出现活化部分凝血活酶时间延长，而少有凝血酶原时间延长，纤维蛋白原多正常。

（四）病原学检查

1. 病毒核酸检测　患者血清中扩增到特异性核酸，可确诊 SFTSV 感染。一般发病 2 周内患者血清可检测到病毒核酸，适合早期诊断。部分患者脑脊液中可检测到 SFTSV 核酸。目前已开发出符合中国人的 SFTSV 核苷酸序列的反转录 - 环介导等温扩增（RT-LAMP）技术，以 99% 的敏感度和 100% 的特异度快速鉴别 SFTSV。

2. 病毒分离　利用患者急性期血清标本，接种 Vero、Vero E6 等细胞或其他敏感细胞，确定患者血清中分离到的病毒即可确诊。因该操作需在生物安全级别 3 级的实验室进行，需 2 ~ 5 天，一般多用于科研，因此，临床诊断并不常规做 SFTSV 分离。

（五）免疫学检查

抗 -SFTSV IgM 阳性，IgG 阳转或恢复期滴度较急性期增高 4 倍以上者，可诊断为新近感染。

六、诊断及鉴别诊断

（一）诊断

依据流行病学史、临床表现和实验室检查结果进行诊断。

1. 疑似病例　具有上述流行病学史、发热等临床表现且外周血中血小板和白细胞计数降低者。

2. 确诊病例　疑似病例具备下列条件之一者：①血清标本 SFTSV 核酸检测阳性；②抗 -SFTSV IgM 阳性，IgG 阳转或恢复期滴度较急性期升高 4 倍以上者；③细胞培养分离到 SFTSV。

（二）鉴别诊断

1. 人嗜粒细胞无形体病，由嗜吞噬细胞无形体侵染人末梢血中性粒细胞引起，是以发热伴白细胞、血小板减少和多脏器功能损害为主要表现的蜱传播疾病。临床表现与 SFTS 极为相似，不易鉴别，需依赖病原学检查。

2. SFTS 还需与引起发热、血小板减少的其他疾病，如肾综合征出血热、登革热、伤寒、血小板减少性紫癜相鉴别。

3. 如患者有被蜱叮咬或与蜱接触的病史，应与一些蜱媒传染病（如斑点热、莱姆病等）相鉴别。

七、治疗

本病尚无特异性治疗方法，主要是对症支持治疗。

（一）病原学治疗

体外实验提示利巴韦林对 SFTSV 有抑制作用，可试用利巴韦林 10 mg/（kg·24h）静脉滴注。继发或伴发其他感染者，应当选择敏感抗感染药治疗。对危重患者，建议及早给予静脉注射免疫球蛋白（IVIg），总量 1 ～ 2 g/kg，分 2 ～ 3 天给予。此外，法匹拉韦、六氯苯、钙通道阻滞药、2- 氟 -2- 脱氧胞苷、咖啡酸、阿莫地喹和干扰素对 SFTSV 的抑制作用均有文献报道，但相应机制尚未完全明确，还需临床数据进一步证实。

（二）对症支持治疗

患者应卧床休息，补充能量，保证水、电解质和酸碱平衡。高热者可给予物理降温，必要时使用退热药物。有明显出血倾向或血小板低于 30×10^9/L 者，可输注血浆、血小板等。中性粒细胞低于 1.0×10^9/L 者，建议应用粒细胞集落刺激因子。避免使用肝、肾毒性药物，防止发生多脏器衰竭。心功能不全者，应绝对卧床，可用强心药、利尿药；对合并 DIC 者，可早期使用肝素。

（三）糖皮质激素

SFTS 导致的细胞因子风暴可能引起病情迅速恶化，因此可使用糖皮质激素抑制严重 SFTS 患者的免疫系统功能。韩国和日本共报道了 5 例 SFTS 患者采用单用糖皮质激素或联合 IVIg，效果较好，但糖皮质激素治疗可能会增加患者继发感染的机会，因此并不推荐糖皮质激素作为 SFTS 的常规治疗药物。

八、预防

（一）管理传染源

清理和杀灭家居环境中游离蜱和家畜身上的附着蜱。对患者的血液、分泌物、排泄物及被其污染的环境和物品进行消毒处理。对接触过患者血液、体液、血性分泌物或排泄物等且未采取适宜防护措施的接触者，进行医学观察 14 天。

（二）切断传播途径

进入草地、树林等地区时，要做好个人防护，涂抹或喷洒驱蜱剂；加强个人防护，避免与患者的血液直接接触。

（三）保护易感人群

目前仍无相应的疫苗上市。

（毛小荣）

第十六节　病毒感染性腹泻

病毒感染性腹泻是指多种肠道病毒感染引起的，以急性胃肠炎为主要表现的消化道传染病。粪 - 口途径为其主要传播途径。感染后起病急。临床表现主要包括恶心、呕吐、腹痛、腹泻，可伴有发热及全身不适等症状。严重者可出现脱水、水和电解质平衡紊乱，甚至危及生命。常见的肠道病毒包括轮状病毒、诺如病毒、腺病毒等。病程多呈自限性，以儿童多见。

一、病原学

（一）轮状病毒

人轮状病毒（rotavirus）属于呼肠孤病毒科轮状病毒属，病毒体呈圆球形，有双层衣壳，从内向外呈放射状排列，形似车轮辐条。病毒体内含双股 RNA，编码 6 种结构蛋白（VP1—VP4、VP6 和 VP7）和 5 种非结构蛋白（NSP1—NSP5）。目前发现有 27 个基因型（P1—P27），分布有地域差异。根据其抗原性不同可将轮状病毒分为 7 个组（A—G 组），仅 A、B、C 组对人有致病力。

轮状病毒抵抗力较强，耐酸碱，在 pH 3.5 ～ 10.0 都具有感染性，室温中可存活 7 个月，在粪便中可存活数周。95% 乙醇、酚、漂白粉及 56 ℃加热 30 分钟可灭活病毒。

（二）诺如病毒

诺如病毒（norovirus）为杯状病毒科诺如病毒属，无包膜，表面粗糙，呈对称的 20 面体球形，直径 27 ～ 40 nm。病毒体由衣壳和单股正链 RNA 组成，有 3 个开放读码框（ORF）。诺如病毒易变异，可因变异或重组形成新的病毒株。根据 ORF2 的氨基酸序列，将其分为 6 个基因群（分别称 G Ⅰ、G Ⅱ、G Ⅲ、G Ⅳ、G Ⅴ和 G Ⅵ）和至少 31 个基因型，其中仅 G Ⅰ、G Ⅱ和 G Ⅳ群对人类致病，G Ⅰ、G Ⅱ为感染人类最常见基因群。诺如病毒感染有基因易感性，群间无交叉免疫。诺如病毒变异速度快，感染性很强，较低数量 [半数感染量（ID_{50}）< 20 个病毒颗粒] 即可引起感染。近期研究发现肠道菌群，尤其是阴沟肠杆菌可促进该病毒黏附于肠黏膜细胞。

诺如病毒耐热，对常用消毒剂（如乙醇溶液、免冲洗洗手液等）抵抗力较强，60 ℃加热 30 分钟仍有传染性。含氯消毒剂 10 mg/L 30 分钟可使其灭活。其在常温下可存活数天，冷冻数年仍有感染性。

（三）肠腺病毒

能引起人类腹泻的腺病毒仅为人腺病毒 F 组亚种的 30 型、40 型和 41 型，称肠腺病毒。其形态为 20 面体对称颗粒，无包膜，内含双链线性 DNA。肠腺病毒耐酸碱，4 ℃可存活 2 个月，36 ℃存活 1 周，56 ℃加热 2 ～ 5 分钟即可被灭活。肠腺病毒对紫外线敏感，照射 30 分钟可被灭活。

（四）其他导致腹泻的病毒

柯萨奇病毒、埃可病毒、星状病毒、呼肠病毒、杯状病毒、小圆病毒、冠状病毒、微小双核糖核酸病毒和瘟病毒等均可导致腹泻，但不常见。

二、流行病学

（一）传染源

患者及病毒携带者是主要的传染源。许多家畜、家禽可携带轮状病毒，是引起人类感染的潜在的传染源。急性期患者的粪便中有大量病毒颗粒，病后可持续排毒 4 ~ 8 天。

（二）传播途径

主要通过粪 - 口途径传播，也可通过呼吸道或密切接触传播。水源或食物被病毒污染、医院内或幼儿园及家庭成员的密切接触可造成流行。B 组轮状病毒污染水源可引起成人病毒性胃肠炎暴发流行。生活接触及食物污染可导致散发传播。

（三）人群易感性

人群对导致病毒感染性腹泻的病原体普遍易感。儿童较成人易感，病后免疫力短暂，可反复感染。A 组轮状病毒主要感染婴幼儿，以 6 ~ 24 月龄发病率最高；B 组轮状病毒主要感染青壮年；C 组轮状病毒主要感染儿童，成人偶有发病。母乳喂养可明显降低婴幼儿感染率。不同组的病毒之间缺乏交叉免疫。诺如病毒感染在人群中有基因易感性差异。

（四）流行病学特征

轮状病毒感染儿童多于成人，是发达国家和发展中国家婴幼儿腹泻的主要原因，流行季节以秋冬季多见，成人轮状病毒腹泻季节性不如婴幼儿腹泻强，一年四季均可发生。诺如病毒也是引起病毒性胃肠炎常见的病原体之一，污染食物或水源可引起暴发性流行，寒冷季节发病较多。肠腺病毒感染流行高峰季节不明显，也是我国婴幼儿腹泻的主要病因，容易导致医院感染。

三、发病机制与病理学表现

肠道病毒感染后发病与否取决于病毒的数量、机体免疫状态和生理特征。病毒侵入人体后通过两个途径引起腹泻：一是病毒直接损害肠绒毛上皮细胞，引起病理改变；二是病毒破坏肠黏膜上皮细胞正常的吸收功能，引起腹泻。

（一）轮状病毒

轮状病毒感染主要侵犯十二指肠及空肠，一般不侵犯全身。轮状病毒可在上皮细胞的细胞质中复制，使绒毛变短变钝，细胞变形，出现空泡，继而坏死，致使小肠消化、吸收蔗糖及乳糖的能力下降。同时葡萄糖协同促进钠转运功能也受到影响，导致感染者大便中钠及氯化物的浓度升高。乳糖在结肠中被细菌分解后，进一步增高了渗透压而使症状加重。因此，轮状病毒感染的主要发病机制在于肠道的吸收功能障碍，并非影响肠道分泌功能。临床症状的轻重与小肠病变轻重一致。病期 7 ~ 8 天后小肠病变可恢复。

（二）诺如病毒

诺如病毒主要感染小肠近端黏膜，在细胞核中复制，引起糖类及脂类吸收障碍，导致肠腔内渗透压增高，出现腹泻及呕吐症状。病理学检查显示，肠黏膜上皮细胞的绒毛变粗变短，细胞内线粒体肿胀变形，但无细胞坏死，在肠固有层可见单核细胞及中性粒细胞浸润。病变可在 1 ~ 2 周完全恢复。

（三）肠腺病毒

肠腺病毒主要感染空肠和回肠，致肠黏膜绒毛变短变小，细胞变性、溶解，肠固有层有单核细胞浸润，导致小肠吸收功能障碍而引起渗透性腹泻。

四、临床表现

（一）轮状病毒感染性腹泻

轮状病毒感染性腹泻的潜伏期为 1～4 天。婴幼儿症状较重，起病较急，有呕吐、腹泻症状。腹泻每天数次至数十次，水样便或黄绿色稀便，可伴有轻度腹痛、肌痛或头痛症状，可有低热或中等程度发热，较少出现高热。重者出现脱水及代谢性酸中毒、电解质紊乱。病程为自限性，发热、呕吐症状多在 2～3 天后消失，腹泻症状可持续 2～7 天，少数可达 2 周。成人感染轮状病毒多无症状，少数出现急性胃肠炎表现，与婴幼儿感染的表现相似。免疫功能低下者有肠道外症状及慢性腹泻，甚至引起严重感染。

（二）诺如病毒感染性腹泻

诺如病毒感染性腹泻的潜伏期为 1～2 天。其起病急，以恶心、呕吐、腹痛、腹泻为主要症状。腹泻为黄色稀水便或水样便，每天数次至十数次，可伴有腹绞痛。儿童先吐后泻，部分可伴有轻度发热、头痛、寒战、肌痛等症状，严重者出现脱水。病程 1～3 天自愈，病程多呈自限性，预后良好。但体弱、老年人及免疫功能低下者症状多较重。

（三）肠腺病毒感染性腹泻

肠腺病毒感染性腹泻的潜伏期为 3～10 天，平均为 7 天。主要表现为腹泻，每天数次至十余次，稀水样便，可伴发热及呕吐，重者可出现水电解质紊乱。部分患者可出现鼻塞、咽痛、咳嗽等呼吸道症状，也可引起婴幼儿肠套叠及肠系膜淋巴结炎，表现类似阑尾炎。慢性腹泻可致患儿营养不良。

五、实验室检查

1. 常规检查　外周血白细胞及分类多数正常，少数可轻度升高。粪便检查多无异常。

2. 病原学检查

（1）用电镜或免疫电镜检查直接观察粪便中的病毒颗粒，具有快捷、简便的优点，但不能普及。

（2）应用分子生物学技术从粪便或肛拭子标本中直接提取或扩增病毒核酸，也可定量检测病毒载量和基因分型。

用 ELISA 技术、免疫斑点技术、补体结合等方法检测轮状病毒、诺如病毒及腺病毒抗原是最常用的方法，可进行血清学分型。用 ELISA 方法检测血清中特异性抗体 IgM，双份血清抗体滴度增加 4 倍以上有诊断意义。

六、诊断及鉴别诊断

根据流行季节、地区有无该病流行、发病年龄、临床表现及粪便病原学检查进行综合判断。粪便中检出特异性病毒颗粒、病毒核酸，或检出病毒特异性抗原，或双份血清特异性抗体滴度呈 4 倍以上增高，均有诊断价值。

以上感染性腹泻均应与其他病毒性腹泻鉴别，主要靠病原学检查确诊。还应注意与细菌、真菌、寄生虫感染引起的腹泻鉴别，并排除婴儿喂养不当及其他疾病导致的水样泻。

七、治疗

目前尚无特效药物治疗病毒感染性腹泻，以对症治疗为主。轻症者口服补液即可，可用米汤加盐、糖盐水或口服补液盐纠正脱水和电解质丢失，严重者给予静脉补液，注意纠正电解质紊乱及酸中毒。暂停乳类及双糖类食物。腹泻呕吐严重时可给予止吐药。消旋卡多曲、洛哌丁胺、肠黏膜保护药如蒙脱石散等均可用于腹泻的对症处理。中医中药辨证施治也可用于止泻。

八、预防

采取以切断传播途径为主的综合预防措施。

1. 管理传染源　早发现、早诊断、早隔离，以降低患者传染性。

2. 切断传播途径　重视饮食、饮水及个人卫生，保护水源，防止水源污染。做好粪便管理，对患者排泄物或分泌物应消毒后排放。学校、托幼机构、医疗机构、养老院等集体单位或场所应做好环境消毒，防止疫情传播。

3. 提高免疫力　婴幼儿口服减毒轮状病毒疫苗是目前预防轮状病毒感染最有效的方法。母乳喂养可减轻婴幼儿腹泻的症状和降低发病率。研究显示口服益生菌及益生元可预防或减轻轮状病毒感染。目前尚无预防诺如病毒感染的疫苗。

（黄　磊）

第十七节　黄　热　病

黄热病（yellow fever）是一种由黄热病毒引起的在人类和其他灵长类动物中经蚊叮咬传播的急性传染病，临床以高热、头痛、黄疸、蛋白尿、相对缓脉和出血等为主要表现。

1648 年西班牙探险者在墨西哥尤卡坦半岛对黄热病进行了最早记载，这是 18 世纪和 19 世纪美洲和西非殖民地的一大灾难。1900 年开始通过控制虫媒来预防黄热病，20 世纪 30 年代疫苗的开发减轻了人们对疾病的恐惧及其医学影响。至今本病主要在非洲撒哈拉以南地区和南美洲流行。2000—2010 年间报道的总病死率为 20% ～ 50%，2016 年在安哥拉和刚果民主共和国暴发的疫情造成 7627 例确诊和报告病例，病死率约 14%。我国的北京、上海、福建等地于 2016 年报道了黄热病，共发现了 6 例输入性病例，均来自于安哥拉。

一、病原学

黄热病毒（yellow fever virus）为单股正链 RNA 病毒，属于黄病毒科黄病毒属。病毒颗粒呈球形，直径 40 ～ 60 nm，外有脂质包膜，表面有棘突，基因组长度约为 11 kb。病毒只有一个血清型，在基因组序列水平分为 7 个基因型（非洲 5 个和南美洲 2 个）。该病毒可与同为黄病毒属的登革病毒、西尼罗病毒、圣路易脑炎病毒、寨卡病毒等产生血清学交叉反应。黄热病毒有嗜内脏如肝、肾、心脏等（人和灵长类动物）和嗜神经（小鼠）的特性，外界抵抗力弱，不耐酸、不耐热，60 ℃ 30 分钟可被灭活，易被 70% 乙醇、0.5% 次氯酸钠、脂溶剂、过氧乙酸等消毒剂及紫外线照射等迅速灭活。

二、流行病学

（一）传染源

黄热病有三种类型的传播模式：城市型、媒介型和丛林型。城市型的主要传染源为患者及隐性感染者，特别是发病 5 天以内的患者。媒介型的传染源主要是患者和猴子，常发生在非洲大草原。丛林型的主要传染源为猴及其他灵长类动物，主要发生在非洲及美洲热带森林。

（二）传播途径

黄热病主要经蚊叮咬传播。埃及伊蚊是城市型黄热病主要的传播媒介。媒介型黄热病的传播媒介主要包括黄头伊蚊、泰氏伊蚊等。丛林型黄热病的主要传播媒介为非洲伊蚊、趋血蚊属等。

（三）人群易感性

人群对黄热病毒普遍易感。感染或接种疫苗可获得持久免疫力。

（四）流行特征

黄热病主要在中南美洲和非洲的热带地区流行。在流行地区全年均可发病，一般春季和秋季为高发期。

三、发病机制与病理学表现

（一）发病机制

黄热病的发病机制尚不明确。病毒侵入人体后，迅速进入局部淋巴结，在其中繁殖，3 ~ 4 天后进入血液循环，病毒侵袭内脏，肝是其主要的靶器官，淋巴结、心脏、肾、脾、骨髓等也可累及。

靶器官损害可能为病毒直接作用所致。来源于猴子和仓鼠的实验数据显示，黄热病毒可导致转化生长因子 -β 诱导的肝细胞大量凋亡。肝和脾的巨噬细胞产生 TNF 等细胞因子、氧自由基堆积、内皮细胞损伤、微血栓形成和弥散性血管内凝血（DIC），是多脏器损害和休克的可能原因。

（二）病理学表现

本病可引起组织广泛退行性病变。肝、肾及心脏等出现组织脂肪变性及坏死，但无明显的炎症反应和纤维组织增生。脾及淋巴结中淋巴细胞明显减少，代之以大单核细胞和组织细胞。

脑组织可有小的出血灶及水肿，而无明显的炎症细胞浸润。

四、临床表现

黄热病的潜伏期为 3 ~ 6 天，最长可达 14 天。多数受染者症状较轻，约 15% 的病例可发生重型感染。典型的临床过程可分为以下 4 期。

1. 感染期（病毒血症期） 急性起病，寒战、发热（可高达 39 ~ 41 ℃）、畏光，剧烈头痛及全身痛，厌食、恶心、呕吐、腹泻或便秘，全身不适、烦躁、易怒，查体可有结膜充血，面、颈潮红，特征性舌苔改变（舌边尖红伴白苔），相对缓脉、肝大和上腹压痛。本期持续 3 ~ 5 天。

2. 缓解期 发热部分或完全消退，症状缓解，但约 15% 的患者在 48 小时之内病情再次加重，进入第三期（中毒期）。

3. 中毒期（肝肾损害期） 少数可出现急性心脏增大。神经系统表现为躁动、谵妄、昏迷，脑脊液检查压力明显增高，蛋白升高但白细胞升高不明显。进入中毒期的患者约有 50% 死亡。体温再次升高，出现多器官功能损伤表现，常见肝、肾、心血管功能损害及血液系统、神经系统症状。临床表现为体温再次升高，黄疸逐渐加重，频繁呕吐，上腹痛，可出现多部位出血，如皮肤瘀点、瘀斑、鼻出血、黏膜出血，甚至腔道大出血、休克；肾功能异常，蛋白尿、血尿，尿量减少，甚至无尿；心电图可见 ST-T 异常，少数可出现急性心脏增大；严重者出现谵妄、昏迷等中枢神经系统症状。

4. 恢复期 体温下降至正常。症状和器官功能逐步恢复正常。但乏力可持续 1 ~ 2 周或更久。黄疸和转氨酶升高可持续数月。有报道此期个别病例可因心律失常或心力衰竭死亡。本病一般无后遗症。

五、实验室检查

（一）一般检查

外周血白细胞正常或减少，中性粒细胞比例降低，血小板正常或下降。尿常规检查蛋白尿多见，大便隐血试验可阳性。肝功能损害多见，血清转氨酶升高早于胆红素，门冬氨酸转氨酶（AST）升高程度高于丙氨酸转氨酶（ALT），可达 20 000 U/L 以上，血清胆红素也可明显升高，可达 255 ~ 340 μmol/L，还可见血氨升高、血糖降低等，重症患者凝血酶原时间及部分凝血活酶时间延长。肾功能损害时可见血肌酐水平升高。心肌损害时血肌钙蛋白明显升高。另外肌红蛋白、血淀粉酶、脂肪酶、尿淀粉酶也可明显升高。

（二）血清学检查

1. 抗体检测 采用血凝抑制试验、补体结合试验或中和试验检测特异性抗体 IgM 和 IgG。黄热病毒抗体与其他黄病毒属的登革病毒、寨卡病毒和西尼罗病毒抗体等有较强的交叉反应，易于产生假阳性，在诊断时应注意鉴别。

2. 抗原检测 使用 ELISA 方法检测血液等标本中的病毒抗原。

（三）病原学检查

1. 核酸检测 应用 RT-PCR 等技术检测血液、尿液及其他体液标本中黄热病毒 RNA。

2. 病毒分离 发病后 5 天内患者血液或死亡病例的组织标本可用于病毒分离。

六、诊断与鉴别诊断

（一）诊断

1. 疑似病例 符合流行病学史且有相应临床表现。

2. 临床诊断病例 疑似病例且黄热病毒 IgM 检测阳性。

3. 确诊病例 有流行病学史和临床表现，实验室检查符合下列条件之一者：①从患者血液或死亡病例的组织标本中分离出黄热病毒；②采用 RT-PCR 检测到黄热病毒核酸；③双份血清抗黄热病毒抗体滴度恢复期较发病初期有 4 倍或以上升高者。

（二）鉴别诊断

在有黄热病流行区暴露史的未接种疫苗患者中，这种完全成熟的疾病在临床鉴别中几乎没有困难。早期或轻型病例应与流行性感冒、伤寒、斑疹伤寒等鉴别。与黄热病最相似的疾病是钩端螺旋体病和螺旋体回归热，其特征也是黄疸、出血、弥散性血管内凝血和高病死率。发热伴有黄疸者应与各种原因引起的肝损害疾病鉴别，包括病毒性肝炎（尤其是妊娠重症戊型肝炎和丁型肝炎）和重症疟疾（黑水热）。发热伴出血应与肾综合征出血热、登革热等鉴别。

七、治疗及出院标准

1. 治疗 黄热病至今尚无特效疗法。

（1）一般治疗：黄热病患者应卧床休息直至完全恢复，给予流质或半流质饮食。频繁呕吐者可禁食、给予静脉补液，注意水、电解质和酸碱平衡。

（2）对症治疗：高热时宜采用物理降温为主，禁用阿司匹林退热，因可诱发或加重出血。频繁呕吐可口服或肌内注射甲氧氯普胺。心肌损害者可试用肾上腺皮质激素。如发生休克、急性肾衰竭、消化道出血等应予以相应处理。

（3）中医治疗：辨证选择口服中药汤剂，辨证选择中成药或静脉滴注中药注射液。

2. 出院标准 建议患者出院时应符合以下条件：①体温正常，临床症状缓解。②血液核酸连续检测 2 次阴性（间隔 24 小时以上）；不具备核酸检测条件者，病程不少于 10 天。

八、预防

1. 管理传染源 对疑似和确诊病例采取防蚊隔离措施，对来自疫区的人员实施卫生检疫。

2. 切断传播途径 防蚊、灭蚊是重要措施之一。

3. 保护易感者 前往流行区的人员应在出发前至少 10 天进行预防接种疫苗，同时采取个人防蚊措施。

（鲁晓擘）

第十八节   埃博拉病毒病

埃博拉病毒病（Ebola virus disease，EVD），曾称埃博拉出血热，是由埃博拉病毒引起的一种急性传染病。主要临床表现为突发发热、吐泻、出血和多脏器损害，主要通过野生动物传给人，并在人与人之间传播。埃博拉病毒病的病死率高，平均为50%（25%～90%）。

一、病原学

埃博拉病毒属丝状病毒科，呈长丝状体，可呈杆状、丝状、L形等多种形态，为单股负链RNA病毒。病毒颗粒直径约100 nm，平均长度1000 nm，外有包膜，其上有由病毒糖蛋白组成的呈刷状排列的突起。埃博拉病毒基因组大小为18.9 kb，编码7个结构蛋白和1个非结构蛋白，可分为扎伊尔型、苏丹型、本迪布焦型、塔伊森林型（科特迪瓦型）和莱斯顿型。除莱斯顿型外，其余四种亚型感染后均可导致人发病，其中扎伊尔型毒力最强，苏丹型次之。扎伊尔型、苏丹型、本迪布焦型感染与非洲大型疫情暴发相关。不同亚型病毒基因组核苷酸构成差异较大，但同一亚型的病毒基因组相对稳定。

埃博拉病毒在常温下较稳定，对热有中度抵抗力，在室温及4℃存放1个月后，感染性无明显变化。−70℃条件可长期保存。56℃不能完全被灭活，60℃1小时、100℃5分钟可被灭活。该病毒对紫外线、γ射线、甲醛、次氯酸、酚类等消毒剂和脂溶剂敏感。

二、流行病学

（一）传染源

本病传染源为感染埃博拉病毒的患者和非人灵长类动物。发生人际传播后，患者成为主要传染源。大蝙蝠科果蝠是埃博拉病毒的自然宿主。

（二）传播途径

1. 接触传播   为本病最主要的传播途径。通过接触患者和带病毒的亚临床感染者的血液、排泄物及其他污染物而感染。

2. 气溶胶传播   吸入感染性的分泌物、排泄物等也可引起感染。

3. 其他医源性感染   使用未消毒注射器曾经是1976年扎伊尔型埃博拉病毒病暴发流行的重要途径。

4. 性接触传播   在患者的精液中可检测到病毒，并可持续3个月以上，故存在性传播的风险。

（三）人群易感性

人类对埃博拉病毒普遍易感，发病无性别差异。

（四）流行特征

本病于1976年在非洲首次发现，目前为止主要在非洲呈现地方性流行。发病无季节性。

三、发病机制与病理学表现

病毒进入机体后，首先感染巨噬细胞和树突状细胞，在其中大量复制，导致这些细胞坏死并释放大量病毒颗粒，随后蔓延至局部淋巴结，病毒感染更多的树突状细胞和巨噬细胞。被感染的巨噬细胞释放大量的细胞因子和趋化因子，增加血管内皮细胞的通透性，诱导表达内皮细胞表面黏附和促凝因子，同时，组织破坏后血管壁胶原暴露，又可释放组织因子等，协同触发外源性凝血途径，导致机体的凝血和纤溶机制障碍，表现为血小板减少、凝血因子耗尽，以及纤溶产物增加，最终导致弥散性血管内凝血（DIC）。

主要病理改变是皮肤、黏膜、脏器的出血，在很多器官可以见到灶性坏死，但以肝、淋巴组织最为严重。肝细胞点、灶样坏死是本病最显著的病理特点，在感染晚期淋巴结和脾中可见广泛的淋巴细胞耗竭、坏死和凋亡。

四、临床表现

埃博拉病毒病的潜伏期为 2 ～ 21 天，一般为 5 ～ 12 天。尚未发现潜伏期患者有传染性。患者急性起病，临床表现为高热、畏寒、极度乏力、头痛、肌痛、咽痛、恶心、结膜充血及相对缓脉。2 ～ 3 天后可有呕吐、腹痛、腹泻、血便等消化系统症状。病后 4 ～ 5 天进入极期。患者可出现持续高热，有神志的改变，如谵妄、嗜睡等。重症患者在发病数天可出现口鼻、结膜、肠胃、阴道和皮肤等部位出血，也可见呕血和血尿等。发病第 10 天为出血高峰，50% 以上患者出现严重的出血，并可因出血、肝肾衰竭及致死性并发症而死亡。90% 的死亡患者发生在病后 12 天内（7 ～ 14 天）。患者最显著的表现为低血压、休克和面部水肿，还可出现DIC、电解质和酸碱平衡失调等。在病程第 6 ～ 7 天可在躯干出现麻疹样斑丘疹并扩散至全身各部，数天后脱屑，以肩部、手心、脚掌多见，部分患者可较长期地留有皮肤改变。非重症患者，发病后 2 周逐渐恢复，但其完全康复时间比较长。大多数患者出现非对称性关节痛，可呈游走性，以累及大关节为主。部分患者出现肌痛、乏力、化脓性腮腺炎、听力丧失或耳鸣、眼结膜炎、单眼失明、葡萄膜炎等迟发损害。另外，还可因病毒持续存在于精液中引起睾丸炎、睾丸萎缩等。急性期并发症有心肌炎、肺炎等。

五、实验室检查

（一）一般检查

外周血常规检查可发现白细胞减少，主要是淋巴细胞减少，并出现异型淋巴细胞，血小板可减少。生化检查可见血清 ALT、AST 升高，通常 AST 升高更显著。可出现肾功能损害。此外还可出现蛋白尿。可有凝血酶原时间及部分凝血活酶时间延长，可出现纤维蛋白降解产物增加。病程后期如继发细菌感染，外周血白细胞计数可升高。

（二）血清学检查

1. 血清特异性 IgM 抗体 多采用 IgM 捕捉 ELISA 法检测，最早可从发病后 2 天的患者血清中检出，可维持 3 个月。间隔 1 周及以上的两份血标本 IgM 阳转具有诊断意义。

2. 血清特异性 IgG 抗体 采用 ELISA、免疫荧光等方法检测，发病后 7 ～ 10 天可检出 IgG，可维持数年。间隔 1 周及以上的两份血标本 IgG 抗体滴度 4 倍及以上升高具有诊断意义。

（三）病原学检查

埃博拉病毒高度危险，病毒相关实验必须在 BSL-4 实验室进行。可通过采集患者血清、体液、分泌物、组织等样本进行抗原检测、核酸检测及病毒分离。

1. 病毒抗原检测 由于埃博拉病毒病有高滴度病毒血症，可采用 ELISA 等方法检测血清中病毒抗原。一般发病后 2 ~ 3 周内可在患者血标本中检测到病毒特异性抗原。

2. 核酸检测 采用 RT-PCR 等核酸扩增方法检测。一般发病后 2 周内的患者血清中可检测到病毒核酸。发病后 1 周内的标本检出率高。

3. 病毒分离 采集发病 1 周内的患者血清标本，用 Vero、Hela 等细胞进行病毒分离培养。

六、诊断及鉴别诊断

（一）诊断

本病诊断须依据流行病学史、临床表现和实验室检查。

1. 流行病学史 来自疫区，或 3 周内有疫区旅行史，或在没有恰当个人防护情况下有与患者、感染动物接触史。

2. 临床表现 急性起病，有发热、乏力、肌痛、头痛、吐泻、出血症状。

3. 实验室检查 以下有一项阳性则可确诊：①埃博拉病毒抗原阳性；②血清特异性 IgM 抗体阳性；③恢复期血清特异性 IgG 抗体滴度比急性期有 4 倍以上增高；④标本检出埃博拉病毒 RNA；⑤标本分离到埃博拉病毒。

（二）鉴别诊断

本病需要与马尔堡出血热、克里米亚刚果出血热、利福特山谷热、西尼罗河热、基孔肯亚出血热、拉沙热、黄热病、登革热和肾综合征出血热等病毒性出血热相鉴别。

七、预后

埃博拉病毒病预后不良，病死率高。平均病死率为 50%。

八、治疗

目前对埃博拉病毒病主要是支持和对症治疗。注意水、电解质平衡，控制继发感染，治疗肾衰竭、出血、DIC 等并发症。隔离患者，患者应卧床休息，进食少渣易消化半流质饮食，保证充分热量。目前尚无有效抗病毒药物，用恢复期患者的血浆治疗埃博拉病毒病患者尚存在争议。避免不恰当使用抗感染药，如有继发感染证据时，可酌情使用抗感染药。

九、预防

（一）控制传染源

控制传染源是预防和控制埃博拉病毒病最重要的措施。收到病例报告后立即进行流行病学调查，寻找密切接触者，及时隔离。需严格隔离疑似病例和患者。其排泄物及污染物品均需严格消毒。充分做好医护人员的个人防护，严防治疗和护理患者过程中导致的医院感染。

（二）切断传播途径

避免接触患者的血液、体液、分泌物及污染物品。严格规范污染环境的消毒工作。加强实验室生物安全工作，严格标本采集程序。

（三）保护易感人群

加强个人防护，根据可能的暴露风险等级，采取相应的防护措施，并大力宣传本病的防控知识及措施提高公众自我防护意识。目前美国 FDA 已批准 Ervebo 疫苗上市，用于 18 岁以上人群中预防扎伊尔型埃博拉病毒感染。

（黄　磊）

第十九节　中东呼吸综合征

中东呼吸综合征（Middle East respiratory syndrome，MERS）是由中东呼吸综合征冠状病毒（MERS-coronavirus，MERS-CoV）所致的人兽共患病，主要临床表现为发热、畏寒、寒战、咳嗽、胸痛、呼吸困难等，严重者可发生重症肺炎、急性呼吸窘迫综合征，甚至多脏器功能衰竭。

一、病原学

MERS-CoV 属于冠状病毒科 β 类冠状病毒属的 2C 亚群，是一种具有包膜、基因组为线性非节段单股正链 RNA 的病毒。病毒颗粒呈球形，直径为 120 ～ 160 nm。基因组全长约 30 kb。病毒受体为二肽基肽酶 4（dipeptidyl peptidase 4，DPP4；又称 CD26），是 MERS-CoV 的功能受体，主要存在于支气管纤毛上皮细胞、终末支气管上皮细胞和肺泡巨噬细胞等呼吸道组织中。该受体的宿主分布范围很广，包括单峰骆驼、蝙蝠、猪和人源细胞等。

MERS-CoV 可于呼吸道、血清、粪便和尿液中被检出，其中下呼吸道分泌物中浓度最高。

二、流行病学

1. **传染源**　单峰骆驼是主要的动物宿主和人类主要传染源；患者也能有限传播病毒。
2. **传播途径**　分为动物传人和有限人传人两种模式。人可能通过接触含有病毒的单峰骆驼的分泌物、排泄物（尿、便）、未煮熟的乳制品或肉而感染。而人际间传染主要通过飞沫经呼吸道传播，也可通过密切接触患者的分泌物或排泄物而传播。

3. 人群易感性   人群普遍易感。

4. 流行特征   这种人兽共患病最常发生在阿拉伯半岛国家；目前在非洲、中东和南亚大部分地区的单峰骆驼体内也都发现了这种病毒。2015 年韩国发生了中东以外最大规模的暴发疫情，共发生 186 例病例（包括 1 例到中国旅行的病例），死亡 39 例。

三、发病机制与病理解剖

1. 发病机制   MERS 的发病机制与 SARS 有相似之处，可发生急性呼吸窘迫综合征和急性肾衰竭等多器官功能衰竭。从目前 MERS 病例的发展进程来看，可能存在过度炎症反应。其详细机制仍有待于在临床实践和基础研究中进一步阐明。

2. 主要病理学表现   肺充血和炎性渗出，双肺散在分布结节和间质性肺炎。

四、临床表现

中东呼吸综合征的潜伏期为 2 ~ 14 天，人传染人的中位潜伏期约为 5 天。

临床表现类似流感样疾病，病初表现为发热、畏寒、寒战、咳嗽、气促、肌痛，部分病例还可出现呕吐、腹痛、腹泻等消化道症状。重症病例多在 1 周内进展为重症肺炎，迅速出现急性呼吸窘迫综合征，表现为呼吸困难、休克、严重低氧血症和双肺间质浸润，还可出现相对高频率的肾受累，甚至发生急性肾衰竭、继发细菌感染、多脏器功能衰竭。高龄、肥胖及患有心脏疾病、肺疾病、肾疾病、糖尿病、免疫功能缺陷等基础性疾病的患者易发展为重症。轻症病例可无临床症状或仅表现为轻微的呼吸道症状。

五、实验室检查

1. 一般检查   血常规检查可见白细胞总数正常或减少，淋巴细胞可减少。部分患者可出现轻至中度肝、肾功能异常。

2. 病原学相关检查   主要包括病毒分离、病毒核酸检测。从呼吸道标本中分离出 MERS-CoV 为实验室检测的"金标准"。使用 RT-PCR 法进行病毒核酸检测可以用于早期诊断，其中下呼吸道标本阳性检出率更高。

3. 影像学检查   发生肺炎者可出现肺部影像学改变，主要特点为单侧或双侧胸膜下和基底部分布有磨玻璃影，也可出现实变影。部分病例可有不同程度胸腔积液。

六、诊断及鉴别诊断

（一）诊断

1. 疑似病例   有流行病学史和难以用其他病原感染解释的发热、呼吸道症状，但尚无实验室确认依据。

2. 临床诊断病例   符合疑似病例标准，仅有实验室阳性筛查结果（如仅呈单靶标 PCR 或单份血清抗体阳性），或因仅有单份采集或处理不当的标本而导致无法判断结果的患者。

3. 确诊病例 具备下述 4 项条件之一，即可确诊：①至少双靶标 PCR 检测阳性；②单靶标 PCR 阳性产物，经基因测序确认；③从呼吸道标本中分离出 MERS-CoV；④恢复期血清中 MERS-CoV 抗体较急性期血清抗体水平阳转或呈 4 倍以上升高。

（二）鉴别诊断

需与其他呼吸道病毒和细菌等所致的肺炎进行鉴别。

七、治疗

目前无特异性治疗手段，根据病情严重程度确定治疗措施。

（一）隔离治疗与密切监测

疑似、临床诊断和确诊病例应在具备有效隔离条件的医院严格隔离治疗。注意卧床休息，均衡营养，维持水、电解质平衡，密切监测病情变化。定期复查血常规、胸部 X 线检查等。及时给予吸氧，必要时应进行无创或有创通气等措施，危重病例应尽早入重症监护室（ICU）治疗。

（二）抗病毒治疗

目前尚无明确有效的抗 MERS-CoV 药物。

（三）抗菌药物治疗

避免不恰当使用抗菌药物，出现继发细菌感染时根据培养和药物敏感试验结果选用抗菌药物。

（四）重症病例的治疗

治疗原则是在对症治疗的基础上防治并发症，视情况给予有效的呼吸支持、循环支持等。注意维持重症和危重症病例的胃肠道功能，适时使用微生态调节制剂。

八、预防

首要措施是隔离疑似、临床诊断和确诊病例，至体温基本正常、临床症状好转。病原学检查间隔 2 ～ 4 天，连续 2 次阴性，方可解除隔离。戴口罩和洗手是减少传播的重要干预措施。

（邓　兰）

第二十节　新型冠状病毒感染

案例　3-5

患者，男，73 岁，因发热 2 天至发热门诊就诊。体温 38.8 ～ 39 ℃，自述 1 周前从新型冠状病毒感染疫情区域返回，返回 2 天后出现干咳及寒战症状，2 天前出现发热、乏力。胸部 X 线检查显示双肺有多处斑片状阴影，采集咽拭子后新型冠状病毒核酸结果阳性，转至隔离病房进行治疗。患者有高血压、糖尿病病史，无吸烟、酗酒习惯。

【入院查体与影像学检查】 T 38.8 ℃，BP 94/62 mmHg，P 91 次/分，R 12 次/分。神志清，精神尚可。吸空气时指氧饱和度 97%，胸部 CT 显示双肺中央及周围有直径 1 ～ 1.5 cm 的小圆形磨玻璃影。

【实验室检查】 入院时外周血白细胞 5.8×10^9/L，中性粒细胞百分比 56%，淋巴细胞百分比 33%。入院 4 天后患者出现气促，外周血白细胞 18.4×10^9/L，中性粒细胞百分比 82.2%，淋巴细胞百分比 11.4%，C 反应蛋白 118.2 mg/L，D- 二聚体 3838 ng/ml，铁蛋白 2695 ng/ml。

问题与思考：

1. 该患者最可能的入院诊断及诊断依据是什么？

2. 该患者病情是否可能快速恶化？有哪些依据？该如何治疗？

新型冠状病毒感染，即 2019 冠状病毒病（corona virus disease 2019，COVID-19，由世界卫生组织 2020 年 2 月命名），曾称"新型冠状病毒肺炎"，是由新型冠状病毒即严重急性呼吸综合征冠状病毒 2 型（SARS-CoV-2，由国际病毒分类委员会 2020 年 2 月命名）引起的急性呼吸道传染病，主要通过呼吸道飞沫及密切接触传播，具有高度传染性，且极易变异，目前全球已有多种高传染性流行株存在。临床表现轻重不同，以发热、干咳、乏力为主要表现，可有无症状携带，老年人及慢性病患者易发展为重症。

一、病原学

（一）病毒的结构与功能

新型冠状病毒，简称新冠病毒，属于 β 属冠状病毒，有包膜，颗粒呈圆形或椭圆形，直径 60 ～ 140 nm。病毒颗粒包含约 29.9 kb 的正链单链 RNA 基因组，所包含的开放阅读框（ORF）依次排列为 5′- 复制酶（ORF1a/ORF1b)-S-ORF3a-ORF3b-E-M-ORF6-ORF7a-ORF7b-ORF8-N-ORF9a-ORF9b-ORF10-3′，其中有 4 个主要结构蛋白即刺突（S）蛋白、包膜（E）蛋白、膜（M）蛋白和核衣壳（N）蛋白，11 个非结构蛋白。核蛋白包裹病毒 RNA 基因组构成核衣壳，外部围绕病毒包膜，病毒包膜含有基质蛋白和刺突蛋白。冠状病毒宿主特异性的主要决定因素是刺突蛋白，它在病毒颗粒表面形成三聚体。刺突蛋白由两个亚基组成：S1 亚基与宿主受体血管紧张素转换酶 2（ACE2）结合，S2 亚基介导膜融合。S 蛋白通过 S1 亚基附着在宿主细胞 ACE2 上，被跨膜丝氨酸蛋白酶 TMPRSS2 裂解，激活 S2 亚基发挥膜融合作用，融合病毒颗粒与宿主细胞的脂质双分子层，引导病毒核糖核蛋白复合体进入受体细胞。新冠病毒感染的另一种可能途径是通过胞吞的核内体进入细胞，核内体中的组织蛋白酶可以裂解 S 蛋白。其他的辅助受体如神经蛋白酶 1（neuropilin 1）、蛋白酶如组织蛋白酶 L（cathepsin L）、跨膜丝氨酸蛋白酶 TMPRSS11D 和 TMPRSS13 也被认为参与了新冠病毒的入胞过程，但它们各自在发病机制中的作用尚不清楚。

除了刺突蛋白，还有其他三种结构蛋白：包膜（E）蛋白、膜（M）蛋白和核衣壳（N）蛋白，由 ORF4、ORF5 和 ORF9 阅读框编码。E 蛋白和 M 蛋白主要参与病毒粒子组装，N 蛋白形成与病毒 RNA 相关的病毒衣壳结构，促进病毒基因组的包装。虽然上述蛋白不参与病毒感染早期过程，但是它们在病毒复制、组装和释放中起重要作用，同时它们的突变也可以影响病毒的活性。

（二）病毒分型

新冠病毒亚型分类的基本命名方法为 Pango 命名法，该命名法可以显示变异株的进化位置及与其他突变株的进化关系远近。同时，世界卫生组织为了避免对最早发现变异株的国家造成污名化，发布了希腊字母命名法，同时提出了新冠病毒"关注变异株"（variant of interest，VOI）与"关切变异株"（variant of concern，VOC）作为一个更为广泛的动态分类方法。

2020 年初出现的 S 蛋白 D614G 突变株是新冠病毒第一个被广泛报道的变异株。2020 年 12 月，携带另一个关键 S 蛋白突变 N501Y 的突变株（B.1.1.7，Alpha）被发现于英国，随后很快成为了第一个全球流行的新冠病毒 VOC 变异株。同样在 2020 年 12 月，在南非发现了 Beta 变异株（B.1.351）并在南非国内迅速流行，该突变株同时也表现出对疫苗极强的免疫逃逸能力。Gamma 变异株（P.1）首次报道于巴西，并通过国际旅行传播到日本地区。2021 年 5 月，Delta 变异株（B.1.617.2）首次报道于印度地区，随后很快成为全球主要流行株，具有更高的致病能力的同时也表现出了较强的免疫逃逸能力。Delta 的流行在全球持续了相当长的一段时间，一直到 2021 年 11 月南非发现了 Omicron 变异株（B.1.1.529）。Omicron 具有极高的传染性及免疫逃逸能力，但其致病能力较 Delta 有所下降，自发现后迅速取代了 Delta，成为世界上主要的新冠病毒流行株。截至 2022 年 10 月，只有 Alpha（B.1.1.7）、Beta（B.1.351）、Gamma（P.1）、Delta（B.1.617.2）和 Omicron（B.1.1.529）被标记为关切变异株（VOC），其中只有 Delta 和 Omicron 被确认为主要流行的 VOC。截至 2022 年 12 月，Omicron 所演化出的 5 个主要亚型（BA.1、BA.2、BA.3、BA.4、BA.5）已先后演变出系列子代亚分支 709 个，其中重组分支 72 个，且新的亚分支仍将不断出现。其中 BA.5.2、BF.7、BQ.1 等亚分支及重组变异株 XBB 具有较强的免疫逃逸能力和极强的传播力。

（三）生物学特性

新冠病毒对紫外线和热敏感，56 ℃ 30 分钟、乙醚、75% 乙醇、含氯消毒剂、过氧乙酸和三氯甲烷等脂溶剂均可有效灭活新冠病毒，但氯己定不能有效灭活病毒。

▌二、流行病学

（一）传染源

传染源主要是新冠病毒感染者，在潜伏期即有传染性，发病后 3 天内传染性较强。

（二）传播途径

1. 经呼吸道飞沫和密切接触传播是主要的传播途径。
2. 在相对封闭的环境中经气溶胶传播。
3. 接触被病毒污染的物品后也可造成感染。

（三）人群易感性

人群普遍易感，具有基础疾病人群与老年人为高危人群。感染后或接种新冠病毒疫苗后可获得一定的免疫力并降低重症及死亡风险。

三、发病机制与病理学表现

大部分人群感染目前流行的新冠病毒变异株后并不会进展为重症，少部分人群感染后易进展为以免疫病理损伤为主要表现的重症肺炎，此类人群通常表现出异常的免疫反应倾向，通常以 I 型或 III 型干扰素反应为主。肺泡损伤可能是新冠病毒感染对肺泡 II 型上皮细胞的损伤或感染诱发的局部炎症反应所导致。新冠病毒感染同时可以诱导上皮细胞和内皮细胞处于"渗漏状态"，刺激炎症和凝血反应，通过招募单核细胞、巨噬细胞和中性粒细胞，进一步增强炎症或促纤维化反应，而失控的机体炎症反应过度激活最终会导致典型的重症甚至危重症。

肺部感染的早期炎性病变以单核和淋巴细胞为主，可见肺泡内浆液、纤维蛋白渗出及透明膜形成。随病情加重，可见大量单核细胞、巨噬细胞和纤维蛋白充满肺泡腔。电镜下支气管黏膜上皮细胞和肺泡 II 型上皮细胞的细胞质内可见新冠病毒颗粒。易见肺血管炎、血栓形成，可见血栓栓塞。肺组织易见灶性出血，可见出血性梗死、细菌或真菌感染。病程较长的病例可见肺泡渗出物肉质变和肺间质纤维化。

四、临床表现

新冠病毒主要以呼吸道飞沫和气溶胶形式传播，潜伏期多为 2～4 天。主要表现为咽干、咽痛、咳嗽、发热等，发热多为中低热，部分病例可表现为高热，热程多不超过 3 天；部分患者可伴肌肉酸痛、味觉和嗅觉减退或丧失、鼻塞、流涕、腹泻、结膜炎等。重症感染通常在发病 5～7 天后出现呼吸困难和（或）低氧血症，严重者可能迅速进展为急性呼吸窘迫综合征（ARDS）、感染性休克（又称脓毒症休克）、难以纠正的代谢性酸中毒和出凝血障碍及多器官衰竭。少数患者伴中枢神经系统受累及肢端缺血性坏死。部分重型或危重型患者病程中可为中低热或无明显发热。

儿童感染后临床表现与成人相似，高热相对多见；部分病例症状可不典型，表现为呕吐、腹泻等消化道症状或仅表现为反应差、呼吸急促；少数出现急性喉炎或喘息、肺部哮鸣音，但极少出现严重呼吸窘迫；少数出现热惊厥，极少数患儿可出现脑炎、脑膜炎、脑病甚至急性坏死性脑病、急性播散性脑脊髓膜炎、吉兰 - 巴雷综合征等危及生命的神经系统并发症；也可发生儿童多系统炎症综合征（multisystem inflammatory syndrome in children，MIS-C），主要表现为发热伴皮疹、非化脓性结膜炎、黏膜炎症、低血压或休克、凝血障碍、急性消化道症状及惊厥、脑水肿等脑病表现，一旦发生，病情可在短期内急剧恶化。

临床分型通常分为轻型、中型、重型及危重型。

（一）轻型

以上呼吸道感染为主要表现，如咽干、咽痛、咳嗽、发热等。

（二）中型

持续高热＞3天或（和）咳嗽、气促等，但呼吸频率（RR）＜30次/分、静息状态下吸空气时指氧饱和度＞93%。影像学可见特征性新冠病毒感染肺炎表现。

（三）重型

成人符合下列任何一条且不能以新冠病毒感染以外其他原因解释：①出现气促，RR ≥ 30次/分；②静息状态下，吸空气时指氧饱和度 ≤ 93%；③动脉血氧分压（PaO_2）/吸氧浓度（FiO_2）≤ 300 mmHg，高海拔地区（超过1000 m）应根据以下公式对 PaO_2/FiO_2 进行校正，$PaO_2/FiO_2 \times$ ［760/大气压（mmHg）］；④临床症状进行性加重，肺部影像学显示24 ~ 48小时内病灶明显进展＞50%者。

儿童符合下列任何一条：①超高热或持续高热超过3天；②出现气促（＜2月龄，RR ≥ 60次/分；2 ~ 12月龄，RR ≥ 50次/分；1 ~ 5岁，RR ≥ 40次/分；5岁，RR ≥ 30次/分），排除发热和哭闹的影响；③静息状态下，吸空气时指氧饱和度 ≤ 93%；④出现鼻翼扇动、三凹征、喘鸣或喘息；⑤出现意识障碍、惊厥；⑥拒食或喂养困难，有脱水征。

（四）危重型

符合以下情况之一者：①出现呼吸衰竭，且需要机械通气；②出现休克；③合并其他器官功能衰竭需 ICU 监护治疗。

五、实验室检查

（一）一般检查

发病早期外周血白细胞总数正常或减少，可见淋巴细胞减少，部分患者出现肝酶、乳酸脱氢酶、肌酶、肌红蛋白、肌钙蛋白和铁蛋白增高。部分患者出现 C 反应蛋白（CRP）和红细胞沉降率升高，降钙素原（PCT）正常。伴随呼吸困难的患者可出现全身系统性炎性反应，促炎因子（如 IL-1、IL-6、IL-8、TNF）、炎性标志物（如 CRP、铁蛋白）及 D- 二聚体大量释放。患者住院期间血清 IL-6、IL-8 和 TNF 水平是患者生存期的有效独立预测指标。

（二）病原学及血清学检查

1. 核酸检测　可采用核酸扩增检测方法检测呼吸道标本（鼻拭子、咽拭子、痰、气管抽取物）或其他标本中的新冠病毒核酸。荧光定量 PCR 是目前最常用的新冠病毒核酸检测方法。

2. 抗原检测　采用胶体金法和免疫荧光法检测呼吸道标本中的病毒抗原，其检测速度快，敏感性与感染者病毒载量呈正相关，病毒抗原检测阳性支持诊断，但阴性不能排除。

3. 病毒培养分离　从呼吸道标本、粪便标本等可分离、培养获得新冠病毒。

4. 血清学检测　新冠病毒特异性 IgM 抗体、IgG 抗体阳性，发病 1 周内阳性率均较低。恢复期 IgG 抗体水平为急性期 4 倍或以上升高有回顾性诊断意义。

（三）影像学检查

合并肺炎者早期呈现多发小斑片影及间质改变，以肺外带明显。进而发展为双肺多发磨玻璃影、浸润影，严重者可出现肺实变，胸腔积液少见。

六、诊断及鉴别诊断

（一）诊断原则

根据流行病学史、临床表现、实验室检查等综合分析诊断。新冠病毒核酸检测阳性为确诊的首要标准。

（二）诊断标准

1．具有新冠病毒感染的相关临床表现。

2．具有以下一种或以上病原学、血清学检查结果：

（1）新冠病毒核酸检测阳性。

（2）新冠病毒抗原检测阳性。

（3）新冠病毒分离培养阳性。

（4）恢复期新冠病毒特异性 IgG 抗体水平为急性期 4 倍或以上升高。

（三）重型或危重型高危人群

1．大于 65 岁，尤其是未全程接种新冠病毒疫苗者；

2．有心脑血管疾病（含高血压）、慢性肺部疾病、糖尿病、慢性肝疾病、肾疾病、肿瘤等基础疾病及维持性透析患者；

3．免疫功能缺陷（如艾滋病患者、长期使用皮质类固醇或其他免疫抑制药导致免疫功能减退状态）；

4．肥胖（体质指数 ≥ 30 kg/m^2）；

5．晚期妊娠和围生期女性；

6．重度吸烟者。

（四）重型或危重型早期预警指标

1．成人　有以下指标变化应警惕病情恶化。

（1）低氧血症或呼吸窘迫进行性加重。

（2）组织氧合指标（如指氧饱和度、氧合指数）恶化或乳酸进行性升高。

（3）外周血淋巴细胞计数进行性降低或炎症因子如 IL-6、CRP 及铁蛋白等进行性上升。

（4）D- 二聚体等凝血功能相关指标明显升高。

（5）胸部影像学显示肺部病变明显进展。

2．儿童　有以下指标变化应警惕病情恶化。

（1）呼吸频率加快。

（2）精神反应差、嗜睡。

（3）外周血淋巴细胞计数和（或）血小板减少。

（4）低（高）血糖和（或）乳酸升高。

（5）CRP、PCT、铁蛋白等炎症因子明显升高。

（6）AST、ALT、CK 明显增高。

（7）D- 二聚体等凝血功能相关指标明显升高。

（8）影像学显示双侧或多肺叶浸润、胸腔积液或短期内病变快速进展。

（9）有基础疾病（先天性心脏病、支气管肺发育不良、呼吸道畸形、异常血红蛋白、重度营养不良等）、有免疫缺陷或低下（长期使用免疫抑制药）和新生儿。

（五）鉴别诊断

1．新冠病毒感染需与其他病毒引起的上呼吸道感染鉴别。

2．新冠病毒感染主要与流感病毒、腺病毒、呼吸道合胞病毒等其他已知病毒性肺炎及肺炎支原体感染鉴别。

3．要与非感染性疾病，如血管炎、皮肌炎和机化性肺炎等鉴别。

4．儿童病例出现皮疹、黏膜损害时，需与川崎病鉴别。

七、治疗

（一）一般治疗

1．按呼吸道传染病要求隔离治疗。保证充分能量和营养摄入，注意水、电解质平衡，维持内环境稳定。高热者可以进行物理降温、应用解热药物。咳嗽、咳痰严重者给予止咳祛痰药物。

2．对重症高危人群应进行生命体征监测，特别是静息和活动后的指氧饱和度等。同时对基础疾病相关指标进行监测。

3．根据病情进行必要的检查，如血常规、尿常规、CRP、生化指标（肝酶、心肌酶、肾功能等）、凝血功能、动脉血气分析、胸部影像学等。

4．根据病情给予规范有效氧疗措施，包括鼻导管、面罩给氧和经鼻高流量氧疗。

5．抗菌药物治疗应避免盲目或不恰当使用抗菌药物，尤其是联合使用广谱抗菌药物。

6．有基础疾病者给予相应治疗。

（二）抗病毒治疗

1．奈玛特韦联合利托那韦　适用人群为发病 5 天以内的轻型和中型且伴有进展为重型高风险因素的成人和青少年（12 ~ 17 岁，体重 ≥ 40 kg）。用法：300 mg 奈玛特韦与 100 mg 利托那韦同时服用，每 12 小时一次，连续服用 5 天。不得与哌替啶、雷诺嗪等高度依赖 CYP3A 进行清除且其血浆浓度升高会导致严重或危及生命的不良反应的药物联用。只有母亲的潜在获益大于对胎儿的潜在风险时，才能在妊娠期间使用。不建议在哺乳期使用。中度肾功能损伤者应将奈玛特韦减半服用，重度肝、肾功能损伤者不应使用。

2．阿兹夫定　用于治疗中型感染的成年患者。用法：空腹整片吞服，每次 5 mg，每天 1 次，疗程不超过 14 天。注意与其他药物的相互作用、不良反应等问题。不建议在妊娠期和哺乳期使用，中重度肝、肾功能损伤患者慎用。

3．莫诺拉韦　适用人群为发病 5 天以内的轻、中型且伴有进展为重症高风险因素的成年患者。用法：800 mg，每 12 小时口服 1 次，连续服用 5 天。不建议在妊娠期和哺乳期使用。

4．安巴韦单抗联合罗米司韦单抗　用于治疗轻型和中型且伴有进展为重型高风险因素的成人和青少年（12 ~ 17 岁，体重 ≥ 40 kg）。用法：剂量分别为 1000 mg，在给药前两种药品分别以 100 ml 生理盐水稀释后，经静脉序贯输注给药，以不高于 4 ml/min 的速度静脉滴注，之间使用生理盐水 100 ml 冲管。在输注期间对患者进行临床监测，并在输注完成后对患者进行至少 1 小时的观察。

5. 静脉注射 COVID-19 人免疫球蛋白 可在病程早期用于有高危因素、病毒载量较高、病情进展较快的患者。使用剂量为轻型 100 mg/kg，中型 200 mg/kg，重型 400 mg/kg，静脉输注，根据患者病情改善情况，第二天可再次输注，总次数不超过 5 次。

6. 康复者恢复期血浆 可在病程早期用于有高危因素、病毒载量较高、病情进展较快的患者。输注剂量为 200～500 ml（4～5 ml/kg），可根据患者个体情况及病毒载量等决定是否再次输注。

7. 其他 国家药品监督管理局批准的其他抗新冠病毒药物。

（三）免疫治疗

1. 糖皮质激素 对于氧合指标进行性恶化、影像学进展迅速、机体炎症反应过度激活状态的重型和危重型患者，酌情短期内（不超过 10 天）使用糖皮质激素，建议地塞米松 5 mg/d 或甲泼尼龙 40 mg/d，避免长时间、大剂量使用糖皮质激素，减少不良反应的发生。

2. IL-6 抑制药 托珠单抗对于重型、危重型且实验室检测 IL-6 水平升高者可试用。用法：首次剂量 4～8 mg/kg，推荐剂量 400 mg，生理盐水稀释至 100 ml，输注时间大于 1 小时；首次用药疗效不佳者，可在首剂应用 12 小时后追加一次（剂量同前），累计给药次数最多为 2 次，单次最大剂量不超过 800 mg。注意过敏反应，有结核等活动性感染者禁用。

（四）抗凝治疗

用于具有重症高危因素、病情进展较快的中型、重型和危重型患者，无禁忌证情况下可给予治疗剂量的低分子量肝素或普通肝素。发生血栓栓塞事件时，按照相应指南进行治疗。

（五）俯卧位治疗

具有重症高危因素、病情进展较快的中型、重型和危重型患者，应当给予规范的俯卧位治疗，建议每天不少于 12 小时。

（六）中医治疗

新冠病毒感染在中医中属于"疫"病范畴，病因为感受"疫戾"之气，可根据病情、证候及气候等情况，进行辨证论治。

（七）重型、危重型支持治疗

1. 治疗原则 在上述治疗的基础上，积极防治并发症，治疗基础疾病，预防继发感染，及时进行器官功能支持。

2. 呼吸支持

（1）鼻导管或面罩吸氧：PaO_2/FiO_2 低于 300 mmHg 的重型病例均应立即给予氧疗。接受鼻导管或面罩吸氧后，短时间（1～2 小时）密切观察，若呼吸窘迫和（或）低氧血症无改善，应使用经鼻高流量氧疗（HFNC）或无创通气（NIV）。

（2）经鼻高流量氧疗或无创通气：PaO_2/FiO_2 低于 200 mmHg 者应给予经鼻高流量氧疗（HFNC）或无创通气（NIV）。接受 HFNC 或 NIV 的患者，无禁忌证的情况下，建议同时实施俯卧位通气，即清醒俯卧位通气，俯卧位治疗时间每天应大于 12 小时。

（3）有创机械通气：一般情况下，PaO_2/FiO_2 低于 150 mmHg，特别是吸气努力明显增强的患者，应考虑气管插管，实施有创机械通气。但鉴于部分重型、危重型病例低氧血症的临床表现不典型，不应单纯把 PaO_2/FiO_2 是否达标作为气管插管和有创机械通气的指征，而应结合患者的临床表现和器官功能情况实时进行评估。值得注意的是，延误气管插管，带来的危害可能更大。

（4）气道管理：加强气道湿化，建议采用主动加热湿化器，有条件者使用环路加热导丝保证湿化效果；建议使用密闭式吸痰，必要时气管镜吸痰；积极进行气道廓清治疗，如振动排痰、高频胸廓振荡、体位引流等；在氧合及血流动力学稳定的情况下，尽早开展被动及主动活动，促进痰液引流及肺康复。

（5）体外膜肺氧合（ECMO）：在最优的机械通气条件下（$FiO_2 \geq 80\%$，潮气量为 6 ml/kg 理想体重，$PEEP \geq 5 cmH_2O$，且无禁忌证），且保护性通气和俯卧位通气效果不佳，并符合以下情况之一，应尽早考虑评估实施 ECMO。

1）$PaO_2/FiO_2 < 50$ mmHg 超过 3 小时。

2）$PaO_2/FiO_2 < 80$ mmHg 超过 6 小时。

3）动脉血 pH < 7.25 且 $PaCO_2 > 60$ mmHg 超过 6 小时，且呼吸频率 > 35 次 / 分。

4）呼吸频率 > 35 次 / 分时，动脉血 pH < 7.2 且平台压 $> 30 cmH_2O$。

符合 ECMO 指征，且无禁忌证的危重型病例，应尽早启动 ECMO 治疗，避免延误时机，导致患者预后不良。

3．循环支持　危重型病例可合并休克，应在充分液体复苏的基础上，合理使用血管活性药物，密切监测患者血压、心率和尿量的变化，以及乳酸和碱剩余。必要时进行血流动力学监测。

4．急性肾损伤和肾替代治疗　危重型病例可合并急性肾损伤，应积极寻找病因，如低灌注和药物等因素。在积极纠正病因的同时，注意维持水、电解质、酸碱平衡。连续性肾替代治疗（CRRT）的指征包括：①高钾血症；②严重酸中毒；③利尿药无效的肺水肿或水负荷过多。

5．儿童特殊情况的处理

（1）急性喉炎或喉气管炎：首先应评估上气道梗阻和缺氧程度，有缺氧者予吸氧，同时应保持环境空气湿润，避免患儿烦躁和哭闹。药物治疗首选糖皮质激素，轻型病例可单剂口服地塞米松（0.15 ～ 0.6 mg/kg，最大剂量为 16mg）或口服泼尼松龙（1mg/kg），中、重型病例首选地塞米松（0.6 mg/kg，最大剂量为 16 mg）口服，不能口服者静脉或肌内注射；也可给予布地奈德 2 mg 雾化吸入；气道梗阻严重者应予气管插管或气管切开、机械通气，维持气道通畅。紧急情况下 L- 肾上腺素雾化吸入可快速缓解上气道梗阻症状，每次 0.5 ml/kg（最大量 5 ml），持续 15 分钟，若症状不缓解，15 ～ 20 分钟后可重复吸入。

（2）喘息、肺部哮鸣音：可在综合治疗的基础上加用支气管扩张药和糖皮质激素雾化吸入，常用沙丁胺醇、异丙托溴铵、布地奈德；痰液黏稠者可加用 N- 乙酰半胱氨酸雾化吸入。

（3）脑炎、脑病等神经系统并发症：应积极控制体温，给予甘露醇等降颅压及镇静、止惊治疗；病情进展迅速者及时气管插管机械通气；严重脑病特别是急性坏死性脑病应尽早给予甲泼尼龙，20 ～ 30 mg/（kg·d），连用 3 天，随后根据病情逐渐减量；丙种球蛋白静脉注射，总量 2 g/kg，分 1 或 2 天给予。也可酌情选用血浆置换、托珠单抗或改善线粒体代谢的鸡尾酒疗法（维生素 B_1、维生素 B_6、左卡尼汀等）。脑炎、脑膜炎、吉兰 - 巴雷综合征等治疗原则与其他病因引起的相关疾病相同。

（4）儿童多系统炎症综合征：治疗原则是尽早抗炎、纠正休克和出凝血功能障碍及脏器功能支持。首选丙种球蛋白 2 g/kg 和甲泼尼龙 1 ～ 2 mg/（kg·d）；若无好转或加重，可予甲泼尼龙 10 ～ 30 mg/（kg·d），静脉注射，或英夫利西单抗 5 ～ 10 mg/kg 或托珠单抗。

6. 重型或危重型妊娠患者   应多学科评估继续妊娠的风险，必要时终止妊娠，剖宫产为首选。

7. 营养支持   应加强营养风险评估，首选肠内营养，保证热量 25 ～ 30 kcal/（kg·d）、蛋白质 > 1.2 g/（kg·d）摄入，必要时加用肠外营养。可使用肠道微生态调节剂，维持肠道微生态平衡，预防继发细菌感染。

八、预防

（一）新冠病毒疫苗接种

接种新冠病毒疫苗可以有效减少新冠病毒感染和发病，同时也是降低重症率和死亡率的最有效手段，符合接种条件者均应接种。同时符合加强免疫条件的接种对象，应及时进行加强免疫接种。目前全球批准使用的新冠病毒疫苗包括灭活疫苗、mRNA 疫苗、腺病毒疫苗、亚单位疫苗等。

（二）一般预防措施

提高健康素养，养成保持社交距离、戴口罩、勤洗手、公筷制等卫生习惯和生活方式，打喷嚏或咳嗽时应掩住口鼻。保持室内通风良好，科学做好个人防护。保持良好的个人及环境卫生，均衡营养、适量运动、充足休息，避免过度疲劳。

思 考 题

1. 新型冠状病毒感染的传播途径有哪些？
2. 新型冠状病毒感染的重型或危重型高危人群有哪些？
3. 新型冠状病毒感染的抗病毒治疗药物有哪些？

（张欣欣）

立克次体病

第四章数字资源

第一节 流行性斑疹伤寒

流行性斑疹伤寒（epidemic typhus）又称虱传斑疹伤寒（louse-borne typhus），是由普氏立克次体（*Rickettsia prowazeki*）引起，以人虱为传播媒介的急性传染病。本病全身感染症状较重，以急性起病、稽留高热、剧烈头痛、皮疹与中枢神经系统症状为主要特征。

一、病原学

普氏立克次体呈多形性变化，基本形状为球杆状，革兰氏染色阴性，其细胞壁组成近似革兰氏阴性杆菌的细胞壁，有内毒素作用。普氏立克次体具有两种抗原：一是可溶性耐热型特异性抗原，具有群特异性，可用于流行性斑疹伤寒与莫氏立克次体引起的地方性斑疹伤寒的鉴别；二是可溶性不耐热型颗粒性抗原，具有种特异性，可用于斑疹伤寒与其他立克次体病的鉴别。普氏立克次体通常寄生于人体小血管内皮细胞的细胞质内和体虱肠壁上皮细胞内，在体外仅能生长在活细胞培养基上，可用鸡胚卵黄囊做组织培养，当接种雄性豚鼠腹腔时，可引起发热和血管病变，但无明显阴囊红肿，以此可以与莫氏立克次体相鉴别。普氏立克次体对热、紫外线及一般化学消毒剂均敏感，在 56 ℃ 30 分钟或 37℃ 5 ～ 7 小时可灭活，耐低温和干燥，−20 ℃以下可长期保存，在干燥的虱粪中能存活数月。

二、流行病学

本病在国内已基本得到控制，近年发病率下降，2005 年起已经从乙级传染病调整为丙级传染病。

（一）传染源

流行性斑疹伤寒患者为唯一的传染源，自潜伏期末至热退后数天均具有传染性，但以病后第 1 周传染性最强。

（二）传播途径

人虱是本病的传播媒介，受染体虱的唾液中并不含有立克次体，但当吸吮人血时同时排泄含病毒的粪便于人体皮肤上，此时立克次体可通过叮咬或抓痕处而进入人体内。干燥虱粪中的立克次体偶可经呼吸道、口腔或眼结膜感染。

（三）人群易感性

人群普遍易感，病后可获得持久免疫力。

（四）流行特征

本病多发生于寒冷地区，冬春季节多发，因衣着较厚，且少换洗，增加了人虱繁殖与寄生的机会。

三、发病机制及病理学表现

（一）发病机制

流行性斑疹伤寒是由病原体直接引起的血管病变、毒素引起的毒血症和变态反应所致。普氏立克次体侵入人体后，先在局部小血管内皮细胞中繁殖，引起血管病变，并播散至邻近内皮细胞，产生小的感染灶，然后进入血液循环引起立克次体血症，造成全身脏器小血管内皮细胞感染。其释放的内毒素样毒性物质可引起全身毒血症症状。病程第 2 周出现的变态反应可加重病变程度。

（二）病理学表现

小血管炎是本病的基本病变，典型病变是形成斑疹伤寒结节，即增生性血栓坏死性血管炎及周围炎症细胞浸润形成的肉芽肿。该病变遍及全身，尤以皮肤真皮、心肌、脑及脑膜、骨骼肌、肺、肾、肾上腺及睾丸明显。

四、临床表现

流行性斑疹伤寒的潜伏期为 5 ～ 23 天，平均为 10 ～ 14 天。根据临床表现可分为以下临床类型。

（一）典型斑疹伤寒

1. 发热   持续 2 ～ 3 周左右。起病急骤，体温在 1 ～ 2 天内迅速上升至 39 ～ 40 ℃，第 1 周呈稽留热，第 2 周起有弛张热，可伴有寒战、乏力、剧烈头痛、面部及眼结膜充血等全身毒血症的症状。

2. 皮疹   约 90% 以上病例出现皮疹，为本病的重要体征。于病程 4 ～ 5 天出现，初见于胸背部等处，数小时至 1 天内迅速发展至全身，面部通常无疹，下肢及手掌也很少累及。疹呈圆形，初为鲜红色斑丘疹，按之褪色，继而转变为暗红色或瘀点。1 周左右消退，瘀点样疹可持续至 2 周，常遗留色素沉着或脱屑。

3. 中枢神经系统症状   早期出现持续剧烈头痛是本病突出的症状，伴随头晕、耳鸣及听力下降，也可出现反应迟钝或惊恐、谵妄，偶有脑膜刺激征，手、舌震颤，甚至大便失禁、尿失禁、昏迷、吞咽困难等。

4．肝、脾大 约90%患者出现脾大，少数患者肝轻度大。

5．心血管系统症状 可有脉搏加快，合并中毒性心肌炎时可有心律失常、奔马律、低血压甚至循环衰竭。

6．其他症状 可出现咳嗽、胸痛、呼吸急促、恶心、呕吐、便秘、腹胀等呼吸道、消化道症状，以及急性肾衰竭等其他表现。体温下降后除严重患者的神经系统症状外，各种症状均见好转。

（二）轻型斑疹伤寒

近年国内多散发。其特点为：①热度低（多在39℃以下），热程短（7～14天，平均8～9天）；②全身中毒症状较轻，有明显的头痛和全身疼痛；③很少出现意识障碍和其他神经系统症状；④皮疹稀少或无，为充血性，常于出疹后1～2天即消退；⑤肝、脾大者少见。

（三）复发型斑疹伤寒

复发型斑疹伤寒又称Brill-Zinsser病，多见于东欧及东欧人民移居美国、加拿大者。它是指初次感染流行性斑疹伤寒后，因机体免疫功能低下而致复发引起的疾病。临床症状较轻，为低至中度发热，热程7～10天。无皮疹或仅有稀少斑丘疹。毒血症症状及中枢神经系统症状较轻。散发，无季节性，高年龄组发病率明显较高。

五、实验室检查

（一）血、尿常规检查

白细胞计数多在正常范围内，中性粒细胞常增多，嗜酸性粒细胞显著减少或消失；血小板常减少；尿蛋白常为阳性，偶有红、白细胞及管型。

（二）脑脊液检查

出现脑膜刺激征者应做脑脊液检查。白细胞和蛋白质稍增高，血糖一般在正常范围。

（三）血清学检测

1．外斐反应（Weil-Felix reaction，变形杆菌OX19凝集试验） 特异性差，出现晚。因其操作简便，临床常用，是过去流行性斑疹伤寒诊断主要依据的检验。发病后第1周出现阳性，第2～3周达高峰，持续数周至3个月，效价大于1：160或病程中滴度增高4倍以上者有诊断价值。复发型斑疹伤寒常呈阴性。

2．立克次体凝集反应 以普氏立克次体颗粒抗原与患者血清做凝集反应，特异性强，阳性率高，效价1：40即为阳性，病程第5天阳性率达85%，第16～20天可达100%。此反应用于鉴别地方性斑疹伤寒。

3．补体结合试验 用普氏立克次体与患者血清做补体结合试验，病程第1周内即可达有意义的效价（大于1：32），第1周阳性率为50%～70%，第2周可达90%以上，低效价可维持10～30年，故可用于流行病学调查。

4．间接血凝试验 用立克次体可溶性抗原致敏绵羊或家兔红细胞，进行微量间接血凝试验。此试验仅用于与其他群立克次体感染相鉴别，便于流行病学调查及早期诊断。

5．间接免疫荧光试验 可鉴别流行性斑疹伤寒与地方性斑疹伤寒。检测特异性IgM及

IgG 抗体，特异性强，灵敏度高，IgM 的检出有早期诊断价值。

（四）核酸检测

用 DNA 探针或 PCR 检测核酸，特异性好，快速、敏感，有助于早期诊断。

（五）病原体分离

一般不用于临床诊断。

六、诊断及鉴别诊断

（一）诊断

流行性斑疹伤寒患者缺乏特异性临床变现，需结合流行病学资料：当地有斑疹伤寒流行，有虱叮咬史及与带虱者接触史。出现发热、剧烈头痛、皮疹与中枢神经系统症状。外斐反应阳性，有条件者可结合其他检验结果。

（二）鉴别诊断

1. 其他立克次体病　恙虫病患者恙螨叮咬处可见焦痂和淋巴结肿大，变形杆菌 OX_K 凝集试验阳性。Q 热无皮疹，主要表现为间质性肺炎，外斐反应阴性，贝纳立克次体血清学试验阳性。

2. 伤寒　多见于夏秋季，起病较缓，全身中毒症状较轻，典型表现为淡红色玫瑰疹，多见于胸腹部，相对缓脉已少见；肥达反应阳性，血或胆汁、骨髓中可培养出伤寒沙门菌。

3. 回归热　体虱传播，冬春季发病；起病急，皮疹少见，发热后间断数天可再发热；发热时患者血液和骨髓涂片可见螺旋体。

4. 其他　其他急性传染病，如钩端螺旋体病、肾综合征出血热、流行性脑脊髓膜炎、成人麻疹等均应进行鉴别。

七、治疗

（一）一般治疗

卧床休息，供给足量的水分和热能，做好护理，防止并发症。

（二）病原治疗

病原治疗是本病的主要治疗措施。多西环素、喹诺酮等多种能抑制细菌的药物对本病及复发型斑疹伤寒均具特效，但须早期使用。磺胺类药物可加重病情，故禁止应用。

（三）对症治疗

剧烈头痛等神经症状明显者予以止痛镇静药。毒血症症状明显者可用肾上腺皮质激素，慎用解热药，以防大汗引起虚脱。

八、预后及预防

预后取决于年龄、病情轻重、有无并发症及治疗早晚。未经治疗的典型斑疹伤寒患者的病死率为 10%～60%。早期治疗，及时应用抗菌药，多可治愈，病死率已降至 1.4%。

讲究个人卫生，灭虱是控制该病流行的关键。

1. 管理传染源　早期隔离患者，密切接触者医学观察 21 天。

2. 切断传播途径　防虱灭虱是切断传播途径的关键。发现患者后，同时对患者及接触者进行灭虱。加强卫生宣教，勤沐浴更衣。

3. 保护易感者　对疫区居民及新入疫区人员进行疫苗接种，国内常用鼠肺灭活疫苗。第一年注射 3 次，以后每年加强 1 次，6 次以上可获较持久的免疫力。免疫接种只能减轻病情，而发病率无明显降低，不能代替灭虱。

（李树臣）

第二节　地方性斑疹伤寒

地方性斑疹伤寒（endemic typhus）又称鼠型斑疹伤寒（murine typhus），或蚤传斑疹伤寒（flea-borne typhus），是一种由莫氏立克次体（*Rickettsia mooseri*）引起的以鼠蚤为传播媒介的急性传染病。其临床表现与流行性斑疹伤寒相似，但症状轻，病程短，病死率低。

一、病原学

莫氏立克次体的主要特征如大小、形态及对温热、消毒剂的抵抗力等均与普氏立克次体相似，但具有以下不同点：①形态上多形性不明显；②两者不耐热型颗粒抗原不同，可用补体结合试验或立克次体凝集试验区别；③接种雄性豚鼠可引起阴囊及睾丸明显肿胀，称为豚鼠阴囊现象，此为与普氏立克次体的重要鉴别点；④除豚鼠外，莫氏立克次体对大鼠和小鼠均有明显的致病性。

二、流行病学

地方性斑疹伤寒散发于世界各地，近年来发病明显减少，但仍有流行。

（一）传染源

家鼠为地方性斑疹伤寒的主要传染源，鼠感染后不立即死亡，而鼠蚤只在鼠死后才叮咬人致其感染，因此，人被感染属于偶然现象。此外，患者及牛、羊、猪、马、骡等也可能作为本病的传染源。

（二）传播途径

地方性斑疹伤寒主要通过鼠蚤的叮咬传播。鼠感染后，立克次体在其血液循环，此时鼠蚤吸血，莫氏立克次体随血进入蚤肠内，侵入肠壁上皮细胞内繁殖。当蚤叮咬人时同时排出含病原体的粪便和呕吐物，随后通过皮肤瘙痒后的抓伤伤口而进入人体。进食被病鼠排泄物污染的食物也可患病。蚤干粪内的病原体偶可形成气溶胶，经呼吸道和眼结膜使人受染。如感染莫氏立克次体的患者有人虱寄生，也可作为传播媒介。

（三）人群易感性

人群对地方性斑疹伤寒普遍易感，得病后可获得强而持久的免疫力，与流行性斑疹伤寒有部分交叉免疫。

（四）流行特征

地方性斑疹伤寒呈全球散发，属自然疫源性疾病，以夏末和秋季多见，可与流行性斑疹伤寒同时存在于同一地区。

三、发病机制及病理学表现

地方性斑疹伤寒的发病机制及病理学表现与流行性斑疹伤寒相似，但病变较轻，毛细血管的血栓形成较少见。

四、临床表现

地方性斑疹伤寒临床表现与流行性斑疹伤寒相似，但病情轻，病程短，潜伏期为 1 ~ 2 周。

1. 发热　起病较急，为稽留热或弛张热，一般持续 9 ~ 14 天，伴寒战、全身酸痛、显著头痛、结膜充血等。

2. 皮疹　50% ~ 80% 患者出现皮疹，多为充血性皮疹，初发于胸、腹，24 小时内遍布背、肩、臂、腿等处，脸、颈、足底、手掌一般无皮疹。

3. 中枢神经系统症状　症状轻，多数患者仅表现为头痛、头晕、听力减退，而意识障碍、大便失禁、尿失禁、颈强直及脑膜刺激征等少见。

4. 其他　多数患者有便秘、恶心、呕吐、腹痛等。50% 以上病例有脾大，肝大者较少。

五、实验室检查

1. 血常规　血白细胞总数及分类多正常，中性粒细胞可稍高。少数患者于病程早期出现血小板减少。

2. 生化检查　约 90% 患者血清 ALT、AST、ALP 和 LDH 轻度升高。

3. 免疫学检测　外斐反应阳性，效价为（1∶160）~（1∶640），但滴度较流行性斑疹伤寒低。可进一步通过补体结合试验、凝集试验或间接免疫荧光试验检测特异性抗体。

4. 病原体分离　与流行性斑疹伤寒相同，不适用于一般实验室。

六、诊断

诊断本病临床表现无特异性，诊断时需结合流行病学资料：流行区发热患者或发病前 1 个月内去过疫区者，应警惕本病的可能。临床表现与流行性斑疹伤寒相似，但症状轻，热程短，外斐反应有筛选价值。

七、治疗

治疗可选用多西环素。近年来使用氟喹诺酮类，如环丙沙星、氧氟沙星和培氟沙星等对本病治疗也有效。体温常于治疗后 1 ~ 3 天内降至正常，体温正常后再用药 2 ~ 3 天。

八、预后及预防

预后良好，经多西环素、喹诺酮等抗菌药治疗后病死率低。

1. 本病预防的最重要手段是消灭传染源，消除传染途径。灭鼠、灭虱不可忽视，对患者应及早隔离治疗。

2. 因本病多散发，故一般不进行疫苗接种。

3. 近年来国内外均出现因猫、狗感染立克次体而导致人群感染的案例，加强对宠物的监管力度也对预防本病起到积极的作用。

（李树臣）

第三节 恙 虫 病

恙虫病（tsutsugamushi disease）又称丛林斑疹伤寒（scrub typhus），是由恙虫病立克次体（*Rickettsia tsutsugamushi*）（也称恙虫病东方体）引起的一种急性自然疫源性传染病，鼠类是主要的传染源，经恙螨幼虫传播给人。临床上以突发高热、皮疹、淋巴结肿大、肝大、脾大、外周血白细胞数减少、叮咬部位焦痂或溃疡形成等为特征。

一、病原学

恙虫病立克次体呈球形或球杆状，专性细胞内寄生，革兰氏染色阴性，吉姆萨染色呈紫蓝色。根据其抗原性分为 10 个血清型，不同血清型的致病力、病情严重程度和病死率有较大差异，但不同血清型之间有一定的交叉免疫。此外，恙虫病立克次体与变形杆菌 OX_K 株有交叉免疫原性，临床上利用变形杆菌 OX_K 的抗原与患者的血清进行凝集反应，有助于本病的诊断。恙虫病立克次体抵抗力弱，有自然失活、裂解倾向，不易保存，对各种消毒方法都很敏感，如在 0.5% 苯酚溶液中或加热至 56℃ 10 分钟即死亡，但在液氮中可保存 1 年以上。

二、流行病学

本病主要流行于亚洲太平洋地区，尤以东南亚多见。我国多发于东南沿海地区。

1. **传染源** 鼠类是主要传染源。此外，兔、猪、猫和鸡等也能感染本病。恙螨被恙虫病立克次体感染后，可经卵传给后代，也能起到传染源的作用。患者作为传染源的意义不大。

2．传播途径　恙螨是本病的传播媒介。人进入疫区时被带有病原体的恙螨幼虫叮咬而得病。

3．人群易感性　人群普遍易感。从事野外劳动、较多接触丛林或杂草者发病率高，病后对同一血清型的病原体有较持久的免疫力。

4．流行特征　本病一般为散发，也可流行，多发于灌木、杂草丛生的平坦地带，其中以海岛、沿海地区较多，山区少见。

三、发病机制与病理学表现

病原体从叮咬处侵入人体，先在局部繁殖，引起局部皮肤损害，继而直接或经淋巴系统进入血流，形成恙虫病立克次体血症。病原体在血管内皮细胞和单核巨噬细胞内生长繁殖，目前认为恙虫病立克次体死后释放的毒素样物质是主要致病因子。

本病的基本病理变化为全身小血管炎、血管周围炎及单核巨噬细胞增生。恙螨叮咬处皮肤很快出现充血、水肿，形成小丘疹、水疱，水疱中央坏死、出血形成黑色痂皮，即焦痂，痂皮脱落形成溃疡。焦痂或溃疡附近的淋巴结显著肿大，并可伴全身淋巴结肿大。脾充血增大，心肌、肝、脾、肺、肾及脑膜等都可有炎性改变。

四、临床表现

恙虫病的潜伏期为 4～21 天，常为 10～14 天。患者一般无前驱症状，起病急，体温在 1～2 天内升至 39～41 ℃，多呈弛张热，也可呈持续热型或不规则热型，持续 1～3 周，常伴有寒战、剧烈头痛、全身酸痛、疲乏、嗜睡、食欲下降、恶心、呕吐等急性感染症状，也可有颜面及颈胸部潮红、结膜充血等表现。病程进入第 2 周后，病情常加重，神经系统表现为神情淡漠、重听、烦躁、谵妄，甚至抽搐或昏迷，也可出现脑膜刺激征；循环系统可有心率加快、心音弱、心律失常等心肌炎表现；呼吸系统可出现咳嗽、气促、胸痛、两肺啰音等肺炎表现；少数患者可有广泛的出血现象，如鼻出血、胃肠道出血等。危重病例表现为严重的多器官损害，出现心、肝、肾衰竭，还可发生 DIC。第 3 周后，体温渐降至正常，病情恢复。

恙虫病有以下一些特征性体征。

1．焦痂与溃疡　为本病特征性表现，见于 70%～100% 的患者。焦痂多单发，呈圆形或椭圆形，直径 2～15 mm，边缘突起，如堤围状，周围有红晕。如无继发感染，则不痛不痒，也无渗液。痂皮脱落后即成溃疡，其基底部为淡红色肉芽创面，起初常有血清样渗出液，后逐渐减少，形成一个光洁的凹陷面，偶有继发化脓。焦痂可见于体表任何部位，但以腋窝、外生殖器、腹股沟、会阴、肛周和腰背等处多见。

2．淋巴结肿大　焦痂附近的淋巴结常明显肿大，大小不一，不化脓，常伴疼痛，触诊可移动，压痛阳性，多见于腹股沟、腋下、耳后等处，消退较慢，在疾病的恢复期仍可扪及。全身浅表淋巴结常轻度肿大。

3．皮疹　多出现于病程的第 4～6 天，为暗红色充血性斑丘疹。少数呈出血性，不痒。直径为 2～5 mm，多散在分布于躯干和四肢，面部很少，手掌和脚底部更少。皮疹持续 3～7 天后消退，不脱屑，可遗留少许色素沉着。

4．肝、脾大　肝大占 10%～30%，脾大占 30%～50%，质软，表面平滑，可有轻微触痛。

五、并发症

较常见的并发症是中毒性肝炎、支气管肺炎、心肌炎、脑膜脑炎、消化道出血和急性肾衰竭等。

六、实验室检查

（一）血常规检查

外周血白细胞计数常减少或正常，重型或有并发症患者可增多；分类常有中性粒细胞核左移，淋巴细胞数相对增多，嗜酸性粒细胞减少。血细胞比容与白蛋白的差值（HCT-ALB）> 8.56 可以作为早期鉴别重症恙虫病的指标之一。

（二）血清学检查

1. 外斐反应（变形杆菌 OX_K 凝集试验） 最早可于病程第 4 天出现阳性，大于 1：160 有诊断意义。第 1 ~ 3 周阳性率分别为 30%、75% 和 90%，自第 4 周开始下降，至第 8 ~ 9 周多转为阴性。若在病程中隔周检测效价升高 4 倍以上，诊断意义更大。本方法特异性较低，可出现假阳性。

2. 补体结合试验 阳性率较高，特异性较强。持续时间可达 5 年左右。

3. 免疫荧光试验 采用间接免疫荧光技术检测血清抗体。在病程的第 1 周末开始出现阳性，第 2 ~ 3 周末达高峰，2 个月后效价逐渐下降，但可持续数年。

4. 斑点免疫测定、酶联免疫吸附试验与酶免疫测定 用于检测患者血清中特异性 IgM 或 IgG 抗体，其中特异性 IgM 抗体具有早期诊断意义。

5. 免疫层析快速诊断试验（immunochromato-graphic rapid diagnostic test，RDT） 检测恙虫病立克次体特异性 IgM 抗体，灵敏度和特异度高。

（三）分子生物学检查

1. PCR 技术 包括环介导等温扩增（loop-mediated isothermal amplification assay，LAMP）试验，可检测细胞、血液等标本中的恙虫病立克次体基因，敏感度高，特异性强。

2. 宏基因组二代测序技术（metagenomic next-generation sequencing，MNGS） 具有更高的灵敏度，且较少受到抗生素暴露的影响，可用于早期诊断困难的无焦痂恙虫病患者。

（四）病原体分离

可采用动物实验、鸡胚卵黄囊接种或 HeLa 细胞培养等方法分离恙虫病立克次体。临床上常用小鼠进行病原体分离。

七、诊断及鉴别诊断

（一）诊断

1. 流行病学资料 发病前 3 周内是否到过流行区，在流行季节有无户外工作、露天野营或在林地草丛上坐卧等。

2.临床表现 起病急、高热、头痛、焦痂或溃疡、皮疹、浅表淋巴结肿大、肝大、脾大，尤以发现焦痂或特异性溃疡最具临床诊断价值。

3.实验室检查 周围血白细胞计数减少或正常，外斐反应效价 ≥ 1∶160，或测定患者血清中特异性 IgM 或 IgG 抗体，必要时可用小鼠进行病原体分离。

（二）鉴别诊断

本病需与其他立克次体病、伤寒、钩端螺旋体病、疟疾等鉴别，并要注意混合性感染的病例，如恙虫病合并伤寒、恙虫病合并钩端螺旋体病。

八、预后

若能早期诊断并进行有效的病原治疗，绝大部分患者预后良好。老年人、孕妇、有并发症者预后较差。未用抗菌药者病死率为 9% ~ 60%，有效抗菌药治疗后降至 1% ~ 5%。病死率与恙虫病立克次体的株间毒力强弱差异及病程的长短有关。

九、治疗

1.一般治疗 卧床休息、加强营养，进食流质或半流质食物，维持水、电解质、酸碱平衡。

2.病原治疗 首选多西环素 0.2 g，连服 5 ~ 7 天。8 岁以下儿童禁用。儿童恙虫病首选阿奇霉素。多西环素和阿奇霉素可以更早退热、缩短病程。氯霉素剂量成人为 2 g/d，儿童为每天 25 ~ 40 mg/kg，分 4 次口服，热退后剂量减半，再用 7 ~ 10 天，以防复发。氯霉素有骨髓抑制作用。红霉素的成人剂量为 1 g/d。青霉素类、头孢菌素类和氨基糖苷类抗生素对本病无治疗作用。少数患者可出现复发，用相同抗菌药治疗同样有效。

十、预防

1.控制传染源 主要是灭鼠，不必隔离患者，接触者不检疫。加强温暖潮湿季节的环境整治。

2.切断传播途径 关键是避免恙螨幼虫叮咬，消除恙螨孳生地。加强对敏感人群的健康教育，如不要在草地上坐卧，在野外工作活动时，必须扎紧衣袖口和裤脚口，并涂上防虫剂，如邻苯二甲酸二苯酯等。

3.保护易感人群 目前疫苗处于实验研究阶段。

（张立婷）

第四节　人嗜粒细胞无形体病

人嗜粒细胞无形体病（human granulocytic anaplasmosis，HGA）是由嗜吞噬细胞无形体

（Anaplasma phagocytophilum，Ap）侵染人末梢血中性粒细胞引起的蜱传播立克次体病，为人兽共患自然疫源性疾病。主要临床表现为发热伴白细胞、血小板减少和多脏器功能损害。

一、病原学

嗜吞噬细胞无形体属于立克次体目、无形体科、无形体属，专性细胞内寄生的革兰氏阴性菌，呈球形、卵圆形、梭形等形态，直径为 0.2 ～ 1.0 μm，主要寄生在粒细胞的细胞质空泡内，以膜包裹的包涵体形式繁殖。吉姆萨法染色可将细胞质内包涵体染成紫色，呈桑葚状。在活细胞外唯一有效的保存方法是低温保存受感染细胞。体外分离培养使用人粒细胞白血病细胞系（HL-60）。甘油或二甲基亚砜保存液，−79 ℃条件下，18 个月后仍具有感染性。

二、流行病学

1. 传染源与宿主动物 储存宿主包括白足鼠等野生鼠类及其他动物。在欧洲，红鹿、牛、山羊均可持续感染 Ap。传播媒介主要是硬蜱属的某些种（如肩突硬蜱、篦子硬蜱等）。我国曾在黑龙江、内蒙古及新疆等地的全沟硬蜱中检测到 Ap 核酸。

2. 传播途径 主要通过蜱叮咬传播。此外，直接接触危重患者或带菌动物的血液等体液也可能会导致传播。

3. 人群易感性 人群普遍易感。接触蜱等传播媒介的人群为高危人群，包括疫源地居民、劳动者和旅游者等。密切接触危重患者血液等体液也有感染的可能。

三、发病机制与病理学表现

（一）发病机制

嗜吞噬细胞无形体通过蜱叮咬进入人体，经微血管或淋巴管进入组织脏器。无形体可与中性粒细胞和粒细胞表面的岩藻糖基化和唾液酸化糖基化折叠蛋白结合，从而侵染粒细胞。无形体感染粒细胞后可导致细胞功能改变，如使内皮细胞的黏附功能、循环移动功能、脱颗粒作用及吞噬功能明显下降，可影响宿主细胞基因转录、细胞凋亡，使细胞因子产生紊乱、吞噬功能缺陷，进而造成免疫损伤。另外，嗜吞噬细胞无形体感染后可诱发机体的免疫应答，细胞免疫在清除病原体及免疫损伤中发挥重要作用。

（二）病理学表现

人嗜粒细胞无形体病的主要病理改变为全身性、多脏器周围的血管淋巴组织炎症浸润，肝、脾和淋巴结单核细胞增生。嗜吞噬细胞无形体的主要靶器官为成熟的粒细胞，可存在于血液、脾、肝等器官的中性粒细胞中。

四、临床表现

人嗜粒细胞无形体病的潜伏期为 7 ～ 14 天。临床表现包括发热、全身不适、乏力、头痛、肌肉酸痛，以及恶心、呕吐、厌食、腹泻等。皮疹少见。大多情况下表现为自限性疾病，甚至无需抗菌治疗。体格检查可见患者表情淡漠、相对缓脉，少数患者可有浅表淋巴结肿大。严重者可发展为多脏器功能衰竭、DIC，甚至死亡。老年患者、免疫缺陷患者感染后病情多较危重。

五、实验室检查

1. 血常规　白细胞减少，血小板降低，可作为早期诊断的重要线索，异型淋巴细胞增多。

2. 尿常规　蛋白尿、血尿、管型尿。

3. 生化检查　可出现肝、肾功能异常，心肌酶谱升高。部分患者发生凝血功能障碍、电解质紊乱等。

4. 血清学检查　间接免疫荧光试验（IFA）检测急性期和恢复期血清抗体，尤其适用于已接受抗菌治疗的患者。

5. 病原学检查　PCR扩增检测患者全血、血细胞标本中无形体核酸，重组酶聚合酶扩增（RPA）具有更高的灵敏度与快速性，可用于早期诊断；使用罗曼诺夫斯基（Romanowsky）染色检测末梢血粒细胞包涵体可快速诊断，但检出率较低；用HL-60细胞进行分离培养Ap为确诊本病最可靠的方法。

六、诊断及鉴别诊断

（一）诊断

依据流行病学史、临床表现和实验室检查结果进行诊断。

1. 流行病学史　发病前2周内有蜱叮咬史；在有蜱活动的丘陵、山区或林区工作或生活史；直接接触过危重患者的血液等体液。

2. 临床表现　急起高热、寒战、头痛、肌肉酸痛，以及恶心、呕吐、腹泻等。重症病例可出现皮肤淤斑、出血甚至多脏器损伤。

3. 实验室检查　血常规可见白细胞、血小板减少。血清及病原学检查有助于明确诊断。

（二）鉴别诊断

1. 其他蜱传疾病、立克次体病　人单核细胞埃立克体病、斑疹伤寒、恙虫病、斑点热及莱姆病等，可通过相应的病原学检测来鉴别。

2. 发热、血白细胞、血小板降低的疾病　伤寒，血液系统疾病如血小板减少性紫癜、骨髓增生异常综合征，免疫系统疾病如皮肌炎、系统性红斑狼疮等，可通过血培养、骨髓穿刺活检及相应病原体检测进行鉴别。

3. 发热伴血小板减少综合征　该病以发热、血小板减少为主要临床特征，由新布尼亚病毒感染所致，部分病例发病前有明确的蜱虫叮咬史，病原学检测有助于鉴别。

七、预后

据国外报道，病死率低于1%。如能及时处理，绝大多数患者预后良好。如出现严重并发症，易导致死亡。

八、治疗

（一）病原治疗

所有疑似人嗜粒细胞无形体病且伴随临床症状的患者应早期、足量应用抗菌药治疗，避免出现并发症。血清抗体阳性但无症状的个体不建议进行病原治疗。

1. 多西环素　为首选药物。成人口服 100 mg，每天 2 次，疗程 10 天，必要时首剂加倍。8 岁以上儿童口服 4 mg/（kg·d），分 2 次（最大剂量为每次 100 mg）口服。不能口服的可静脉给药。治疗期间应密切观察临床和实验室异常表现的恢复。多西环素治疗超过 48 小时仍持续发热，可考虑排除人嗜粒细胞无形体病，或同时合并感染其他疾病。

2. 利福平　对多西环素过敏、妊娠、小于 8 岁的儿童轻症患者，可选用利福平。成人 300 mg 每天 2 次口服，儿童 10 mg/kg 每天 2 次口服（最大剂量为每次 300 mg）。疗程 7～10 天。

（二）一般及对症支持治疗

患者应卧床休息，进食流食或半流食，多饮水，注意口腔卫生，保持皮肤清洁。病情重者，维持水、电解质和酸碱平衡；对高热者可物理降温，必要时使用退热药；合并 DIC 者，可早期使用肝素等。糖皮质激素可加重病情并增强其传染性，故应慎用。

九、预防

1. 避免蜱叮咬　是降低感染风险的主要措施。户外活动或工作时，使用去蜱剂，穿防护服，用氯菊酯处理或浸渍衣服。

2. 发现蜱叮咬后去除蜱　发现蜱叮咬后尽快用镊子或钳子去除蜱，避免用手直接去除。

3. 媒介与宿主动物的控制　定期给宠物进行蜱虫检查。

4. 患者的管理　对患者的血液、分泌物、排泄物及被其污染的环境和物品，应进行消毒处理，一般无须对患者实施隔离。

思 考 题

1. 流行性斑疹伤寒的传染源及传播途径是什么？
2. 流行性斑疹伤寒的病原治疗药物有哪些？
3. 地方性斑疹伤寒的传染源及传播途径是什么？
4. 地方性斑疹伤寒的病原治疗药物有哪些？

（张立婷）

第五章

细菌感染性疾病

第一节　伤寒与副伤寒

案例 5-1

患者，男，26岁，8天前无明显诱因出现发热，有畏寒、无寒战，伴乏力、头痛、食欲减退。4天前就诊于附近社区医院，体温38.0 ℃，口服头孢氨苄和退热药（布洛芬）治疗，未见明显好转；2天前体温38.5 ℃，并出现咽痛、腹胀、不思饮食；今晨体温39.5 ℃，即来我院。既往体健，否认不洁饮食史。

【查体】 T 39.2 ℃，BP 110/75 mmHg，P 78 次 / 分；面色潮红，表情淡漠，听力减退；咽无充血，双侧扁桃腺无肿大，胸部皮肤见 6 个淡红色斑丘疹，压之褪色；心肺听诊无异常。腹软，右下腹深压痛，肝、脾肋下未触及，移动性浊音（-）。

【实验室检查】 外周血白细胞 3.5×10^9/L，血小板 230×10^9/L，中性粒细胞百分比 45%，淋巴细胞百分比 47%，单核细胞百分比 5%，嗜酸性粒细胞减少；ALT 863 IU/L，AST 672 IU/L。

问题与思考：

1. 该患者最可能的诊断及诊断依据是什么？为明确诊断应做哪些检查？

2. 该患者应如何进行治疗？

一、伤寒

伤寒（typhoid fever）是由伤寒沙门菌（*Salmonella typhi*）引起的急性肠道传染病。临床特征为持续发热、食欲缺乏、表情淡漠、相对缓脉、玫瑰疹、肝大、脾大。伤寒患者可出现肠出血、肠穿孔、中毒性肝炎等并发症。

（一）病原学

伤寒沙门菌属于肠杆菌科（*Enterobacteriaceae*）沙门菌属（*Salmonella*）肠道沙门菌肠道亚种（*S.enterica* subsp.*enterica*）D 组，为革兰氏染色阴性杆菌，有菌毛和周身鞭毛，无芽孢和荚膜；需氧及兼性厌氧，在普通培养基上可生长，在含胆汁培养基上生长更佳。

伤寒沙门菌具有菌体（O）抗原、鞭毛（H）抗原和菌体表面（Vi）抗原，三种抗原均可诱导宿主产生相应的抗体。伤寒沙门菌菌体裂解后释放的内毒素在致病中起重要作用。

伤寒沙门菌在自然环境中生存力较强，水中可存活 2 ～ 3 周，粪便中可存活 1 ～ 2 个月，干燥环境和食物中可存活数年，冰冻不被破坏；但 65 ℃ 15 ～ 30 分钟或煮沸即死亡，对紫外线和一般消毒剂敏感。

（二）流行病学

1. 传染源　患者及带菌者为伤寒的传染源，其中后者意义更为重要。伤寒患者自潜伏期末即可从粪便中排菌，在发病后 2 ～ 4 周传染性最强。2% ～ 5% 的患者可持续或间断排菌 3 个月以上，称为慢性带菌者。少数患者可在胆囊带菌数年甚至终生，成为伤寒不断传播甚至流行的原因。

2. 传播途径　粪 - 口途径是基本传播方式。水源及食物的污染可引起本病的暴发流行。日常生活密切接触或通过苍蝇等媒介传播可导致伤寒的散发流行。

3. 人群易感性　人群普遍易感。伤寒发病后可获得较稳固的免疫力，第二次发病少见。伤寒与副伤寒无交叉免疫。

4. 流行特征　伤寒在世界各地均有发病，以温带及热带地区多见，在卫生条件差、经济欠发达国家发病率高，常有局部暴发。全年均可发病，夏秋季高发。各年龄人群均可发病，儿童和青壮年居多。

（三）发病机制与病理学表现

1. 发病机制　人体摄入伤寒沙门菌后是否发病取决于所摄入细菌的数量、致病性及宿主的防御能力。伤寒沙门菌进入消化道，如未被胃酸杀死则进入小肠，并侵入回肠末端位于派尔集合淋巴结的 M 细胞并在其中生长繁殖。然后病菌经 M 细胞呈递，被巨噬细胞吞噬，在其内生长繁殖，并经胸导管入血形成第一次菌血症。此时血液中的细菌迅速被单核巨噬细胞系统吞噬，并在其中大量繁殖，这段时期患者处于潜伏期，无明显临床症状。约 10 天后，单核巨噬细胞系统内繁殖的细菌再次入血，形成第二次菌血症，呈现全身中毒症状。细菌随血流到达全身各个脏器及皮肤等处引起病变。临床上处于初期和极期（相当于病程的第 1 ～ 3 周）。在胆道系统内大量繁殖的伤寒沙门菌随胆汁进入肠道，经肠黏膜再次侵入肠道淋巴结，使原先已经致敏的淋巴组织发生严重的炎症反应，引起局部溃疡形成，临床上处于缓解期（相当于病程第 3 ～ 4 周）。随着机体免疫力的增强，伤寒沙门菌被逐渐清除，临床上进入恢复期（相当于病程的第 5 周）。

2. 病理学表现　基本病理改变为全身单核巨噬细胞系统的增生性反应，以回肠下段集合和孤立淋巴小结的病变最为常见和明显。增生的巨噬细胞吞噬能力活跃，细胞质内常见病菌、红细胞、淋巴细胞及坏死细胞碎屑，称为伤寒细胞（typhoid cell）。伤寒细胞聚集成团，形成小结节，称为伤寒肉芽肿（typhoid granuloma）或伤寒小结（typhoid nodule），是伤寒的特征性病变，具有病理诊断价值。

典型肠道病变按照自然发展过程可分为四期，每期持续约 1 周。

（1）髓样肿胀期：肠壁淋巴组织增生、肿胀，表面形似脑回样隆起。

（2）坏死期：肿胀的淋巴组织中心坏死，累及黏膜表层。

（3）溃疡期：坏死组织脱落，形成长轴与肠道长轴平行的溃疡。溃疡一般深及黏膜下层，严重者可深达浆膜层，甚至穿孔，如侵及血管，可引起肠出血。

（4）愈合期：溃疡由肉芽组织及周围上皮再生而愈合。

知识拓展

典型肠道传染病的病理改变对疾病的影响

典型伤寒的肠道溃疡可深及黏膜下层甚至浆膜层，可出现肠出血、肠穿孔等并发症。另外伤寒肠道溃疡特点为长轴与肠道长轴平行，故溃疡愈合后很少发生肠腔狭窄的并发症。

（四）临床表现

伤寒的潜伏期长短与伤寒沙门菌的感染量及机体的免疫状态有关，波动范围为3～60天，多数为7～14天。根据起病急缓、病情轻重和病程长短，伤寒可分为典型伤寒和不典型伤寒，其中不典型伤害可再分为轻型、逍遥型、迁延型和暴发型等。

1. 典型伤寒　自然病程为4～5周，临床经过分为四期。因多数患者在发病初期使用有效抗菌药物，故目前已少见典型伤寒。

（1）初期：病程第1周。起病缓慢，发热为首发症状，体温呈阶梯样上升，3～7天可达39～40℃。可有畏寒，但少有寒战和多汗。可伴疲倦、乏力、头痛、咳嗽、便秘、食欲减退、右下腹不适。常见相对缓脉，部分患者能触及增大的肝和脾。

（2）极期：病程第2～3周。①持续发热：多数为稽留热，少数为弛张热或不规则热。如果未进行有效抗菌治疗，热程可持续2周以上。②胃肠道表现：突出症状为食欲缺乏，可伴腹胀、便秘、腹泻。腹部隐痛不适，以右下腹为著，可伴右下腹深压痛。③相对缓脉：成人常见，可有相对缓脉和重脉，但儿童及并发中毒性心肌炎时可不出现。④神经精神表现：突出表现为表情淡漠、反应迟钝、听力减退，病情严重时可表现为谵妄、昏睡并可有脑膜刺激征。⑤玫瑰疹：半数以上患者可在病程第7～12天出现淡红色斑丘疹，习称玫瑰疹（rose spot）。直径2～4mm，压之褪色，很少超过12个，2～4天内消退，分批出现；主要分布于胸、腹及背部，四肢罕见。⑥肝、脾大：多数患者有肝、脾大，质软，有压痛和肝区叩击痛；少数患者有黄疸。

（3）缓解期：病程第3～4周。体温波动并逐渐下降。消化、神经系统症状减轻，肝、脾回缩；但本期肠道病理改变仍处于溃疡期，还有出现肠出血、肠穿孔等并发症的可能。部分患者体温还没有下降到正常，又重新升高，持续5～7天后热退，称为再燃（recrudescence）。此时血培养阳性，可能与菌血症尚未完全控制有关。

（4）恢复期：病程第4～5周。患者体温恢复正常，症状消失，食欲恢复，肝、脾恢复正常，一般在1个月左右康复。少数患者在体温正常后1～3周临床症状再度出现，称为复发（relapse），此时血培养阳性，与病灶内的细菌未被完全清除，重新入血有关；部分患者甚至可出现2次以上的复发。

2. 不典型伤寒

（1）轻型：多呈中低热，症状轻，病程短，1～2周内恢复。轻型多见于发病初期及时使用有效抗菌药物及接受过伤寒菌苗预防的患者，由于临床特征不典型易被误诊或漏诊。

（2）逍遥型：病情轻，患者能照常生活、工作和学习，部分患者以肠出血或肠穿孔为首发症状而得到诊断。

（3）迁延型：临床表现同典型伤寒，但发热持续不退，病程超过5周甚至数月，肝、脾大明显。迁延型多见于合并慢性肝炎、胆道结石、慢性血吸虫病等基础疾病的患者。

（4）暴发型：起病急，毒血症状严重，有畏寒、高热、肠麻痹、中毒性心肌炎、中毒性脑病、中毒性肝炎、休克等表现，可并发弥散性血管内凝血。病情凶险，延误救治可导致患者死亡。

3. 特殊人群伤寒

（1）儿童伤寒：患儿年龄越小，症状越不典型。一般起病较急，热型呈弛张热或不规则发热，可有高热和惊厥，呕吐、腹泻等胃肠道症状明显，肝、脾大明显；玫瑰疹少见，相对缓脉不明显；容易并发支气管炎及肺炎，肠出血、肠穿孔等消化道并发症少见。

（2）老人伤寒：体温可不高，但易出现虚脱，易并发支气管肺炎及心功能不全，病程迁延，病死率相对高。

（五）并发症

1. 肠道并发症

（1）肠出血：较常见，多发生在病程第 2 ～ 3 周，发生率为 2% ～ 15%。出血量多少不一。大量出血时可出现体温骤降、头晕、烦躁、面色苍白、脉搏细速、血压下降等休克表现。

（2）肠穿孔：最严重，多发生在病程第 2 ～ 3 周，发生率为 1% ～ 4%。穿孔部位多发生在回肠末段，临床表现为右下腹突然疼痛，伴恶心、呕吐，体温可暂降；后出现腹胀、腹壁紧张和腹部压痛、反跳痛，肠鸣音减弱或消失，肝浊音界消失，体温常再升。

2. 肠道外并发症

（1）中毒性肝炎：是伤寒患者最常见的肠道外并发症，多出现在病程第 1 ～ 3 周，发生率为 10% ～ 50%。查体可有肝大，有压痛和肝区叩击痛，部分患者可出现黄疸，很少发生肝衰竭。

（2）中毒性心肌炎：儿童多见，常出现在病程第 2 ～ 3 周。患者可出现心率加快、心律失常及血压下降，心肌酶异常，心电图出现 P-R 间期延长、ST-T 改变等。

（3）支气管肺炎：常见于年幼儿童和老人，多出现在病程第 2 ～ 3 周。常为其他细菌继发感染所致。

（4）其他：偶见溶血性尿毒综合征、肾盂肾炎、中毒性脑病、血栓性静脉炎等。

（六）实验室检查

1. 一般检查

（1）血常规：白细胞总数降低或正常，中性粒细胞减少，嗜酸性粒细胞减少或消失，血小板也可减少。嗜酸性粒细胞数量消长与病情严重程度相一致。

（2）血液生化：中毒性肝炎可有血清转氨酶升高，可有胆红素升高。

2. 病原学检查

（1）细菌培养：是确定诊断的主要依据。①血培养：病程第 1 周阳性率 85% 左右，以后逐渐下降，第 3 周降至 50% 以下。使用抗菌药物导致阳性率显著下降。②骨髓培养：病程第 1 周阳性率 90% 左右，以后逐渐下降，第 3 周仍保持在 75% 以上。阳性率高于血培养，对已使用过抗菌药物的疑似患者更有助于诊断。③粪便培养：全病程均可呈阳性，第 2 ～ 4 周阳性率最高，可达 75%。④尿培养：初期多为阴性，病程第 3 ～ 4 周阳性率为 25% 左右。⑤皮疹培养：玫瑰疹刮取物可获阳性培养结果。⑥胆汁培养：十二指肠引流胆汁培养，有助于病程后期诊断和发现带菌者。

（2）其他：采用 PCR 检测及高通量测序技术等也可检测伤寒沙门菌，有较高的灵敏度和特异度，也有助于诊断。

3．血清学检查

（1）肥达试验（Widal test）：检测血清中伤寒沙门菌 O 抗原和 H 抗原的相应抗体。O 抗体和 H 抗体在病程第 1 周末出现阳性，其效价随病程演变而逐步递增，第 4 ～ 5 周达高峰，病愈后逐步降低，但阳性反应可维持数月。O 抗体≥ 1∶80 和 H 抗体≥ 1∶160，或者 O 抗体效价有 4 倍以上升高，有辅助诊断意义。若 O 抗体升高而 H 抗体不高，可能是感染早期或者与伤寒沙门菌有 O 抗原交叉的其他沙门菌感染；若 O 抗体不高而 H 抗体升高，可能是预防接种或非特异性回忆反应。少数病例肥达试验始终在正常范围，可能与早期应用抗菌药物治疗或患者免疫力低下有关。

（2）Vi 抗体：可用于慢性带菌者的检测，效价大于 1∶40 有参考价值。

（七）诊断及鉴别诊断

1．诊断依据

（1）流行病学资料：不洁饮食史、伤寒患者接触史、经济欠发达国家旅游史对肯定诊断有参考意义。既往伤寒病史对否定诊断有参考价值。

（2）临床资料：持续发热超过 1 周，有相对缓脉、食欲减退、表情淡漠、肝大、脾大、玫瑰疹者应做出初步诊断。发热超过 1 周伴肝损伤、原因不明发热超过 3 周、原因不明肠出血或肠穿孔应考虑伤寒可能。

（3）实验室资料：外周血白细胞减少、嗜酸性粒细胞减少或消失，肥达试验阳性有辅助诊断意义。血液、骨髓、粪便、尿液、玫瑰疹刮取物，任一标本培养阳性即可确诊。

2．鉴别诊断

（1）疟疾：有疫区旅居史，起病急，发热前有畏寒或寒战，热退时有大汗，热退后感觉良好，可有血红蛋白下降。外周血或骨髓涂片可找到疟原虫。

（2）败血症：起病急，革兰氏阳性细菌败血症可呈稽留热或弛张热，中性粒细胞显著升高；革兰氏阴性细菌败血症可呈稽留热或双峰热，中性粒细胞可正常或减少但有核左移。血液细菌培养阳性。

（3）斑疹伤寒：起病急，有头痛和结膜充血，无相对缓脉。病程第 4 ～ 6 天出现皮疹，数量多且可有出血性皮疹。外斐反应阳性。

（4）布鲁氏菌病：有病畜接触史或饮用粗制乳品史。起病缓慢，发热多为波状热，退热时有大汗，常有关节痛或肌痛。病程迁延，易复发。布鲁氏菌凝集试验可阳性，血液或骨髓细菌培养阳性。

（5）播散性肺结核：多有结核病史，发热不规则，常伴盗汗，结核菌素试验强阳性等。胸部 X 线或 CT 见双肺弥漫性细小粟粒状病灶。

（6）钩端螺旋体病：有疫水接触史，起病急，发热伴畏寒，有结膜充血、全身酸痛、腓肠肌压痛和腹股沟淋巴结肿痛，白细胞显著升高。

（7）急性病毒性肝炎：无发热或为中低热，发热很少超过 1 周，病毒病原学及血清学检查阳性。

（八）预后

接受抗菌药物治疗的患者，病死率约 1%。婴幼儿、老年人、营养不良者预后较差。并发肠出血、肠穿孔、心肌炎、严重毒血症者病死率较高。

（九）治疗

1．一般治疗　按肠道传染病进行消毒隔离。发热期需卧床休息，退热后 2 ～ 3 天可在病室内活动。

2．支持治疗　发热期宜进食少渣或流质食物，注意补充蛋白质、维生素和微量元素。少量多餐；忌食多渣或硬质食物，以免诱发肠出血、肠穿孔。热退后 2 周可恢复正常饮食。

3．对症治疗　高热可用物理降温或药物降温；便秘可用生理盐水低压灌肠，禁用泻药；腹泻可给予小檗碱口服；腹胀可用肛管排气，禁用新斯的明。中毒症状严重或休克者，在抗菌药物治疗的同时，可适量使用糖皮质激素，如地塞米松 2 ～ 4 mg 缓慢静脉注射或泼尼松 15 ～ 30 mg 口服，每天 1 次，疗程不超过 3 天。

4．病原治疗

（1）氟喹诺酮类：该类药物在血液、胆汁、肠道和尿液中浓度高，常作为首选抗菌药物。常用环丙沙星、氧氟沙星、左氧氟沙星和莫西沙星，也可选用培氟沙星、洛美沙星、司帕沙星等。主要不良反应为失眠和胃肠道不适等；因影响骨骼发育，18 岁以下儿童、哺乳期妇女及孕妇应禁用。

（2）头孢菌素类：是氟喹诺酮类高耐药地区、儿童和老年患者的首选抗菌药物。常用第三代头孢菌素，如头孢噻肟、头孢哌酮、头孢他啶、头孢曲松等。体外实验显示抗菌活性强，临床应用证明效果良好，在胆汁中浓度高，不良反应少。

（3）大环内酯类：临床试验证实，阿奇霉素治疗耐多药伤寒的疗效优于环丙沙星和头孢曲松，复发率也显著低于头孢曲松，可作为备选抗菌药物。

有效抗菌药物治疗后，一般在 3 ～ 5 天内退热。体温正常后应继续巩固治疗 10 ～ 14 天。

5．并发症治疗

（1）肠出血：①绝对卧床休息，严密观察血压、脉搏、意识及便血情况。②暂禁饮食或进食少量流质。③可用维生素 K、卡巴克洛等一般止血药。④根据出血情况酌量输血。⑤烦躁不安者可用镇静药如地西泮、苯巴比妥钠。⑥大量出血经内科治疗无效者应考虑手术治疗。

（2）肠穿孔：患者应禁食、胃肠减压；加强抗菌治疗，控制腹膜炎；除病灶局限者外，应及早手术治疗。

（3）肠道外并发症：中毒性肝炎、中毒性心肌炎、支气管肺炎、急性胆囊炎及其他并发症，可采用相应治疗措施。

（十）预防

1．管理传染源　患者及带菌者均需要住院治疗。体温正常后 15 天，或停药后隔 5 ～ 7 天粪培养连续 2 次阴性可解除隔离。对慢性带菌者应彻底治疗。

2．切断传播途径　改善环境卫生条件，做好"三管一灭"（管水、管饮食、管粪便，消灭苍蝇）；培养个人卫生习惯，做到饭前便后洗手，不进食生水和不洁食物。

3．保护易感人群　健康教育是预防伤寒的基本措施。世界卫生组织推荐的商业疫苗有两种：① ViPS 注射疫苗。接种后 2 ～ 3 年持续保护率为 55% ～ 72%，主要用于 2 岁以上人群，需每 3 年接种 1 次。② Ty21a 口服疫苗。接种后 5 ～ 7 年持续保护率为 51% ～ 67%，主要用于 5 岁及以上人群，需每 5 年接种 1 次。

二、副伤寒

副伤寒（paratyphoid fever）包括副伤寒甲、乙、丙三种，分别由甲型副伤寒沙门菌（*S. Paratyphi A*）、肖氏沙门菌（*S. Schottmuelleri*）和希氏沙门菌（*S. Hirschfeldii*）感染引起。副伤寒的病理改变、临床疾病过程及诊断治疗与伤寒大致相同，部分患者还可以引起急性胃肠炎和脓毒败血症等。

（一）副伤寒甲、乙

病例多呈散发，成人以副伤寒甲为主，儿童以副伤寒乙较常见。近年来，甲型副伤寒沙门菌感染率在国内逐渐上升，在某些地区已成为优势菌株。副伤寒甲、乙患者肠道病变表浅，范围较广，可波及结肠。其潜伏期较短，为 2～15 天，一般 8～10 天。临床症状与伤寒相似但较轻，病程较短，并发症较少，病死率较低，复发与再燃多见。患者常有腹痛、腹泻、呕吐等急性胃肠炎症状，2～3 天后减轻，接着体温升高，出现伤寒样症状。热型多表现为弛张热或不规则热，热程 2～3 周。皮疹出现较早，稍大，数量稍多，颜色较深，可遍布于全身。

（二）副伤寒丙

临床表现较复杂，可分为伤寒型、急性胃肠炎型和脓毒血症型。伤寒型表现与副伤寒甲、乙相似，但较易出现肝功异常。急性胃肠炎型表现以发热、恶心、呕吐、腹痛、腹泻等胃肠炎为主，病程 2～5 天。脓毒血症型多见于体弱或有慢性疾病患者，起病急，寒战高热，热型不规则，热程 1～3 周不等，常有皮疹、肝大、脾大和黄疸。全身化脓性迁徙性病灶为其突出特征，包括肺炎、关节炎、骨髓炎、肝脓肿和脑膜炎等。

副伤寒的预防和治疗与伤寒大致相同，应注意给予足够疗程的抗菌治疗，以预防复发和再燃。当副伤寒丙出现局部脓肿时，可进行外科手术排脓，同时加强抗菌治疗。

（杨宝山）

第二节　细菌性食物中毒

细菌性食物中毒（bacterial food poisoning）是指由于进食被细菌或细菌毒素所污染的食物而引起的急性感染中毒性疾病。根据临床表现的不同，分为胃肠型食物中毒和神经型食物中毒，胃肠型食物中毒在临床上最为多见。

细菌性食物中毒的特征：①在集体用膳单位常呈暴发起病，发病者与食入同一污染食物有明显关系；②潜伏期短，突然发病，临床表现以急性胃肠炎为主，肉毒梭菌中毒则以眼肌、咽肌瘫痪为主；③病程较短，多数在 2～3 天内痊愈；④多发生在夏秋季。

一、胃肠型食物中毒

（一）病原学

引起胃肠型食物中毒的细菌很多，常见的致病细菌有以下几种。

1. 沙门菌（Salmonella）　为革兰氏阴性杆菌，需氧，不产生芽孢，无荚膜，绝大多数有鞭毛，能运动。沙门菌在自然环境中抵抗力较强，在水、牛奶、蛋及肉类食品中可存活数月，粪便中能活 1～2 个月，在冰冻土壤中能越冬，在适宜温度中（22～30 ℃）能在食物中大量繁殖。沙门菌不耐热，55 ℃ 1 小时或 60 ℃ 10～20 分钟即被灭活，煮沸立即死亡，5% 苯酚或 1：500 氯化汞 5 分钟内即可将其杀死。沙门菌广泛存在于猪、牛、鸡、鸭等家畜肠道中，动物内脏、肉、牛奶、蛋类极易受到沙门菌污染，是引起胃肠型食物中毒常见的病原菌之一，以猪霍乱沙门菌、鼠伤寒沙门菌、肠炎沙门菌、鸭沙门菌较为常见。

2. 副溶血性弧菌（*Vibrio parahaemolyticus*）　为革兰氏阴性杆菌，有荚膜，为多形球杆菌；菌体两端浓染，一端有单根鞭毛，运动活泼；无盐条件下不能生长，在高盐培养基上生长良好，故又称嗜盐杆菌，广泛存在于海鱼、海虾、墨鱼等海产品及含盐较高的咸菜、咸肉、咸蛋等腌制品中，对酸敏感，食醋中 3 分钟即死亡，不耐热，56 ℃ 5 ～ 10 分钟、90 ℃ 1 分钟可被灭活，对低温及高盐抵抗力甚强。根据菌体（O）抗原和鞭毛（H）抗原可将副溶血性弧菌分为 25 个血清型，其中 B、E、H 是引起食物中毒的主要血清型。致病性菌株能溶解人及家兔红细胞，称为"神奈川"试验（Kanagawa test）阳性。其致病力与溶血能力相平行。

3. 大肠埃希菌　为两端钝圆的革兰氏阴性短杆菌，多数菌株有鞭毛，能运动；可有荚膜，无芽孢；体外抵抗力较强，在水和土壤中能存活数月，在阴凉处、室内及尘埃中可存活 1 个月。大肠埃希菌属以菌体（O）抗原分群，以荚膜（K）抗原（A、B、L）和鞭毛（H）抗原分型，目前已发现 170 多个血清型。大肠埃希菌为人和动物肠道的正常寄居菌，特殊条件下可致病。在大肠埃希菌中，能引起食物中毒的菌种有 16 个血清型，常见的有肠致病性大肠埃希菌、肠产毒性大肠埃希菌、肠侵袭性大肠埃希菌、肠出血性大肠埃希菌。

4. 变形杆菌（*Proteus*）　为革兰氏阴性多形性小杆菌，两端钝圆，无荚膜、无芽孢，有鞭毛，运动活泼。变形杆菌繁殖迅速，呈扩散生长，形成迁徙生长现象。在血琼脂平板上有溶血现象。其抗原结构有菌体（O）抗原及鞭毛（H）抗原 2 种。根据菌体抗原分群，再以鞭毛抗原分型。依据生化反应的不同，可分为普通、奇异、莫根和产黏液变形杆菌，前三种能引起食物中毒。变形杆菌广泛存在于自然界的腐败有机体及污水中，也常存在于人及动物的肠道中。变形杆菌的致病力主要是肠毒素，还可产生组氨脱羧酶，使蛋白质中的组氨酸脱羧成组胺，从而引起变态反应。

5. 蜡样芽孢杆菌（*Bacillus cereus*）　为厌氧革兰氏阳性粗大芽孢杆菌，无荚膜，菌体多数呈链状排列。芽孢体外抵抗性极强，能在 110 ℃存活 1 ～ 4 天。致病因子是肠毒素（分泌亢进而导致腹泻）和催吐毒素。依毒素性质可将其分为六型，引起食物中毒者主要是 A 型和 F 型，其中以 A 型（能产生肠毒素）为多，C 型和 F 型偶可引起出血坏死性肠炎。蜡样芽孢杆菌广泛存在于自然界，土壤、尘埃、水、草、腐物、人及动物肠道中均可检出。

6. 产肠毒素的金黄色葡萄球菌　为革兰氏阳性球菌，无芽孢，无荚膜。金黄色葡萄球菌中能引起食物中毒的仅限于产肠毒素的金黄色葡萄球菌。产肠毒素的金黄色葡萄球菌分为八个血清型，其中以 A、D 型引起食物中毒最多见，B、C 型次之。本菌广泛存在于外界环境、人体的皮肤、鼻咽部黏膜、指甲下及各种皮肤化脓性感染灶内，易污染淀粉类（剩饭、粥、米面等）和鱼、肉、蛋、乳制品等蛋白质类食物，在适宜的温度下大量繁殖并产生肠毒素。在 30 ℃经 1 小时繁殖后即可产生耐热性很强的肠毒素，经加热煮沸 30 分钟仍能致病。

（二）流行病学

1. 传染源　被致病菌感染的动物和人为本病主要传染源。

2. 传播途径　进食被细菌污染的食物而传播。

3. 人群易感性　人群普遍易感，病后无明显免疫力，且致病菌血清型多，可反复感染。

4. 流行特征　胃肠型食物中毒在 5—10 月份较多，7—9 月份尤易发生，与夏季气温高、细菌易于在食物中大量繁殖相关，常因食物不新鲜、食物保存与烹调不当而引起。多集体发病，也可散发。其潜伏期短，患者有进食可疑食物史，病情轻重与进食量有关，未食者不发病，停止食用可疑食物后流行迅速停止。各年龄组均可发病。

（三）发病机制与病理学表现

1. 发病机制　细菌性食物中毒按照发病机制可分为感染型、毒素型和混合型三类。病原菌在污染的食物中大量繁殖，产生大量肠毒素或菌体裂解释放内毒素。进入体内的细菌和毒素可引起人体剧烈的胃肠道反应。发病与否及病情轻重与摄入食物被细菌和毒素污染的程度、进食量的多少及人体抵抗力强弱有关。其致病因素有以下几种。

（1）肠毒素：肠毒素刺激肠壁上皮细胞，激活腺苷酸环化酶，使环磷酸腺苷（cAMP）水平升高，促进细胞质内蛋白质磷酸化过程，并激活细胞有关酶系统，促进上皮细胞分泌水和氯离子，抑制水和钠的重吸收，导致腹泻。耐热肠毒素是通过激活肠黏膜细胞的鸟苷酸环化酶，提高环磷酸鸟苷（cGMP）水平，引起肠隐窝细胞分泌增强和绒毛顶部细胞吸收能力降低而导致腹泻。

（2）侵袭性损害：沙门菌、副溶血弧菌、变形杆菌等能侵袭肠黏膜上皮细胞，引起黏膜充血、水肿、上皮细胞变性、坏死、脱落并形成溃疡。侵袭性细菌性食物中毒的潜伏期较毒素引起者稍长，大便可见黏液和脓血。

（3）内毒素：除鼠伤寒沙门菌可产生肠毒素外，沙门菌菌体裂解后释放的内毒素致病性较强，能引起发热、胃肠黏膜炎症、消化道蠕动，产生呕吐和腹泻等症状。

（4）变态反应：莫根变形杆菌能使蛋白质中的组氨酸脱羧而成组胺，引起变态反应。

2. 病理学表现 肠毒素、内毒素和细菌侵袭可引起肠黏膜上皮细胞变性、坏死，可见黏膜充血、水肿、渗出和溃疡，肠腔内充满气体和液体；变态反应性病理改变轻微，由于细菌不侵入组织，故可无炎症改变。

（四）临床表现

胃肠型食物中毒的潜伏期短，常在进食后数小时发病，超过 72 小时基本上可排除细菌性食物中毒。金黄色葡萄球菌引起的食物中毒潜伏期一般为 1～5 小时、沙门菌引起的为 4～24 小时、蜡样芽孢杆菌引起的为 1～2 小时、副溶血弧菌引起的为 6～12 小时、变形杆菌引起的为 5～18 小时。

临床症状大致相似，以急性胃肠炎为主。起病急，有恶心、呕吐、腹痛、腹泻等。腹痛以上、中腹部持续或阵发性绞痛多见，呕吐物多为进食的食物。常先吐后泻，腹泻轻重不一，每天数次至数十次，多为黄色稀便、水样便或黏液便。吐泻严重者可导致脱水、血压下降、酸中毒、甚至休克。体格检查上腹部和中腹部可有压痛，肠鸣音亢进。

葡萄球菌、蜡样芽孢杆菌食物中毒呕吐较明显，呕吐物含胆汁，有时带血和黏液。侵袭性细菌引起的食物中毒可有发热、腹部阵发性绞痛、里急后重和黏液脓血便。鼠伤寒沙门菌食物中毒的粪便呈水样或糊状，有腥臭味，也可见脓血便。部分副溶血弧菌食物中毒呈血水样便。变形杆菌可引起颜面潮红、头痛、荨麻疹等过敏症状。

病程短，多数在 1～3 天内恢复，少见超过 1 周。

（五）实验室检查

1. 血常规检查 沙门菌感染者血白细胞计数一般正常。副溶血弧菌及葡萄球菌感染者白细胞可增高，达 $10 \times 10^9/L$ 以上，以中性粒细胞为主。

2. 粪便检查 粪便呈稀水样，镜检可见少量白细胞；血水样便镜检可见多数红细胞，少量白细胞；血性黏液便则可见到多数红细胞及白细胞，与痢疾样便无异。

3. 血清学检查 患者病程初期和恢复期双份血清特异性抗体效价呈 4 倍以上升高者可明确诊断。由于患病数天即可痊愈，血清学检查较少应用。但确诊变形杆菌感染应采患者血清，进行对 OX_{19} 及 OX_K 的凝集反应，效价在 1∶80 以上有确诊意义，因变形杆菌极易污染食物及患者的吐泻物，培养阳性也不足以证明为真正的病理，患者血清凝集效价增高，则可认为由变形杆菌感染引起。

4．分子生物学检查　可采用特异性核酸探针进行核酸杂交和特异性引物进行聚合酶链反应以检查病原菌，同时可做分型。

5．细菌培养　将患者的吐泻物和可疑食物进行细菌培养，如能获得相同病原体有利于确诊。

（六）诊断及鉴别诊断

1．诊断

（1）流行病学资料：有进食变质或不洁食品、海产品、腌制食品、未煮熟的肉类、蛋制品等病史，共餐者在短期内集体发病，有重要的参考价值。

（2）临床资料：急性胃肠炎表现，病程较短，恢复较快。

（3）实验室资料：收集吐泻物及可疑的残存食物进行细菌培养，可分离到同种细菌。重症患者行血培养，留取早期及病后 2 周的双份血清与培养分离所得可疑细菌进行血清凝集试验，双份血清凝集效价递增者有诊断价值。怀疑细菌毒素中毒者，可做动物实验，以确定细菌毒素的存在。

2．鉴别诊断

（1）非细菌性食物中毒：食用发芽马铃薯、苍耳子、苦杏仁、河豚、生鱼胆或毒蕈、有机磷农药、氯化汞等中毒者，潜伏期仅数分钟至数小时，一般不发热，以频繁呕吐为主，腹痛、腹泻较少，但神经症状较明显，病死率较高，吐泻物及可疑食物中可检出毒物。汞、砷中毒者有咽痛、充血、吐泻物中含血，经化学分析可确定病因。

（2）霍乱及副霍乱：无痛性泻吐，先泻后吐者居多，吐泻较严重。成人一般不发热。大便呈清水样或米泔水样，常出现脱水、酸中毒、周围循环衰竭，因潜伏期可长达 6 天，故罕见短期内出现大批患者。粪便涂片荧光抗体染色镜检及细菌培养找到霍乱弧菌可确定诊断。

（3）急性细菌性痢疾：短期内出现大批患者或集体发病少见。呕吐少见，常有发热、里急后重、脓血便，下腹部及左下腹明显压痛。粪便镜检有红细胞、白细胞，粪便培养约半数有志贺菌生长。

（4）病毒性胃肠炎：由多种病毒引起，潜伏期为 24 ~ 72 小时，以急性小肠炎为特征，主要表现有发热、恶心、呕吐、腹胀、腹痛及腹泻，大便呈黄水样或清水样，吐泻严重者可发生水、电解质及酸碱平衡紊乱。

（七）治疗

本病病程较短，以对症治疗为主。暴发流行时应做好思想工作和组织工作，将患者进行分类，及时收集资料、进行流行病学调查及细菌学检查，以明确病因。

1．一般治疗　消化道隔离。卧床休息，进清淡易消化的流质或半流质食物。吐泻严重者暂禁食。沙门菌食物中毒应床边隔离。

2．对症治疗　呕吐、腹痛严重者可口服溴丙胺太林（普鲁本辛）15 ~ 30 mg 或注射阿托品 0.5 mg，也可注射山莨菪碱 10 mg。能进食者应给予口服补液盐溶液；剧烈呕吐不能进食或腹泻频繁者，给予葡萄糖盐水静脉滴注。出现酸中毒时酌情补充 5% 碳酸氢钠注射液。高热者予以物理降温或退热药。变形杆菌食物中毒过敏型患者采用抗组胺药物如苯海拉明等治疗，必要时加用糖皮质激素。脱水严重甚至休克者，应积极补充液体，保持电解质平衡并给予抗休克处理。

3．病原治疗　一般可不应用抗菌药物。伴有高热的严重患者，可按不同的病原菌选用抗菌药物。如沙门菌、副溶血弧菌可选用喹诺酮类抗菌药物。对于孕妇、儿童可选用三代头孢菌素。

（八）预防

1. 管理传染源　发现有可疑病例，应立即报告当地卫生防疫部门，及时进行调查、分析、制定防疫措施，及早控制疫情。

2. 切断传播途径　认真贯彻《中华人民共和国食品卫生法》，加强食品卫生管理。对广大群众进行卫生宣传教育，不吃不洁、变质或未经煮熟的肉类食物。消灭苍蝇、蟑螂等传播媒介。

二、神经型食物中毒

神经型食物中毒，又称肉毒中毒（botulism），是进食含有肉毒梭菌外毒素的食物而引起的中毒性疾病，临床上以恶心、呕吐及中枢神经系统症状（如眼肌、咽肌瘫痪）为主要表现。如抢救不及时，病死率高。

（一）病原学

肉毒梭菌（*Clostridium botulinum*）为革兰氏阳性厌氧梭状芽孢杆菌，次极端有大形芽孢，有鞭毛，能运动。肉毒梭菌按抗原性不同，可分 A、B、C（Ca、Cb）、D、E、F、G 八种血清型，对人致病者以 A、B、E 三型为主，F 型较少见，C、D 型主要见于禽畜感染。各型细菌均能产生一种剧毒的嗜神经外毒素即肉毒毒素，对人的致死量为 0.01 mg 左右。

肉毒梭菌广泛存在于自然界，以芽孢形式存在于土壤、海水、家畜、家禽及鱼类的肠道中。芽孢体外抵抗力极强，经干热 180 ℃ 15 分钟、湿热 100 ℃ 5 小时、高压灭菌 120 ℃ 20 分钟方可被杀灭，经 5% 苯酚、20% 甲醛 24 小时才能被杀灭。缺氧环境可造成肉毒梭菌大量繁殖，产生大量肉毒毒素。肉毒毒素对胃酸有抵抗力，但不耐热，在干燥、密封和阴暗的条件下，可保存多年。此毒素无色、无臭、无味，不易被察觉。

（二）流行病学

1. 传染源　肉毒梭菌存在于变质肉食品、豆制品及动物肠道中，芽孢可在土壤中存活较长时间，但仅在缺氧时才能大量繁殖。引起肉毒中毒的食品在我国多为变质的牛、羊肉类和发酵的豆、麦制品，国外主要为罐头食品。

2. 传播途径　主要通过进食被肉毒梭菌外毒素污染的食物传播，多见于腌肉、腊肉、猪肉及制作不良的罐头食品，部分地区人群曾因食用豆豉、豆瓣酱、臭豆腐和发酵面制品而发生肉毒中毒。也有肉毒杆菌芽孢污染创伤伤口所致的创伤性肉毒中毒和吸入含肉毒毒素的气溶胶所致的吸入性肉毒中毒。肉毒梭菌的繁殖，不一定需要严格的乏氧条件及适当的温度：E 型菌可在 6 ℃ 低温繁殖并产生毒素；A 型及 B 型菌能产生蛋白水解酶，使食物变质；而 E 型菌不产生此酶，食物可不变质，易被疏忽而致病。

3. 易感性　肉毒梭菌外毒素有很高的致病力，人群普遍易感。肉毒中毒不引起人与人之间传染，患者病后对其无免疫力。

（三）发病机制与病理学表现

人摄入肉毒毒素后，胃酸及消化酶均不能将其破坏。毒素由上消化道吸收后主要作用于脑神经核、外周神经、肌肉连接处及自主神经末梢，阻断胆碱能神经传导介质乙酰胆碱的释放，使肌肉收缩运动障碍，发生软瘫。但肌肉仍能保持对乙酰胆碱的反应性，静脉注射乙酰胆碱能使瘫痪的肌肉恢复功能。

病理变化主要是脑神经核及脊髓前角产生退行性变，脑干神经核也可受损。脑及脑膜显著充血、水肿，并有广泛的点状出血和血栓形成。显微镜下可见神经节细胞变性和脑神经根水肿。

（四）临床表现

神经型食物中毒的潜伏期为 12 ~ 36 小时，最短为 2 ~ 6 小时，长者可达 8 ~ 10 天。潜伏期的长短与外毒素的量有关。中毒剂量越大则潜伏期越短，病情越重，但也可先起病轻，后发展成重型。

临床症状轻重不一，轻者仅有轻微不适，重者可于 24 小时内死亡。起病突然，以神经系统症状为主。病初可有头痛、头昏、眩晕、乏力、恶心、呕吐，继之出现神经肌肉症状。主要表现：①眼肌瘫痪，表现为视物模糊，复视，眼睑下垂，瞳孔散大，对光反射消失。②咽肌瘫痪，表现为吞咽困难、发音不能，严重者出现呼吸困难。③颈肌无力，头向前倾或倾向一侧。④自主神经先兴奋后抑制，泪腺、汗腺及涎腺先分泌增多而后减少。⑤四肢肌肉呈对称性弛缓性软瘫，深腱反射减弱或消失。

整个病程患者神志清楚，不发热，感觉正常。血、尿与脑脊液常规检查无异常改变。病程长短不一，轻者 5 ~ 9 天内逐渐恢复，但全身乏力及眼肌瘫痪持续较久，有时视觉恢复需数月之久。重症患者病情进展迅猛，未能及时抢救者多数死亡，病死率 30% ~ 60%，死因多为延髓麻痹所致呼吸衰竭、心功能不全及吸入性肺炎。

4 ~ 26 周婴儿食入少量肉毒梭菌芽孢，细菌在肠内繁殖，产生神经毒素而出现中毒综合征。首发症状为便秘、拒奶、哭声低沉、颈软不能抬头及脑神经损害。病情进展迅速，可因呼吸衰竭死亡。

（五）实验室检查

1. 细菌培养 将可疑食物、吐泻物加热煮沸 20 分钟后接种于血琼脂进行无氧培养，可检出肉毒梭菌。

2. 毒素试验 怀疑细菌毒素中毒者，可做动物试验、中和试验和禽眼睑接种试验，以确定细菌毒素的存在。

（1）动物试验：将检查标本浸出液饲喂动物，或对豚鼠、小白鼠进行腹腔内注射，同时设对照组，以加热 80 ℃ 30 分钟处理的标本或加注混合型肉毒抗毒素于标本中，如试验组动物肢体麻痹死亡，而对照组无此现象，则本病的诊断可成立。

（2）中和试验：将各型抗毒素血清 0.5 ml 注射于小白鼠腹腔内，随后接种检查标本 0.5 ml，同时设对照组，从而判断毒素有无并进行型别鉴定。

（3）禽眼睑接种试验：将含有毒素的浸出液，视禽类大小，采用 0.1 ~ 0.3 ml 注入家禽眼内角下方眼睑皮下，出现眼睑闭合或出现麻痹性瘫痪和呼吸困难，经数十分钟至数小时家禽死亡，可做出快速诊断。

（六）诊断及鉴别诊断

1. 诊断

（1）流行病学资料：有特殊饮食史，进食可疑食物，特别是火腿、腊肠、罐头或瓶装食品史，共同进餐者集体发病。

（2）临床表现：有特殊的神经系统症状与体征，如复视、斜视、眼睑下垂、吞咽困难、呼吸困难等。

（3）实验室检查：确诊可用动物试验检查患者血清及可疑食物中的肉毒毒素，也可用可疑食物进行厌氧菌培养，分离病原菌。

（4）婴儿肉毒中毒的确诊：主要依据患儿粪便中肉毒梭菌或肉毒毒素，因血中毒素可能已被结合而不易检出。创伤性肉毒中毒，主要检测伤口肉毒梭菌或血清中的毒素。

2．鉴别诊断　早期由于咽干、红、痛，应与咽炎鉴别；呕吐、腹痛、便秘，应与肠梗阻、肠麻痹相鉴别；黏膜干燥、瞳孔扩大，应与阿托品或曼陀罗中毒相鉴别；还需与河豚或草蕈所致的食物中毒鉴别，这两种生物性食物中毒也可产生神经麻痹症状，但河豚中毒轻者为指端麻木，重者则为四肢瘫痪。明显无力及瘫痪须与多发性神经炎、重症肌无力、白喉后神经麻痹、脊髓灰质炎等相鉴别。

（七）治疗

1．一般及对症治疗　卧床休息，并予适当镇静药，以避免瘫痪加重。于进食可疑食物4 小时内用 5% 碳酸氢钠或 1∶4000 高锰酸钾溶液洗胃并清洁灌肠；对无肠麻痹者，可服导泻药或灌肠，以清除胃肠道内尚未吸收的毒素，但不能用镁剂。吞咽困难者宜用鼻饲及输液补充每天必需的营养及水分。呼吸困难者应给予吸氧，定期吸痰，必要时行气管切开。呼吸麻痹者用人工呼吸器辅助呼吸。加强监护，密切观察病情变化，防止肺部感染。继发肺炎时给予抗菌药物治疗。

2．抗毒素治疗　早期用多价抗肉毒血清（A、B、E 型）对本病有特效，但必须及早应用。在起病后 24 小时内或瘫痪发生前注射最为有效，剂量每次 5 万～10 万 U，静脉或肌内注射（先做血清敏感试验，过敏者先行脱敏处理），必要时 6 小时后重复给予同样剂量 1 次。如已知毒素型别，可用单价抗毒素血清，每次 1 万～2 万 U。

3．其他治疗　为防止肉毒梭杆菌在肠道内繁殖产生神经毒素，可用青霉素消灭肠道内肉毒梭菌。盐酸呱啶有促进周围神经释放乙酰胆碱作用，被认为对神经瘫痪和呼吸功能有改进作用，剂量为每天 15～50 mg/kg，可鼻饲给予，但可出现胃肠道反应、麻木感、肌痉挛、心律失常等。

（八）预防

1．管理传染源　一旦发生可疑食物中毒，应立即报告当地卫生防疫部门，及时进行调查、分析，制定防疫措施，及早控制疫情。

2．切断传播途径　与胃肠型食物中毒相同，尤应注意罐头食品、火腿、腌腊食品、发酵豆制品的卫生检查。禁止出售变质食品，不食用变质食品。

3．保护易感人群　如已证明进食的食物有肉毒梭菌或其外毒素存在，或同进食者已发生肉毒中毒时，未发病者应立即注射多价抗毒血清 1000～2000 U，每周 1 次，共 3 次，以防发病。

（陈　煜）

第三节　霍　乱

案例 5-2

　　患者，男，40 岁，5 小时前于非洲回国的途中突起腹泻，始为稀便，2 次后为水样便，继而呕吐，吐出物为胃内容物及清水样，腹泻次数多至十余次，粪便中无脓血及黏液，无伴发热和腹痛。病后患者感口干、头晕、心悸、烦躁。另外，非洲某国近期出现大量腹泻病例。

【查体】　T 36.7 ℃，BP 88/50 mmHg，P 116 次 / 分，R 26 次 / 分。神志清，心肺未见病理性体征。腹平坦，无压痛和反跳痛，肝、脾未触及。血红蛋白 190 g/L，白细胞 21×10^9/L，中性粒细胞百分比为 78%、淋巴细胞百分比为 22%。

问题与思考：

1. 该患者最可能的诊断及诊断依据是什么？为明确诊断应做哪些检查？
2. 该患者应如何进行治疗？

霍乱（cholera）是由霍乱弧菌（*Vibrio cholerae*）引起的急性烈性肠道传染病，属国际检疫传染病，因其发病急，传播快，波及范围广，我国将其列为甲类传染病。霍乱弧菌通过污染的水或食物感染人体，产生的霍乱肠毒素（cholera endotoxin，CT）介导肠黏膜细胞分泌亢进，引起患者剧烈吐泻，由此导致脱水和电解质紊乱，严重者引起周围循环衰竭及急性肾衰竭，甚至死亡。

一、病原学

霍乱弧菌为革兰氏阴性菌，菌体弯曲呈弧形或逗点状，有菌毛，无芽孢，除 O139 血清群外，其余所有霍乱弧菌无荚膜。菌体一端有单根鞭毛，运动活泼，暗视野下镜检可见细菌呈穿梭状运动，吐泻物涂片染色可见霍乱弧菌平行排列似"鱼群样"。

霍乱弧菌为兼性厌氧菌，在普通培养基中生长良好，在碱性环境中生长繁殖快，故临床上常用 pH 8.4 ～ 8.6 碱性蛋白胨水增菌。因弧菌属内仅霍乱弧菌和拟态弧菌可在无盐培养基中生长，其他弧菌则不能生长，可借此特性初步分离霍乱弧菌。

霍乱弧菌具有耐热的菌体（O）抗原和不耐热的鞭毛（H）抗原。H 抗原为共有抗原，而 O 抗原特异性高，分为群特异性和型特异性抗原，为霍乱弧菌分群和分型的基础。根据 O 抗原的不同，霍乱弧菌至少可分为 206 个血清群，其中仅 O1 群和 O139 群能产生外毒素（即霍乱肠毒素），具有致病性。O1 群霍乱弧菌有古典生物型和埃尔托生物型，其形态和免疫学特点大致相同，O1 群霍乱弧菌的特异性抗原可分为 A、B、C 三种，其中 A 抗原为 O1 群共有，B、C 抗原可互相转化，而 O139 群和 O1 群霍乱弧菌的多价血清无交叉凝集。

霍乱弧菌的致病力包括鞭毛运动、黏蛋白溶解酶、黏附素、霍乱肠毒素、内毒素、弧菌的代谢产物及其他毒素，其中霍乱肠毒素是致病的主要因素，具有抗原性，可使机体产生中和抗体。

霍乱弧菌古典生物型抵抗力较弱，埃尔托生物型抵抗力较强。霍乱弧菌在河水、塘水、井水、海水中可存活 1 ～ 3 周，在水果、蔬菜上可存活 1 周，在鲜鱼、虾或贝壳生物中可存活 1 ～ 2 周。霍乱弧菌对干燥、热、日光、酸及各种消毒剂敏感，经煮沸 1 ～ 2 分钟、干燥 2 小时或加热 55 ℃ 15 分钟即死亡。自来水中的余氯或 0.1% 高锰酸钾浸泡蔬菜、水果 30 分钟即可将其杀灭。

二、流行病学

（一）传染源

患者和带菌者是主要传染源。患者因吐泻而大量排菌，是重要的传染源。其中轻型患者和隐性感染者因病情轻或无任何临床症状，不易确诊。呈排菌状态的隐性感染者称为接触带菌者或健康带菌者，是重要的传染源，应隔离治疗。

（二）传播途径

霍乱主要经消化道传播。霍乱弧菌可通过污染水和食物、生活密切接触、苍蝇媒介等方式感染人体。被霍乱弧菌污染的水源和食物可引起暴发流行。霍乱可沿水路、陆路、航空等交通向外地迅速传播。

（三）人群易感性

人群普遍易感，感染霍乱弧菌后可获一定的免疫力，主要是特异性和非特异性的免疫力，如胃酸、肠道分泌型 IgA 及血清中特异性凝集抗体、杀菌抗体和抗毒素抗体等。感染数天即出现特异性抗体，1～2 周达高峰，而后渐下降，持续 3～6 个月。肠道黏膜的分泌型 IgA 可抑制细菌运动、黏附和繁殖，以及中和肠毒素，是机体主要的保护性免疫。霍乱弧菌 O1 群与非 O1 群之间无交叉免疫力。

（四）流行特征

霍乱起源于印度恒河地区，故此地区被称为"人类霍乱的故乡"。前六次世界大流行均由霍乱弧菌 O1 群古典生物型引起。印度尼西亚的苏拉威西岛则是 O1 群埃尔托生物型的疫源地，自 1961 年至今的全球第七次大流行由该型引起。1992 年，孟加拉霍乱流行时新发现的血清型被命名为 O139 群，此后该型在全球各地引起局部暴发和流行。自 1820 年霍乱传入我国起，在历次世界大流行中我国均被波及，每年在局部地区仍有外源性病例输入。目前霍乱主要发生于亚洲、非洲和南美洲等欠发达的国家和地区，与缺少安全饮用水密切相关。在我国，霍乱流行季节为夏秋季，以 7—10 月为多，流行地区主要为沿海地带。目前认为，某些鱼类及浮游生物是霍乱弧菌的主要"储存库"，是霍乱弧菌从疫源地向世界传播的主要媒介。全球气候变暖有利于浮游生物及霍乱弧菌的繁殖和传播。

三、发病机制与病理学表现

（一）发病机制

霍乱弧菌的发病取决于机体免疫力、弧菌的数量和致病力。人体正常分泌的胃酸可杀灭一定数量的霍乱弧菌，但若胃酸分泌减少或胃酸稀释，食入大量的霍乱弧菌可致病。霍乱肠毒素介导的肠黏膜细胞分泌亢进作用、细菌鞭毛的穿透及菌毛的黏附作用、神经氨酸酶增强肠毒素与上皮细胞的结合等参与致病作用。

霍乱弧菌经口摄入进入小肠后，凭借鞭毛运动穿过黏液到达肠黏膜上皮细胞，通过菌毛黏附于上皮细胞刷状缘的微绒毛上，在小肠碱性环境中生长繁殖并产生肠毒素。霍乱弧菌不侵入肠上皮细胞和黏膜下层，也不侵入血流。霍乱肠毒素为外毒素，由 A 亚单位和 B 亚单位组成多聚体。A 亚单位分为 A1 和 A2 两个亚单位，其中 A1 为霍乱肠毒素的毒性单位，具有酶活性，A2 则与 B 亚单位结合。B 亚单位能特异性与小肠上皮细胞膜上的神经节苷脂（GM1）受体结合，使毒素分子变构，A1 进入细胞内并活化，进而激活细胞内的腺苷酸环化酶（AC），使三磷酸腺苷（ATP）转化为环磷酸腺苷（cAMP），细胞内 cAMP 浓度增高，导致肠黏膜的隐窝细胞过度分泌水、氯化物及碳酸盐，同时抑制肠绒毛细胞对水和电解质的吸收，致使大量体液和电解质进入肠腔而引起剧烈吐泻。

（二）病理学表现

大量吐泻致脱水及电解质、酸碱平衡紊乱是霍乱的主要病理生理改变。剧烈吐泻，丢失大量等渗液体，导致患者脱水、电解质紊乱及代谢性酸中毒，严重脱水患者可导致循环衰竭及急性肾损伤；而严重低钾血症可致心律失常。本病的主要病理改变为严重脱水，脏器实质损伤较轻，病理检查可见小肠仅轻微炎症，皮下组织和肌肉因脱水而萎缩，心、肝、脾等脏器缩小，肾小管变性、坏死。

微整合

基础回顾

代谢性酸中毒

代谢性酸中毒是以 HCO_3^- 降低和 pH 降低为特征的常见的酸碱平衡紊乱，主要是由细胞外液 H^+ 增加或 HCO_3^- 丢失而引起的。霍乱患者剧烈腹泻可致患者丢失大量碳酸氢盐，致患者出现严重代谢性酸中毒；而周围循环衰竭，组织处于缺氧状态，进行无氧代谢产生大量乳酸，可加重代谢性酸中毒；急性肾衰竭时，代谢产生的酸性物质排泄障碍，也可导致代谢性酸中毒的加重。

四、临床表现

霍乱的潜伏期为数小时至 6 天，平均为 1～3 天。急起发病，部分患者在病初 1～2 天有头昏、乏力、腹胀及轻度腹泻等前驱症状。古典生物型与 O139 型霍乱弧菌患者症状较重，埃尔托生物型所致者常为轻型，隐性感染者较多。

（一）典型霍乱

典型霍乱的病程分为三期。

1. 泻吐期　以剧烈腹泻开始，继而出现呕吐，无腹痛及里急后重。患者多无发热，少数可有低热。腹泻始为黄色糊状或稀水便，数次后为米泔水样或清水样，无粪臭，有肠道出血者可排出洗肉水样大便。腹泻量多，每天十余次至数十次，甚至难以计数。呕吐为喷射性或连续性，始为胃内容物，后为清水样或米泔水样。

2. 脱水期　大量泻吐后出现脱水、电解质紊乱和代谢性酸中毒，严重者出现周围循环衰竭。此期一般持续数小时至 2～3 天。脱水轻者表现为口渴、口唇干燥，血压、尿量正常。脱水明显者表现为声音嘶哑、眼窝下陷、皮肤弹性消失、手指皱瘪呈"洗衣工手"、舟状腹、血压下降、尿量减少等。严重者表现为神志淡漠、烦躁不安、昏迷及循环衰竭，呼吸增快、脉细速或不能触及，血压低，少尿或无尿。严重低钠致腓肠肌和腹直肌痉挛。低钾可引起腱反射消失，心动过速、心律失常，心电图 Q-T 间期延长、T 波低或倒置、U 波出现。严重失水可导致低血容量性休克和代谢性酸中毒。

3. 恢复期 患者停止腹泻，脱水纠正后，多数症状消失。约 1/3 患者可有发热，为肠道毒素吸收而引起的反应性发热，以儿童患者多见。

（二）临床类型

根据脱水、血压、尿量等表现，霍乱可分为三型（表 5-1）。

1. 轻型 每天腹泻数次，呈稀糊状，无呕吐和脱水表现。血压、脉搏正常，尿量无明显减少。

2. 中型（典型） 吐泻次数多，每天 10 ～ 20 次，泻吐物呈清水样或米泔水样，有明显脱水症状，血压下降，脉细速，少尿。

3. 重型 吐泻频繁，有严重脱水表现，血压低甚至测不出，脉速弱，尿极少或无尿。

个别病例起病急骤，无吐泻症状，因循环衰竭死亡，可从肠道检出霍乱弧菌，称为暴发型或干性霍乱，为罕见的临床类型。

表 5-1 霍乱分型

特征	轻型	中型	重型
失水量（占体重）	＜ 5%	5% ～ 10%	＞ 10%
神志	无改变	躁动	嗜睡或昏迷
脉搏	正常	加快	细速或测不到
血压	正常	降低	很低或测不到
皮肤弹性	恢复快	恢复慢	恢复很慢
眼窝	正常	轻度凹陷	明显凹陷
声音	正常	轻度嘶哑	嘶哑或失声
尿量	正常	减少	无尿

五、并发症

1. 急性肾衰竭 脱水或休克未及时纠正所致，低血钾可使其加重。表现为少尿或无尿、氮质血症。

2. 急性肺水肿 代谢性酸中毒致肺循环高压，补充大量生理盐水而未及时补碱也可加重肺水肿。表现为呼吸急促、口唇发绀，满肺湿啰音。

六、实验室检查

（一）常规及生化检查

1. 外周血常规检查 因脱水致血液浓缩，红细胞计数、血细胞比容及血红蛋白增高，白细胞计数及中性粒细胞增高。

2. 尿检查 肾功能不全时可有蛋白尿、红细胞、白细胞及管型。

3．大便常规　为水样便，镜检可偶有黏液及少许红、白细胞。

4．生化检查　血清钾、钠、氯化物和碳酸盐降低。治疗前因细胞内钾离子外移，血清钾可在正常范围，当酸中毒纠正后，钾离子移入细胞内而出现低钾血症。酸中毒时动脉血 pH 下降。尿少或无尿时，血清尿素氮、肌酐升高。

（二）病原学检查

1．涂片染色　取吐泻物或培养物涂片进行革兰氏染色镜检，可见革兰氏染色阴性弧菌，呈鱼群样排列。

2．动力试验及制动试验　取新鲜吐泻物标本悬滴置于暗视野下镜检，动力试验阳性者可见呈穿梭状或流星样活泼运动的弧菌。若加入 O1 群和 O139 群霍乱多价血清后，弧菌运动消失则为制动抑制试验阳性，有诊断价值。

3．细菌培养　取吐泻物、肛拭子或可疑食物、水标本接种于碱性蛋白胨水中增菌，数小时后转至碱性琼脂平板培养基中，进一步培养进行细菌分离鉴定及制动试验。

4．PCR 检测　取吐泻物、肛拭子或培养物提取核酸，应用 PCR 技术扩增霍乱毒素亚单位的基因（ctxAB）序列，可直接检测是否为产毒株。该方法敏感性、特异性较高，但需在符合 PCR 实验条件的实验室中进行，且需严格的核酸提取条件。

5．快速辅助检测　可使用霍乱弧菌胶体金快速检测法，检测标本中 O1 群或 O139 群霍乱弧菌抗原成分，检出限为 10^6 CFU/ml，对轻症患者和带菌者有漏检的可能，增菌培养后检测可提高检出率。

（三）血清免疫学检查

采用血清凝集试验。在发病初期和恢复期间隔 2 周取血，双份血清抗体效价增高 4 倍或以上，有诊断参考价值。

七、诊断及鉴别诊断

（一）诊断

诊断须依据流行病学、临床表现及实验室检查结果进行综合判断。

1．带菌者　无霍乱临床症状，但粪便、呕吐物或肛拭子经细菌培养检出 O1 群和（或）O139 群霍乱弧菌。

2．疑似病例　具有下列三项之一者：

（1）有典型临床症状，如剧烈腹泻、水样便（黄水样、清水样、米泔样或血水样），伴有呕吐，迅速出现脱水或严重脱水，循环衰竭及肌肉（特别是腓肠肌）痉挛的病例。

（2）霍乱流行期间，与霍乱患者或带菌者有密切接触史，并发生吐泻症状者。

（3）出现无痛性腹泻或伴有呕吐，且粪便或呕吐物霍乱弧菌快速辅助诊断检测试验阳性的病例。

3．临床诊断病例　具有下列三项之一者：

（1）疑似病例的日常生活用品或家居环境中检出 O1 群和（或）O139 群霍乱弧菌。

（2）疑似病例的粪便、呕吐物或肛拭子标本霍乱弧菌毒素基因 PCR 检测阳性者。

（3）在一起确认的霍乱暴发疫情中，具有直接暴露史且在同一潜伏期内出现无痛性腹泻或伴呕吐症状者。

4．实验室确诊病例

（1）凡有腹泻症状，粪便、呕吐物或肛拭子样品培养 O1 群和（或）O139 群霍乱弧菌阳性者。

（2）在疫源检索中，粪便或肛拭子样品检出 O1 群和（或）O139 群霍乱弧菌前后各 6 天内有腹泻症状者。

（二）鉴别诊断

1．急性胃肠炎　产肠毒素细菌，如产肠毒素大肠埃希菌、副溶血弧菌、非凝集性弧菌、金黄色葡萄球菌、变形杆菌等感染可引起毒素介导性腹泻。临床表现类似于霍乱，需要鉴别。吐泻物细菌培养分离到致病菌可确诊。

2．急性细菌性痢疾　有不洁食物史或接触史，急起发热，腹痛、腹泻，排黏液脓血便，伴里急后重，粪便镜检见大量白细胞、红细胞或脓细胞，粪便培养出志贺菌可确诊。

3．病毒性腹泻　诺如病毒、轮状病毒引起急性胃肠炎表现，腹泻以水样便为多，注意与霍乱鉴别。

八、预后

WHO 估计每年全球报告 300 万～ 500 万霍乱病例，2016 年因霍乱死亡 6.5 万人。霍乱预后与临床类型、治疗是否及时合理密切相关。未治疗的霍乱病死率高达 50% ～ 60%，若及时给予补液治疗，病死率低于 1%，但老人、幼儿、孕妇及有并发症者的预后仍较差。主要死亡原因为循环衰竭和急性肾衰竭。

九、治疗

患者应严格隔离，及时补液，辅以抗菌治疗和对症治疗。抗菌治疗可减少排菌量，缩短病程。

（一）严格隔离

疑似病例、临床诊断病例和实验室确诊病例须按甲类传染病严格隔离，及时上报疫情。疑似患者应与确诊患者分别隔离，吐泻物应彻底消毒。症状消失后，隔天粪便培养 1 次，连续两次阴性可解除隔离。

（二）补液

补液是治疗霍乱的关键措施。补液治疗包括静脉补液和口服补液。中、重度脱水应先给予静脉补液，脱水纠正后改为口服补液。补液原则为早期、迅速、足量，先盐后糖，先快后慢，纠酸补钙，见尿补钾。对老人、婴幼儿及心肺功能不全者应注意控制补液量和速度。

1．补液治疗　静脉输液多以"5、4、1"溶液为主，按 0.9% 氯化钠 550 ml，1.4% 碳酸氢钠 300 ml，10% 氯化钾 10 ml 加 10% 葡萄糖 140 ml 配制，可另加 50% 葡萄糖 20 ml，以防低血糖。严密观察治疗反应，及时调整输液量和速度。

（1）补液量：重度脱水成人补液量为每天 8000 ～ 12 000 ml，儿童为 200 ～ 250 ml/kg；中度脱水成人补液量为每天 4000 ～ 8000 ml，儿童为 150 ～ 200 ml/kg；轻度脱水成人补液量为每天 3000 ～ 4000 ml，儿童为 120 ～ 150 ml/kg。

最初 2 小时内宜快速静脉输入，待血压、脉搏恢复正常后，即可减慢输液速度，直至脱水纠正。部分液体可口服补充。原则上应于入院 8 ～ 12 小时内补进入院前累计损失量及入院后的继续损失量和每天生理需要量（成人 2000 ml/d），以后即按照"排多少补多少"的原则，给予口服补液。

（2）补钾与纠正酸中毒：在脱水好转并有尿时，应注意补充氯化钾，浓度不超过 0.3%，剂量按 0.1 ～ 0.3 g/kg 计。酸中毒严重者应酌情加碳酸氢钠纠正。

2．口服补液　口服补液盐（oral rehydration salt，ORS）适用于轻、中度脱水患者，已成为治疗霍乱补充水和电解质的重要措施。霍乱不影响肠道吸收葡萄糖，而葡萄糖的吸收能带动水和 Na^+、K^+ 等电解质的吸收。重、中度脱水患者经静脉补液，尿量 ≥ 0.5 ml/（kg·h）即可开始口服补液。口服补液对年老体弱、心肺功能不良及需要及时补钾的患者尤为重要，既能补充水和电解质，又可防止补液量不足或过多而引起的心肺功能紊乱及医源性低血钾。

目前，WHO 推荐用低渗性口服补液盐（250 mOsm/L），配方为 1000 ml 水溶液中含氯化钠 2.6 g、氯化钾 1.5 g、枸橼酸钠 2.9 g、无水葡萄糖 13.5 g。此配方对儿童和成人均适用。对轻、中度脱水患者，口服补液盐用量在最初 6 小时成人为每小时 750 ml，儿童（< 20 kg）为每小时 250 ml，以后的用量约为腹泻量的 1.5 倍。

3．抗菌治疗　抗菌药物治疗仅作为辅助治疗措施。霍乱中、重度脱水患者用抗菌药物可缩短腹泻时间，减少吐泻量及缩短病程，但不能替代补液治疗。常用抗菌药物包括多西环素、氟喹诺酮类、复方磺胺甲噁唑片等，阿奇霉素适用于儿童和孕妇。已发现有耐药菌株，可根据药物敏感试验选择用药。

十、预防

（一）控制传染源

建立肠道传染病门诊，及早发现患者及带菌者。对患者严格隔离治疗，症状消失后患者隔日粪便培养一次，连续 2 次阴性方可解除隔离；如无粪便培养条件，隔离持续至症状消失后 6 天。做好国境检疫，发现患者或带菌者立即隔离治疗，并对所乘交通工具进行彻底消毒。对接触者应严密检疫 5 天，留粪便培养并服药预防：多西环素 200 mg 顿服，次日 100 mg，共服 2 天；或诺氟沙星 200 mg，每天 3 次，共服 2 天。

（二）切断传播途径

加强饮水和食品卫生管理，提供安全饮用水是预防霍乱的最有效措施。严格粪便排泄物的消毒处理，改善环境卫生。教育民众不饮生水，勿吃不洁食物，积极杀蛆灭蝇。

（三）提高人群免疫力

在霍乱流行区口服接种霍乱疫苗对控制流行有效。目前，WHO 已初审批准有 3 种灭活口服霍乱疫苗。第 1 次口服接种后需要间隔 2 周再接种 1 次，6 个月内的保护率达 85%，3 年保护率维持在 50%。5 岁以下儿童接种后预防效果略差。

（马　雄）

第四节　细菌性痢疾

案例 5-3

　　患者，男，48 岁，发热伴腹泻 1 天。患者 1 天前突然发热，体温 38.5 ℃，伴畏寒，无寒战，伴下腹部间断绞痛、腹泻，共排粪便 10 余次，每次量 10 ～ 20 g，为黏液脓血便，无特殊恶臭味，伴里急后重，无恶心和呕吐，无咽痛、咳嗽，无尿频、尿急、尿痛，尿正常。患者既往体健，无慢性腹痛、腹泻史，无药物过敏史，近 1 周多次在外进食凉菜。

　　【查体】　T 38.3 ℃，P 96 次 / 分，R 18 次 / 分，BP 125/80 mmHg。急性热病容，无皮疹和出血点，浅表淋巴结未触及，巩膜无黄染，心肺（－）、腹平软，左下腹有压痛，无肌紧张和反跳痛，未触及肿块，肝、脾肋下未触及，移动性浊音（－），肠鸣音 8 次 / 分。

　　【实验室检查】　血常规：血红蛋白 134 g/L，白细胞 18.4×10^9/L，中性粒细胞百分比 89%，淋巴细胞百分比 7%，血小板 236×10^9/L。粪便常规：黏液脓血便，白细胞 50 ～ 100/HP，红细胞 3 ～ 5/HP。尿常规（－）。

　　问题与思考：

　　1．该患者最可能的诊断及诊断依据是什么？为明确诊断应做哪些检查？

　　2．该患者应如何进行治疗？

　　细菌性痢疾（bacillary dysentery）简称菌痢，又称志贺菌病（shigellosis），是志贺菌（*Shigella*）[又称痢疾杆菌（*bacillus dysentery*）] 引起的肠道传染病。病理特点为浅表性溃疡性结肠炎。临床特征为肠道症状（腹痛、腹泻、里急后重、黏液脓血便），可伴全身中毒症状（发热等），严重者可引发感染性休克和（或）中毒性脑病。本病一般为急性，少数可发展为慢性。

一、病原学

（一）形态及染色

　　志贺菌属于肠杆菌科志贺菌属，革兰氏染色阴性短杆菌，有菌毛，无芽孢，无荚膜，厌氧或兼性厌氧，在普通培养基中生长良好。

（二）分型和抗原性

　　志贺菌属有菌体抗原（O 抗原），个别菌型及新分离菌株有表面抗原（K 抗原）。根据 O 抗原的不同，志贺菌属可分为 A、B、C、D 四群，即痢疾志贺菌（*S. dysenteriae*）、福氏志贺菌（*S. flexneri*）、鲍氏志贺菌（*S. boydii*）和宋内志贺菌（*S. sonnei*），共 47 个血清型（包括亚型）。我国以福氏和宋内志贺菌占优势。福氏志贺菌感染易转为慢性，宋内志贺菌感染症状较轻，多呈不典型发作。痢疾志贺菌毒力最强，引起严重症状，仍在某些地区流行。

（三）生物学特性

志贺菌存在于患者和带菌者粪便中，抵抗力不强。水中、蔬菜、水果上能存活 1～2 周；光照 30 分钟，56 ℃ 10 分钟或 100 ℃ 2 分钟即被灭活；对苯扎溴铵（新洁尔灭）、氯化汞、过氧乙酸、苯酚、次氯酸钠等化学消毒剂敏感。

所有志贺菌均能产生内毒素，后者可导致发热等感染中毒症状。痢疾志贺菌还可产生外毒素，称为志贺毒素，具有细胞毒性、肠毒性和神经毒性，分别导致相应的临床症状。

二、流行病学

（一）传染源

患者和带菌者为传染源。轻型患者、慢性患者及带菌者容易漏诊或误诊，为重要传染源。

（二）传播途径

菌痢通过粪-口途径传播。志贺菌随粪便排出，通过污染手、食品、水源，或生活接触，或经苍蝇、蟑螂污染食物等方式传播，经口进入胃肠道，最终导致感染。

（三）人群易感性

人群对菌痢普遍易感。感染后不能产生持久免疫力，且不同群、型之间无交叉免疫，故可重复感染而多次发病。

（四）流行特征

菌痢终年散发，夏秋季多见。学龄前儿童高发与不良卫生习惯有关，青壮年高发与接触感染机会多有关。

三、发病机制与病理学表现

（一）发病机制

志贺菌进入机体后是否发病与细菌数量、致病力和人体抵抗力有关。志贺菌对胃酸的抵抗力较强。10～100 个致病力强的志贺菌进入人体即可引起发病。肠道分泌型 IgA 抗体阻断其对肠黏膜的黏附，起到一定的防御作用。

机体抵抗力降低时，志贺菌借菌毛黏附在肠黏膜上皮细胞表面，并侵入上皮细胞和固有层内繁殖，引起肠黏膜炎症反应，上皮细胞变性、坏死、脱落而形成浅表溃疡，出现腹痛、腹泻和黏液脓血便等。直肠受炎症刺激出现里急后重。志贺菌产生的内毒素入血后引起发热等感染中毒症状，并可通过促进儿茶酚胺等多种血管活性物质的释放，引起微血管痉挛、急性微循环障碍和弥散性血管内凝血，致重要脏器功能衰竭，表现为中毒型菌痢。

痢疾志贺菌群产生的外毒素导致以下相应的病变：神经系统病变；抑制肠上皮细胞蛋白质合成，加剧黏膜坏死，引起溶血尿毒综合征；激活肠上皮细胞中腺苷酸环化酶，使其过度分泌水和电解质，出现水样便。

微整合

基础回顾

弥散性血管内凝血

弥散性血管内凝血是在感染、创伤等多种致病因素作用下，凝血及纤溶系统被激活，广泛性微血栓形成，凝血因子被大量消耗并继发纤溶亢进，引起全身出血及微循环衰竭的临床综合征。

（二）病理学表现

1. 急性期菌痢　病变可累及整个结肠，尤以乙状结肠与直肠显著，呈弥漫性纤维蛋白渗出性炎症：充血、水肿、出血点。肠黏膜表面覆盖大量黏液脓血性渗出物，黏膜坏死脱落形成表浅溃疡。

2. 慢性期菌痢　肠黏膜有轻度充血和水肿，黏膜苍白增厚感或呈颗粒状，血管纹理不清，溃疡修复过程中出现瘢痕和息肉，严重时造成肠腔狭窄。

3. 中毒型菌痢　肠黏膜仅有轻度充血、水肿。主要病变为全身小动脉痉挛和渗出增加，出现微循环障碍，脑组织水肿、点状出血，重者可出现多器官功能衰竭。

四、临床表现

菌痢的潜伏期一般为 1 ~ 2 天（数小时至 7 天）。根据病情轻重和病程长短，菌痢可分为急性菌痢和慢性菌痢。

（一）急性菌痢

根据全身中毒症状与消化道症状，急性菌痢可分成以下各型。

1. 普通型（典型）　起病急、畏寒、发热，体温可达 39 ℃，乏力、食欲减退、恶心、呕吐、腹痛、腹泻、里急后重。腹痛位于脐周或左下腹，多为阵发性绞痛。先为稀水样便，后转为黏液脓血便，每天排便十余次或更频繁，量少，失水不显著。伴肠鸣音亢进和左下腹压痛。自然病程 1 ~ 2 周。

2. 轻型（非典型）　全身中毒症状、腹痛、里急后重均不明显，可有低热、糊状或水样便，无脓血，每天腹泻次数多在 10 次以下。

3. 中毒型　多见于 2 ~ 7 岁体质好的儿童。起病急骤，全身中毒症状明显，高热达 40 ℃以上，精神萎靡、面色青灰、四肢厥冷、皮肤花斑、反复惊厥、嗜睡，甚至昏迷，而肠道炎症反应轻。中毒型菌痢按临床表现可分为休克型（以感染性休克为主要表现）、脑型（以中枢神经系统症状为主要表现）和混合型（兼具以上两型的表现，最为凶险）。

（二）慢性菌痢

急性菌痢患者反复发作或迁延不愈超过 2 个月则发展为慢性菌痢，可能与急性期治疗不当、致病菌种类（福氏志贺菌感染易转为慢性）、全身情况差、胃肠道局部有慢性疾患或肠道分泌型 IgA 缺乏有关，临床可分为以下三型。

1. 慢性隐匿型　1 年内有急性菌痢史，已无临床症状，但粪便病原菌培养阳性或乙状结肠镜检查可见黏膜炎症或溃疡等。

2. 慢性迁延型 菌痢病程持续或反复，长期迁延不愈，有腹痛、腹胀、腹泻、黏液脓血便。此型患者长期间歇排菌，为重要的传染源。

3. 急性发作型 急性菌痢症状消失2个月以上，受凉、饮食不当、过劳等诱因致使症状再现，症状如同再一次急性菌痢发作，但发热等毒血症状较急性期轻。粪便中可分离出与上次发作时相同型的细菌。

菌痢的并发症包括志贺菌败血症、溶血尿毒综合征、关节炎、赖特综合征（Reiter syndrome）等。

五、实验室及辅助检查

（一）血常规检查

急性菌痢常有白细胞增多，可达（10 ~ 20）×10⁹/L，中性粒细胞比例增高，慢性病例可有轻度贫血。

（二）粪便检查

粪便量少，为黏液便或黏液脓血便，粪质少。镜检可见白细胞 [每高倍（high power，HP）视野常在15个或以上] 和红细胞。粪便培养分离出致病菌对诊断及指导治疗都有重要价值。无腹泻症状，但怀疑中毒型菌痢时，可通过盐水灌肠或肛拭子取粪便进行检查。

（三）免疫学及特异性核酸检查

用免疫学方法检测细菌抗原有助于早期诊断，但易出现假阳性。PCR和DNA探针杂交法可直接检查病原菌的特异性基因片段，其灵敏度高，特异性强，有助于早期诊断，但未在临床工作中广泛应用。

（四）乙状结肠镜或纤维结肠镜检查

急性菌痢可见结肠黏膜弥漫性充血、水肿，并有浅表溃疡及渗出物。慢性菌痢可见结肠黏膜充血、水肿及浅表溃疡，黏膜可呈颗粒状且可见息肉等增生性改变，刮取黏液脓性分泌物送培养可以提高阳性率。但乙状结肠镜检查增加患者痛苦，且有一定风险，因此不作为常规检查措施，而多用于鉴别其他疾病。

（五）X线钡餐检查

X线钡餐检查适用于慢性菌痢患者，可见肠道痉挛、动力改变、结肠袋消失、肠道狭窄、黏膜增厚等改变。

六、诊断及鉴别诊断

（一）诊断

根据流行病史、症状、体征及实验室检查结果，可初步做出诊断。确诊依赖于病原学检查结果。

夏秋季，有接触史或不洁饮食史。急性菌痢可有发热、腹痛、腹泻、里急后重，排黏液脓血便，左下腹有压痛。中毒型菌痢多见于儿童，起病急骤，突然高热，反复惊厥，嗜睡，昏迷，迅速发生循环衰竭或呼吸衰竭，肠道症状轻或缺如。慢性菌痢有菌痢病史，病情迁延2个月以上。血常规检查可见白细胞总数和中性粒细胞增加。粪便外观为黏液脓血便，镜检有大量白细胞与红细胞；粪便细菌培养可分离到志贺菌。

（二）鉴别诊断

1. 急性菌痢应与以下疾病相鉴别。

（1）阿米巴痢疾：溶组织阿米巴感染所致。其起病缓慢，呈散发，多无发热或全身中毒症状；无里急后重，排暗红色果酱样血便，有腐败腥臭味；右下腹轻腹痛和压痛。粪便镜检白细胞少、红细胞多，查到溶组织阿米巴滋养体即可确诊。乙状结肠镜检可见散在的烧瓶状溃疡。

（2）其他细菌性腹泻：肠侵袭性大肠埃希菌、空肠弯曲菌等均可引起腹痛、腹泻、黏液或脓血便。鉴别依赖于粪便培养出相应的病原菌。

2. 中毒型菌痢　休克型应与其他原因所致感染性休克相鉴别。脑型应与流行性乙型脑炎相鉴别，两者均为夏秋季高发，多见于儿童，以急起高热伴意识障碍、惊厥、昏迷等为临床特征，外周血白细胞均表现为升高，以中性粒细胞增加为主。但两者的临床表现和实验室检查方面均有差别。临床表现方面：中毒型菌痢出现意识障碍多在发病当日，而乙型脑炎出现意识障碍的时间较晚，多在病程2～3天之后，而且乙型脑炎少见循环衰竭。实验室检查方面：乙型脑炎时脑脊液白细胞增多、蛋白水平增高，粪便检查无异常，血清和脑脊液乙型脑炎IgM抗体阳性可确诊；中毒型菌痢时脑脊液细胞学和生化检查无异常，而肛拭子取便镜检可见大量白细胞与红细胞。

3. 慢性菌痢　应与直肠癌、结肠癌、溃疡性结肠炎、克罗恩病和慢性血吸虫病相鉴别。

七、预后

急性菌痢多在1～2周左右痊愈，少数转为慢性。中毒型菌痢病情重，预后差。

八、治疗

（一）急性菌痢

1. 一般治疗　休息、消化道隔离至临床症状消失，粪便培养连续2次阴性。给予易消化、高热量、高维生素、流质或半流质、少渣饮食。

2. 抗菌治疗　志贺菌对抗菌药的耐药性逐年增多，并呈多重耐药性，故经验性用抗菌药时应考虑当地流行菌株的耐药情况，在获取患者粪便培养的药物敏感试验结果后再调整。常用抗菌药的有喹诺酮类（如诺氟沙星、左氧氟沙星、环丙沙星）、复方磺胺甲噁唑、阿莫西林、头孢地尼、头孢曲松等。抗菌药疗程一般为3～5天。

3. 对症治疗　保持水、电解质和酸碱平衡。积极口服补液，严重脱水或有呕吐时，采取静脉补液。严重痉挛性腹痛时可给予阿托品等解痉药物。发热时以物理降温为主，高热时可给予退热药。

（二）中毒型菌痢

应及时针对病情采取综合性抢救措施。

1. 抗菌治疗　选药原则同急性菌痢，选择敏感抗菌药，静脉给药，待病情好转后改口服。

2. 控制高热和惊厥　高热者物理或药物降温。高热伴惊厥者可给予亚冬眠疗法。

3. 抗休克

（1）扩充血容量：早期快速静脉滴注平衡盐溶液、葡萄糖氯化钠注射液、低分子右旋糖酐等，根据循环情况调整速度和总量。

（2）纠正酸中毒：5% 碳酸氢钠 3 ～ 5 ml/kg，静脉滴注。

（3）改善微循环：山莨菪碱、多巴胺、间羟胺或酚妥拉明，改善重要脏器血流灌注。

（4）强心治疗：心功能不全时用去乙酰毛花苷等。

（5）肾上腺糖皮质激素：高热及中毒症状较重者，可早期短疗程应用糖皮质激素，如氢化可的松。

4. 治疗脑水肿　可快速静脉注射 20% 甘露醇，每次 1 ～ 2 g/kg，每 6 小时一次，也可用糖皮质激素减轻脑水肿；呼吸衰竭时，给氧及呼吸兴奋药，必要时行气管切开及机械通气。

（三）慢性菌痢

全身和局部治疗相结合。

1. 一般治疗　患者应生活规律，提高机体免疫力，进食易消化、无刺激性食物，积极治疗胃肠道基础疾病。

2. 病原治疗　根据粪便培养及药物敏感试验结果选择有效抗菌药物，必要时联用两种不同类型的抗菌药物，延长疗程，必要时多个疗程。肠道菌群失衡时，慎用抗菌药物。肠道黏膜病变经久不愈者，可试用灌肠疗法：用大蒜液、庆大霉素、环丙沙星、小檗碱等药物保留灌肠，每次 100 ～ 200 ml，每晚 1 次，每疗程 10 ～ 14 天。灌肠液内可加普鲁卡因或小剂量糖皮质激素。还可应用益生菌制剂调节肠道菌群。

九、预防

切断传播途径为主要预防措施。早发现患者，接触者医学观察 1 周。对从事饮食、供水等服务行业人员应定期做粪便培养，发现带菌者应积极治疗并暂时调离工作岗位。加强饮食、饮水和粪便的管理，改善环境和个人卫生。易感人群可口服痢疾活菌苗。

（徐京杭）

第五节　其他细菌感染性腹泻

其他细菌感染性腹泻是指除霍乱、菌痢、伤寒、副伤寒以外的细菌感染性腹泻，属于《中华人民共和国传染病防治法》中规定的丙类传染病。临床表现以胃肠道症状为主，轻重不一，少数可发生严重并发症。此类疾病一般散发，也可暴发流行。

一、病原学

常见细菌为大肠埃希菌、弯曲菌、耶尔森菌属、变形杆菌、沙门菌属、志贺菌属、金黄色葡萄球菌、副溶血弧菌和艰难梭菌等。

（一）大肠埃希菌

大肠埃希菌为肠杆菌科埃希菌属，为短杆状革兰氏阴性菌，多有鞭毛，运动活跃；在 15～46 ℃均能生长，在水中可存活数周；耐酸，对热和化学消毒剂敏感，高于 75 ℃ 1 分钟死亡。常见大肠埃希菌主要包括：肠致病性大肠埃希菌、肠产毒性大肠埃希菌、肠侵袭性大肠埃希菌、肠出血性大肠埃希菌、肠黏附性大肠埃希菌和弥散黏附性大肠埃希菌。近年来暴发流行的出血性结肠炎主要为肠出血性大肠埃希菌 O157：H7 所致，此菌能产生志贺样毒素，对非洲绿猴肾异倍体细胞（Vero 细胞）有毒性，又称为 VT 毒素（verotoxin），具有神经毒、细胞毒和肠毒素作用。

（二）弯曲菌

弯曲菌为革兰氏阴性菌，有鞭毛，在 42 ℃仍可生长。常见腹泻致病菌 80%～90% 为空肠弯曲菌。

（三）耶尔森菌

耶尔森菌为革兰氏阴性菌，小肠结肠炎耶尔森菌是常见的腹泻致病菌，在 -30～42 ℃均可生长，是"冰箱肠炎"致病菌。耶尔森菌可产生肠毒素；121 ℃ 30 分钟不能被破坏，对酸和碱稳定，对一般消毒剂敏感。

（四）变形杆菌

变形杆菌属于肠杆菌科，革兰氏阴性菌，有周身鞭毛和菌毛，运动活跃，能产生肠毒素，37 ℃时生长良好，广泛存在于水、土壤、垃圾、腐败有机物及人或动物的肠道内。

（五）艰难梭菌

艰难梭菌属厌氧菌，为革兰氏阳性杆菌，有芽孢，是肠道正常菌群，产生 A 和 B 两种肠毒素，酶作用 24 小时后仍保留活性，B 毒素较 A 毒素细胞毒性强。

（六）类志贺邻单胞菌

类志贺邻单胞菌为肠杆菌科革兰氏阴性菌，兼性厌氧，无芽孢和荚膜，存在于淡水、温血及冷血动物体内。

（七）嗜水气单胞菌

嗜水气单胞菌为革兰氏阴性杆菌，单鞭毛，无芽孢和荚膜，条件致病菌，在海水、河水、供水系统中均可检测到，能产生毒性很强的溶血素、组织毒素、坏死毒素、肠毒素和蛋白酶等外毒素。

二、流行病学

（一）传染源

传染源为患者和携带者。一些动物如家禽、家畜、鸟类可成为空肠弯曲菌的储存宿主。

（二）传播途径

经粪 - 口途径传播，人与动物的密切接触也可传播。

（三）人群易感性

人群普遍易感，没有交叉免疫，病后可获得短暂免疫力。

（四）流行特征

流行于世界各地。发展中国家以大肠埃希菌、沙门菌属、志贺菌属为主。我国沿海地区以沙门菌属、副溶血弧菌常见。好发于夏秋季。儿童和老年人为高危人群。

三、发病机制与病理学表现

（一）发病机制

1. 分泌性腹泻　产毒性大肠埃希菌、金黄色葡萄球菌、气单胞菌、变形杆菌、艰难梭菌、不凝集弧菌等病原菌进入肠道后，不侵入小肠上皮细胞，在肠腔内繁殖，释放肠毒素，刺激肠黏膜大量分泌水和 Na^+，分泌超过肠黏膜重吸收时导致腹泻。

2. 侵袭性腹泻　沙门菌属、耶尔森菌、空肠弯曲菌、肠侵袭性大肠埃希菌、肠出血性大肠埃希菌等细菌通过菌毛侵入肠上皮细胞生长繁殖，分泌外毒素，致细胞功能障碍，肠黏膜细胞坏死、溃疡及炎性渗出，肠内渗透压升高，并产生前列腺素，肠动力增加，引起腹泻。

肠出血性大肠埃希菌 O157：H7 毒力强，侵入肠黏膜后生长繁殖并释放 VT 毒素，对黏膜细胞破坏力大，引起肠上皮细胞损伤，并可入血，导致肠道、中枢神经系统及肾损伤。

（二）病理学表现

1. 分泌性腹泻　毒素作用于空肠和十二指肠，黏膜病变轻微，绒毛顶端黏膜下水肿，隐窝细胞有伪足样突起。艰难梭菌病变主要在大肠。

2. 侵袭性腹泻　小肠末端和结肠黏膜处肠上皮细胞肿胀，线粒体消失。部分病原菌可侵入黏膜固有层和肠系膜淋巴结内繁殖，引起全身感染或菌血症。

肠出血性大肠埃希菌 O157：H7 除作用于肠上皮细胞外，还作用于血管内皮细胞和肾、脾、神经组织细胞等，引起微血管病性溶血性贫血、血小板减少和广泛肾小管坏死等。

四、临床表现

此类感染性腹泻的潜伏期为数小时至数天或数周，临床表现以胃肠道症状为主。

（一）大肠埃希菌感染

肠产毒性大肠埃希菌有低热、恶心、腹痛和水样便；肠致病性大肠埃希菌有发热、呕吐、腹泻，粪便中有大量黏液但无血；肠黏附性大肠埃希菌以腹泻为主；肠出血性大肠埃希菌感染起病急，典型者突发腹部剧烈疼痛，水样便，数天后出现血便，严重者可合并溶血性尿毒综合征和血栓性血小板减少性紫癜等多器官损害，可危及生命。

（二）弯曲菌感染

初期有头痛、发热、肌肉酸痛，然后出现腹泻、恶心、呕吐，腹部痉挛性绞痛，初为水样稀便，继而脓血黏液便。

（三）耶尔森菌感染

小肠结肠炎耶尔森菌为人兽共患病，感染后起病急，急起发热、腹泻、水样便，带黏液或脓血，伴右下腹痛。

（四）变形杆菌感染

变形杆菌感染主要表现为发热、恶心、呕吐、腹泻及腹痛，可引起化脓性感染、尿路感染、胃肠炎、急性胃炎、心内膜炎、败血症等多种感染，是医院感染的机会性致病菌。

（五）医院感染

医院感染性腹泻常由艰难梭菌所致，称为艰难梭菌相关性腹泻，即假膜性肠炎，引起发热、腹胀、腹部痉挛性疼痛，轻到中度水样腹泻或黏液便。

（六）旅行者腹泻

旅行者腹泻中细菌感染占 61%，主要细菌包括肠产毒性大肠埃希菌、肠集聚性大肠埃希菌、志贺菌属、沙门菌属、弯曲菌属、耶尔森菌、气单胞菌及非霍乱性弧菌等。其起病急，约 50% 患者症状轻微，重者腹泻明显，伴有腹部绞痛、恶心及发热等。

五、实验室检查

（一）血常规检查

白细胞总数升高或正常，中性粒细胞增多或伴核左移。

（二）粪便检查

不同细菌感染后粪便的性状不同，可呈稀便、水样便、脓血便、血便或黏液便。粪便培养是确诊依据。为提高培养阳性率，采取以下措施：①应用抗感染药之前取材；②取新鲜粪便的黏液脓血部分；③标本保温及时送检；④据可疑致病菌选用相应的培养基与培养条件。

（三）免疫学检查

免疫学检查常用于检测粪便中细菌及毒素、血清中特异性抗原和抗体。

（四）核酸检测

利用基因探针技术和聚合酶链反应技术，检测病原菌特异性基因片段。

六、诊断

根据发病季节、地区、不洁饮食史、集体发病史、动物接触史等，结合症状、体征、病程及粪便性状考虑可能的病原菌。确诊需要进行粪便中病原菌的分离培养及特异性检查。

七、治疗

（一）一般及对症治疗

卧床休息，腹泻时一般不禁食，应进清淡饮食或半流食。腹泻伴有呕吐或腹痛剧烈者可用阿托品类药物。

（二）液体疗法

1. 口服补液　常用于急性腹泻轻、中度脱水及重度脱水的辅助治疗。口服补液配方为 Na^+ 75 mmol/L、Cl^- 65 mmol/L、K^+ 20 mmol/L、枸橼酸根 10 mmol/L、葡萄糖 75 mmol/L，总渗透压为 245 mOsm/L。

2. 静脉补液　重度腹泻伴脱水、电解质紊乱、酸中毒或休克者用乳酸林格液，继发酸中毒者静脉给予 5% 碳酸氢钠或 11.2% 乳酸钠，注意补钾和钙及纠正电解质平衡。

（三）抗菌治疗

耶尔森菌感染轻症患者不必应用抗菌药物。重症患者根据药物敏感试验可选用氨基糖苷类、氯霉素、磺胺类和氟喹诺酮类药物等。

侵袭性、致病性或产肠毒素性大肠埃希菌引起的腹泻可选用氟喹诺酮类或磺胺类药物。

肠出血性大肠埃希菌感染，禁用抗菌药物，以免促使 O157：H7 菌释放 VT 毒素。

艰难梭菌感染，轻症患者停用抗菌药物即可使正常菌群恢复，症状缓解，停药后腹泻持续48 小时以上者选用甲硝唑和万古霉素。较重病情的患者可联合用药或根据药物敏感试验选用敏感抗菌药物治疗。

（四）微生态疗法

常用制剂有益生菌（双歧杆菌、乳酸菌、粪球菌等）和益生元（乳果糖、果寡糖、菊糖等）。口服活菌制剂应与抗菌药物间隔 2 小时，以免活菌被杀灭而影响疗效。

八、预防

1. 管理传染源　隔离、治疗患者，监测慢性患者和带菌者。

2. 切断传播途径　处理好污水、污物，患者排泄物应消毒处理，防止医源性交叉感染。

3. 保护易感人群　采用预防接种和其他预防措施保护易感者。

（靳增军）

第六节 流行性脑脊髓膜炎

流行性脑脊髓膜炎 (epidemic cerebrospinal meningitis) 简称流脑，是由脑膜炎奈瑟菌 (Neisseria meningitidis) 引起的急性化脓性脑膜炎。主要临床表现为突起发热、头痛、呕吐、脑膜刺激征及皮肤和黏膜瘀点、瘀斑，重症患者可出现感染性休克、脑实质损害而导致呼吸衰竭，常可危及生命。

一、病原学

病原体为脑膜炎奈瑟菌，属奈瑟菌属 (Neisseria)，又称脑膜炎球菌，革兰氏染色阴性，呈肾形或卵圆形，直径 0.6 ~ 0.8 μm，常成对排列，有荚膜，无鞭毛，不形成芽孢。菌体裂解后可释放较强的内毒素，是致病的重要因子。脑膜炎奈瑟菌为专性需氧菌，培养条件要求比较高，在血琼脂或巧克力培养基上生长良好。

脑膜炎奈瑟菌含有荚膜多糖抗原、外膜蛋白抗原、脂寡糖抗原、菌毛抗原等多种抗原成分。根据荚膜多糖抗原的不同，本菌又分为 A、B、C、D、X、Y、Z、29E、W135、H、I、K、L 等 13 个血清群，其中 A、B、C 群多见，占流行病例的 90% 以上。据流行病学调查，我国流行株主要是 A 群，B、C 群次之。

该菌在外界的抵抗力较弱，对干燥、冷、热均比较敏感，温度低于 30 ℃ 或高于 50 ℃ 及一般消毒剂均极易使其死亡。细菌能产生自溶酶，在体外易自溶而死亡。因此，临床采集标本时应注意保暖并及时送检。

二、流行病学

（一）传染源

人是脑膜炎奈瑟菌唯一的天然宿主，在带菌者的鼻咽部和患者血液、脑脊液、皮肤瘀点中能检出脑膜炎奈瑟菌。带菌者及患者是主要传染源。流脑隐性感染率高，流行期间人群带菌率高达 50%，人群带菌率超过 20% 时有发生流行的可能，所以带菌者作为传染源的意义更大。

（二）传播途径

传播途径主要为呼吸道传播。病原菌借咳嗽、喷嚏等由飞沫直接经空气传播。该菌在体外的抵抗力极弱，故间接传播的机会很少。对于 2 岁以下儿童，同寝、哺乳、接吻等密切接触也有重要意义。

（三）人群易感性

人群普遍易感，感染后主要表现为隐性感染。据统计在流行季节 60% ~ 70% 为无症状带菌者，仅约 1% 表现为典型流脑症状。发病人群主要为 15 岁以下儿童，6 个月以内的婴儿可自母体获得抗体而很少发病，此后随着抗体水平下降，发病率逐渐上升，故 6 个月至 2 岁的婴幼儿发病率最高。随着人群因隐性感染而逐渐获得持久免疫力，再次患病者罕见。

（四）流行特征

流脑呈全球性分布，呈散发或流行性。全年均可发病，但主要发生于冬春季节，11 月至次年 5 月为流行期。我国各地均有病例报告，早些年呈周期性流行，自 1985 年广泛接种 A 群疫苗后，发病率逐年下降，未再出现全国性大流行。

三、发病机制与病理学表现

（一）发病机制

脑膜炎奈瑟菌侵入人体后，是否发病及病情轻重取决于人体与病原菌之间的相互作用。细菌自鼻咽部侵入脑脊髓膜分三个步骤：细菌黏附并透过黏膜（上呼吸道感染期）、进入血流（败血症期）、侵犯脑膜（脑膜炎期）。如果机体缺乏特异性杀菌抗体，或者细菌的毒力强、侵入的数量多，病原菌则从鼻咽部侵入血液循环形成菌血症，此时患者可无明显症状或仅在皮肤上出现瘀点，少数患者进展为败血症，出现高热、休克及全身中毒症状。细菌释放的内毒素是细菌致病的重要因素。内毒素引起全身非特异性细胞免疫反应，即施瓦茨曼反应（Shwartzman reaction），产生循环障碍和休克。脑膜炎奈瑟菌的内毒素相比其他内毒素更易激活凝血系统，临床上在休克早期便出现弥散性血管内凝血（DIC）及继发性纤溶亢进，加重微循环障碍、出血和休克，最终造成多器官功能衰竭。

病原菌如果通过血脑屏障侵入脑脊髓膜则形成化脓性脑脊髓膜炎，表现为高热、头痛、脑膜刺激征阳性，甚至呼吸衰竭。

 知识拓展

施瓦茨曼现象

施瓦茨曼（Shwartzman）现象是内毒素致病作用使动物出现的反应。在家兔皮内注射革兰氏阴性菌培养滤液（含 LPS），8 ~ 24 小时后静脉再注射同一种或另一种革兰氏阴性菌培养滤液，10 小时后发现，在第一次注射的部位，皮肤呈现出血和坏死的局部反应，是局部施瓦茨曼现象。若两次均静脉注射休克剂量的滤液，则动物两侧肾上腺皮质坏死，全身广泛出血，最终死亡，此为全身性施瓦茨曼现象。

（二）病理学表现

1. 败血症期 主要病变为血管内皮损害，血管壁炎症、坏死，血栓形成，血管周围出血。小血管腔内有纤维蛋白、中性粒细胞、血小板混合而形成的血栓。肺、心脏、胃肠道和肾上腺等器官也有广泛出血。

2. 脑膜炎期 病变部位主要位于蛛网膜和软脑膜。早期可见充血、少量浆液性渗出及局灶性出血，后期有大量纤维蛋白、血浆及中性粒细胞渗出，引起脑脊液浑浊和颅内压升高。颅底由于渗出液黏稠及化脓性病变的侵袭，可引起视神经、动眼神经、面神经等脑神经损害。暴发型脑膜炎病变以脑实质为主，有明显的充血、水肿、出血及坏死。颅内压明显增高，严重者可出现脑疝。少数患儿由于脑室膜炎，脑室孔阻塞，致脑脊液循环受阻而发生脑积水。

四、临床表现

流脑的潜伏期为 1 ~ 7 天，一般为 2 ~ 3 天，按临床表现不同可分为四种临床类型。

（一）普通型

普通型最常见，占全部病例的 90% 左右。典型病例病程可分为四期。

1. 前驱期（上呼吸道感染期）　多数患者症状不明显，部分患者有低热、咽痛、鼻咽部分泌物增多等上呼吸道感染症状。此期持续 1 ~ 2 天。该期患者无特异性表现，常被忽视。

2. 败血症期　多数患者常无前驱症状，迅速出现畏寒、高热，体温可达 40 ℃以上，伴有全身乏力、头痛、肌肉酸痛、神志淡漠或烦躁不安等毒血症症状。幼儿常有哭闹、拒食、烦躁不安及惊厥等表现。70% 以上的患者皮肤和黏膜可见瘀点或瘀斑，为本病的特征性表现。瘀点或瘀斑分布不均，常见于四肢、软腭、臀部等部位。病情严重者瘀点、瘀斑可迅速扩大，甚至出现坏死，是病情危重的征象。此期血培养多为阳性，脑脊液检查可正常，持续 1 ~ 2 天后进入脑膜炎期。

3. 脑膜炎期　多与败血症期症状同时或稍后出现，此期患者除持续高热及中毒症状外，同时伴剧烈头痛、喷射性呕吐、烦躁不安，严重者可出现抽搐、意识障碍等。查体有颈项强直、克尼格征和布鲁辛斯基征阳性等脑膜刺激征。婴幼儿发病时临床表现多不典型，除高热、拒食、哭闹及躁动不安外，尚可见腹泻、咳嗽等症状，部分患儿由于前囟尚未闭合，脑膜刺激征可缺如，但前囟隆起对诊断有很大意义。此期如经有效治疗多于 2 ~ 5 天进入恢复期。

4. 恢复期　体温逐渐降至正常，皮肤瘀点、瘀斑消失或愈合，神经系统症状恢复正常，约 10% 的患者恢复期可出现口周疱疹。此期持续 1 ~ 3 周。

（二）暴发型

此型多见于儿童，其起病急骤，病情凶险且发展迅速，如不及时抢救，常于 24 小时内危及生命。根据其临床特点可分为以下三型。

1. 休克型　患者多突起畏寒、高热，严重者体温不升，伴全身毒血症表现，精神极度萎靡或烦躁不安。短时间内出现瘀点、瘀斑，且迅速融合成大片。24 小时内可迅速出现面色苍白、口唇及指（趾）端发绀，四肢厥冷，皮肤呈花纹状，脉搏细速，血压下降甚至测不出等循环衰竭表现，可并发弥散性血管内凝血或急性呼吸窘迫综合征，若抢救不及时，数小时内危及生命。此型患者脑膜刺激征大多缺如，脑脊液检查细胞数正常或轻度增加，血培养常为阳性。

2. 脑膜脑炎型　以脑膜及脑实质受损为主要表现。严重脑水肿、颅内高压为此型的突出特征。主要表现为剧烈头痛、呕吐、频繁抽搐或惊厥，可迅速进入昏迷状态。颅内压增高，脑膜刺激征阳性，锥体束征阳性，严重者可发生脑疝。

3. 混合型　兼有上述两型临床表现，可先后或同时出现，病情最重，病死率极高。

（三）轻型

此型多见于流行后期，病变轻微，部分感染者仅表现为暂时性的菌血症，有低热、头痛、咽部不适等上呼吸道症状，皮肤和黏膜有少许瘀点，脑膜刺激征轻微或缺如，无意识障碍，脑脊液正常或轻微异常。咽拭子培养可有脑膜炎奈瑟菌生长。

（四）慢性型

此型较少见，多发生于成人，病程迁延数周或数月。临床表现为间歇性发冷、发热，每次发作历时 12 小时后缓解，间隔 1～4 天再次发作。每次发作后可出现皮疹、皮肤瘀点、关节疼痛等，少数患者有脾大。需多次血培养才能检测到病原菌。

五、并发症与后遗症

并发症见于菌血症或败血症期间继发感染所致中耳炎、化脓性关节炎、心内膜炎、心包炎、肺炎、脓胸等。此外，还可以出现脑膜炎对脑实质及周围组织所造成的损害及变态反应性疾病。

后遗症可有动眼神经麻痹、耳聋、失明、瘫痪、癫痫和精神障碍等。

六、实验室检查

1. 血常规 白细胞总数明显升高，一般在（10～20）×10^9/L，中性粒细胞可在80%～90% 以上，严重者可出现类白血病反应，若合并 DIC，血小板可减少。

2. 脑脊液检查 脑脊液检查是明确诊断的重要方法。脑脊液在早期仅有颅内压升高，外观清亮，而后出现浑浊。细胞数明显升高，常达 1000×10^6/L 以上，以多核细胞为主，蛋白质显著增高，糖及氯化物明显降低。暴发型休克型患者脑脊液常清亮，细胞数、蛋白质、糖及氯化物含量也可正常。

3. 细菌学检查

（1）涂片检查：包括皮肤瘀点、瘀斑处组织液或脑脊液离心沉淀做涂片染色检查，可作为早期快速诊断方法，阳性率 60%～80%。

（2）细菌培养：是确诊最重要的方法，可做瘀斑组织液培养、血培养或脑脊液培养，应在使用抗菌药物前收集标本。血培养阳性率较低，但对慢性败血症型的诊断非常重要。

4. 免疫学检查 用于协助确诊，是近年来开展的快速诊断方法。

（1）特异性抗原检测：主要有对流免疫电泳、乳胶凝集试验、ELISA 法等，检测血液、脑脊液中的特异多糖抗原。一般在发病 1～3 天内可出现阳性。该方法快速、灵敏，特异性强，有助于早期诊断。

（2）特异性抗体检测：可用间接血凝实验、ELISA、固相放射免疫分析等方法检测血清特异性抗体，但不能作为早期诊断的方法，常作为回顾性诊断或流行病学调查方法。

5. 其他 包括脑膜炎奈瑟菌特异性核酸检测、鲎试验等。

七、诊断及鉴别诊断

（一）诊断

典型患者根据冬春季突然起病，高热、头痛、呕吐，皮肤、黏膜出现瘀点、瘀斑，脑膜刺激征阳性即可做出初步临床诊断，脑脊液检测可以进一步明确诊断，最终确诊有赖于细菌学检查。

1. 疑似病例

（1）有流脑流行病学史，冬春季发病，既往未接种过流脑疫苗，1 周内有流脑患者接触史或当地有流脑的发生或流行。

（2）临床表现及脑脊液检查符合化脓性脑膜炎的表现。

2. 临床诊断病例

（1）有流脑流行病学史。

（2）临床表现及脑脊液检查符合化脓性脑膜炎的表现，伴有皮肤黏膜瘀点、瘀斑；或虽无化脓性脑膜炎表现，但在感染中毒性休克表现的同时伴有迅速增多的皮肤黏膜瘀点、瘀斑。

3. 确诊病例　在符合临床诊断病例的基础上，细菌学或流脑特异性血清免疫学检查阳性。

（二）鉴别诊断

1. 其他细菌引起的化脓性脑膜炎、败血症或感染性休克

（1）肺炎球菌脑膜炎：多见于成人，常继发于肺炎球菌肺炎、中耳炎、颅脑外伤、副鼻窦炎等。

（2）流感嗜血杆菌脑膜炎：多发生于 2 岁以下婴幼儿，发病与呼吸道感染相关，有咳嗽、流涕等前驱症状。

（3）金黄色葡萄球菌脑膜炎：患者多有皮肤疖、痈、金黄色葡萄球菌败血症或心内膜炎等感染。

（4）铜绿假单胞菌脑膜炎：多发生于医源性操作如腰椎穿刺或颅脑手术后，脑脊液呈黄绿色改变，较容易鉴别。

以上细菌性脑膜炎发病无明显季节性，一般无皮肤瘀点、瘀斑，确诊有赖于细菌学检查。

2. 结核性脑膜炎　多有结核病史或密切接触史。起病缓慢，病程长，初始有低热、乏力、消瘦、盗汗等结核中毒症状。神经系统症状出现晚，无皮肤瘀点、瘀斑。检查颅内压明显升高，脑脊液细胞数一般在 $500 \times 10^6/L$ 以下，以单核细胞为主，蛋白升高，糖和氯化物降低。脑脊液涂片见抗酸染色阳性杆菌。

3. 流行性乙型脑炎　通过蚊虫叮咬传播，有严格的季节性，主要发病于 7—9 月。临床表现以高热、频繁惊厥或抽搐、意识障碍及中枢性呼吸衰竭等脑实质损害为主。脑脊液检查为典型病毒性脑炎改变。血清乙脑病毒特异性 IgM 抗体检测有助于早期诊断。

▍八、预后

普通型流脑患者大多预后良好，多能治愈，很少发生并发症和后遗症。暴发型流脑的死亡率较高，存活病例可出现不同程度的后遗症。小于 2 岁的婴幼儿及老年人预后差。

▍九、治疗

（一）普通型流脑的治疗

1. 病原治疗　是治疗流脑最重要的措施。一旦高度怀疑流脑，应尽早（30 分钟以内）给予抗菌治疗，首选细菌敏感并容易透过血脑屏障的抗菌药物。

（1）青霉素 G：为治疗首选药物之一。青霉素通过抑制细菌细胞壁的合成而起杀菌作用，对脑膜炎奈瑟菌高度敏感。青霉素不易透过血脑屏障，炎症情况下脑脊液中的浓度仅为血液中浓度的 10% ~ 30%，但加大剂量能在脑脊液中达到有效治疗浓度。成人剂量 800 万 U，每

8 小时一次，儿童剂量为 20 万～ 40 万 U/（kg·d），溶入 5% 葡萄糖溶液内，分 3 次静脉滴注，疗程为 5 ～ 7 天。

（2）头孢菌素类药物：抗菌谱广，对脑膜炎奈瑟菌有强大的抗菌活性。第三代、第四代头孢菌素在脑脊液中可以达到有效治疗浓度，对 β- 内酰胺酶稳定，不良反应少，适用于不能用青霉素或氯霉素治疗及青霉素耐药菌株感染者。常用药物有：头孢噻肟，成人 2 g，儿童 50 ～ 75 mg/kg，每 6 小时静脉滴注一次；头孢曲松，成人 2 g，儿童 50 ～ 100 mg/kg，每 12 小时静脉滴注 1 次，头孢曲松可每天应用一次，疗程 7 天。

（3）磺胺类药物：近年来 B 群脑膜炎奈瑟菌耐药率逐年增高。磺胺嘧啶易通过血脑屏障，其在脑脊液中的浓度可达血药浓度的 50% ～ 80%。剂量为成人 6 ～ 8 g/d，分 3 ～ 4 次应用，首剂加倍，儿童 100 ～ 150 mg/（kg·d）。同时给予等量碳酸氢钠以碱化尿液，充分饮水，防止结晶的形成，减少对肾的损害。

（4）氯霉素：对脑膜炎奈瑟菌、肺炎球菌、流感嗜血杆菌脑膜炎均有较强的抗菌活性，较易通过血脑屏障，脑脊液中浓度为血药浓度的 30% ～ 50%。剂量为成人 2 ～ 3 g/d，儿童 50 ～ 75 mg/（kg·d），分次静脉滴注，疗程 5 ～ 7 天。氯霉素有骨髓抑制等严重的不良反应，对婴幼儿及老年患者应权衡利弊，慎重使用。

2．一般治疗　早期诊断，就地住院进行呼吸道隔离治疗，卧床休息，清淡饮食，昏迷者给予鼻饲。做好护理，防止并发症的发生。适量补充液体，保证热量供给，维持水、电解质和酸碱平衡。

3．对症治疗　高热患者可用物理降温和药物降温。颅内压增高时可给予 20% 甘露醇 1 ～ 2 g/kg，快速静脉滴注，根据病情需要 4 ～ 6 小时一次，重复使用，应用过程中注意对肾的损害。

（二）暴发型流脑的治疗

1．休克型的治疗

（1）病原治疗：应尽早应用抗菌药物，可以联合用药，用法及用量同前所述。

（2）抗休克治疗

1）扩充血容量：这是纠正休克的首要措施。补液原则为"先快后慢、先晶后胶、见尿补钾"。最初 1 小时内成人 1000 ml，儿童 10 ～ 20 ml/kg，快速静脉滴注，输注液体为 5% 碳酸氢钠液 5 ml/kg 和低分子右旋糖酐液。常用的晶体溶液有生理盐水、复方氯化钠注射液、2∶1 液（2 份生理盐水和 1 份 1.4% 碳酸氢钠液）等。胶体溶液常用的有低分子右旋糖酐、羟乙基淀粉、新鲜血浆和白蛋白等。在扩充血容量时，最好监测中心静脉压，以判断补充液体量是否合适及心功能情况。

2）纠正酸中毒：休克时因细胞缺血、缺氧出现代谢紊乱，常伴有酸中毒。成人患者可首先补充 5% 碳酸氢钠 200 ～ 250 ml，儿童每次 5 ml/kg，也可根据血气分析结果分次适量补充。

3）血管活性药物的应用：经扩充血容量和纠正酸中毒后，如果休克仍未纠正，可应用血管活性药物。①山莨菪碱（654-2）：成人每次 10 ～ 20 mg，儿童每次 0.3 ～ 0.5 mg/kg，每 15 ～ 30 分钟一次，静脉注射，直至血压上升、面色红润、四肢转暖等；也可应用东莨菪碱及阿托品。②多巴胺：多巴胺主要与多巴胺受体结合，对内脏血管有扩张作用。经上述处理，休克仍未纠正，可选用多巴胺，剂量为 2 ～ 6 μg/（kg·min），根据治疗反应调整速度和浓度。

（3）肾上腺皮质激素的使用：具有减轻毒血症症状、稳定溶酶体膜、增强心肌收缩力、扩张痉挛血管等作用。地塞米松，成人每天 10 ～ 20 mg，儿童 0.2 ～ 0.5 mg/kg，分 1 ～ 2 次静脉滴注，疗程 2 ～ 3 天。

（4）DIC 的治疗：暴发型流脑休克型常并发 DIC，早期应用肝素可有效减轻出血倾向及皮肤瘀斑的扩大。成人首剂 0.5 ~ 1 mg/kg，根据情况每 4 ~ 6 小时重复一次，多数 1 ~ 2 次即可见效，重者 3 ~ 4 次。用肝素时应监测出、凝血时间。要求凝血时间维持在正常值的 2.5 ~ 3 倍为宜。用肝素后可输新鲜血液或冷沉淀以补充被消耗的凝血因子。

（5）保护重要脏器功能：注意心、肺、肾等功能，根据情况给予对症治疗。

2．脑膜脑炎型的治疗

（1）尽早、足量应用有效抗菌药物，用法同前。

（2）减轻脑水肿，防治脑疝。① 20% 甘露醇：每次 1 ~ 2 g/kg，静脉快速滴注，根据脑水肿的严重程度，每 4 ~ 8 小时一次。应用甘露醇时应注意电解质紊乱，肾功能不全时应慎用。②地塞米松：成人 10 ~ 20 mg/d，儿童 0.2 ~ 0.5 mg/（kg·d），分次静脉注射，疗程 2 ~ 3 天。③呋塞米：配合 20% 甘露醇用于降颅压，减轻脑水肿，每次 20 ~ 40 mg，静脉注射；或选用托拉塞米，每次 10 ~ 20 mg，静脉注射。

（3）防治呼吸衰竭：对于中枢性呼吸衰竭要保持呼吸道通畅、吸氧，在应用脱水、降颅压的同时，可应用呼吸兴奋药洛贝林、尼可刹米等。必要时应及时气管切开，应用呼吸机机械通气。

3．混合型的治疗　此型患者病情复杂严重，应在积极抗感染治疗的同时，既要积极抗休克，又要注意脑水肿的治疗。

（三）慢性型流脑的治疗

根据血培养及药物敏感试验结果，应用敏感抗菌药治疗。

十、预防

（一）管理传染源

对患者进行呼吸道隔离和治疗，做好疫情报告工作。隔离至症状消失后 3 天，一般不少于病后 7 天。密切接触者医学观察 7 天。

（二）切断传播途径

流行期间搞好个人及环境卫生，居室开窗通风，避免到拥挤的公共场所，减少大型集会和集体活动。

（三）保护易感人群

我国普遍采用 A 群多糖疫苗预防接种，保护率达 90% 以上。近年来由于 C 群流行，目前已开始接种 A+C 群多糖疫苗，也有较好保护率。

对于密切接触者可采取药物预防，一般采用磺胺甲噁唑，成人 2 g/d，儿童 50 ~ 100 mg/（kg·d），分次服用，连服 3 天。此外，头孢曲松、氧氟沙星也有很好的预防作用。

（张国民）

第七节　炭　疽

炭疽（anthrax）是由炭疽杆菌（*Bacillus anthracis*）引起的人兽共患的急性传染病。临床上多为皮肤炭疽，主要表现为皮肤坏死、溃烂、焦痂、周围组织水肿；其次为肺炭疽和肠炭疽；可以继发炭疽杆菌败血症及炭疽杆菌脑膜炎。炭疽为自然疫源性传染病，由于社会的发展和卫生条件的改善，自然发生的炭疽病例明显降低，主要发生于食草动物，人因接触动物及畜产品加工而被感染。

一、病原学

（一）形态及染色

炭疽杆菌为需氧或兼性需氧芽孢杆菌，革兰氏染色阳性，菌体粗大，$(1 \sim 2)$ μm × $(3 \sim 5)$ μm，两端平削呈竹节状排列，无鞭毛。有毒株在体内或含血清的培养基中可形成荚膜，并具有较强致病性。炭疽杆菌在体外不适宜条件下可形成芽孢。

（二）分型和抗原性

炭疽杆菌主要有四种抗原：荚膜多肽抗原（抗吞噬，与毒力有关）、菌体多糖抗原（无毒性，有种特异性）、芽孢抗原（有免疫原性和血清学诊断价值）和保护性抗原（有抗吞噬作用和强免疫原性，是炭疽毒素的组成成分，动物注射后可起保护作用）。

炭疽杆菌有毒株繁殖体可以产生的炭疽毒素，此毒素由水肿因子（edema factor，EF）、保护性抗原（protective antigen，PA）和致死因子（lethal factor，LF）三种物质组成。三种物质在单独作用时不致病，当联合两种或三种时才会致病。三种物质混合注射可出现炭疽典型中毒症状。

（三）生物学特性

炭疽杆菌菌体对外界的抵抗力弱，对日光、热和常用浓度的消毒剂均敏感。在体外不适宜的环境下可形成芽孢，芽孢抵抗力极强，在自然条件或在腌渍的肉中能长期生存，在干燥的状态下能存活数十年。煮沸 40 分钟、110 ℃高压蒸汽 60 分钟、10% 甲醛溶液浸泡 15 分钟或 20% 漂白粉溶液数天以上方可杀灭芽孢。

二、流行病学

（一）传染源

传染源主要是患病的羊、牛、马、骆驼等食草动物，其次是狗和猪。

（二）传播途径

皮肤、伤口直接接触病畜及其皮毛可致皮肤炭疽；吸入带炭疽芽孢的尘埃、飞沫等可致肺炭疽；摄入被污染的食物或水等可致肠炭疽。

（三）人群易感性

人群普遍易感，取决于接触病原体的程度和频率。人感染后有持久免疫力。

（四）流行特征

炭疽在世界各地均有发生，呈地方性流行，夏秋季多发，农牧民、屠宰工人、皮毛加工人员、兽医及实验室人员高发。

三、发病机制与病理学表现

（一）发病机制

炭疽杆菌的毒力取决于荚膜多糖和炭疽毒素，菌体从破损的皮肤、胃肠黏膜及呼吸道进入人体后，首先在局部繁殖，产生毒素，引起感染组织出血、坏死和水肿，形成原发性皮肤炭疽、肠炭疽、肺炭疽等。当机体抵抗力降低时，细菌经淋巴侵入血流并大量繁殖，形成败血症。炭疽毒素直接损伤血管内皮细胞，致有效血容量减少，血压下降，最终引起 DIC 和感染性休克。

（二）病理学表现

炭疽的主要病理改变为各脏器、组织的出血性浸润、坏死和水肿。

1. 皮肤炭疽 呈痈样病灶，病变处皮肤中央隆起呈炭样黑色痂皮，四周为凝固性坏死区。

2. 肠炭疽 病变主要在小肠，肠壁呈局限性痈样病灶及弥漫出血性浸润。病变周围肠壁有高度水肿及出血，肠系膜淋巴结肿大，腹腔内有浆液性含血的渗出液，内有大量病原菌。

3. 肺炭疽 呈出血性气管炎、小叶性肺炎，支气管及纵隔淋巴结肿大，均呈出血性浸润，胸膜与心包也可受累。

4. 脑膜炭疽 软脑膜及脑实质均极度充血、出血及坏死。

四、临床表现

炭疽的潜伏期为 1 ～ 5 天（12 小时 ～ 2 周）。按其表现和感染部位不同，炭疽可分为以下几种类型。

（一）皮肤炭疽

皮肤炭疽约占全部炭疽的98%，多发于面、颈、四肢等裸露部位。病变初为无痛性炎性红色丘疹，后形成水疱或脓疱，周围为硬性非凹陷性水肿，水疱溃疡处结成炭末样黑色干痂，痂下生成肉芽组织，伴有轻重不等的全身症状，重症者可有高热、呕吐、全身不适及全身中毒症状。

（二）肺炭疽

肺炭疽较少见，病初有感冒样症状，2 ～ 4 天后寒战、高热、胸痛、呼吸窘迫、咳嗽、咳黏液带血痰、发绀。肺部可闻及散在的细小湿啰音或有胸膜炎体征。X 线检查可见纵隔增宽、胸腔积液、肺部炎症。若诊治不及时，患者在急性症状出现后24 ～ 48 小时可因呼吸、循环衰竭而死亡。

（三）肠炭疽

1. 急性胃肠炎型 似食物中毒，发病时突然出现恶心、呕吐、腹痛、水样腹泻，多于数天内康复。

2. 急腹症型 全身中毒症状严重，持续性呕吐、腹泻，排血水样便，腹胀、腹痛，呈腹膜炎征象，常并发败血症和感染性休克。

（四）败血症型炭疽

败血症型炭疽多继发于上述类型，伴有高热、头痛、出血、呕吐、毒血症、感染性休克、DIC 等。

（五）脑膜型炭疽

脑膜型炭疽多为继发性，起病急，表现为剧烈头痛、呕吐、昏迷、抽搐，明显脑膜刺激症状，脑脊液多呈血性，患者可于起病 2～4 天内死亡。

五、实验室检查

1. 血常规 白细胞总数大多增高，分类中性粒细胞增高。

2. 病原学检查 取病灶渗出物、分泌物、呕吐物、痰、大便、血液及脑脊液等做涂片或培养。病灶分泌物或组织液接种小白鼠、豚鼠、兔等动物皮下组织，24 小时内注射处出现典型水肿、出血为阳性反应，动物多于 36～48 小时死亡，动物体内可找到炭疽杆菌。

3. 血清学检查 检查血清中的荚膜抗体及血清抗毒性抗体，用于追溯性诊断和流行病学调查。

六、诊断

患者有与患病动物及产品密切接触史。皮肤炭疽具一定特征性，较容易做出诊断。确诊有赖于各种分泌物、排泄物、血液、脑脊液等的涂片检查和培养。血清学检查有助于确立诊断。

七、治疗

做到早发现、早诊断、早治疗，大多数患者能够治愈。

（一）一般治疗

多饮水，给予流食或半流食，可静脉内补液，对皮肤恶性水肿和重症患者，应用氢化可的松 100～300 mg/d。

（二）局部处理

皮肤炭疽病灶切忌挤压和切开引流，以免引起败血症。局部应用 1∶2000 高锰酸钾液或 2% 过氧化氢液清洗，并敷以 1% 甲紫液或抗菌药软膏。

（三）病原治疗

病原菌对青霉素敏感，及时选用足量青霉素是改善预后、彻底根治的关键。皮肤炭疽成人用量为 160 万 ~ 400 万 U，分次肌内注射，疗程 7 ~ 10 天。肺炭疽、肠炭疽及脑膜炭疽或并发败血症者，每天 1000 万 ~ 2000 万 U 静脉滴注，并联用链霉素（1 ~ 2 g/d）或庆大霉素（16 万 ~ 24 万 U/d）或卡那霉素（1 ~ 1.5 g/d），疗程在 2 ~ 3 周以上。

对青霉素过敏者可用环丙沙星、四环素、链霉素、红霉素及氯霉素等。对严重败血症患者除抗菌药治疗外，可同时采用抗炭疽血清肌内注射或静脉滴注，用前需做皮肤过敏试验。

八、预防

炭疽患者应隔离治疗。皮肤炭疽病例隔离至创口愈合、痂皮脱落；其他类型患者至症状消失、分泌物或排泄物培养 2 次阴性后为止。患者用具、分泌物、排泄物和敷料等都要严格消毒或烧毁。病畜、死畜禁止食用或剥皮。高危人群、疫区人群及流行区动物接种炭疽杆菌减毒活菌苗。

（靳增军）

第八节　鼠　疫

鼠疫（plague）是由鼠疫耶尔森菌（*Yersinia pestis*）引起的自然疫源性甲类传染病，又称"黑死病"，是国际检疫疾病。其起病急骤、传染性强、病死率高，以高热、淋巴结肿痛、出血倾向、肺部特殊炎症为主要临床表现。

一、病原学

鼠疫耶尔森菌，又称鼠疫杆菌，属于耶尔森菌属；在光学显微镜下为革兰氏染色阴性、两端钝圆且染色深的短小杆菌，无鞭毛和芽孢，有荚膜；在普通培养基中 28 ~ 30 ℃时生长良好，在脓液、痰、蚤粪中可存活 10 天以上，在蚤体内可存活 1 个月，在尸体中可存活数周至数月；但其抵抗力较弱，对热、干燥、紫外线和常用消毒剂敏感。

鼠疫耶尔森菌至少有 18 种抗原，其中 F、T 和 VW 抗原为特异性抗原。其中 F1 抗原和 V 抗原均有抗吞噬作用，与毒力有关，其抗体具有保护作用；T 抗原类似于外毒素，可导致局部组织坏死和毒血症；VW 抗原仅见于毒力菌株，其含有的内毒素参与致病过程。

鼠疫耶尔森菌产生两种毒素，外毒素和内毒素，内毒素能引起发热、DIC、组织器官内溶血、中毒性休克、局部及全身施瓦茨曼反应。

二、流行病学

（一）传染源

携带鼠疫耶尔森菌的鼠类、其他啮齿类动物及患者是主要传染源。旱獭和黄鼠是鼠间鼠疫的传染源,而褐家鼠、黄胸鼠是人间鼠疫的主要传染源。

(二)传播途径

腺鼠疫主要由带菌的鼠蚤叮咬而感染,即"鼠-蚤-人"传播方式,是腺鼠疫的主要传播途径;肺鼠疫可通过呼吸道传播,是人与人传播的主要方式。鼠疫也可通过进食被污染的食物或通过破损的皮肤、黏膜而感染。

(三)人群易感性

人群普遍易感,病后可获得持久免疫力。

(四)流行特征

鼠疫在世界各地均有分布,曾引起世界三次大流行。我国近年有19省市发生过疫情,发病最多的是青藏高原和滇西北地区;鼠疫发生具有季节性,人间鼠疫多在6—9月份,肺鼠疫多在10月以后流行,人间鼠疫发生前已有鼠间鼠疫流行,故监测鼠间疫情有助于预防人间鼠疫。

三、发病机制与病理学表现

(一)发病机制

鼠疫耶尔森菌经鼠蚤叮咬人体侵入,经淋巴管至局部淋巴结生长繁殖,引起出血坏死性炎症反应,即腺鼠疫;进一步侵入血流引起败血症型鼠疫;侵及脑组织引起脑膜炎;可经血液循环侵及肺部引起继发性肺鼠疫,也可因吸入含菌飞沫感染引起原发性肺鼠疫。各型鼠疫均可发展至败血症,导致休克和DIC。

(二)病理学表现

鼠疫的基本病理改变为淋巴管、血管内皮细胞损伤和急性出血坏死性炎症。腺鼠疫表现为淋巴结出血性炎症和凝固性坏死;肺鼠疫以肺部充血、水肿、出血为主;败血症型鼠疫表现为全身组织器官充血、水肿、出血及坏死改变,严重的皮肤、黏膜出血可使皮肤呈黑紫色,故又称其为"黑死病"。

四、临床表现

鼠疫的潜伏期为2～5天,原发性肺鼠疫的潜伏期为数小时至3天,接受预防接种者的潜伏期可长达9～12天。鼠疫的主要临床类型有腺鼠疫、肺鼠疫和败血症型鼠疫,脑膜炎鼠疫、皮肤鼠疫、肠鼠疫等少见。

(一)腺鼠疫

此型最为常见,表现为突起寒战、高热、极度乏力等毒血症状,以急性淋巴结炎为其主要特征,最多见于腹股沟淋巴结,其次为腋窝和颈部淋巴结,周围组织明显水肿。淋巴结化脓溃破后局部症状可缓解,可发展至败血症。

（二）肺鼠疫

原发性肺鼠疫起病急骤，寒战高热、烦躁不安等全身毒血症状严重，病情进展快，可有咳嗽、咯血、剧烈胸痛、呼吸急促，痰中可检出鼠疫耶尔森菌。肺部体征少，偶可闻及散在湿啰音，肺部体征与严重的全身症状不相称。胸部 X 线检查可呈支气管肺炎改变或实变。患者常因休克、呼吸衰竭或多器官衰竭而死亡。继发性肺鼠疫是在腺鼠疫或败血症型鼠疫基础上出现原发性肺鼠疫的呼吸系统症状。

（三）败血症型鼠疫

败血症型鼠疫多由腺鼠疫或肺鼠疫发展而来。主要表现为极严重的全身毒血症状，急起寒战、高热、谵妄、昏迷、DIC、休克，病死率极高。

五、实验室检查

1. 常规检查　外周血白细胞明显升高，红细胞、血小板降低；可有蛋白尿或血尿；粪便隐血试验可呈阳性。

2. 细菌学检查　是确诊本病的依据。取淋巴结穿刺液、痰、血、脑脊液等涂片镜检及细菌培养，或接种于豚鼠皮下或腹腔，做细菌学鉴定。

3. 血清学检查　检测鼠疫 F1 抗体，急性期血清阳性或双份血清抗体滴度升高 4 倍以上有诊断价值。

4. PCR 技术　检测标本中鼠疫耶尔森菌基因（fra 及 pla）序列，具有敏感、特异和快速的优点。

六、诊断及鉴别诊断

（一）诊断

1. 流行病学资料　起病前 10 天内到过鼠疫流行区，有与可疑鼠疫动物或患者接触史。

2. 临床表现　起病急骤，有重度毒血症、高热、淋巴结肿痛、咳嗽、咯血、呼吸困难、剧烈头痛、谵妄、出血倾向等临床表现。

3. 实验室检查　外周血白细胞明显升高。在淋巴结穿刺液、痰、血或组织中分离到鼠疫耶尔森菌可确诊；F1 抗体在 1：20 以上或滴度呈 4 倍以上增长有诊断意义。

（二）鉴别诊断

腺鼠疫应与急性淋巴结炎、丝虫病淋巴结肿大等鉴别。肺鼠疫应与大叶性肺炎、肺炭疽等鉴别。败血症型鼠疫应与其他细菌引起的败血症、肾综合征出血热、流行性脑膜炎等鉴别。

七、治疗

（一）一般治疗

1. 严格隔离　发现鼠疫时按甲类传染病上报，对患者严格隔离，对排泄物彻底消毒后排放。腺鼠疫患者应隔离至炎症消失，肺鼠疫患者应置于负压监护病房，隔离至痰菌隔日检测连续 3 次阴性；接触者需检疫 9 天。

2．支持对症治疗　卧床休息，进流质饮食，注意维持水、电解质平衡，保护重要脏器。局部疼痛可给予镇痛药。中毒症状重者可给予糖皮质激素。忌挤压腺鼠疫患者肿大的淋巴结，脓肿液化后可切开引流。

（二）病原治疗

早期、足量、联合抗菌治疗是救治的关键。链霉素为首选，对各型鼠疫均有效，成人剂量为 2～4 g/d，儿童剂量为 30 mg/（kg·d），分 2～4 次肌内注射；热退后减至 1 g/d，疗程 10 天为宜；可与磺胺类或四环素类联合应用。庆大霉素 3 mg/（kg·d），分 3～4 次肌内注射或静脉滴注，疗程 7～10 天。多西环素首次 200 mg，12 小时后改为 100 mg，每 12 小时一次，疗程 10 天。肺鼠疫和败血症型鼠疫常联合应用链霉素或阿米卡星与四环素，疗程 7～10 天。氯霉素 50 mg/（kg·d），分 4 次静脉滴注，疗程 10 天，适用于脑膜炎型鼠疫。也可选用第三代头孢菌素和喹诺酮类药物治疗各型鼠疫。

八、预防

采取灭鼠、灭蚤及预防接种为主的综合措施。密切监控鼠间疫情，加强疫情报告。严格隔离患者及接触者。患者死亡后应火葬处理。在疫区加强宣教，勿接触不明死因的啮齿类动物。进入疫区人员要做好个人防护。预防性用药可口服多西环素（100mg 每天 2 次，7 天）、环丙沙星等。对疫区及其周围人群和参加防疫的人员，应在鼠疫菌苗接种 10 天后进入疫区。

（祖红梅）

第九节　白　喉

白喉（diphtheria）是由白喉杆菌（*Bacillus diphtheria*）引起的急性呼吸道传染病。主要临床特点是咽、喉、鼻等处形成灰白色假膜，伴发热、乏力、恶心、呕吐、头痛等全身症状，严重者可并发心肌炎和周围神经麻痹。

一、病原学

白喉杆菌属于棒状杆菌属，革兰氏染色阳性，一端或两端膨大，内有异染颗粒。白喉杆菌分泌的外毒素是主要的致病物质，毒性极强，豚鼠的最小致死量仅为 0.1 μg。白喉杆菌外毒素不稳定，经甲醛处理成为类毒素，可用于预防接种或制备抗毒素血清。白喉杆菌耐寒和干燥，对湿热及化学消毒剂敏感，5% 苯酚（石炭酸）1 分钟可将其杀死，煮沸 1 分钟或加热 56 ℃ 10 分钟即可将其灭活。

二、流行病学

（一）传染源

白喉的传染源为患者和带菌者。患者在潜伏期末即开始从上呼吸道分泌物中排菌。轻型、非典型及鼻白喉患者是白喉传播的重要传染源。

（二）传播途径

白喉杆菌主要经呼吸道飞沫传播，也可通过衣服、玩具和用具间接接触传播。

（三）人群易感性

人群普遍易感，儿童发病率高。6个月内的婴儿由于有来自母体的抗体，发病较少。病后可获得持久免疫力。

三、发病机制与病理学表现

（一）发病机制

白喉杆菌由上呼吸道侵入机体后，仅在黏膜组织内或体表皮肤内繁殖，常不侵入深部组织和血流。白喉杆菌分泌外毒素，使周围组织产生炎性、渗出性和坏死性反应。从血管渗出的纤维蛋白将炎症细胞、黏膜坏死组织和白喉杆菌凝固在一起形成白喉假膜（diphtheric pseudomembrane，DPM）。假膜覆盖于病变表面，与组织粘连不易脱落，强行剥脱易致出血。白喉杆菌外毒素自局部吸收入血后，可引起全身毒血症状。

（二）病理学表现

白喉患者早期有心肌水肿、脂肪变性，继而有多发性、灶性玻璃样和颗粒样变性、细胞浸润及肌纤维断裂。外毒素损伤末梢神经，以周围运动神经为主，其中第IX、X对脑神经受损较常见。肾可出现混浊肿胀，肾小管上皮脱落，肝有脂肪浸润和肝细胞坏死，肾上腺充血、细胞肿胀。

四、临床表现

白喉的潜伏期为1～7天，多为2～4天。白喉按假膜所在部位可分为四种类型：咽白喉、喉白喉、鼻白喉和其他部位白喉。

（一）咽白喉

咽白喉最常见，约占全部白喉的80%。根据假膜范围的大小及病情的轻重分为四型。

1. 轻型　发热及全身症状轻，扁桃体稍红肿，有点状或小片状假膜，局限在扁桃体上，数天后症状消失。

2. 普通型　起病较慢，表现为乏力、食欲缺乏、恶心、呕吐、头痛、轻度或中度发热和咽痛；扁桃体红肿，表面可见乳白色或灰白色大片假膜，假膜逐渐变厚，边缘较整齐，不易剥离；可有颌下及颈部淋巴结肿大。

3. 重型　中毒症状重，常出现高热、极度乏力、面色苍白、厌食、恶心、呕吐、咽痛等症状；假膜范围广而厚，可波及软腭、鼻咽部、咽后壁等处；假膜周围黏膜红肿，由于出血或继发其他细菌感染而呈灰黄色或黑色，伴口臭；颈部淋巴结明显肿大，颈部软组织水肿，多数伴有心肌炎或周围神经麻痹。

4. 极重型　起病急，假膜较重且迅速扩大，呈蓝绿色或污黑色，咽部及扁桃体高度肿胀，有时阻塞咽部引起吞咽及呼吸困难，口中伴有腐臭味；颈部淋巴结肿大，周围软组织高度水肿；患者中毒症状重，出现高热、烦躁不安、面色苍白、血压下降、呼吸急促、口唇发绀等症状，并可出现心律失常、心力衰竭或中毒性休克等而危及生命。

（二）喉白喉

喉白喉大多由重型咽白喉发展导致，也可为原发。其起病缓，伴发热，因喉部有假膜、水肿和痉挛，引起呼吸道阻塞症状，特征表现为"犬吠样"干咳和声音嘶哑，甚至失声。严重者出现吸气性呼吸困难，"三凹征"表现，同时有烦躁不安、发绀等。假膜脱落可引起窒息。

（三）鼻白喉

鼻白喉较少见，多见于婴幼儿。其病变范围小，全身症状轻，临床表现为鼻塞，流浆液性鼻涕，后转为厚脓鼻涕，有时伴鼻出血，鼻孔周围皮肤发红、糜烂及结痂，鼻前庭或中隔上可见白色假膜。

（四）其他部位白喉

皮肤白喉由皮肤、黏膜直接或间接感染所致。伤口、眼结膜、耳、口腔、食管、外阴、新生儿脐带等部位均可发生白喉，常表现为局部假膜，症状不重，但病程迁延，易于播散。

五、并发症

中毒性心肌炎是白喉最常见的并发症，多见于重型白喉，也是本病死亡的主要原因。其他并发症包括周围神经麻痹、支气管肺炎、中毒性肾病，以及继发细菌感染如颈淋巴结炎、中耳炎、淋巴结周围炎等。

六、实验室检查

（一）血常规检查

外周血白细胞升高，多在（10～20）×10^9/L，中性粒细胞增高，严重者可出现中毒颗粒。

（二）细菌学检查

取假膜与黏膜交界处标本涂片可见棒状杆菌，标本也可接种于吕氏（Loeffler）血清培养基，8～12小时可见白喉杆菌生长。还可用2%亚锑酸钾涂抹在假膜上，10～20分钟后假膜变为黑色或深灰色为阳性，提示有棒状杆菌感染。荧光标记特异性抗体染色查白喉杆菌，阳性率和特异性均较高，可用于早期诊断。

七、诊断及鉴别诊断

（一）诊断

依据流行病学资料和典型的鼻咽部白色假膜等表现可做出白喉的临床诊断。若培养出白喉杆菌则可确诊。

（二）鉴别诊断

咽白喉应与咽峡炎、急性扁桃体炎、鹅口疮等鉴别。喉白喉应与急性喉炎、气管内异物鉴别。鼻白喉应与鼻腔内异物、先天性梅毒等鉴别。

八、治疗

（一）一般治疗

卧床休息，并发心肌炎患者应绝对卧床。躁动不安者可给予镇静药。进食高热量流食，维持水和电解质平衡。

（二）病原治疗

早期使用抗毒素和抗菌药物是治疗成功与否的关键。

1. 抗毒素（DAT）治疗　白喉抗毒素可中和血中游离的外毒素，是治疗白喉的特效药物，但对已与细胞结合的外毒素无中和作用，故越早应用效果越好。咽白喉假膜局限在扁桃体者给予 3 万 ~ 5 万 U，假膜范围大、中毒症状重者给予 6 万 ~ 10 万 U；喉白喉、鼻白喉患者给予白喉抗毒素 2 万 ~ 4 万 U。病后 3 天开始治疗者加倍。白喉抗毒素静脉注射 30 分钟达血峰浓度，重症及治疗晚者可将其稀释于 100 ~ 200 ml 葡萄糖中缓慢滴注。注射前皮肤过敏试验阳性者采用脱敏疗法。

2. 抗菌药物治疗　首选青霉素 80 万 ~ 320 万 U，疗程 7 ~ 10 天；或用红霉素口服；还可应用阿奇霉素或头孢菌素类药物治疗。

（三）并发症的治疗

并发心肌炎或中毒症状重者可用糖皮质激素，并酌情用镇静药。喉梗阻或脱落假膜堵塞气道者可行气管切开或喉镜取膜。咽肌麻痹者必要时采用呼吸机辅助治疗。

九、预防

白喉患者应隔离至症状消失，鼻咽部或其他病灶处培养连续 2 次阴性为止。3、4、5 月龄的婴儿，每月接种"白百破"三联疫苗 1 针，1 岁半至 2 岁时再加强 1 针。7 岁和 15 岁时各接种精制白喉、破伤风二联类毒素 1 次，可有效预防白喉的发生。

（张国民）

第十节　猩 红 热

猩红热（scarlet fever）是 A 组溶血性链球菌感染引起的急性呼吸道传染病，以发热、咽峡炎、全身弥漫性鲜红色皮疹和疹退后脱屑为临床表现，少数患者病后因变态反应出现心、肾、关节的并发症。

一、病原学

致病菌为 A 组乙型溶血性链球菌，直径 0.6～1.0 μm，呈链状排列。依据其表面抗原 M 的不同可分为 90 种血清型。该菌能产生 A、B、C 三种抗原性不同的红疹毒素，引起发热和猩红热皮疹。该菌产生的链激酶可溶解血块并防止血液凝固；透明质酸酶可溶解组织间的透明质酸，便于细菌在组织内扩散；致热性外毒素可引起发热、头痛及全身中毒症状。该菌对热及干燥抵抗力不强，60 ℃ 30 分钟可被杀死，对各种消毒剂敏感，在 0 ℃ 环境中可存活数月。

二、流行病学

猩红热主要通过呼吸道传播，患者及带菌者为传染源。一年四季均可发病，冬春季为发病高峰，以 3～7 岁儿童多见。

三、发病机制与病理学表现

A 组乙型溶血性链球菌感染主要造成机体以下的三种病变。

1. 感染性病变　细菌自呼吸道侵入并黏附于咽峡部，引起局部的炎症，咽部和扁桃体红肿，浆液性纤维蛋白性渗出物、溃疡形成。细菌还可经淋巴间隙进入附近组织，引起扁桃体周围脓肿、鼻窦炎、中耳炎、乳突炎、颈淋巴结炎、蜂窝织炎等，少数重症患儿可有脓毒症和迁徙性化脓病灶。

2. 变态反应性病变　A 组链球菌与人体某些组织有相似的抗原，可引起免疫反应；或因抗原抗体复合物沉积在某些组织而引起心、肾及关节等部位的变态反应性病变。

3. 中毒性病变　红疹毒素可使皮肤血管充血、水肿，上皮细胞增生，白细胞浸润，以毛囊周围最为明显，形成典型的猩红热样皮疹，疹退后有明显的脱屑。红疹毒素进入血液循环后，可引起发热、头晕、头痛、食欲缺乏等全身中毒症状。

四、临床表现及分型

（一）临床表现

猩红热的潜伏期为 2～3 天，短者 1 天，长者 5～6 天。其起病多急骤，以发热、咽峡炎和皮疹为主要临床表现，病程分为以下三期。

1. 前驱期　从发病到出疹为前驱期，一般不超过 24 小时，少数可达 2 天。急性起病，畏寒、高热，热度的高低和持续时间与皮疹的轻重和变化一致，一般持续 1 周，可伴头痛、恶心、呕吐等症状。咽峡炎，咽痛，在吞咽时加重。扁桃体肿大，有灰白色或黄白色点片状脓性渗出物，易于抹去。颈及颌下淋巴结肿大及压痛。

2. 出疹期　发病 1～2 天出疹。皮疹始于耳后、颈及上胸部，数小时波及胸、背、上肢，24 小时左右到达下肢。典型皮疹表现为在全身皮肤充血发红的基础上，散布着密集而均匀的点状充血性红疹，严重者可有出血性皮疹，疹间无正常皮肤。皮疹处有痒感。在皮肤皱褶处，如腋窝、肘窝、腹股沟处，有皮下出血形成的紫红色线状，称为"线状疹"或"帕氏线"。舌面呈牛肉样深红色，舌刺红肿明显，即"杨梅样舌"。面部充血潮红，口鼻周围苍白，形成"口周苍白圈"。

3. 恢复期　皮疹多于 48 小时后达到高峰，并依出疹先后的顺序消退，2～4 天可完全消失，重症者可持续 1 周或更久，轻症者皮疹很少，数小时即消退。皮疹消退后开始脱皮，轻者为糠屑样，重者可成片状，手掌、脚底常为大片状，甚至呈手套、袜套状。此期一般持续 1 周，重症者更长。

（二）临床分型

1. 普通型　约占 95% 以上，病程 1 周左右。表现为发热、全身中毒症状，有咽峡炎和典型皮疹，伴颌下及颈部淋巴结非化脓性肿痛。

2. 轻型　呈增多趋势，病程短。表现为低热、轻度咽痛，皮疹稀少，仅见于躯干部，消退很快，无明显脱屑，但仍可出现变态反应性病变。

3. 中毒型　少见。中毒症状明显，高热、头痛、剧烈呕吐，甚至神志不清，可有中毒性心肌炎、中毒性肝炎及感染性休克，病死率高。咽峡炎不重，皮疹明显，可为出血性皮疹，但若发生休克，皮疹则稀少。

4. 脓毒型　罕见。表现为咽部严重的化脓性炎症，渗出物多，形成脓性假膜，局部黏膜可坏死而形成溃疡。细菌扩散到附近组织，形成鼻窦炎、化脓性中耳炎、乳突炎及颈淋巴结炎，甚至颈部软组织炎。可出现脓毒症和迁徙性化脓性病灶。

5. 外科型或产科型　因病原菌从伤口或产道侵入而致病，中毒症状较轻，预后一般较好。皮疹在伤口或产道周围首先出现，并向全身蔓延，无咽峡炎。

五、并发症

并发症多发生于病程的第 2～3 周，发生率 3%～20%，主要为变态反应所致，常见有以下三种。

1. 风湿病　如风湿性关节炎，可累及大小关节，为游走性，关节红肿，有浆液性渗出液。部分患者可发生风湿性心肌炎、心内膜炎及心包炎，急性期后可出现瓣膜损害。

2. 急性肾小球肾炎　见于 A 组链球菌 1 型、4 型、12 型、18 型和 25 型感染，尤其 12 型感染后易发生肾炎，而被称为"致肾炎型"。病情多持续 1 个月左右，大部分可完全恢复，少数可迁延成慢性肾炎。

3. 关节炎　主要表现为大关节肿痛。

六、实验室检查

1. 血常规　白细胞总数（10～20）×10⁹/L 或更高，中性粒细胞比例升高，细胞质中可见中毒颗粒。

2. 尿液检查　可有一过性少量蛋白。并发肾炎时，尿蛋白增加，并出现红、白细胞和管型。

3. 分泌物培养和涂片　咽拭子或脓液培养，或咽拭子涂片免疫荧光法快速检测 A 组乙型溶血性链球菌阳性。

4. 其他检查　如心肌酶检测、关节影像学检查等。

七、诊断及鉴别诊断

（一）诊断

根据儿童、冬春季多发、有与猩红热患者接触史，有发热、咽峡炎和典型皮疹表现，可临床诊断猩红热，确诊需细菌学检查阳性。

（二）鉴别诊断

猩红热咽峡炎应与其他咽峡炎鉴别。猩红热皮疹应与能产生红斑毒素的金黄色葡萄球菌、C 群链球菌、缓症链球菌感染，药疹，以及其他发疹性疾病如麻疹、风疹等鉴别。

八、治疗

（一）一般治疗

加强护理，补充足够的水分和热量。

（二）病原治疗

首选青霉素。普通型：成人每次 80 万 U，2～4 次/天，儿童 2 万～4 万 U/kg，分 2～4 次，肌内注射或静脉滴注，疗程 5 天。中毒型或脓毒型：成人 200 万～400 万 U/d，儿童为 10 万～20 万 U/（kg·d），静脉滴注，热退后再用 3 天。青霉素过敏者可选用阿奇霉素、氯霉素、林可霉素或头孢菌素等。

（三）对症治疗

感染性休克者，积极补充血容量，纠正酸中毒，给予血管活性药物等。并发风湿病患儿，给予阿司匹林 0.1 g/（kg·d），分 3 次或 4 次口服，症状控制后，药量减半。按内科治疗肾炎的方法处理肾炎并发症。

九、预防

目前无预防猩红热的疫苗，控制传染源是预防本病的关键。患者及带菌者隔离 6～7 天，或至咽培养连续 2 次阴性。带菌者应接受 10 天青霉素治疗。在托儿所、幼儿园等集体单位流行时，可一次性注射长效青霉素 120 万 U 预防。

（陆海英）

第十一节　布鲁氏菌病

案例 5-4

患者，男，43 岁，主诉间断发热、乏力、多汗 3 个月。患者 3 个月前无明显诱因出现发热，最高体温 38 ℃，伴乏力、多汗、全身不适，在当地诊所静脉滴注药物治疗（具体不详），症状无缓解。患者入院前 1 周体温升高，最高体温 38.5 ℃，为进一步诊治来院。患者为牛羊养殖户，既往体健。

【入院查体】 T 38.3 ℃，BP 130/82 mmHg，P 90 次 / 分。神志清，精神可，左腋下可触及一约 1.3 cm×1.6 cm 大小淋巴结，无触痛，无压痛，活动度可，无粘连。心肺查体无异常。腹平软，无压痛及反跳痛，肝、脾肋下未触及，移动性浊音（−）。

【实验室检查】 外周血白细胞 $6.8×10^9$/L，血小板 $126×10^9$/L，中性粒细胞百分比 57%，淋巴细胞百分比 43%；ALT 64 U/L。

问题与思考：

1. 该患者最可能的诊断及诊断依据是什么？为明确诊断应做哪些检查？

2. 该患者应如何进行治疗？

布鲁氏菌病（brucellosis）简称布病，是由布鲁氏菌（*Brucella*）引起的人兽共患的传染 - 变态反应性疾病，以发热、乏力、多汗、关节痛和肝、脾、淋巴结肿大为主要表现。心内膜炎、严重的神经系统并发症是其致死的主要原因。

一、病原学

布鲁氏菌为革兰氏染色阴性短小球杆菌，无芽孢，无鞭毛；属胞内寄生菌；专性需氧，营养要求高，生长缓慢。布鲁氏菌属有 6 个种，其中羊种（马耳他种，*B. melitensis*）、牛种（流产布鲁氏菌，*B. abortus*）、猪种（*B. suis*）和犬种（*B. canis*）对人致病，在我国流行的有羊、牛和猪种，羊种的毒力最强，感染后症状较重，牛种分布范围最广，但致病力较弱。布鲁氏菌主要致病物质是内毒素、荚膜与侵袭酶。菌体抵抗力较强，在土壤、皮毛、病畜脏器和分泌物、肉、乳制品中可生存数周至数月，湿热 60 ℃ 20 分钟、日光直射 20 分钟、3% 漂白粉液数分钟可将其杀灭。

微整合

基础回顾

胞内寄生菌

胞内寄生菌是指侵入宿主细胞并能在宿主细胞中繁殖的细菌。结核分枝杆菌、单核细胞增多性李斯特菌、布鲁氏菌、沙门菌、军团菌、衣原体、立克次体等能引起人类疾病，且此类疾病多为人兽共患病。胞内寄生菌可存活于网状内皮系统专职吞噬细胞内，从而摆脱宿主的正常防御作用。

二、流行病学

布鲁氏菌病呈全球性分布，在我国31个省、市、区都有不同程度的流行，2021年报告69767例，发病率4.95/10万，农牧区多于城镇。布鲁氏菌病一年四季均有发病，北方农牧区发病高峰在4—5月。

1. 传染源 主要是疫畜，我国以羊、牛、猪为主，犬、鹿等也可成为传染源。人与人之间水平传播较罕见。

2. 传播途径 皮肤、黏膜直接接触病畜或其阴道分泌物、娩出物、排泄物及病畜污染的环境和物品而感染；或食用被病菌污染的食物、水、乳制品、生乳及未熟的肉、内脏受染；或吸入含菌的气溶胶经呼吸道感染。

3. 人群易感性 人群普遍易感，青壮年男性多见。病后有一定免疫力，可重复感染。有明显的职业性，与病畜、染菌畜产品接触多者发病率高。

三、发病机制与病理学表现

（一）发病机制

布鲁氏菌病发病机制较为复杂，细菌、毒素及变态反应均不同程度地参与疾病发生、发展过程。

布鲁氏菌经皮肤、黏膜进入人体后，大量繁殖并入血，被巨噬细胞和单核细胞吞噬，通过抑制吞噬溶酶体融合、阻止胞内酶释放，抑制TNF-α产生等途径存活并繁殖，被巨噬细胞和单核细胞吞噬的细菌可进入肝、脾、骨髓、淋巴结等脏器，分泌蛋白诱导颗粒酶释放，反复形成菌血症和内毒素血症，致波状热、肝大、脾大，进一步导致脏器及其他组织损伤。在慢性期，布鲁氏菌主要局限于各器官组织而引起局部病变，可导致难治性并发症。布鲁氏菌为胞内菌，抗菌药物难以进入，与布鲁氏菌病易复发且不易根治有关。细菌和内毒素在急性期发病中起主要作用，慢性期以迟发型变态反应为主。

（二）病理学表现

布鲁氏菌病病理变化广泛，可累及全身所有组织器官，以单核巨噬细胞系统增生为主。急性期单核巨噬细胞系统弥漫性增生，表现为肝、脾、淋巴结增大。慢性期形成由上皮样细胞、巨噬细胞、淋巴细胞等组成的肉芽肿，在肝、脾、淋巴结、骨髓中明显，肝、脾、脑、肾等的小血管和毛细血管如被波及，可出现血管内膜炎、血栓性脉管炎、脏器的浆液性炎性反应和坏死等，各受累器官系统的变态反应导致相应症状。

四、临床表现

布鲁氏菌病潜伏期一般为 1 ~ 4 周，平均为 2 周，也可长至数月至 1 年以上。临床表现多样，因感染的病原体、累及器官系统和所处病程阶段不同而异。羊种引起的常较重，猪种次之，牛种较轻，有时可无症状。临床上布鲁氏菌病可分为急性感染和慢性感染，病程 6 个月以内为急性感染，超过 6 个月为慢性感染。

（一）急性感染

急性感染者多起病缓慢，表现为发热、多汗、乏力、食欲缺乏、肌肉和关节疼痛等。发热多发生在午后或夜间，常伴有寒战、头痛等；弛张热和不规则热较多见；波状热最具特征性，占 5% ~ 20%。多汗是本病的突出症状，退热时大汗淋漓，可湿透衣被。多数患者有全身肌肉痛及多发性关节痛，多见于骶髂、髋、膝、腰、肩、肘等大关节，呈游走性刺痛，其中以骶髂关节炎最常见，可有脊柱炎、骨关节病变等。患者多有肝、脾大，淋巴结肿大主要见于颈部及腋下。腰骶神经痛和坐骨神经痛多见。累及生殖泌尿系统者占 2% ~ 20%，如出现睾丸炎、附睾炎、卵巢炎、肾小球肾炎、肾脓肿等。部分患者有消化道症状，还有患者可有肺、胸膜、眼受累表现，少数患者可有皮疹。

（二）慢性感染

慢性感染多由急性期发展而来，也可直接表现为慢性期症状。临床表现多样，易误诊，大体可分为两类：一类是全身性非特异性症状，类似神经官能症和慢性疲劳综合征；另一类是器质性损害，骨关节系统最常见，如大关节损害、肌腱挛缩等。感染可局限于所有器官，最常局限在骨、关节、中枢神经系统，表现为骶髂关节炎等骨关节病变、脊柱炎（腰椎多见）、脑膜炎、脑炎等。累及心血管系统时以心内膜炎多见，主要侵犯主动脉瓣，严重者可引起心功能不全。肝脓肿、脾脓肿、肺炎、胸膜炎、肾小球肾炎等均有报道。病情活动可导致临床表现的反复发作或加重。复发常发生于初次抗菌治疗结束后 3 ~ 6 个月，与细菌为胞内寄生菌、不规范治疗、细菌的耐药性等有关。

五、并发症

（一）血液系统

血液系统并发症包括贫血、白细胞和血小板减少、血小板减少性紫癜、再生障碍性贫血、噬血细胞综合征。

（二）神经系统

3% ~ 5% 患者可出现脑膜炎、脑膜脑炎、脊髓炎、多发性神经根神经病等。部分患者可有精神症状。

（三）心血管系统

心血管系统并发症主要为心内膜炎，病死率较高，偶可见心肌炎、心包炎、主动脉炎等。

（四）眼睛

眼睛并发症有葡萄膜炎、视神经炎、视网膜炎、视盘水肿及角膜损害，多见于慢性期患者。

（五）其他

妊娠患者如不进行抗菌治疗，可发生流产、早产、死产。

六、实验室及辅助检查

（一）一般检查

白细胞计数多正常或偏低，淋巴细胞相对增多，可见异形淋巴细胞。少数患者有红细胞、血小板或全血细胞减少。急性期红细胞沉降率可增快，慢性期多正常。C 反应蛋白、降钙素原可升高。累及肝、心脏时可有肝功能异常、心肌酶升高。合并脑膜炎时，脑脊液压力增高，白细胞计数升高，以淋巴细胞为主，蛋白质升高。

（二）病原学检查

1. 细菌培养 可从患者血液、骨髓、其他体液及排泄物等中培养出布鲁氏菌，急性期血液、骨髓、关节液阳性率较高，尤以起病 2 周内阳性率最高，骨髓培养的阳性率高于血培养。

2. 分子生物学检测 应用 PCR 技术检测组织标本中布鲁氏菌特异性基因序列，敏感性和特异性较高，在局灶感染或中枢神经系统感染中发挥特殊作用。

3. 血清学检查 是临床常用的诊断方法，包括虎红平板凝集试验（rose bengal plate agglutination test，RBT）、试管凝集试验（serum agglutination test，SAT）、补体结合试验（complement fixation test，CFT）、库姆斯试验等。RBT 多用于初筛，阳性结果需由其他血清学试验确认。SAT 滴度为 1∶100++ 及以上，或病程 1 年以上且滴度为 1∶50++ 及以上，或半年内有布鲁氏菌疫苗接种史且滴度为 1∶100++ 及以上；CFT 滴度为 1∶10++ 及以上、库姆斯试验滴度为 1∶400++ 及以上均有诊断意义。

（三）其他

X 线、CT、MRI 检查有助于发现骨关节、头颅、脊柱病变。心脏、血管超声和心电图有助于诊断心血管系统并发症。淋巴结活检也有助于诊断。

七、诊断及鉴别诊断

（一）诊断

结合流行病学资料、临床表现和辅助检查可做出诊断。局灶性感染和慢性感染者诊断较困难，需依靠细菌培养或 PCR 检测布鲁氏菌特异性核酸等病原学检查。

（二）鉴别诊断

布鲁氏菌病需与脓毒症、结核病、伤寒、副伤寒、传染性单核细胞增多症、疟疾、黑热病等感染性疾病及风湿热、淋巴瘤、系统性红斑狼疮、成人斯蒂尔（Still）病等非感染性疾病鉴别。

八、治疗

（一）一般治疗

患者应注意休息，补充营养，维持水及电解质平衡。高热者以物理降温为主，持续不退者可用退热剂。中毒症状明显、合并睾丸炎者，在病原治疗的同时适当应用糖皮质激素。合并脑膜炎者给予脱水降颅压治疗。

（二）病原治疗

治疗原则为早期、联合、足量、足疗程用药，必要时延长疗程，以防止复发和慢性化，减少并发症的发生。治疗过程中需监测血常规、肝功能、肾功能等。

成人患者首选多西环素（100 mg，每天 2 次，口服，疗程 6 周）联合利福平（600～900 mg，每天 1 次，口服，疗程 6 周）或链霉素（1 g，每天 1 次，肌内注射，疗程 2～3 周）或庆大霉素（5 mg/kg，每天 1 次，肌内注射，疗程 1 周）。不能耐受者可酌情选用多西环素联合复方磺胺甲噁唑或妥布霉素，或利福平联合氟喹诺酮类。8 岁以下儿童及孕妇可给予利福平联合复方磺胺甲噁唑治疗，孕 12 周内或孕 36 周以后可选用利福平联合第三代头孢菌素类药物治疗。有合并症者可采用三联或四联治疗，必要时外科手术。慢性期患者可治疗 2～3 个疗程。

九、预防

对流行区家畜普遍进行菌苗接种，对疫区的传染源进行检疫，治疗或捕杀病畜，加强畜类产品的消毒和卫生监督，做好高危职业人群和农牧民的健康教育和个人防护。

（马　臻）

第十二节　军团菌病

军团菌病（legionellosis）是军团菌属细菌尤其是嗜肺军团菌（*Legionella pneumophila*）所引起的急性呼吸道传染病，因 1976 年美国费城召开退伍军人大会期间出现暴发流行而得名，根据临床特点不同，常见的军团菌病分为以流感综合征为主要表现的庞蒂亚克热（pontiac fever）和以非典型肺炎为突出表现的军团病（legionnaires' disease）。

一、病原学

军团菌属细菌革兰氏染色阴性，因细胞壁较薄且含有大量支链脂肪酸，染色时不易着色，常用吉姆萨（Giemsa）染色和 Dieterle 镀银染色，分别染成红色和黑褐色；有菌毛、微荚膜，有鞭毛，无芽孢；需氧，不能在普通培养基中生长，在缓冲炭酵母提取物琼脂（buffered charcoal yeast extract agar，BCYE）培养基中生长良好。

军团菌属目前已鉴定出 60 余个种，70 多个血清型，与人类疾病相关的主要为嗜肺军团菌，其中 1 型占 50% ~ 80%。军团菌广泛存在于天然和人工水环境系统及潮湿土壤中，为兼性胞内寄生菌，多寄生在原生动物体内，对常用消毒剂、紫外线敏感。

二、流行病学

1．传染源　水生原虫如阿米巴、鞭毛虫、纤毛虫是主要传染源。

2．传播途径　通过水雾和气溶胶吸入为主要传播途径。人工水系统如冷热供水系统、中央空调冷却塔及室内外喷泉等因温度适宜，水中有较多沉积物及阿米巴等有利于细菌繁殖，易导致感染甚至暴发流行。尚无人 - 人传播的充分证据。

3．人群易感性　人群普遍易感，感染后无持久免疫。高危人群为老人、幼儿、免疫缺陷者、有肿瘤等基础疾病者。

4．流行特征　全球分布，可散发或点状暴发，夏秋季多发，50 岁以上者多见，男性多于女性。

三、发病机制与病理学表现

（一）发病机制

军团菌进入细支气管和肺泡，被巨噬细胞吞噬并繁殖，导致细胞破裂，释放细胞因子和致炎物质，产生局部炎症。军团菌有多重机制阻止吞噬体与溶酶体融合、抑制巨噬细胞活化并促进其溶解。

（二）病理学表现

肺为主要病变部位，病理变化主要为多中心急性纤维蛋白渗出性或伴化脓性肺泡炎。肺泡腔内见大量纤维蛋白和炎性细胞，肺泡间质有炎性细胞浸润，肺实质坏死少见。军团菌也可逆行经支气管、淋巴管及血行播散至全身引起多器官系统损害，以胃肠道、肾和神经系统多见。

四、临床表现

（一）庞蒂亚克热

庞蒂亚克热的潜伏期短，仅 1 ~ 3 天。起病急，畏寒、发热，体温很少超过 39.5 ℃，伴头痛、疲倦和肌痛；呼吸道症状不突出，个别患者有腹泻、清水便等。其病程自限，很少超过 1 周。

（二）军团病

军团病常称为军团菌肺炎（legionella pneumonia），潜伏期为 2 ~ 14 天，平均为 7 天。前驱症状为乏力、头痛，1 ~ 2 天后畏寒、发热，体温可急剧上升达 39.5℃，多为稽留热。多数患者有呼吸道症状，主要表现为干咳，半数患者有咳痰，痰液为非脓性黏痰，少数痰带血丝，个别有咯血。半数患者有呼吸困难，胸痛少见。

军团病肺外表现及多系统损害较其他肺炎突出，胃肠道症状较常见，表现为恶心、呕吐及清水便。半数患者有神经系统症状，表现为认知或意识障碍、幻觉、肌张力增高等，可有暂时性软瘫，但无神经系统定位体征。患者可有相对缓脉。

发热多在 8 ~ 10 天缓解，呼吸道及其他症状随之好转。

五、并发症

军团病患者可出现肺脓肿、呼吸衰竭、休克和急性呼吸窘迫综合征。个别患者可发生肝炎、心包炎、间质性肾炎等。

六、实验室及辅助检查

（一）一般检查

军团病患者半数以上白细胞升高，中性粒细胞为主，可有核左移；可见 ALT 升高，镜下血尿、蛋白尿及管型；半数有低钠血症。

（二）病原检查

1. 细菌培养   用于确定诊断。因细菌生长缓慢，阳性结果通常在 3 ~ 5 天出现，对早期诊断帮助较小。

2. 抗原检测   采用 ELISA 法检测尿中嗜肺军团菌 1 型抗原，操作简便，灵敏度和特异度较高。多数患者发病 1 ~ 3 天即可检出，为早期诊断提供依据。

3. 基因检测

（1）PCR：检测呼吸道标本中军团菌 DNA，灵敏度好，特异度高，能快速出结果。

（2）环介导等温扩增（LAMP）试验：技术成本较低，简便，利于现场快速检测。

（三）抗体检测

通过血清特异性 IgM 和 IgG 抗体血清学转换的变化，或比较急性期及恢复期双份血清抗体效价增高 4 倍以上并 ≥ 1∶128 进行辅助诊断，通常作为辅助性、回顾性诊断手段。

（四）影像学检查

军团病影像学检查结果与一般细菌性肺炎表现相似，初期为斑片状、结节状或节段性阴影，以中、下肺为主，随病情进展可出现实变。影像学改变迟于临床症状改善后数天。

七、诊断与鉴别诊断

1. 诊断依据   结合流行病学资料、临床表现和实验室检查，确诊需获得病原学证据。

2. 鉴别诊断　应排除其他细菌性和病毒性肺炎、沙门菌肠炎、病毒性脑炎等。

八、预后

军团病患者平均病死率为 10% ~ 15%，病情危重、未得到及时治疗的免疫低下患者，平均病死率可达到 30%。患者年龄越大，病死率越高。

九、治疗

（一）庞蒂亚克热

庞蒂亚克热患者病情轻，病程自限，只需对症和支持治疗，无需病因治疗。

（二）军团病

早期病原治疗是降低病死率的关键。有效抗菌药物包括大环内酯类、氟喹诺酮类、利福平和四环素类。新型大环内酯类药物阿奇霉素目前被列为首选药物，或选用红霉素、多西环素等。推荐静脉应用，疗程 10 ~ 14 天，病情稳定后可改为口服。对于重症患者可延长疗程或联合用药。

十、预防

对冷热供水系统、中央空调冷却塔和室内外喷泉定期清洗、消毒，去除有机物和沉积物，医院内建立对军团菌感染的监测，是军团菌病的关键预防措施。尚无可用疫苗，抗菌药物预防无效。

（吕　飒）

第十三节　脓　毒　症

案例 5-5

患者，女，63 岁，发热 3 天，意识模糊 1 天。患者 3 天前无明显诱因出现发热，T 39 ~ 39.5 ℃，伴有寒战，自行口服阿莫西林胶囊及布洛芬等药物治疗，未见明显好转，1 天前被家人发现晕倒在家中，"120"送至当地医院。查体：T 39.5 ℃，BP 70/50 mmHg。患者经补液、抗感染治疗后转入我院。患者既往高血压病史 10 年。

【入院查体】　T 39 ℃，BP 100/60 mmHg，P 130 次 / 分，R 30 次 / 分。神志清，精神差，心肺查体无异常。腹软，右上腹有压痛，肝肋下可触及。颈部柔软，无抵抗，双侧病理征阴性。

【实验室检查】　外周血白细胞 19.56×10^9/L，中性粒细胞计数 17.19×10^9/L，降钙

素原 2.78 ng/ml，ALT 1240 U/L，AST 850 U/L，随机血糖 17 mmol/L，血乳酸 4.7 mmol/L。

问题与思考：

1. 该患者最可能的诊断及诊断依据是什么？为明确诊断下一步应做哪些检查？
2. 该患者应如何进行治疗？

脓毒症（sepsis）是机体对于感染的失控反应所导致的可以威胁生命的器官功能障碍。脓毒症的定义自 1991 年提出后不断更新演变，目前最新的诊断标准为 2016 年欧美危重病医学会发布的《第三版脓毒症与感染性休克定义的国际共识》（简称脓毒症 3.0），新版国际共识废除了严重脓毒症概念，并不再沿用全身炎症反应综合征（systemic inflammatory response syndrome，SIRS），而纳入了脓毒症相关性器官功能衰竭评价（SOFA）系统。脓毒症和感染性休克是主要的卫生保健问题，每年影响世界各地数百万人，其中三分之一到六分之一的人死于脓毒症。2001 年欧洲重症学会、美国重症学会和国际脓毒症论坛发起"拯救脓毒症运动"（surviving sepsis campaign，SSC），2002 年欧美国家多个组织共同发起并签署"巴塞罗那宣言"，基于对脓毒症研究的循证医学证据，制订并不断更新脓毒症治疗指南（即 SSC 指南），以改进脓毒症的治疗措施，降低其死亡率。欧洲重症监护医学会（ESICM）和美国重症医学会（SCCM）于 2021 年 10 月发布了最新的拯救脓毒症运动（SSC）指南，对脓毒症相关的诊疗规范做了更新，以期帮助医疗人员更好管理和救治脓毒症及感染性休克患者。

一、病原学

（一）革兰氏阳性球菌

革兰氏阳性球菌脓毒症主要病原菌包括葡萄球菌、肠球菌和链球菌等，以金黄色葡萄球菌最常见，且多为耐甲氧西林金黄色葡萄球菌（methicillin resistant *Staphylococcus aureus*，MRSA），其次为凝固酶阴性葡萄球菌和肠球菌。近年来，耐青霉素肺炎链球菌（penicillin resistant *Streptococcus pneumoniae*，PRSP）、耐万古霉素肠球菌（vancomycin resistant *Enterococcus*，VRE）和耐万古霉素金黄色葡萄球菌（vancomycin resistant *Staphylococcus aureus*，VRSA）所致脓毒症的报道逐渐增多。

（二）革兰氏阴性杆菌

革兰氏阴性杆菌脓毒症近年来逐渐增多，常见病原菌为大肠埃希菌、肺炎克雷伯菌、铜绿假单胞菌、变形杆菌、阴沟肠杆菌、鲍曼不动杆菌、嗜麦芽窄食单胞菌等。

（三）厌氧菌

厌氧菌脓毒症的病原菌以脆弱拟杆菌和消化链球菌最为常见，其次为产气荚膜梭菌等。

（四）真菌

真菌感染导致脓毒症多发生于免疫功能低下、长期使用广谱抗生素或糖皮质激素、器官移植等患者。常见病原菌以白假丝酵母菌多见，其次是曲霉菌和毛霉菌等。

（五）病毒

病毒感染很少是脓毒症的主要原因，流行病学调查结果提示其占比不到 4%。热带和亚热带地区暴发了人兽共患病病毒包括登革热、埃博拉、拉沙、马尔堡、辛诺布雷和基孔肯雅病毒引起的疫情，其中许多可表现为脓毒症的临床症状，特别是在早期阶段。不幸的是，对大多数这些病毒缺乏有效的治疗方法。免疫功能低下的患者特别容易受到病毒感染，包括中性粒细胞减少症、人类免疫缺陷病毒（HIV）感染、血液系统恶性肿瘤和造血干细胞移植或实体器官移植的患者，在这些患者中，单纯疱疹病毒、EB 病毒、巨细胞病毒及腺病毒等呼吸道病毒可导致严重疾病。

二、发病机制与病理学表现

（一）发病机制

病原菌从不同途径进入血液循环后是否引起脓毒症取决于人体的免疫功能及细菌的种类、数量和毒力。

1. 人体的免疫功能

（1）局部屏障作用：当皮肤和黏膜损伤（如疖、痈、蜂窝织炎），特别是挤压皮肤疖肿时，局部屏障作用被破坏，病原菌便容易进入体内导致脓毒症；严重烧伤造成的皮肤大面积创面，加之血浆渗出均有利于细菌繁殖与入侵，增加了发生脓毒症的危险性；肠黏膜可产生分泌型 IgA，抵御肠道内的致病菌及毒素入侵肠黏膜，肠道感染可破坏肠道局部的免疫屏障作用；胆道和泌尿道的黏膜炎症和梗阻也利于细菌侵入血液循环。

（2）全身免疫反应：包括细胞免疫和体液免疫功能。免疫功能低下的慢性疾病患者，如肝硬化、糖尿病、慢性肾病、慢性阻塞性肺疾病、血液病、恶性肿瘤、器官移植、长期使用免疫抑制抑制药及接受放疗、化疗和各种插管的患者，均因局部和全身免疫功能的降低而易发生细菌感染，进一步发展为脓毒症。

2. 细菌的种类、数量和毒力　金黄色葡萄球菌可产生多种外毒素，如血浆凝固酶、α- 溶血素、杀白细胞素、肠毒素等，导致严重的毒血症症状。革兰氏阴性菌产生内毒素，可导致微循环障碍、感染性休克、弥散性血管内凝血和多脏器衰竭。

（二）病理学表现

病原菌毒素可致组织细胞混浊肿胀、变性、坏死和炎症细胞浸润。毛细血管损伤造成皮肤和黏膜瘀点、瘀斑和皮疹。细菌随血流播散至全身引起迁徙性脓肿，多见于肺、肝、肾、脾、骨及皮下组织。网状内皮系统增生，肝、脾大。

三、临床表现

（一）脓毒症的共同表现

1. 毒血症症状　常有寒战、高热，体温可达 39 ~ 40 ℃，热型多为弛张热和间歇热，少数为稽留热或不规则热，伴有全身不适、头痛、肌肉关节痛、软弱无力，或低体温（< 36 ℃），心率增快（> 90 次 / 分），呼吸增快（> 30 次 / 分），意识改变；可有恶心、呕吐、腹胀、腹泻等症状、肠麻痹、肠鸣音消失等体征。严重脓毒症患者可出现感染性休克、中毒性脑病、中毒性心肌炎、中毒性肝炎、肾衰竭、弥散性血管内凝血和多脏器衰竭。毛细血管再充盈时间延长（＞2秒），四肢厥冷或皮肤出现花斑。

2. 皮疹 部分患者可出现各种皮疹，以瘀点最常见，多分布在躯干、四肢、口腔黏膜和眼结膜等处；也可为荨麻疹、猩红热样皮疹、脓疱疹等。脑膜炎球菌脓毒症可见瘀点、瘀斑，铜绿假单胞菌脓毒症可出现坏死性皮疹。

3. 关节症状 多见于革兰氏阳性球菌和产碱杆菌败血症，表现为膝关节等大关节红肿、疼痛、活动受限，少数伴有关节腔积液或积脓。

4. 肝、脾大 常为轻度增大，质软，伴有压痛。

5. 原发病灶 常见感染病灶为毛囊炎、痈、蜂窝织炎、肺炎、胆囊炎、胆管炎、肾盂肾炎、肠道感染及开放性创伤感染等。

6. 迁徙病灶 多见于病程较长的脓毒症。从病程第2周起，不断出现转移性脓肿，常见有皮下脓肿、肺脓肿、肝脓肿、关节炎、骨髓炎和心包炎等。

（二）常见脓毒症的临床特点

1. 革兰氏阳性球菌脓毒症 以金黄色葡萄球菌脓毒症为代表，常伴有疖、痈和伤口感染，起病急、寒战、高热，可见猩红热样皮疹、荨麻疹、脓疱疹和瘀点。部分患者出现关节炎和迁徙性病灶如皮下和肌肉脓肿、肺脓肿、肝脓肿、化脓性关节炎、骨髓炎等。

2. 革兰氏阴性杆菌脓毒症 常由泌尿道感染、肠道感染、胆道感染和腹膜炎等引起。临床表现为寒战、高热，易发生感染性休克并可发生黄疸。铜绿假单胞菌脓毒症可出现坏死性皮疹，肺炎克雷伯菌脓毒症可出现迁徙性脓肿。严重者可发生弥散性血管内凝血和多脏器衰竭。

3. 厌氧菌脓毒症 多由胃肠道和女性生殖道入侵体内，其次为褥疮溃疡和坏疽。临床表现为寒战、高热、黄疸、溶血、脓毒性血栓性静脉炎和迁徙性病灶。病灶分泌物有恶臭，并产生假膜和气体。

4. 真菌脓毒症 多见于年老、体弱并伴有严重基础疾病的患者。长期使用抗生素、糖皮质激素、免疫抑制药及留置导管等是发病的重要诱因。临床表现与革兰氏阴性杆菌脓毒症相似，病情重，可有寒战、发热、出汗、肝大、脾大等，偶可仅有低热，甚至不发热，毒血症被合并细菌感染所掩盖而不能被发现和诊断。

四、实验室检查

（一）一般检查

外周血白细胞增多，达 $(10 \sim 30) \times 10^9/L$，中性粒细胞明显增多，可有明显核左移现象，白细胞内有中毒颗粒。免疫反应差的患者或少数革兰氏阴性杆菌脓毒症患者白细胞减少（$< 4 \times 10^9/L$），但中性粒细胞数升高，或白细胞正常但不成熟细胞 ＞ 10%。血浆 C 反应蛋白 ＞正常值 2 个标准差，血浆降钙素原 ＞正常值 2 个标准差。并发弥散性血管内凝血时凝血功能异常，国际标准化比值（INR）≥ 1.5 或活化部分凝血活酶时间（APTT）＞ 60 秒，血小板 ＜ $100 \times 10^9/L$，病程长者可有贫血，尿中可见蛋白或少量管型。

（二）病原学检查

血培养阳性是确诊的依据。血培养应在寒战、高热时及抗感染药使用前取血，每次采血量为 5～10 ml，多次送检，需氧培养与厌氧培养同时送检等，以提高培养阳性率。骨髓中细菌受抗菌药物影响小，因此培养阳性率高于血培养。脓液、伤口分泌物、胸腔积液、腹水、脑脊液等也可细菌培养。

（三）其他检查

血清降钙素原是判断全身严重感染和脓毒症的早期敏感指标。鲎试验可测定血清标本中革兰氏阴性菌的内毒素，对诊断革兰氏阴性杆菌脓毒症有一定意义。血清乳酸水平是反应组织缺氧较为敏感的指标，乳酸水平 > 2 mmol/l 可以考虑感染性休克。血清半乳甘露聚糖试验（GM 试验）和 1，3-β-D- 葡聚糖试验（G 试验）阳性有助于真菌脓毒症的诊断。骨髓炎、化脓性关节炎等可通过 X 线等检查发现。其他检查还包括氧合指数（PaO$_2$/FiO$_2$）< 300 mmHg、尿量 < 0.5 ml/（kg·h）（急性少尿）、肌酐 > 44.2 μmol/L、总胆红素 > 70 μmol/L（高胆红素血症）。

五、诊断及鉴别诊断

（一）诊断

目前临床上诊断成人脓毒症强调的是感染合并器官功能障碍，因此纳入了脓毒症相关性器官功能衰竭评价（SOFA）系统（表 5-2）。

表 5-2　SOFA 评分表

项目	评分				
	0	1	2	3	4
PaO$_2$/FiO$_2$ [mmHg（kPa）]	≥ 400 (53.3)	< 400 (53.3)	< 300 (40.0)	< 200 (26.7) 且需呼吸支持	< 100 (13.3) 需需呼吸支持
血小板计数 （×10^3/μl）	≥ 150	< 150	< 100	< 50	< 20
血清胆红素浓度 [mg/dl（μmol）]	< 1.2 (20)	1.2～1.9 (20～32)	2.0～5.9 (33～101)	6.0～11.9 (102～204)	> 12.0 (204)
心血管功能	MAP ≥ 70 mmHg	MAP ≤ 70 mmHg	多巴胺 < 5.0 或多巴酚丁胺（任意剂量）[a]	多巴胺 5.0～15.0 或肾上腺素 ≤ 0.1 或去甲肾上腺素 ≤ 0.1[a]	多巴胺 > 15.0 或肾上腺素 > 0.1 或去甲肾上腺素 > 0.1[a]
Glasgow 昏迷评分 [b]	15	13～14	10～12	6～9	< 6
血清肌酐浓度 [mg/dl（μmol）]	< 1.2 (110)	1.2～1.9 (110～170)	2.0～3.4 (171～299)	3.5～4.9 (300～440)	> 5.0 (440)
质量 ml/d					

a：血管活性药物剂量单位为 μg/（kg·min），使用时间 ≥ 1 小时；b：Glasgow 昏迷评分范围为 3～15

最新的脓毒症诊断标准：当存在感染 +SOFA 评分 > 2 分，即可诊断脓毒症。

成人感染性休克的诊断标准：脓毒症患者经充分容量复苏后仍存在持续性低血压，需缩血管活性药物维持平均动脉压（MAP）≥ 65 mmHg 且血清乳酸水平 > 2 mmol/L。

微整合

基础回顾

氧合指数和平均动脉压

氧合指数：PaO_2/FiO_2，其中 PaO_2 为动脉血氧分压，FiO_2 为吸入氧浓度百分比。正常值为 400～500 mmHg，氧合指数小于 300 mmHg 则提示肺呼吸功能障碍。

平均动脉压（mean arterial pressure，MAP）：一个心动周期中动脉血压的平均值称为平均动脉压。正常成年人平均动脉压正常值为 70～105 mmHg。计算公式如下：平均动脉压 =（收缩压 +2× 舒张压）/3；也可表示如下：平均动脉压 = 舒张压 +1/3 脉压。

（二）鉴别诊断

临床上脓毒症需与流脑、伤寒、疟疾、成人斯蒂尔病、恶性组织细胞增多症、粟粒型肺结核等鉴别。

六、治疗

（一）病原治疗

尽早明确并紧急控制感染源，实施去除感染源、给予抗菌药物等干预措施。当血管内植入设备是可能的感染源时，在建立其他血管通路的前提下，尽早迅速拔除可疑感染源设备。皮下或软组织脓肿形成时应切开引流，胸腔、腹腔或心包腔等脓液应酌情穿刺抽脓或引流。胆道或泌尿道梗阻者应及时手术治疗。如为导管相关脓毒症，应及早去除或更换导管。对疑似感染性休克或脓毒症的成人患者，在明确诊断的 1 小时内立即开展抗感染治疗，对未发生休克的疑似脓毒症成人患者，需要在 3 小时内快速筛查感染因素和非感染因素，如果怀疑持续感染存在，应在首次识别脓毒症后的 3 小时内使用抗菌药物。给药途径应选择静脉给药。疗程一般在 3 周以上或热退后 5～7 天，如有迁徙病灶，疗程应适当延长。

1. 革兰氏阳性球菌脓毒症　社区获得性革兰氏阳性球菌脓毒症多为不产青霉素酶的金黄色葡萄球菌或 A 组溶血性链球菌所致，可选用青霉素或苯唑西林等半合成青霉素，或选用头孢噻吩、头孢唑林等第一代头孢菌素。B 组溶血性链球菌脓毒症可选用第一代头孢菌素，或与氨基糖苷类抗生素联合。医院感染葡萄球菌脓毒症多为 MRSA 所致，可选用万古霉素或去甲基万古霉素、替考拉宁、利奈唑胺等。肠球菌脓毒症可用利奈唑胺、氨苄西林联合氨基糖苷类抗生素，或万古霉素联合氨基糖苷类抗生素。

2. 革兰氏阴性杆菌脓毒症　以第三代头孢菌素为主，或与氨基糖苷类抗生素或亚胺培南联合治疗。大肠埃希菌、克雷伯菌、肠杆菌属可选用头孢噻肟、头孢曲松或头孢吡肟。铜绿假单胞菌脓毒症可选用头孢哌酮、头孢他啶、亚胺培南或环丙沙星。不动杆菌脓毒症可选用头孢哌酮 / 舒巴坦、氨苄西林 / 舒巴坦或亚胺培南，可联合应用氨基糖苷类抗生素或氟喹诺酮类抗菌药物。对多重耐药（MDR）高风险的成人脓毒症或感染性休克患者，推荐在经验性治疗中联合使用两种不同类型的抗菌药对革兰氏阴性菌进行覆盖，对成人脓毒症或感染性休克患者，一旦明确病原体和药物敏感试验结果，不再联合使用两种抗革兰氏阴性菌药物进行经验性治疗。

3．厌氧菌脓毒症　可选用甲硝唑、替硝唑或奥硝唑，头孢西丁、头孢替坦及亚胺培南对脆弱拟杆菌敏感，常可用来治疗需氧菌与兼性厌氧菌的混合感染。

4．真菌脓毒症　对真菌感染高风险的成人脓毒症或感染性休克患者，可经验性抗真菌治疗，可选用氟康唑、伊曲康唑、两性霉素 B、氟胞嘧啶、伏立康唑及卡泊芬净等。对于风险低者不建议经验性抗真菌治疗。

5．抗病毒治疗　暂无特别的推荐。

（二）感染性休克的治疗

1．液体复苏治疗　对于脓毒症及感染性休克患者，实施的是 1 小时集束化治疗，即 1 小时内要做到：①测量乳酸，若初始乳酸水平 > 2 mmol/L 需监测乳酸变化；②使用抗菌药之前留取血培养；③使用广谱抗菌药；④如果乳酸 ≥ 4 mmol/L 或存在低血压，输注晶体溶液 30 ml/kg；⑤如果有效液体复苏之后，患者有持续低血压、乳酸 ≥ 4 mmol/L，使用血管活性药物维持平均动脉压 ≥ 65 mmHg。在高乳酸水平情况下，采取以血乳酸为导向的液体复苏，以 8 小时乳酸水平正常化或每 2 小时降低 20% 为目标。在早期液体复苏及随后的容量置换中，推荐首选晶体溶液，建议使用平衡盐溶液而不是生理盐水进行液体复苏，当需要大量的晶体溶液时，额外使用白蛋白。不建议使用羟乙基淀粉或明胶进行血容量的扩充。

2．血管活性药物的使用　推荐去甲肾上腺素作为首选的血管活性药物；不推荐使用低剂量多巴胺用于肾保护。在经过充分的液体复苏及使用血管活性药物之后，仍然存在持续的低灌注时，建议联合使用血管加压素，而不是增加去甲肾上腺素剂量［在临床实践中，去甲肾上腺素使用剂量为 0.25 ~ 0.5 μg/（kg·min）时，通常可以考虑使用血管加压素］；感染性休克合并心功能不全，在容量和动脉血压足够时，推荐加用多巴酚丁胺或单独使用肾上腺素，而不推荐使用钙增敏剂左西孟旦。

3．糖皮质激素　如果充分的液体复苏及血管活性药物治疗后，患者能够恢复血流动力学稳定，则不建议使用静脉氢化可的松。如果无法达到血流动力学稳定，则建议静脉使用氢化可的松，剂量为每天 200 mg。

4．肾替代治疗　对于脓毒症患者出现急性肾损伤时，建议使用连续性或者间断性肾替代治疗。

5．其他　包括使用血液制品、镇静、镇痛、抗凝、预防应激性溃疡、血糖管理（目标血糖值为 8 ~ 10 mmol/L）、营养支持及机械通气等。

七、预防

避免创伤和伤口感染，如有感染及时消毒处理，避免挤压和针挑皮肤疖疮和脓肿。合理使用抗感染药、糖皮质激素和免疫抑制药。进行手术、器械检查、静脉穿刺、留置导管等操作时，应严格消毒，注意无菌操作。注意对免疫功能低下患者的护理和消毒隔离，预防继发感染。

（鲁晓擘）

第十四节　感染性休克

感染性休克（septic shock）又称脓毒症休克，是感染引起的脓毒症（sepsis）最严重的表现形式，是由病原微生物和（或）其毒素侵入机体，直接或间接激活宿主细胞和体液系统，产生细胞因子和炎症介质，作用于机体各组织、器官及系统，引起低血压及急性微循环灌注不足、组织细胞缺血缺氧、代谢紊乱和功能障碍，甚至多器官功能障碍综合征（multiple organ dysfunction syndrome，MODS）直至多器官功能衰竭（multiple organ failure，MOF）的危重感染中毒性综合征。临床表现为持续性低血压，在充分容量复苏后仍需血管收缩药以维持平均动脉压（mean artery pressure，MAP）≥ 65 mmHg，血清乳酸浓度 > 2 mmol/L。其病死率超过25%，早期识别并积极救治对提高患者存活率意义重大。

一、病因学

（一）病原体

各种感染均可引起感染性休克，病原体以细菌特别是革兰氏阴性菌最为常见，如大肠埃希菌、肺炎克雷伯菌、脑膜炎奈瑟菌等。革兰氏阳性菌如葡萄球菌、链球菌、肺炎链球菌等也不少见。真菌和某些病毒如汉坦病毒、埃博拉病毒等也可引起感染性休克。

（二）宿主因素

具有慢性疾病如艾滋病、糖尿病、肝硬化、恶性肿瘤的患者及长期应用免疫抑制药、留置导管等的患者，易并发各种感染而引发感染性休克。医院感染患者、老年人、婴幼儿、分娩妇女、大手术后体力恢复较差者更易发生感染性休克。

二、发病机制与病理学表现

微生物及其毒素激活机体的各种应答细胞（包括单核巨噬细胞、中性粒细胞等）及体液系统（如补体、激肽、凝血和纤溶等系统），产生各种内源性介质和细胞因子等在感染性休克发病中起重要作用。病原体的种类和毒素不同，其启动感染性休克的机制也存在差异，如革兰氏阴性菌主要通过内毒素，金黄色葡萄球菌可通过中毒性休克综合征毒素 -1（toxic shock syndrome toxin-1，TSST-1）及肠毒素，链球菌可通过致热外毒素等超抗原物质引起感染性休克，汉坦病毒可直接或通过免疫反应引起广泛性血管损伤及通透性增加而导致肾综合征出血热休克等。

（一）微循环障碍

在休克的发生、发展过程中，微血管历经痉挛、扩张和麻痹三个阶段，休克也历经三个时期。

1. 缺血性缺氧期（休克早期）　此期的特点：少灌少流，灌少于流，组织呈缺血缺氧状态。由于病原体及毒素的作用，机体中儿茶酚胺、肾素 - 血管紧张素 - 醛固酮系统、血栓素 A_2、血小板活化因子、白三烯等缩血管因子产生增加，共同作用于微血管，引起微血管强烈收缩痉挛、外周阻力增高、微循环灌注减少，导致缺血缺氧。

2. 淤血性缺氧期（休克中期）　此期的特点：灌而少流，灌大于流，组织呈淤血性缺氧状态。随着休克进展，无氧代谢产物（乳酸）产生增多，组胺和缓激肽等血管活性物质释放，微动脉和毛细血管前括约肌舒张，而微静脉持续收缩，加之白细胞附壁黏着，使微循环内血流淤滞，流体静压增高，毛细血管通透性增加，血浆外渗、血液浓缩、有效循环血量减少，回心血量进一步降低，血压明显下降，缺氧和酸中毒加剧，氧自由基生成增多，引起广泛的细胞损伤。

3. 微循环衰竭期（休克晚期）　严重酸中毒、大量一氧化氮等代谢产物释放等，使微血管麻痹性扩张，血液进一步浓缩、黏滞度增高，血管内皮损伤等导致凝血系统激活而发生弥散性血管内凝血（DIC），后者又可造成微血管血栓栓塞，出现不灌不流状态，组织几乎完全不能进行物质交换，加剧组织细胞缺血缺氧、大量坏死，致使心、脑、肺、肾等重要脏器功能障碍，甚至出现多脏器衰竭，休克很难纠正。

（二）休克发生的细胞及分子机制

革兰氏阴性菌内毒素、外毒素、蛋白酶，革兰氏阳性菌外毒素、肠毒素，病毒及其代谢产物等，均可激活全身炎症连锁反应，产生各种炎性介质，如 TNF-α 和 IL-1，两者又可进一步引起细胞因子 IL-6、IL-8、IL-12、IFN-α 及血栓素、白三烯、血小板活化因子等释放，放大炎症反应。

炎症反应一旦启动，抗炎反应亦被激活，两者之间的相互作用在机体抗感染中起着关键作用。炎症介质过度表达，可引起原发性细胞损伤，以及休克、多脏器衰竭；而抗炎介质过度表达，则可导致细胞炎症反应下降，继发感染的风险增加，最终导致细胞的破坏和感染性休克的发生。

（三）休克时的代谢改变

在休克的应激情况下，糖原和脂肪分解代谢亢进，初期血糖、脂肪酸和甘油三酯均升高，随着休克进展，糖原耗竭，血糖降低，胰岛素分泌减少，胰高糖素分泌增多。休克初期，细菌毒素对呼吸中枢的直接刺激及有效循环血量降低的反射性刺激引起呼吸加快、过度换气，导致呼吸性碱中毒；继而因脏器血液灌注不足、生物氧化过程发生障碍、三羧酸循环受抑制、ATP生成减少、乳酸生成增多，出现代谢性酸中毒，呼吸深大而快；休克晚期，常因中枢神经系统或肺功能受损而导致混合性酸中毒，出现呼吸节律或幅度的改变。

（四）重要脏器的病理学表现

1. 肺　感染性休克时急性肺损伤多见，严重者可出现急性呼吸窘迫综合征（ARDS），肺泡微萎陷，肺部 DIC、微血栓形成，肺组织淤血、出血，肺水肿，肺泡透明膜形成。

2. 心脏　感染性休克可造成心肌纤维变性、坏死、断裂、间质水肿，亚细胞结构发生明显改变。发生 DIC 时，心肌组织小血管内有微血栓形成。

3. 肾　在休克早期可表现为功能性而无器质性改变，当休克持续存在，肾小管因缺血、缺氧发生坏死，并发 DIC 时，肾小球广泛微血栓形成，肾实质坏死，出现器质性急性肾衰竭。

4. 脑　主要因缺血、缺氧导致星形细胞、血管内皮细胞肿胀，可出现脑水肿甚至脑疝。

5. 肝脾　肝大，可出现肝细胞变性、坏死等；脾大，髓质常高度增生。

6. 胃肠　胃肠黏膜极易受损，可出现肠缺血、应激性溃疡等。

三、临床表现

除引起感染性休克的原发感染疾病表现外，主要表现为休克，即组织灌注不足及血乳酸增高，晚期可出现重要脏器功能衰竭。感染性休克根据血流动力学的不同分为两型：①低排高阻型，又称冷休克，血流动力学表现为心排血量降低，外周血管阻力增加。临床表现为面色苍白、四肢厥冷、脉搏细速、尿少等。②高排低阻型，又称暖休克，血流动力学表现为心排血量正常或升高，外周血管阻力降低。临床表现为颜面潮红、四肢温暖、脉搏有力。此类型较少见。

（一）休克早期

休克早期多数患者表现为交感神经兴奋症状，烦躁、面色苍白、轻度发绀、肢端湿冷、心率加快、呼吸急促、血压正常或偏低、脉压变小（≤ 20 mmHg）。部分高排低阻型患者可表现为肢端温暖、皮肤干燥、面色潮红，但组织灌注不良存在，容易漏诊。

（二）休克中期

休克中期患者出现烦躁、嗜睡或昏迷，皮肤湿冷，可见花斑，还有呼吸加快、心音低钝、脉搏细速、浅静脉萎陷、血压下降，收缩压低于 80 mmHg，少尿或无尿。

（三）休克晚期

休克晚期患者突出表现为循环衰竭，常有顽固性低血压，出现 DIC 及 MODS 甚至 MOF。MOF 主要表现有：①急性肾衰竭；②急性心功能不全；③ ARDS；④中枢神经系统功能障碍；⑤胃肠道功能紊乱；⑥肝衰竭。

四、实验室及辅助检查

（一）血常规

外周血白细胞计数增高，中性粒细胞数升高并有核左移。某些革兰氏阴性菌感染及炎症应答低下的患者，白细胞计数可正常或降低，但中性粒细胞比例常增高。血细胞比容和血红蛋白增高为血液浓缩的标志，并发 DIC 时血小板进行性减少。

（二）尿常规和肾功能检查

急性肾衰竭时，尿渗透压降低，血尿素氮和肌酐升高，尿钠排泄量 > 40 mmol/L。

（三）病原学

在使用抗菌药物前，应尽可能根据病情将皮肤瘀点、瘀斑、脑脊液、尿液、渗出液等标本进行涂片染色镜检细菌和真菌，进行细菌或真菌培养，分离到致病菌后做药物敏感试验。可应用 1,3-β-D- 葡聚糖试验（G 试验）和半乳甘露聚糖试验（GM 试验）进行真菌感染的血清学检查。

（四）炎症相关指标

1. 降钙素原（procalcitonin，PCT） PTC 是机体在全身炎症反应时释放的一种急性可溶性蛋白，被广泛应用于感染性疾病尤其是细菌感染的诊断及指导治疗、预后判断中。在感染后 2 ~ 3 小时即可升高，12 ~ 24 小时达到高峰，血中 PCT 水平高低与感染程度呈正相关，严重感染性休克患者常超过 10 ng/ml。

2. C 反应蛋白（C-reactive protein，CRP） CRP 是急性时相反应蛋白，常于感染的 6 ~

8 小时开始升高，24 ～ 48 小时达到高峰，升高幅度与感染严重程度呈正相关，CRP ≥ 100 mg/L 时多提示脓毒症或侵袭性感染。

（四）血气分析和血生化检查

休克时多存在酸碱平衡紊乱，血气分析可监测动脉血 pH、血氧饱和度、氧分压、二氧化碳分压和剩余碱等指标。休克患者常有血钠降低，肾衰竭时血钾升高，也可出现肝功能异常。血清乳酸含量测定对诊断和判断预后有重要意义，血清乳酸水平＞ 2 mmol/L 是组织低灌注标准。

（五）血液流变学检查及 DIC 检查

休克时血液黏滞度增高，在休克早期血液呈高凝状态，随后因纤溶亢进而转为低凝状态。发生 DIC 时，血小板进行性降低，凝血酶原时间和凝血活酶时间延长，纤维蛋白原减少，纤维蛋白降解产物增多，D- 二聚体明显升高。

（六）其他检查

感染性休克患者根据病情还可做心电图、X 线、B 超、CT 等检查。

五、诊断

感染性休克具有原发性感染和休克两大临床表现，并可排除失血等其他原因引起的休克，就可以做出诊断。

（一）原发性感染的表现

应根据患者病史、症状、体征、化验检查结果等尽可能查找原发感染部位，如暴发型流脑、中毒性细菌性痢疾等。患者通常可有寒战、发热、全身中毒症状、外周血白细胞和中性粒细胞升高等感染性疾病的一般表现，也有各种疾病的特殊临床表现。

（二）休克的表现

休克早期患者出现面色苍白、皮肤湿冷或花斑、低血压、脉压减小（≤ 20 mmHg）、脉搏细速、心率加快、呼吸急促等。晚期可见皮肤瘀斑、出血、意识障碍，可出现 DIC 和心、肾、肺、脑等重要脏器的功能障碍和衰竭。

其中低血压诊断标准是成人收缩压（systolic blood pressure，SBP）＜ 90 mmHg，MAP ＜ 70 mmHg，或 SBP 下降＞ 40 mmHg，或低于正常年龄相关值达到 2 个标准差。还需注意的是在休克早期患者血压未必下降，脉压明显下降（≤ 20 mmHg）对早期判断休克更为敏感。

六、预后

感染性休克的预后受原发病种类、患者体质情况、救治的及时性及有效性等多种因素影响。晚期休克表现为难治性休克，伴有严重酸中毒、DIC 和重要脏器衰竭的患者预后差。6 小时乳酸清除率＜ 50%，PCT 大于 10 ng/mL，被认为是预后不佳的实验室指标。

七、治疗

治疗原则是首先快速评估并稳定患者生命体征,尽早经验性使用抗感染药物的同时积极确定病原菌,并基于对患者病理生理学状态的分析及器官功能障碍的评估,改善机体炎症状态和器官功能,防止向 MODS 发展。

(一)抗感染治疗

控制感染是治疗感染性休克的基础治疗措施,早期有效抗菌治疗(在识别感染性休克的1小时内静脉应用有效抗菌药物)是降低病死率的关键。在未获得病原菌前,应根据患者感染部位、临床表现及当地病原菌的流行和耐药状况,尽可能针对所有可能的致病微生物经验性联合治疗。确定病原菌后,再结合药物敏感试验结果和临床情况进行降阶梯治疗,以减少细菌耐药的发生。疗程通常为 7 ~ 10 天,并可通过 PCT 水平协助观察疗效及是否停止抗菌治疗。

在抗感染治疗同时,还应积极处理原发感染灶和迁徙性病灶,如充分引流脓肿、去除坏死组织、去除导管等。

(二)抗休克治疗

1. 液体复苏治疗 有效循环血量不足是感染性休克的突出矛盾,液体复苏可以给予充分容量支持,保证组织灌注,快速扩容以增加心排血量和运输氧的能力,保证重要脏器组织氧的供给,迅速恢复循环血量,防止发生 MODS。复苏所用液体包括胶体溶液和晶体溶液。常用的晶体溶液有平衡盐溶液、生理盐水、碳酸氢钠溶液和复方氯化钠溶液等。常用的胶体溶液有白蛋白、低分子右旋糖酐、血浆和全血。液体复苏应尽早开始,一般采用先快后慢、先多后少的原则,力争在短时间内改善休克状态。液体复苏初期首选晶体溶液而不推荐使用胶体溶液,后续如仍需大量晶体溶液输入时则可选择白蛋白输入。液体复苏前 3 小时内所需晶体溶液量至少为 30 ml/kg。

在早期复苏的最初 6 小时内,下述目标可以作为规范化治疗的一部分:①中心静脉压 8 ~ 12 mmHg;② MAP ≥ 65 mmHg;③尿量 > 30 ml/h;④上腔静脉血氧饱和度或混合静脉血氧饱和度 ≥ 70% 或 65%。对于乳酸水平升高作为组织低灌注指标的患者,以乳酸水平降至正常为复苏目标。

2. 血管活性药物的使用 液体复苏同时使用血管活性药物可以有效改善低血压状态,使用目标是维持 MAP 在 65 mmHg 以上。一线选择用药为去甲肾上腺素,其通过缩血管作用升高 MAP,对心率和每搏输出量影响小。若仍不能达标,可联合小剂量血管加压素。多巴胺主要通过增加心率和每搏输出量升高 MAP,可能引发心动过速,增加患者心律失常的风险,因此适合在快速性心律失常风险低或心动过缓的患者中作为替代选择药物。

3. 正性肌力药物的应用 心功能不全或在经过充分的液体复苏和使用血管活性药物后仍存在低灌注的情况下,可使用或加用多巴酚丁胺。

4. 糖皮质激素的应用 如液体复苏和血管活性药物能维持血流动力学稳定,则无须应用激素;反之,则可静脉使用氢化可的松进行治疗。当血管活性药物不再需要使用时,激素可逐渐减量直至停用。不存在休克的脓毒症不推荐使用激素。

5. 抗凝治疗 若无禁忌证,推荐使用低分子量肝素预防深静脉血栓,早期使用可显著抑制血小板减少,进而改善组织灌注,降低活动性出血的风险。

6. 纠正酸中毒 休克时的酸中毒通常为乳酸酸中毒。适当范围的酸中毒在缺氧时对组织细胞具有代偿性保护作用,当 PH ≥ 7.15 时,不推荐使用碳酸氢钠溶液进行纠正酸中毒治疗,在 pH < 7.15 时应积极纠正酸中毒，首选 5% 碳酸氢钠溶液。

（三）支持对症治疗

1. 呼吸功能支持　首先给予鼻导管或面罩给氧、无创呼吸机辅助呼吸，若氧饱和度不稳定或存在难以纠正的酸碱平衡紊乱，应立即气管插管呼吸机辅助呼吸，保证全身各组织器官氧的供给。对于存在 ARDS 进行机械通气的患者，建议采用小潮气量（6 ml/kg）的保护性肺通气策略来进行呼吸支持。

2. 血液系统功能支持　组织低灌注已经纠正的患者如血红蛋白低于 7.0 g/dl 可输注红细胞。如果没有侵入性操作或出血时，不推荐输注新鲜冷冻血浆。血小板减少时可考虑输注血小板。不推荐使用丙种球蛋白。

3. 消化系统功能支持　注意营养支持（尽量采用口服或肠内营养）和维持内环境稳定。当血糖 ≥ 10 mmol/L 时启动胰岛素治疗，目标血糖为 8 ~ 10 mmol/L。对于存在消化道出血风险的患者，注意预防应激性溃疡。

4、肾功能支持　对于存在急性肾损伤需要肾脏替代治疗的患者，推荐给予连续性肾脏替代治疗（continuous renal replacement therapy，CRRT）或间断肾脏替代治疗。

思 考 题

1. 如何治疗霍乱？
2. 如何诊断中毒型菌痢？
3. 流行性脑脊髓膜炎根据临床表现分为哪几种类型？普通型流行性脑脊髓膜炎分为哪几期？

（吕　飒）

第六章

螺旋体病

第一节 钩端螺旋体病

案例 6-1

患者，男，31岁，因发热、乏力、腿痛4天来诊。患者4天前无明显诱因出现发热，T 38.0～39.5℃，伴畏寒、乏力、全身酸痛，小腿尤为明显，同时发现尿色转黄。在当地医院给予补液、抗感染治疗（具体不详），疗效不佳。为进一步诊治转来我院。患者既往体健，近期在田间劳动，居住地有老鼠活动。

【入院查体】 T 38.5℃，神志清，精神差，皮肤、巩膜轻度黄染，眼结膜充血，腹股沟触及数个肿大淋巴结，质软、可移动，腋下及腹部皮肤可见若干出血点。心肺查体无异常。腹软，无压痛及反跳痛，肝右肋下 1.5 cm 可触及，质软，脾未触及，移动性浊音（-），腓肠肌压痛明显。

【实验室检查】 外周血白细胞 14.3×10^9/L，血小板 70×10^9/L，中性粒细胞百分比 80%；尿蛋白（++），尿红细胞（++），尿胆原（++）；血 TBIL 45.8 μmol/L，ALT 550U/L，AST 461 U/L。

问题与思考：

1. 该患者最可能的诊断及诊断依据是什么？为明确诊断应做哪些检查？
2. 该患者应如何进行治疗？

钩端螺旋体病（leptospirosis）简称钩体病，是由致病性钩端螺旋体（*Leptospira*）引起的急性动物源性传染病。因人兽普遍易感，又称人兽共患病。其主要传染源为鼠类和猪等，人接触疫水而感染。临床特征为高热、头痛伴结膜充血、腓肠肌痛及淋巴结肿大，重者可出现黄疸、肾衰竭、肺弥漫性出血及脑膜脑炎。钩端螺旋体病呈世界范围散发或流行。

一、病原学

钩端螺旋体长 6～20 μm，宽 0.1～0.2 μm，一端或两端弯曲呈钩状，且有 12～18 个细密规则的螺旋，可沿长轴旋转呈 C 或 S 状前进（图 6-1）。钩端螺旋体穿透力强，可经完整黏膜或破损皮肤侵入机体。钩端螺旋体革兰氏染色阴性，镀银染色呈黑色，由菌体、轴丝及外膜组成，外膜有很强的抗原性，其相应的抗体为保护性抗体。

钩端螺旋体需氧，在含 5% ～ 10% 兔血清的柯氏培养基中，28 ～ 30 ℃需 1 周以上才能生长。钩端螺旋体在外界冷、湿及弱碱性的环境中抵抗力强，易于生存，在 69% ～ 70% 湿度的土壤中可存活整个冬季，甚至存活 270 余天仍具有致病能力，在 -20 ℃ 中可存活 3 个月。但其对干燥及热敏感，在干燥环境下易死亡。在 50 ～ 60 ℃环境中 10 ～ 20 分钟即死亡，对常用消毒剂均敏感。

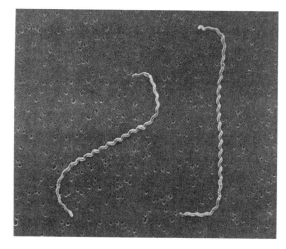

图 6-1　电镜下的钩端螺旋体

钩端螺旋体抗原结构较复杂，根据特异性抗原不同，钩端螺旋体可分为 25 个血清群、200 个以上血清型，目前新型仍在不断被发现。我国已发现 19 个血清群及 75 个血清型，常见的致病群、型如表 6-1 所列。其中波摩那群分布最广，是洪水型和雨水型的主要菌群；黄疸出血群毒力最强，是稻田型的主要菌群。

表 6-1　我国常见的钩端螺旋体致病群、型

群	型
黄疸出血群（Icterohaemorrhagiae）	赖型（Lai）
犬群（Canicola）	犬型（Canicola）
秋季热群（Autumnalis）	秋季热型（Autumnalis）
澳州群（Australis）	澳州型（Australis）
波摩那群（Pomona）	波摩那型（Pomona）
流感伤寒群（Grippotyphosa）	流感伤寒型（Grippotyphosa）
七日热群（Hebdomadis）	七日热型（Hebdomadis）
巴达维亚群（Bataviae）	巴叶赞型（Paidian）

二、流行病学

（一）传染源

鼠类是钩端螺旋体病在自然界中的主要储存宿主及传染源，20 余种鼠类带菌，另有 80 余种动物可感染或带菌，多为储存宿主，家畜中猪、犬、马、牛、猫及蛙类均易感。我国主要以黑线姬鼠、黄毛鼠黄胸鼠、褐家鼠等为主要的传染源，其中南方以黑线姬鼠为主要传染源，北方以猪和犬类为主要传染源。动物带菌尿液污染环境（水、土壤）使人受染。人的尿液呈酸性，不适宜钩端螺旋体生存，故患者不是主要传染源。

（二）传播途径

钩端螺旋体的主要传播途径为直接接触。皮肤或黏膜有破损的人，直接接触含有钩端螺旋体的疫水即可感染。在南方，接触被黑线姬鼠含有钩端螺旋体的尿液污染的环境，农民或下田收割的人员均可能受染，这类钩端螺旋体称为稻田型钩端螺旋体；在北方，猪和犬的含钩端螺旋体尿在雨季和洪水泛滥时可污染环境使人受染，这类钩端螺旋体称为雨水型或洪水型钩端螺旋体。以上两种特定的环境及特定的感染方式，在上述地区可出现局部流行或大流行。人饲养或屠宰家畜、接触病畜排泄物及血液也可被感染。如误食被钩端螺旋体污染的食物或水，可经消化道黏膜感染。

（三）人群易感性

人群普遍易感，感染后（包括隐性感染者）仅对同型钩端螺旋体产生较持久的免疫力，但型与型之间无交叉免疫。钩端螺旋体病具有明显的职业性，农民、牧民、屠宰工人、矿工、下水道工人及渔民等为重要的易感人群。

（四）流行特征

钩端螺旋体病具有季节性、地方性及流行性的特征。因钩端螺旋体适宜在一定的温度与湿度中生存，钩端螺旋体病发病与洪涝灾害和降雨量多少有着密切关系，故每年6—10月份为发病的高峰季节。南方因稻田型而发生流行甚至大流行，北方则多在暴雨或洪水之后，多为雨水型或洪水型，在非流行期间则多为散发病例。钩端螺旋体病在世界各大洲均有流行，尤以热带及亚热带地区多见；我国除新疆、甘肃、青海、宁夏外，其他地区均有病例报告。

三、发病机制与病理学表现

（一）发病机制

钩端螺旋体自破损的皮肤（黏膜）侵入，经淋巴或毛细血管直接进入血流，在血液中繁殖并产生毒素，导致全身毒血症症状，即钩端螺旋体败血症。在败血症期间疾病进展，钩端螺旋体可侵入所有组织、器官，尤以肺、肝、脑、肾等实质脏器损害更为多见，可出现肺弥漫性出血、黄疸、脑膜脑炎、肾衰竭等相应临床表现。靶器官的损害程度与钩端螺旋体的血清型、毒力和机体的免疫状态有关，与钩端螺旋体存在的数量并不平行。后期因抗钩端螺旋体抗体滴度的增加，血中的钩端螺旋体数量减少到消失，机体可发生迟发型变态反应而出现发热、眼部及神经系统疾病等后发症。

（二）病理学表现

钩端螺旋体病的基础病理改变为毛细血管感染中毒性损伤。肝、肺、肾等器官的功能障碍严重但病理形态改变轻微，故临床治疗后易逆转恢复而大多不留后遗症。肝可见肝细胞变性坏死、肿胀、肝实质炎性细胞浸润及肝内胆管胆汁淤积。肺可见广泛点状出血，如出血扩展成大片融合性出血时，外观似肝样实变；光镜下可见肺微血管广泛充血，电镜下可见毛细血管内皮连接处有红细胞溢出的缺口。肾则有间质水肿及炎性细胞浸润、肾小管退行性变，但肾小球变化不明显。脑和脑膜也可见血管损伤与炎性细胞浸润。眼部后发症表现为虹膜睫状体炎或全眼炎。肌肉以腓肠肌病变较为明显，可出现肿胀、横纹肌消失、出血等炎症表现。

微整合

基础回顾

脓毒症

脓毒症为各种致病菌侵入血液循环，并在血中生长繁殖，产生毒素而发生的急性全身性感染。若侵入的致病菌被人体的防御功能清除，无明显毒血症症状则为菌血症。如败血症伴有多发性脓肿则为脓毒血症。致病菌通常指细菌，也可为真菌、分枝杆菌、钩端螺旋体等。

四、临床表现

钩端螺旋体病的潜伏期为 7 ~ 14 天（2 ~ 28 天），平均为 10 天左右。临床表现轻重不等，疾病过程可分为三期，临床类型可分为五型。

（一）早期（钩端螺旋体血症期）

钩端螺旋体病早期患者表现为急起发热，热型多为稽留热，体温可达 39℃ 以上；伴乏力、疼痛（头痛、腰肌痛及腓肠肌痛）；体检可发现眼结膜充血、腓肠肌压痛及淋巴结肿大（以腹股沟淋巴结肿大多见）。以上表现称为钩端螺旋体病的"三症状"（发热、疼痛与乏力）及"三体征"（眼结膜充血、腓肠肌压痛及淋巴结肿大）。部分患者可出现咽部充血和疼痛，以及恶心、呕吐、腹泻和肝、脾轻度增大等。

（二）中期（器官损害期）

起病后 3 ~ 10 天为症状明显期，出现组织、器官损害时，可表现为流感伤寒型、黄疸出血型、肺出血型、脑膜脑炎型及肾衰竭型。

1. 流感伤寒型　仅有全身感染中毒症状，不伴有明显的组织、器官损害，经治疗后缓解或者自然缓解。此型最多见。

2. 黄疸出血型　又称魏尔病（Weil disease）。初期表现为全身感染中毒症状，持续 3 ~ 5 天，出现明显的恶心、食欲缺乏、进行性黄疸，以及出血倾向，如皮肤、黏膜的瘀点或瘀斑、鼻出血、咯血、便血等表现，肝功能检查明显异常。约 90% 的病例同时出现不同程度的肾损害，如蛋白尿、镜下血尿、氮质血症，直至发生急性肾衰竭。肾衰竭是黄疸出血型患者的主要死亡原因，但如能存活，肾功能多可恢复正常。轻型黄疸患者如无出血倾向和肾衰竭，也可自行恢复。如有肺出血表现则与肺出血型同时存在，预后凶险。

3. 肺出血型　为钩端螺旋体病致死的主要类型，肺出血多发生在钩端螺旋体败血症的基础上，在病程的第 3 ~ 4 天表现为肺出血。普通型仅痰中带血，肺部体征不明显或有少许湿啰音，X 线检查显示两肺散在点状或小片状阴影。严重者表现为肺弥漫性出血，可痰中带血或咯血，因咯出的血液不易凝固，重者口鼻涌血可导致窒息，也可有肺弥漫出血严重但无咯血表现；患者伴严重的呼吸、循环功能障碍，出现烦躁、气促、心悸、发绀、面色苍白、脉搏增快等，肺部可闻广泛的湿啰音，肺部 X 线检查可见融合的大片阴影。该期病程短者仅为数小时，患者迅速出现肺弥漫性出血后死亡。

4. 脑膜脑炎型　此型少见，在初期毒血症的基础上，患者出现头痛、颈部抵抗、凯尔尼格征等脑膜炎表现，以及昏睡、昏迷、谵妄等神志改变，还可出现抽搐及瘫痪。重症患者出现脑水肿甚至脑疝，脑脊液检查显示压力升高、蛋白质增高、白细胞少于 500×10^6/L，以单核细胞为主，脑脊液可培养出钩端螺旋体。脑膜炎同时伴脑炎（脑实质损害）表现者预后较差。

5. 肾衰竭型　各型钩端螺旋体病都可能出现不同程度的肾损伤，但肾衰竭在黄疸出血型患者中最多见，且成为患者的主要死亡原因。此型很少单独出现。

（三）后期（恢复期或后发症期）

1. 后发热　多在热退后 3 ~ 4 天再次发热，体温 38 ℃左右，1 ~ 3 天可自愈，血中嗜酸性粒细胞增多，血中钩端螺旋体培养阴性。

2. 后发性反应性脑膜炎　多与后发热同时或先后出现脑膜炎的症状和体征，但脑脊液中钩端螺旋体培养阴性，其预后良好。

3. 闭塞性脑动脉炎　出现较晚，多于隐性感染后 2 ~ 6 个月出现，因脑缺血造成进行性瘫痪或失语，脑血管造影显示基底动脉炎，经 1 ~ 2 个月多数可恢复。

4. 眼部后发症　多在热退后 1 周至 1 个月时出现，可有虹膜睫状体炎、葡萄膜炎、球后视神经炎、脉络膜炎、玻璃体混浊甚至全眼炎，多见于波摩那型钩端螺旋体感染者。

五、实验室检查

（一）常规检查

白细胞总数和中性粒细胞正常或轻度增高，红细胞沉降率增快，尿中有蛋白、管型或红细胞、白细胞，肝功能异常。

（二）病原学检查

1. 病原分离　发病 1 周内做血培养，阳性率为 20% ~ 70%，应用含兔血清的柯氏培养基，至少 1 周才能生长，培养阳性即为确诊依据；也可进行脑脊液、尿液及淋巴结穿刺培养。

2. 动物接种　发病 1 周内采血接种于幼龄豚鼠或仓鼠。

3. 分子生物学检查　应用 PCR 法检测钩端螺旋体 DNA，灵敏度及特异度均较高，病程第 1 周即可检出，有早期诊断价值。

（三）血清学检查

1. 显微镜凝集试验　是目前国际公认的血清学检验方法，它是以活菌（钩端螺旋体）作为抗原加入待测血清，如发生凝集且效价 > 1：400 即为阳性；也可以急性期及恢复期双份血清检测抗体，如效价增高 4 倍以上同样为阳性，可确定诊断。此试验有特异性，但非早期诊断方法。

2. 酶联免疫吸附试验　阳性出现较早，敏感性较高。

3. 酶免疫斑点法　为国内首创，敏感性与特异性均较高，操作简单，仅需 1.5 ~ 2.5 小时即可出结果，适合于基层医疗单位推广。

六、诊断及鉴别诊断

（一）诊断

1. 流行病学　主要考虑流行地区、职业、发病季节、接触疫水或接触病畜史。

2. 临床表现　患者表现有全身疼痛、腓肠肌压痛、淋巴结肿大、肺出血、黄疸、肾损害、脑膜炎等。

3. 实验室检查　显微镜凝集试验阳性可确诊。

（二）鉴别诊断

感染中毒型应该与流行性感冒、伤寒、败血症、肾病综合征出血热等疾病鉴别。黄疸出血型应与病毒性肝炎、肾综合征出血热鉴别。肺出血型应与大叶性肺炎、中毒性肺炎、肺结核等鉴别。脑膜脑炎型应与结核性脑膜炎、病毒性脑膜炎鉴别。

七、治疗

钩端螺旋体病表现复杂，病情轻重悬殊，应密切观察病情变化，强调"三早一就"（早发现、早诊断、早治疗、就地治疗）。患者要绝对卧床，应保证营养与热量，维持水与电解质的平衡，供给多种维生素，防止继发感染。

（一）病原治疗

早期应用抗菌药物是治疗的关键。青霉素为首选药物，部分患者首剂应用青霉素后2～4小时可发生赫氏反应，是钩端螺旋体在短期内被药物杀灭，菌体裂解释放大量菌体异体蛋白和毒素所致，表现为高热、寒战、血压下降甚至休克等。赫氏反应极易诱发肺弥漫性大出血。病原治疗宜从小剂量青霉素开始：首剂量40万～80万U，每6～8小时一次，肌内注射，每天总量160万～240万U，同时可静脉注射地塞米松5～10 mg，8小时一次，疗程5～7天或热退后3天停药；首剂用药后应加强监护。重型患者可给青霉素600万～800万U/d，分次静脉滴注，同时加用氢化可的松以避免发生赫氏反应。对青霉素过敏者可换用其他抗菌药物（链霉素、庆大霉素、四环素、氯霉素、多西环素、吉他霉素及头孢菌素类）。

（二）对症治疗

1. 黄疸出血型　可参照病毒性肝炎的治疗，加强护肝、止血、解毒等治疗；也可给予新鲜血及人血白蛋白、激素。肾衰竭者可进行透析治疗。

2. 肺弥漫性出血型　采取保持呼吸道通畅、镇静、止血、强心、解毒等综合治疗，尽早使用镇静药，及时清除呼吸道血凝块，必要时气管插管或切开；对于先兆肺大出血患者，可给予地塞米松30～40 mg或氢化可的松100～200 mg静脉注射，每1小时一次，病情趋于稳定后给予地塞米松40 mg或氢化可的松200 mg维持2～3天；使用氨甲苯酸、垂体后叶素、维生素K等止血药物。应注意慎用升压药，输液不宜过快过，以免引起肺动脉高压而诱发肺出血。

3. 脑膜脑炎型　防止和治疗脑水肿，防止脑疝，可用甘露醇脱水，必要时加地塞米松或呋塞米。

4. 后发症　后发热及轻症的眼部后发症常无需特殊治疗，可自行缓解；对于闭塞性脑动脉炎及严重后发症，可针对机体变态反应给予糖皮质激素治疗。

八、预防

1. 控制传染源　灭鼠防鼠，对家养的猪及犬加强管理（避免粪、尿对环境的污染）。

2. 切断传播途径　加强个人防护，减少或避免与疫水的接触。

3. 保护易感人群　使用多价钩端螺旋体菌苗对疫区重点人群接种，应在流行季节前1个月完成。第1次皮下注射1 ml，7 ~ 10天后注射2 ml，以后每年需注射2次，当年保护率可达95%；未注射菌苗但接触疫水者，可口服多西环素200 mg，每周1次，保护率约为90%。

（钱云松）

第二节　莱 姆 病

莱姆病（Lyme disease）又称蜱媒螺旋体病（tick borne spirochetosis），是由伯氏疏螺旋体（*Borrelia burgdorferi*）引起的自然疫源性传染病，蜱为传播媒介，鼠类为传染源。临床主要表现有发热和皮肤游走性红斑，可导致心脏、神经及关节等多器官系统损害，其病程长，致残率高。

一、病原学

莱姆病的病原体为伯氏疏螺旋体，属于螺旋体科疏螺旋体属。

（一）形态及染色

伯氏疏螺旋体长10 ~ 40 μm，直径0.2 ~ 0.4 μm，有3 ~ 10个粗浅而不规则的螺旋，末端有数条鞭毛；革兰氏染色阴性，吉姆萨染色为红色或蓝色，镀银及免疫荧光染色显色良好，可在暗视野及相差显微镜下检出。

（二）分型和抗原性

伯氏疏螺旋体分型主要采用基因分型方法，目前分为10个基因型，其中狭义疏螺旋体、伽氏疏螺旋体和阿弗西尼疏螺旋体三个基因型对人有致病力。伯氏疏螺旋体有30多种蛋白，其中鞭毛蛋白使人体产生特异性IgM抗体，感染后6 ~ 8周达高峰，以后下降，可用于早期诊断。外膜蛋白可致机体产生特异性IgG及IgA抗体，这两种抗体在感染后6 ~ 8周产生，可保存多年，可用于诊断及流行病学调查。

（三）生物学特性

伯氏疏螺旋体在微需氧环境下生长，在含兔血清的培养基上生长良好，也可用BSK（barbour-stoenner killy）培养基或我国用来培养脾上皮细胞的培养基；在33 ~ 35 ℃下缓慢生长，约12小时繁殖一代；对潮湿、低温抵抗力强，对热、干燥及一般消毒剂敏感。

二、流行病学

1975年美国康涅狄格州莱姆（Lyme）镇首次发生此病，1978年确定硬蜱为其传播媒介，1980年以其最初流行地区正式将其命名为莱姆病，1982年从蜱体内分离出螺旋体，1984年将其病原体命名为伯氏疏螺旋体。莱姆病呈全球分布，我国于1985年首次在黑龙江省海林县发现此病，以后在黑龙江省其他地区及新疆、安徽、河南、内蒙古、宁夏、广西、福建、云南、北京等 19 个省、市、自治区有病例报告，黑龙江省牡丹江市林区人群感染率为 1% ～ 4%。

（一）传染源

目前发现鼠、鹿、兔、狐及狼等 30 多种野生动物、49 多种鸟类和多种家畜均可为伯氏疏螺旋体的储存宿主，但啮齿动物鼠为主要传染源，我国报告的鼠类有黑线姬鼠、大林姬鼠、褐家鼠及白足鼠等。患者仅在病程早期存在短暂的螺旋体血症，不是主要传染源。

（二）传播途径

莱姆病通过虫媒传播，硬蜱（主要是雌性）为其传播媒介，感染后伯氏疏螺旋体在其肠道内繁殖，在蜱叮咬人或动物时随其粪便或反流经唾液传播。伯氏疏螺旋体可存在于蜱的脑、输卵管、阴道及卵巢内，在蜱体内可经卵传代，故蜱也是储存宿主。传媒蜱类可因不同地区而异，美国主要是达敏硬蜱和太平洋硬蜱，欧洲主要是篦子硬蜱，我国主要是全沟硬蜱及嗜群血蜱。蚊、马蝇及鹿蝇等也可成为莱姆病的传播媒介。此外，也发现有输血或母婴垂直传播。

（三）人群易感性

人群普遍易感，隐性感染与显性感染之比约为 1：1，其中 5% ～ 8% 为亚临床型感染。感染后患者血中存在高滴度抗体且持续多年，但仍可见重复感染发病，故认为其产生的特异性 IgG 抗体不具保护性。

（四）流行特征

莱姆病全年均可发病，以夏季和早秋多发。青壮年发病率高，男性略多于女性，与职业相关，野外工作者、林业工人感染率较高，室外消遣活动如狩猎、垂钓和旅游等均可增加感染莱姆病的危险性。

三、发病机制与病理学表现

（一）发病机制

人被受染的雌性蜱叮咬后数小时，伯氏疏螺旋体由皮肤原发灶向其周围扩散，引起多个环形的皮肤损害；侵犯淋巴结可引起淋巴结肿大，并可通过微血管及淋巴管进入血液循环而引起螺旋体血症；螺旋体大量繁殖并释放内毒素样物质，可引起发热及全身中毒症状；侵犯单核巨噬细胞系统及多个脏器，引起肝、脾大及多脏器、多系统损害；可长期潜伏在入侵部位皮肤及受累的组织器官中，造成持续病变。

螺旋体脂多酯具有内毒素的许多生物学活性，可非特异性激活单核细胞、巨噬细胞、滑膜纤维细胞、B 淋巴细胞和补体，并产生多种细胞因子（IL-1、TNF-α、IL-6 等）。此外，病原体黏附在细胞外基质、内皮细胞和神经末梢上，诱导产生交叉反应，并能活化与大血管闭塞发生相关的特异性 T 和 B 淋巴细胞，引起脑膜炎、脑炎和心脏受损。因此，免疫复合物也参与其组织损伤形成过程，血清 IgM 和含有 IgM 的冷球蛋白升高提示神经系统、心脏和关节等受累。免疫遗传因素如 HLA-DR2、HLA-DR3 及 HLA-DR4 也与莱姆病的发生相关。

（二）病理学表现

1. 早期皮肤损害　受损皮肤血管充血，周围有浆细胞及淋巴细胞浸润，晚期则以浆细胞浸润为主，并有内皮细胞增生、上皮增厚及轻度角化，表现为游走性红斑（erythema migrans，EM），皮肤损害出现早、持续时间长，因此称之为慢性游走性红斑（erythema chronicum migrans，ECM）。

2. 中期 中枢神经系统尤其是脑神经和心脏病变为主要病变，可有进行性脑脊髓膜炎及脱髓鞘病变，脑皮质血管周围、脑神经（如动眼神经、面神经）及心肌均有单核细胞浸润。

3. 晚期 病变主要由免疫病理损伤引起，可检出血清循环免疫复合物。神经病变处血管壁增厚，周围淋巴细胞浸润，并有脱髓鞘病变；关节损害中以膝关节损害最多见，关节滑膜囊呈软组织增生，皮肤脱色萎缩，胶原增粗而类似硬皮病样表现。

四、临床表现

莱姆病的潜伏期为 7 ~ 9 天（3 ~ 30 天）。典型临床经过分为三期，可依次或重叠出现。

（一）第 I 期（皮肤损害期或早期）

第 I 期的主要特征是慢性游走性红斑，约 90% 患者于蜱叮咬后数天至数周内出现慢性游走性红斑，首先在蜱叮咬处出现斑疹或丘疹，数天后向周围扩散为一个大的圆形或椭圆形充血性皮损，外周为鲜红色，中央苍白并可有水疱或坏死，随着病程延长逐渐扩大，直径可达 6 ~ 68 cm，多见于大腿、腹股沟及腋窝处，伴有瘙痒、烧灼感。25% ~ 50% 患者有多个慢性游走性红斑。皮损一般在 3 ~ 4 周消退，大多不留痕迹。同时伴有发热、头痛、全身肌肉关节痛及呕吐等流感样症状，以及淋巴结、肝、脾增大。此期平均持续 1 周。

（二）第 II 期（感染扩散期或中期）

神经系统病变多在慢性游走性红斑后 2 周出现，主要有脑神经炎、脑膜脑炎和神经根炎三大症状。15% ~ 20% 患者有脑膜炎表现，也可有脑炎、脑神经炎及运动感觉神经炎，多表现为面瘫和（或）动眼神经瘫痪，及单或双侧运动或感觉障碍，也可有舞蹈病、小脑共济失调及脊髓炎等，症状可持续数周至数月或更长；还可有健忘、注意力不集中、嗜睡等精神异常表现。发病 3 ~ 5 周后，8% ~ 10% 患者可出现心血管系统损害，表现为心音低钝、心动过速或房室传导阻滞，以 I 度或 II 度房室传导阻滞最多见，严重者可发生完全性房室传导阻滞。少数患者有心房颤动或心包炎等表现，可持续数天至数周。心脏病变多较轻，持续时间短，可完全恢复。少数病例可有结膜炎、虹膜炎及全眼炎等眼病变。

（三）第 III 期（持续感染期或晚期）

第 III 期症状为机体的迟发型变态反应所致，病程已数月以上，不易检出伯氏疏螺旋体，且抗菌药治疗效果差。主要病变是关节损害，反复发作的对称性多关节炎，以大关节如膝、踝或肘关节病变最常见，偶见指、趾关节；关节肿痛并伴有积液，积液内嗜酸性粒细胞及蛋白质均升高，可检出伯氏疏螺旋体；病程可持续数年。同时，神经系统病变继续加重，表现为痴呆、嗜睡、昏迷、共济失调及痉挛性下肢瘫痪，还可有吉兰巴雷综合征、肢体远端感觉异常或根性疼痛。局部皮肤病变可呈类似硬皮病样改变、慢性萎缩性肢皮炎（acrodermatitis chronica atrophicans，ACA），手、腕、足或踝部皮肤紫红色或青紫色，伴皮肤萎缩。可有肝、脾、淋巴结增大，肝功能异常及间质性肾炎。偶见疏螺旋体淋巴细胞瘤（borrelia lymphocytoma，BLC），多发生在蜱叮咬处，常见于儿童耳郭或成人乳头、乳晕处，为直径 1 ~ 5 cm 的蓝红色小结节或斑，伴压痛及局部淋巴结肿大，可持续数月甚至 1 年以上。此外，也有伯氏疏螺旋体引起的脂膜炎、骨髓炎、葡萄膜炎和肺炎的个例报告。

莱姆病可有母婴传播引起的先天感染，可导致早产或死胎，婴儿可有先天性心脏病、指（趾）畸形及中枢性失明等。

莱姆病轻者为自限性，可痊愈；慢性和重症可致残，致残率可高达 60%。

五、实验室检查

（一）血常规检查

白细胞计数多正常，红细胞沉降率增快，血清冷球蛋白可呈阳性，转氨酶可升高。

（二）病原学检查

1. 涂片染色　取病损皮肤、淋巴结或脑脊液等标本涂片，镀银染色用暗视野显微镜观察，可检出伯氏疏螺旋体。此方法检出率低。

2. 病原体培养　病程早期取血或在皮损处取材做伯氏疏螺旋体培养，在特殊培养基上缓慢生长。此方法阳性率低。

3. PCR 法检测伯氏疏螺旋体 DNA　可取血、尿、脑脊液或皮肤检测。此方法敏感性高，但应除外假阳性。

（三）免疫学检查

检测血清或脑脊液中特异性抗体，为目前确诊莱姆病的依据。特异性 IgM 抗体在慢性游走性红斑出现 2～4 周即可检出，6～8 周达高峰。特异性 IgG 抗体于病后 6～8 周开始升高，4～6 个月达高峰，可持续数年。单份血清 IgM 或 IgG 效价≥1∶128 或双份血清抗体效价有 4 倍以上增高者，均有诊断价值。但注意在病程早期可有假阴性反应，在其他螺旋体感染或自身免疫性疾病时可出现假阳性反应。

六、诊断及鉴别诊断

（一）诊断

1. 流行病学史　去过流行疫区，有蜱咬史。

2. 临床表现　皮肤出现慢性游走性红斑有重要诊断价值，其后出现神经系统、心脏及关节炎病变，应高度怀疑本病；如无慢性游走性红斑，但有反复发作的关节炎，且有上述流行病学资料，也应考虑莱姆病的可能。血或脑脊液中检出特异性 IgM 和（或）IgG 抗体可确诊。

（二）鉴别诊断

1. 皮肤损害　应与其他原因引起的红斑及硬皮病鉴别。

2. 神经系统病变　应与其他原因引起的无菌性脑膜炎、脑神经炎、神经根炎及吉兰巴雷综合征等鉴别。

3. 心脏病变　应与其他原因引起的心肌炎、心律失常及房室传导阻滞等鉴别。

4. 关节炎　应与其他原因引起的关节炎鉴别。

七、治疗

（一）病原治疗

应尽早应用抗菌药物治疗，以防止慢性化。首剂病原治疗后，6% ~ 15% 患者可发生赫氏反应，故抗菌药物应从小剂量开始应用。

1．早期治疗　多西环素 100 mg，每天 2 次，疗程 10 ~ 20 天；或阿莫西林 500 mg，每天 4 次，儿童 50 mg/（kg·d），疗程 10 天；也可选用阿奇霉素、第三代头孢菌素等。

2．中期治疗　神经系统及心脏损害患者，应用头孢曲松，每天 2 g，静脉注射；或用青霉素，每天 2000 万 U，分次静脉注射。疗程 3 ~ 4 周。

3．晚期治疗　关节炎患者采用多西环素联合阿莫西林治疗，疗程 30 天。

（二）支持及对症治疗

患者应卧床休息，高热及疼痛者可予以解热镇痛药。症状严重、房室传导阻滞不能缓解或抗菌药物治疗后出现赫氏反应者，可短期应用肾上腺皮质激素治疗。

八、预防

预防莱姆病的主要措施是做好个人防护，防止蜱叮咬。在疫区如被蜱叮咬，应用抗菌药物可有预防作用。在国外，伯氏疏螺旋体外膜蛋白 A（outer surface protein A，OSPA）疫苗（VLA15 新疫苗）已进入 Ⅲ 期临床试验，预计 2024 年完成试验，2025 年上市。

（陆海英）

第三节　梅　毒

梅毒（syphilis）是由梅毒螺旋体引起的一种慢性全身性传染病。梅毒的主要传播途径有性接触传播和垂直传播。其临床表现复杂，可侵犯全身各器官。

一、病原学

梅毒螺旋体（*Treponema pallidum*，TP）属螺旋体目，密螺旋体科，密螺旋体属；大小为长 4 ~ 14 μm、宽 0.15 μm，有 8 ~ 14 个整齐均匀的螺旋。因其透明不易染色，故又称为苍白螺旋体（*Treponema pallidum*）。在暗视野显微镜下可见梅毒螺旋体有旋转式、伸缩式、蛇行式三种特征运动形式。梅毒螺旋体为厌氧微生物，体外不易生存，易被煮沸、干燥、日光、肥皂水和普通消毒剂杀灭，但耐寒力强。

二、流行病学

1．传染源　患者是唯一的传染源。梅毒螺旋体主要存在于患者的皮损、血液、精液、乳汁和唾液中。

2. 传播途径　95% 以上患者通过性接触传播，少数可因输血、接吻、哺乳或接触污染的衣物、用具感染。梅毒螺旋体还可通过胎盘及脐静脉由母体传染给胎儿，也可在分娩过程中新生儿通过产道时因皮肤擦伤而发生接触性感染。

3. 人群易感性　人群普遍易感。所有新诊断为性传播疾病的患者、HIV 感染者、HBV 感染者、HCV 感染者、男男同性恋者、双性恋者、性工作者、吸毒者为高危人群。

三、发病机制与病理学表现

迄今为止，梅毒的发病机制尚未完全明确。患者的临床表现与 TP 在体内大量繁殖及其引起宿主免疫功能异常等密切相关。T 细胞介导的迟发型变态反应是宿主清除梅毒原发性损害中病原体的主要机制，它的水平决定了梅毒的发展过程，引起不同的临床表现。TP 经过破损的皮肤和黏膜进入人体后，数小时内即侵入附近的淋巴间隙并在局部大量繁殖，经过 2～4 周的潜伏期，通过免疫反应引起侵入部位的破溃，即硬下疳。TP 在原发病灶大量繁殖后，侵入临近淋巴结，经血液播散至全身其他组织器官，临床表现为二期梅毒。如不经治疗，部分患者可进展至三期梅毒。

梅毒的基本病变为闭塞性动脉内膜炎、小血管周围炎及树胶样肿。闭塞性动脉内膜炎指小动脉内皮细胞及纤维细胞增生，使管壁增厚、血管腔狭窄闭塞。小血管周围炎指围管性单核细胞、淋巴细胞和浆细胞浸润。树胶样肿又称梅毒瘤（syphiloma），该肉芽肿质韧而有弹性，如树胶，故得名树胶样肿。树胶样肿后期可被吸收、纤维化，最后使器官变形，但绝少钙化。

四、临床表现

（一）梅毒的临床分型与分期

梅毒分为后天获得性梅毒和先天梅毒。前者又分为早期梅毒和晚期梅毒。早期梅毒指感染梅毒螺旋体在 2 年内，包括一期、二期和早期潜伏梅毒；2 年以上者为晚期梅毒，包括三期梅毒、心血管梅毒、晚期潜伏梅毒。神经梅毒早、晚期均可发生。先天梅毒也分为早期和晚期，前者为出生后 2 年内发病，后者为出生 2 年后发病。

（二）临床症状

1. 潜伏梅毒　无临床症状，脑脊液无异常，但梅毒血清学检查阳性。

2. 一期梅毒　主要表现为硬下疳，潜伏期为 2～4 周，常为单个，也可多发，初为丘疹或浸润性红斑，继之发展成直径为 1～2 cm 的圆形或椭圆形浅表性溃疡，表面覆少量分泌物，界限清楚，边缘隆起，触之边缘及基底硬如软骨样，无痛，多见于外生殖器部位。下疳出现后 1～2 周，可出现局部淋巴结肿大，单侧或双侧，无痛、不粘连，质中等，不化脓破溃。

3. 二期梅毒　下疳发生后 4～6 周。①皮肤黏膜损害：皮损类型多样化，可为红斑、丘疹、斑丘疹、斑块、鳞屑性皮损、脓疱疹或溃疡等，分布于躯体和四肢，常泛发对称，不痒或轻微瘙痒。掌跖部暗红斑及脱屑样斑丘疹，外阴及肛周的湿丘疹或扁平湿疣为其特征性损害，还可出现口腔黏膜斑、虫蚀样脱发。二期复发梅毒皮损数目较少，常呈环状或弓形、弧形。②全身浅表淋巴结肿大。③梅毒性关节炎及眼、内脏、神经系统损害等。

4．三期梅毒 可有一期或二期梅毒史。

（1）晚期梅毒：①皮肤黏膜损害，表现为头面部及四肢伸侧的结节性梅毒疹，大关节附近的结节，皮肤、口腔、舌咽的树胶样肿；上腭及鼻中隔黏膜树胶样肿可导致上腭和鼻中隔穿孔和马鞍鼻。②骨梅毒、眼梅毒、其他内脏梅毒，累及呼吸道、消化道、泌尿生殖系统、内分泌腺及骨骼肌等。

（2）心血管梅毒：主要侵犯主动脉弓部位发生主动脉瓣闭锁不全，还可发生单纯性主动脉炎、主动脉瘤等。

（3）神经梅毒：多发生于感染梅毒螺旋体后 10 ~ 20 年。可无症状，也可发生梅毒性脑膜炎、脑血管梅毒、脑膜树胶样肿、麻痹性痴呆。因梅毒螺旋体同时侵犯神经系统不同部位而使临床表现复杂多样。

5．先天性梅毒 不发生硬下疳，常有严重的内脏损害，极大影响患儿发育及健康。

（1）早期先天性梅毒：类似获得性二期梅毒。皮肤损害可表现为红斑、丘疹、扁平湿疣、水疱，也可能出现梅毒性鼻炎、骨软骨炎及骨膜炎、全身淋巴结肿大等。

（2）晚期先天性梅毒：类似获得性三期梅毒，患儿发育不良，智力低下。

（3）先天性潜伏梅毒：先天性梅毒未经治疗，无临床症状，梅毒血清学试验阳性，脑脊液正常。

五、实验室检查

（一）病原体检查

1．暗视野显微镜检查 可从病灶渗出物或组织中检出梅毒螺旋体，可用于早期诊断。

2．镀银染色检查 梅毒螺旋体可被银溶液染成棕黑色，在普通显微镜下可观察到。

3．核酸扩增试验 采用 PCR 检测梅毒螺旋体核酸，可用于诊断神经梅毒及先天性梅毒等。

（二）梅毒血清学检查

梅毒血清学检查包括非梅毒螺旋体试验（non-treponemal test，NTT）和梅毒螺旋体试验（treponemal test，TT）。前者用于疗效观察；后者特异性高，主要用于诊断。

1．非梅毒螺旋体试验 包括性病研究实验室试验（VDRL）、快速血浆反应试验（RPR）和甲苯胺红不加热血清学试验（TRUST），用于监控疾病活动及疗效评价。

2．梅毒特异性试验 包括梅毒螺旋体血凝试验（TPHA）、梅毒螺旋体颗粒凝集试验（TPPA）、荧光螺旋体抗体吸收试验（FTA-ABS）等。其滴度与病情活动及疗效无关。

（三）脑脊液检查

检查项目应包括：白细胞计数、总蛋白测定、脑脊液 FTA-ABS 和（或）VDRL。

六、诊断及鉴别诊断

（一）诊断

1．流行病学史 后天获得性梅毒患者有不安全性行为，多性伴侣或性伴侣感染史或有输血史；先天梅毒患儿其生母为梅毒患者。

2．一、二、三期梅毒

（1）疑似病例：符合临床表现，NTT 或 TT 阳性，可有或无流行病学史。

（2）确诊病例：符合疑似病例的要求，暗视野显微镜检出梅毒螺旋体；或符合疑似病例的要求，并且两类梅毒血清学试验均为阳性。

3．神经梅毒

（1）疑似病例：符合临床表现，两类梅毒血清学试验均为阳性，脑脊液常规检查异常。

（2）确诊病例：符合疑似病例的要求，并且脑脊液梅毒血清学试验阳性。

（二）鉴别诊断

1．一期梅毒　硬下疳需与杜克莱嗜血杆菌感染所致的软下疳鉴别，还需与生殖器疱疹、固定性药疹等鉴别。

2．二期梅毒　需与玫瑰糠疹、药疹、扁平苔藓、鹅口疮、传染性单核细胞增多症等鉴别。

3．三期梅毒　需与银屑病、深部真菌病、结节病、性病淋巴肉芽肿等鉴别。

4．神经梅毒　需与各种原因引起的脑膜炎、脑卒中、阿尔茨海默病、癫痫、糖尿病性假脊髓痨等鉴别。

5．心血管梅毒　需与主动脉硬化症、冠状动脉粥样硬化、各种原因引起的主动脉瓣闭锁不全鉴别。

七、预后

一、二期梅毒经过规范治疗可治愈。三期梅毒对机体组织的破坏性大，部分可致功能障碍。

八、治疗

（一）治疗原则

早期诊断，早期治疗，疗程规范，剂量足够。

（二）治疗方案

1．早期梅毒　普鲁卡因青霉素每天 80 万 U，肌内注射，连续 15 天；或苄星青霉素 240 万 U，分两侧臀部肌内注射，1 次 / 周，共 3 次。青霉素过敏者可选用头孢曲松 1.0 g，1 次 / 天，肌内注射或静脉滴注，连续 10～15 天；或多西环素 100 mg，2 次 / 天，连服 15 天；或红霉素 0.5 g，4 次 / 天，连服 15 天。

2．晚期梅毒　苄星青霉素 240 万 U，分两侧臀部肌内注射，1 次 / 周，连续用 3～4 次；或普鲁卡因青霉素每天 80 万 U，肌内注射，连续 20 天为 1 个疗程，也可考虑用 2 个疗程，疗程间隔 2 周。青霉素过敏者可选用四环素类、大环内酯类药物 30 天，剂量同上。

3．心血管梅毒　如有心力衰竭者，应控制心力衰竭后再进行治疗。为避免赫氏反应，应从小剂量开始。水剂青霉素：第一天 10 万 U，1 次肌内注射。第二天 20 万 U，分 2 次肌内注射。第三天 40 万 U，分 2 次肌内注射。第 4 天起按以下方案：普鲁卡因青霉素每天 80 万 U，连续 20 天为 1 疗程，共 2 个疗程，疗程间停药 2 周；不宜用苄星青霉素。青霉素过敏者处理同上。

4. 神经梅毒、眼梅毒、耳梅毒　青霉素每天 1 800 万～2 400 万 U，静脉滴注（每次 300 万～400 万 U，1 次/4 小时），连续 10～14 天，必要时，继以苄星青霉素每周 240 万 U 肌内注射，共 3 次；或普鲁卡因青霉素每天 240 万 U，单次肌内注射，同时口服丙磺舒，每次 0.5 g，4 次/天，共 10～14 天；必要时，继以苄星青霉素每周 240 万 U 肌内注射，共 3 次。替代方案：头孢曲松 2 g，每天 1 次，静脉滴注，连续 10～14 天；或多西环素 100 mg，2 次/天，连服 30 天。

5. 妊娠期梅毒　按相应分期治疗，治疗原则与非妊娠期相同，但禁用四环素、多西环素，治疗后每月做一次定量非梅毒螺旋体试验。推荐妊娠初 3 个月及妊娠末 3 个月各进行 1 个疗程的治疗。青霉素过敏者选用红霉素 0.5 g，4 次/天，早期患者连服 15 天，晚期患者连服 30 天。

6. 先天梅毒

（1）早期先天梅毒：脑脊液异常者选用水剂青霉素每天 10 万～15 万 U/kg，分 2～3 次静脉滴注，连续 10～14 天；或普鲁卡因青霉素每天 5 万 U/kg，肌内注射，1 次/天，连续 10～14 天。脑脊液正常者选用苄星青霉素 5 万 U/kg，1 次分两侧臀部肌内注射。无条件检查脑脊液者按脑脊液异常者的方案进行治疗。青霉素过敏者可选用头孢曲松 125～250 mg，肌内注射，1 次/天，连续 10～14 天，注意与青霉素可能的交叉过敏反应。

（2）晚期先天梅毒：水剂青霉素每天 20 万～30 万 U/kg，分 4～6 次静脉滴注，连续 10～14 天；或普鲁卡因青霉素每天 5 万 U/kg，肌内注射，连续 10 天。较大儿童的青霉素剂量不应超过成人同期患者剂量。青霉素过敏者可选用头孢曲松 250 mg，肌内注射，1 次/天，连续 10～14 天。

九、随访及预防

1. 随访　早期梅毒治疗后 1、3、6、12 个月进行复查，晚期梅毒需终生监测。

2. 预防　杜绝不正当的性行为，洁身自爱，提倡使用安全套。梅毒患者的所有性伴侣都应进行相应的检查和治疗。

思 考 题

1. 钩端螺旋体病的临床特征有哪些？
2. 钩端螺旋体病的病原治疗药物及注意事项有哪些？

（张立婷）

原 虫 病

第七章数字资源

第一节　阿米巴病

　　阿米巴病（amebiasis）是溶组织内阿米巴感染人体引起的一种寄生虫病，按病变部位和临床表现不同，分为肠阿米巴病和肠外阿米巴病，前者主要病变部位在结肠，可引起痢疾样症状，后者可引起肝、肺或脑等肠外组织脓肿，以阿米巴肝脓肿最常见。

一、肠阿米巴病

　　肠阿米巴病又称阿米巴痢疾（amebic dysentery），是溶组织内阿米巴寄生于结肠引起的疾病，主要病变部位在近端结肠和盲肠，典型临床表现有果酱样大便等痢疾样症状。肠阿米巴病易复发，易转为慢性。

（一）病原学

　　阿米巴原虫属叶足冈内阿米巴科。在肠道寄生对人有致病性的阿米巴原虫有溶组织内阿米巴（*Entamoeba histolytica*）、迪斯帕内阿米巴（*Entamoeba dispar*）和莫氏内阿米巴（*Entamoeba moshkowskii*）三种。溶组织内阿米巴致病性最强，最常见；后两种以共栖寄生，有潜在致病性。三种阿米巴原虫的形态和流行特征基本相同，但基因组有差别，可通过酶学、分子生物学检查鉴别。溶组织内阿米巴有滋养体和包囊两个发育时期。

　　1. 滋养体　是溶组织内阿米巴的致病形态，寄生于结肠肠腔或肠壁内，以二分裂法繁殖。大滋养体直径 20 ~ 40 μm，可形成伪足，做定向变形运动，吞噬细胞、破坏组织，形成病灶，又称组织型滋养体，见于急性期患者的粪便或肠壁组织中。小滋养体直径 6 ~ 20 μm，伪足少，以宿主肠液、细菌、真菌为食，不吞噬红细胞，又称肠腔型滋养体。滋养体胞质分内质和外质两层：内质有胞核及核仁，呈颗粒状，含有吞噬的红细胞及组织碎片；外质透明可形成伪足，使滋养体可以做定向变形运动，从而侵袭组织形成病灶。有时滋养体也可自组织内落入肠腔，逐渐形成包囊，随大便排出。滋养体易被胃酸杀灭，离体后很快死亡。滋养体在肠腔以外的脏器或外界不能形成包囊。

　　2. 包囊　是溶组织内阿米巴的感染型，起传播作用，由肠腔内滋养体形成。成熟包囊为四核圆球形，碘染色呈棕色，直径 10 ~ 16 μm；抵抗力强，能耐受胃酸，在潮湿环境中能存活数周或数月；加热至 50 ℃数分钟或 10% 苯酚溶液中 30 分钟可被灭活，在 50% 乙醇中即刻死亡。包囊不能在组织器官中生长。

（二）流行病学

1. 传染源　慢性患者、恢复期患者及无症状排包囊者为主要传染源，以后者最重要，更具流行病学意义。由于滋养体在体外易死亡或被胃酸杀灭，因此急性期患者不能成为传染源。

2. 传播途径　主要经粪 - 口途径传播。包囊污染食物、水、手，经口摄入而感染；苍蝇、蟑螂也可起传播作用；水源污染可引起暴发流行；也可通过口交、肛交及受污染的灌肠器进行传播，故欧美及日本将其列为性传播疾病。

3. 人群易感性　人群普遍易感。营养不良、免疫功能低下及接受免疫抑制药治疗者易发病，病情较重。感染后人体产生的阿米巴凝集素抗体无保护性，故可重复感染。

4. 流行特征　肠阿米巴病的分布遍及全球，以热带、亚热带和温带地区多见；多为散发，夏秋季高发，农村高于城市，成人高于儿童，无性别差异；感染率高低与卫生状况及生活习惯有关。

（三）发病机制与病理学表现

1. 发病机制　包囊被吞食后，在胃内未被胃液杀死进入小肠下段，在胰蛋白酶作用下脱囊逸出滋养体，结肠内的滋养体通过伪足作用侵入肠壁，吞噬红细胞及组织引起肠壁溶解性坏死，形成口小底大的溃疡性病灶，引起腹泻、血便等症状。滋养体侵入血管，随血流到达肠外，常寄生于肠外的肝、脑、肺等脏器，形成阿米巴脓肿。

溶组织内阿米巴对宿主的损伤主要通过其接触性杀伤机制，包括变性、活动、黏附、酶溶解、细胞毒和吞噬等作用，大滋养体通过伪足运动主动靠近、侵入肠组织。滋养体包膜中有半乳糖特异性黏附素，与靶细胞膜上的乙酰葡糖胺和乙酰半乳糖胺发生配体 - 受体结合，黏附后数秒内滋养体通过分泌蛋白水解酶、细胞毒性物质，使靶细胞于 20 分钟后死亡。滋养体也可分泌具有肠毒素样活性物质，引起肠蠕动增快、肠痉挛，出现腹痛、腹泻。溶组织内阿米巴对宿主免疫系统有一定抵抗力。滋养体分泌的半胱氨酸蛋白水解酶可降解分泌型 IgA、血清 IgG 和抑制 C3、C4 补体活性，阻止补体介导的抗炎反应，逃逸宿主免疫。

2. 病理表现　病变主要在盲肠和升结肠，严重时累及直肠、乙状结肠、阑尾和回肠末端。典型病变初期为细小散在的浅表糜烂，继而形成小脓肿，破溃后形成边缘不整、口小底大烧瓶样溃疡。呈圆形或不规则形，大小不等，溃疡间黏膜正常。溃疡周围炎症较轻，继发细菌感染时黏膜广泛充血水肿，当溃疡不断深入，破坏黏膜下层时，大片黏膜坏死脱落，累及肌层及浆膜层可并发肠出血或肠穿孔。慢性期病变，组织破坏与增生并存，局部肠壁增厚，形成瘢痕性狭窄、肠息肉、肉芽肿等病变。

（四）临床表现

肠阿米巴病的潜伏期一般为 3 周，可短至数天或长达 1 年以上。

1. 无症状型　包囊携带者临床无症状，多次粪便检查时发现阿米巴包囊。当感染者免疫力低下时，无症状型可转变为急性阿米巴痢疾。

2. 急性阿米巴痢疾

（1）轻型：临床症状较轻，表现为腹痛、腹泻，粪便中有溶组织内阿米巴滋养体和包囊。肠道病变轻，当机体抵抗力下降时，可发生痢疾症状。

（2）普通型：缓慢起病，全身症状轻，多无发热或有低热。典型表现为腹痛、腹泻，排果酱样黏液血便，每天 3 ~ 10 余次，量中等，粪质多，有腥臭，内含滋养体。腹痛以右下腹为主，有轻压痛。症状持续数天或数周后可自行缓解。症状轻重与病变的严重程度有关，病变仅局限于盲肠和升结肠，黏膜溃疡较轻时，仅有便次增多，偶有血便。若病变累及直肠可有里急后重。未治疗或治疗不彻底者易复发或转为慢性。

（3）重型：少见，多发生在严重感染、体弱、营养不良及接受免疫抑制药等免疫功能低下者及同性恋者。重型患者起病急，中毒症状重，有高热，剧烈腹痛，伴恶心、呕吐及频繁腹泻，每天数十次，伴里急后重，大便为黏液血性或血水样，有奇臭，腹部压痛明显；有不同程度脱水与电解质紊乱，有时可出现休克，易并发肠出血、肠穿孔或腹膜炎。重型患者病死率高。

3. 慢性阿米巴痢疾　多由急性阿米巴痢疾未经彻底治疗引起。急性阿米巴痢疾患者症状持续存在 2 个月以上转为慢性，常有食欲缺乏、贫血、乏力、腹胀、腹泻，或与便秘交替出现；体检可扪及增厚的结肠并有压痛；可并发阑尾炎、阿米巴瘤、肠道狭窄等；在幼儿可引起肠套叠、肠穿孔、坏死性肠炎、腹膜炎、中毒性巨结肠等；大便镜检可见包囊，发作期可见滋养体。

（五）并发症

1. 肠道并发症

（1）肠出血：肠黏膜溃疡侵袭肠壁血管引起肠出血，多为便血，大量出血少见，严重者可导致出血性休克。

（2）肠穿孔：见于重型或溃疡深者。慢性穿孔多见，表现为进行性腹胀、肠鸣音消失及局部腹膜刺激征，无剧烈腹痛。穿孔部位多见于盲肠、阑尾和升结肠。X 线检查可见膈下游离气体，肠粘连时可形成局部脓肿或穿入附近器官形成内瘘。

（3）阑尾炎：症状似阑尾炎，易发生穿孔或形成脓肿。

（4）结肠病变：反复黏膜增生引起肉芽肿、阿米巴瘤及纤维性狭窄，多见于盲肠、乙状结肠及直肠处，表现为腹痛、大便习惯改变或间歇性痢疾样发作，部分患者发生肠梗阻或肠套叠。

（5）直肠 - 肛周瘘管：多为直肠 - 肛周瘘管，也可发生直肠 - 阴道瘘管，瘘口常有粪臭味脓液流出。需手术及病原治疗，避免复发。

2. 肠外并发症　阿米巴滋养体可经血流或淋巴蔓延至肝、肺、胸膜、心包、脑、泌尿生殖道等脏器或邻近皮肤，形成脓肿或溃疡，最常见的是阿米巴肝脓肿。

（六）实验室及辅助检查

1. 血常规检查　外周血白细胞和分类正常。重型或伴细菌感染时，白细胞和中性粒细胞增高。慢性期有贫血。

2. 粪便检查　粪便为暗红色果酱样，粪质多，有腥臭味，含血及黏液。镜检可见大量红细胞，少量白细胞和夏科 - 莱登结晶。如见到伪足、吞噬红细胞的阿米巴滋养体则具有确诊意义。粪便要新鲜，30 分钟内送检，勿与尿液混合。慢性患者粪便直接涂片，碘染色后镜检查找包囊。

3. 血清学检查　用 ELISA、间接血凝试验、间接荧光抗体试验、单克隆抗体等检测血中溶组织内阿米巴抗原及抗体。IgG 阳性有助于诊断，阴性可排除本病。IgM 持续时间短，阳性提示现症或近期感染，阴性不能排除本病。用 ELISA 检测粪便和血清中阿米巴凝集素抗原，可区别迪斯帕内阿米巴和莫氏内阿米巴，较镜检敏感。

4. 基因诊断　DNA 探针杂交技术、PCR 具有特异性强和灵敏性高的优点，用于检测或鉴定虫种。二代测序也可用于早期诊断。

5. 其他辅助检查　纤维肠镜检查可见大小不等散在性溃疡，取溃疡边缘部分涂片及活检可查到滋养体。B 超、CT 或 MRI 有助于发现肠外阿米巴脓肿等并发症。

（七）诊断与鉴别诊断

1．诊断　根据流行病学资料、临床表现和实验室检查综合分析判断，得出疑似诊断或临床诊断，确诊须有病原学证据。缓慢起病，腹痛、腹泻、果酱样大便、粪质多、腥臭味及慢性腹泻或肠功能紊乱者，应考虑本病的可能；大便镜检找到吞噬红细胞的溶组织内阿米巴滋养体或包囊可确诊。若症状典型但大便镜检未找到病原体，可借助血清学、基因诊断技术检查，或应用特效杀阿米巴原虫的药物进行诊断性治疗，如有效可做出临床诊断。

2．鉴别诊断

（1）细菌性痢疾：急起发热，腹痛、腹泻，黏液脓血便伴里急后重，大便量少，粪质少，以左下腹压痛常见。大便镜检见大量白细胞及脓细胞，志贺菌培养阳性。

（2）血吸虫病：有疫水接触史。有发热、尾蚴皮炎，腹泻或长期不明原因的腹痛、腹泻，肝、脾大，外周血白细胞及嗜酸性粒细胞升高，粪检出血吸虫卵或孵出毛蚴，肠黏膜活检虫卵阳性可确诊。

（3）肠结核：长期低热、盗汗、消瘦，粪便呈黄色稀糊状，腹泻与便秘交替。有原发结核病灶、红细胞沉降率加快、结核菌素试验阳性或结核菌感染 T 细胞斑点试验（TB-SPOT 试验）强阳性有助于诊断。

（4）结肠癌：排便习惯及粪便性状改变，伴有消瘦、进行性贫血，晚期可扪及腹块，应与阿米巴瘤鉴别。纤维肠镜检查及病理可确诊。

（5）慢性非特异性溃疡性结肠炎：临床表现与阿米巴病相似，粪便病原体检查阴性，抗菌治疗无效，结肠镜检查及组织活检有助于诊断。

（八）预后

无并发症及进行有效病原治疗者预后良好。重型及并发严重肠出血、肠穿孔、弥漫性腹膜炎者预后差。

（九）治疗

1．一般治疗　急性期卧床休息，流质或少渣饮食。慢性期加强营养，生活规律，避免刺激性食物。腹泻严重时补液及纠正水、电解质紊乱。重型患者给予补液、输血等支持治疗。

2．病原治疗

（1）硝基咪唑类：对阿米巴滋养体有杀灭作用，是治疗肠内、外阿米巴病的首选药物。该类药有一过性白细胞减少和头晕、眩晕、共济失调等神经系统不良反应，妊娠期（尤其最初3 个月）、哺乳期及有血液病史和神经系统疾病者禁用。常用药物：①首选甲硝唑 0.4 g，每天3 次，儿童 35 mg/（kg·d），疗程 10 天。重型患者用甲硝唑静脉滴注，首剂 15 mg/kg，继之7.5 mg/kg，每 8 ～ 12 小时一次。②替硝唑，成人 2 g，每天 1 次，疗程 5 天。③其他：奥硝唑，成人每天 2 g，1 次口服，疗程 10 天。塞克硝唑，成人每天 2 g，1 次口服，疗程 5 天。

（2）杀肠道内包囊的药：二氯尼特，0.5 g，每天 3 次，疗程 10 天。巴龙霉素，每天25 ～ 35 mg/kg，分 3 次服，疗程 7 天。

3．并发症治疗　肠出血患者及时补液或输血，肠穿孔患者尽快手术治疗，同时给予抗阿米巴药及抗菌药治疗。

（十）预防

彻底治疗患者和无症状排包囊者，养成良好卫生习惯，消灭苍蝇和蟑螂，注意饮食、饮水卫生，加强粪便管理等。

二、阿米巴肝脓肿

阿米巴肝脓肿（amebic liver abscess）由肠壁的溶组织内阿米巴滋养体通过门静脉到达肝，引起肝细胞溶解坏死，形成脓肿，是最常见的肠外阿米巴病。

（一）发病机制与病理学表现

阿米巴肝脓肿可发生在溶组织内阿米巴感染数月或数年后。寄生在肠壁的溶组织内阿米巴滋养体侵入血流，经门静脉、淋巴管或直接蔓延侵入肝。若侵入原虫数量少或机体抵抗力强，可将其消灭不造成损害。若机体抵抗力弱，存活的原虫在肝内繁殖，引起小静脉炎和静脉周围炎，形成微静脉栓塞，使肝组织缺血、缺氧、坏死。滋养体的溶组织作用使病灶组织坏死、液化，形成脓肿。脓肿多位于右叶，多为单个大脓肿，也可见于左叶。从原虫侵入到脓肿形成需1个月以上。早期为多发性小脓肿，逐渐融合形成单个大脓肿，中央为巧克力色液化坏死物，含红细胞、白细胞、脂肪、坏死组织及夏科 - 莱登结晶。脓肿壁薄，可见阿米巴滋养体，但无包囊。继发感染时，脓液为黄绿色，有臭味，可分离到细菌，坏死物质易被吸收入血，出现毒血症表现。

（二）临床表现

阿米巴肝脓肿临床表现与脓肿的位置、大小及有无感染等有关。起病缓慢，体温渐升高，以弛张热居多，伴盗汗、食欲缺乏、恶心、呕吐、腹胀、腹泻、消瘦及肝区疼痛。继发细菌感染时可出现寒战、高热、严重毒血症，脓液呈黄绿色，有恶臭味。肝区疼痛可为钝痛、刺痛、胀痛、烧灼痛等，深呼吸及体位变化时加重。当脓肿位于肝顶部时可刺激膈肌，疼痛向右肩部放射，也可出现反应性胸膜炎或右侧胸腔积液，出现相应的表现和体征。体检可有肝大伴肝区叩击痛，脓肿表浅时，可有局限性压痛点、局限性凹陷性水肿或局限性隆起，有波动感。脓肿位于肝前下缘时，表现为右上腹痛、肌紧张、压痛及反跳痛；位于右叶中央时症状不明显；位于肝后面时常无疼痛，穿破后壁蔓延至肾周围时可出现肾周脓肿的症状；左叶肝脓肿疼痛出现早，可扪及剑突下或上腹部包块。肝脓肿可向邻近器官或组织穿破并发脓胸、肺脓肿、膈下脓肿、心包积液、弥漫性或局限性腹膜炎等。脓肿压迫胆管可出现黄疸。

（三）实验室及辅助检查

1. 血常规检查　急性期白细胞计数及中性粒细胞增多；慢性期白细胞计数大多正常，贫血明显，红细胞沉降率加快；合并细菌感染时，白细胞及中性粒细胞升高。

2. 肝脓肿穿刺液检查　典型脓液为巧克力果酱样，黏稠带腥味。合并细菌感染时，为黄白色伴恶臭。脓液中找到阿米巴滋养体或检出其抗原可确诊。

3. 粪便检查　碘染色检出溶组织内阿米巴滋养体和包囊有助于诊断。

4. 肝功能检查　主要为白蛋白下降、碱性磷酸酶升高、胆碱酯酶活力降低等，ALT 多正常。胆管受压时，胆红素可升高。

5. 血清学检查　血中溶组织内阿米巴抗原阳性提示肠外阿米巴病，溶组织内阿米巴特异性抗体阳性有助于诊断。IgG 阳性率高，当 IgG 阴性时一般可排除本病。

6. X 线检查　肝脓肿较大时可见右侧膈肌抬高、胸膜反应或胸腔积液。

7. B 超　肝内见液性病灶，可了解脓肿的数量、大小、部位及进行定位穿刺。

8. 其他　CT、MRI、肝动脉造影、放射性核素肝扫描可发现肝内占位性病变。

（四）诊断及鉴别诊断

1．诊断

（1）流行病学：病前有腹泻或排便不规则病史。

（2）临床表现：发热、食欲下降、右上腹痛、肝大及肝区压痛、叩痛，体重减轻。

（2）实验室及辅助检查：肝脓肿穿刺脓液呈典型巧克力果酱色，找到阿米巴滋养体或检出其抗原可确诊。

2．鉴别诊断

（1）细菌性肝脓肿：起病急，有寒战、高热、肝区疼痛伴毒血症状。脓肿为多发性，脓液呈黄白色。外周血白细胞计数及中性粒细胞显著增多，穿刺液细菌培养阳性可确诊。抗菌药物治疗有效。

（2）原发性肝癌：有肝炎或肝硬化病史，进行性消瘦，肝大质硬，有结节。AFP 测定及影像学检查可明确诊断。

（3）其他：阿米巴肝脓肿还应与肝包虫病、肝血管瘤、肝囊肿、肝结核、胆囊炎、胆石症、继发性肝癌等鉴别。

（五）预后

早期诊治预后好，晚期及并发多处穿孔者预后差。治疗不彻底者易复发。

（六）治疗

1．病原治疗　首选甲硝唑 0.4 g，每天 3 次，疗程 10 天，必要时重复治疗；也可用替硝唑，2 g，每天 1 次，疗程 5 天。对硝基咪唑类无效者可换用氯喹，每次 0.5 g（基质 0.3 g），每天 2 次，连服 2 天后改为每次 0.25 g（基质 0.15 g），每天 2 次，疗程 2～3 周。

2．肝穿刺引流　肝脓肿较大者可进行 B 超定位下肝穿刺引流，须在抗阿米巴药治疗 2～4 天后进行。脓液过多可采用闭式引流。

3．抗生素治疗　继发细菌感染时加用敏感的抗菌药物治疗。

4．外科治疗　肝脓肿穿破引起化脓性腹膜炎或内科治疗效果欠佳时可手术治疗。

（七）预防

预防阿米巴肝脓肿的主要措施为彻底治疗慢性患者及排包囊者和切断传播途径。

三、原发性阿米巴脑膜脑炎

原发性阿米巴脑膜脑炎（primary amebic meningoencephalitis，PAM）是由福氏耐格里阿米巴（*Naegleria fowleri*）引起的一种致命中枢神经系统疾病，是一种急性和暴发性感染。1965 年澳大利亚首先报道此病，此后陆续在世界各地报道，但其发病率低。其感染途径为鼻腔吸入，以夏季多见。临床表现以突起高热、头痛、呕吐、嗅觉异常或消失、脑膜刺激征阳性、幻觉、昏迷等为特征。其病死率极高，颅内压升高、脑疝是主要死因。

（一）病原学

福氏耐格里阿米巴是自由生活阿米巴的一种，有嗜热性，广泛存在于空气、土壤和温水中，在日常物品如花盆、加湿器、游泳池、水管和水上公园甚至医院环境中也存在。生活史有滋养体、鞭毛体和包囊三种形态。滋养体一端有圆形或钝性伪足，运动活泼。在不适环境中变成梨形鞭毛体，有一对或多根鞭毛，泳动快，可变回到滋养体，但不能形成包囊。滋养体能在35～46℃环境下正常生长，以细菌或有机物为食，有致病性。环境不利时形成球形包囊，抵抗力强，4℃以下温度可存活。

（二）流行病学

福氏耐格里阿米巴呈世界分布，除南极洲外所有大陆都有发现；多见于免疫功能正常的儿童和青年，在接触受染的水（游泳、洗鼻）时经鼻腔感染。部分地区人群中有较高水平的抗福氏耐格里阿米巴抗体者，提示可能有亚临床感染。气候变化和温度升高可能导致福氏耐格里阿米巴感染率升高。

（三）发病机制与病理学表现

1. 发病机制 福氏耐格里阿米巴原虫经鼻腔侵入嗅神经细胞，可沿嗅神经上行至嗅球，通过嗅觉神经束进入大脑，形成出血性坏死和脓肿，导致脑水肿、脑疝。原虫进入脉络膜神经丛，引起脉络膜神经炎及急性室管膜炎，脊髓也可受累，也可引起第Ⅲ、Ⅳ、Ⅵ对脑神经损伤。目前认为原发性阿米巴脑膜脑炎的发病有两种致病机制：一是黏附和吞噬作用相关的接触机制，原虫与细胞外基质成分的黏附激活信号转导途径，触发特定蛋白质和蛋白酶的表达，促进阿米巴在中枢神经系统中的进入和增殖，通过接触依赖性吞噬作用引起严重的组织破坏。二是非接触机制，原虫分泌基质金属蛋白酶并降解基质金属蛋白酶，从而简化其从鼻腔进入嗅球的通道。

2. 病理学表现 主要病理改变为化脓性脑膜炎和出血坏死性脑炎，伴化脓性渗出。脑组织及脑脊液中可见到滋养体，但无包囊。因病情发展迅速，无保护性的细胞和体液免疫应答。

（四）临床表现

原发性阿米巴脑膜脑炎的潜伏期一般为5天，最短24小时，最长2周。早期表现为味觉和嗅觉异常，随后急起高热、剧烈头痛、呕吐，继而出现癫痫发作、抽搐、昏迷和脑膜刺激征。病情发展迅速，患者通常在初次接触病原体后1～2周死亡，病死率达98%。

外周血白细胞及中性粒细胞增高。脑脊液为脓性或血性，压力增高；早期细胞数正常，后期增高，以中性粒细胞为主；蛋白质增高；糖降低或正常。

（五）诊断及鉴别诊断

1. 诊断 患者病前1周有温水中游泳史。先有味觉和嗅觉改变，随后高热、剧烈头痛、呕吐及脑膜刺激征。外周血白细胞及中性粒细胞增高，脑脊液呈脓性或血性，压力增高。培养时无细菌生长应考虑本病；脑脊液及脑组织中查到福氏耐格里阿米巴滋养体可确诊。

2. 鉴别诊断 应与化脓性或结核性脑膜炎、病毒性脑炎、阿米巴脑脓肿及肉芽肿性阿米巴脑炎等疾病鉴别。

（六）治疗

目前尚无理想治疗药物。国外曾报道用大剂量两性霉素B［1.5 mg/（kg·d）］缓慢静脉注射或鞘内注射（每次0.5 mg）成功治疗的病例；也可用两性霉素B联合氟康唑、利福平、阿奇霉素治疗。米替福新被认为是一种新型治疗药物。抗阿米巴药物对本病无效。应加强监护，进行对症治疗和抗感染药物治疗。

（七）预防

现尚无预防原发性阿米巴脑膜脑炎的疫苗。应避免在被污染的温水中游泳，使用鼻夹可减少感染机会。加强水体监测和消毒，余氯消毒能有效杀灭福氏耐格里阿米巴。

（苏明华）

第二节 疟 疾

案例 7-1

患者，男，30 岁，3 周前从非洲援外归国，以"高热 1 周，伴畏寒、寒战"为主诉就诊。完善相关化验检查后给予氯喹治疗 3 天，病情未见好转，偶有体温骤降，继之出大汗，然后缓解，持续 6～7 小时又再次发热。

【入院查体】 T 38.0 ℃，P 92 次/分，R 20 次/分，BP 101/60 mmHg，神志清楚，精神差，球结膜苍白，皮肤、巩膜无黄染，未见皮疹及出血点，全身浅表淋巴结未触及肿大，心肺查体无异常。腹软，无压痛及反跳痛，肝未触及，脾于肋下 1.5 cm 可触及，墨菲（Murphy）征阴性，移动性浊音阴性，神经系统查体无异常。

【实验室检查】 肝功能正常；血常规：外周血白细胞 7.5×10^9/L，中性粒细胞 75%，红细胞 4.5×10^{12}/L，血红蛋白 98 g/L，血小板 131×10^9/L；尿常规：尿胆原（−），胆红素（±）。

问题与思考：
1. 该患者最可能的诊断及诊断依据是什么？
2. 该患者该如何治疗？

疟疾是一种古老的疾病，国外古籍中将疟疾称为"badair"，我国古籍记载疟疾为"瘴气"。目前疟疾仍在全球致死性寄生虫病中居第一位。2015 年 10 月 5 日，中国科学家屠呦呦以中医为本，在植物青蒿中提取出全新的抗疟药——青蒿素，被授予 2015 年诺贝尔生理学或医学奖。

疟疾（malaria）是由人类疟原虫感染引起的、通过雌性按蚊叮咬传播的寄生虫病。临床特点为反复发作的间歇性寒战、高热、继以大汗后缓解为特点，常伴有脾大与贫血。间日疟及卵形疟可复发，恶性疟发热常不规则，病情较重，易引起脑型疟疾等重症疟疾的凶险发作。

一、病原学

疟疾的病原体为疟原虫。疟原虫属于真球虫目疟原虫科疟原虫属。可感染人类的疟原虫有四种：间日疟原虫、恶性疟原虫、三日疟原虫和卵形疟原虫，分别引起间日疟、恶性疟、三日疟和卵形疟，在我国以间日疟和恶性疟较为常见。

疟原虫的生活史包括在人体内和在按蚊体内两个阶段，人为其中间宿主，蚊为其终末宿主。四种疟原虫的生活史基本相同。

（一）人体内的阶段

疟原虫在人体内的裂体增殖阶段为无性繁殖期。当含有疟原虫子孢子的雌性按蚊叮咬人时，子孢子随按蚊的唾液进入人体，通过血流迅速侵入肝细胞进行裂体增殖，此为红细胞外无性繁殖周期。子孢子在肝细胞内增殖为裂殖子，1周左右发育为成熟的裂殖体，当含大量裂殖子的肝细胞破裂时，裂殖子被释放入血，未被吞噬细胞吞噬的裂殖子侵入红细胞内发育增殖，开始红细胞内的无性繁殖周期。裂殖子侵入红细胞内，发育阶段从早期滋养体（环状体）发育为成熟裂殖体。裂殖体内含数个至数十个裂殖子，当被寄生的红细胞破裂时，释放出大量裂殖子及其代谢产物，引起临床上典型的疟疾发作。当释放的裂殖子再侵入未受感染的红细胞后，便进入新一轮的无性繁殖，如此形成疟疾临床的周期性发作。各种疟原虫在红细胞内裂体增殖的时间各不相同：间日疟原虫、卵形疟原虫约为48小时；三日疟原虫约为72小时；恶性疟原虫则为36～48小时，且发育先后不一，故恶性疟临床发作也不规则。

间日疟原虫和卵形疟原虫既有速发型子孢子，又有迟发型子孢子。速发型子孢子在肝细胞内的发育较快，经12～20天可发育为成熟的裂殖体。迟发型子孢子发育较缓慢，经6～11个月发育为成熟的裂殖体。迟发型子孢子经过休眠后，在肝细胞内增殖，释放裂殖子入血，即造成疟疾的复发。由于恶性疟原虫与三日疟原虫无迟发型子孢子，故无复发。

部分进入红细胞的裂殖子经过3～5代裂体增殖后逐渐发育成为雌性及雄性配子体。配子体在人体内可存活30～60天，此期间如被雌性按蚊吸入胃内，则在蚊体内进行有性增殖。

微 整 合

基础回顾

带虫免疫

疟原虫的生活史复杂，有许多不同的抗原成分，并且疟原虫抗原易发生变异，机体感染后虽然可以产生一定程度的保护性免疫，但难以达到完全保护，故可出现持续性低密度原虫血症，又称之为带虫免疫。

（二）按蚊体内的阶段

疟原虫在按蚊体内的交合繁殖阶段为有性繁殖期。当雌性按蚊叮咬疟疾患者时，雌、雄配子体进入蚊体内并分别发育为雌、雄配子，两者结合成为偶合子，发育为动合子，侵入按蚊的消化道组织发育为囊合子，每个囊合子中含数千个子孢子母细胞，发育后形成具感染能力的子孢子。子孢子可主动移行于按蚊的唾液腺中，当按蚊再次叮咬人时，子孢子即随唾液进入人体，开始在人体内的无性繁殖期（图7-1）。

二、流行病学

（一）传染源

疟疾患者及疟原虫携带者为主要传染源，当末梢血中存在成熟的雌、雄配子体时才具有传染性。

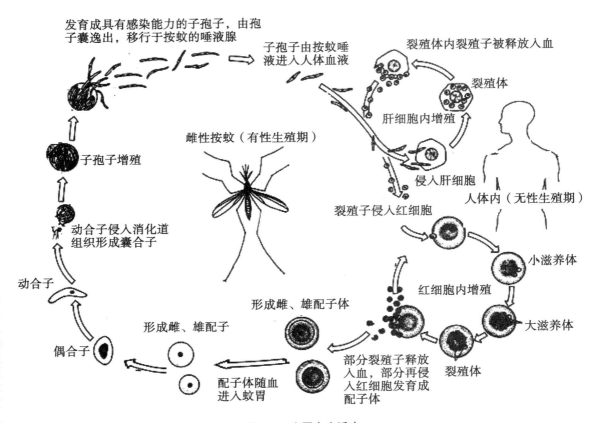

图 7-1 疟原虫生活史

（二）传播途径

1. 蚊媒传播 是最主要的传播途径。传播媒介为雌性按蚊，经叮咬人体传播。中华按蚊是我国最重要的传播媒介，也是平原地区间日疟的主要传播媒介，山区以微小按蚊为主，丘陵地区以嗜人按蚊为主，海南省山林地区以大劣按蚊为主。

2. 血液传播 输入带疟原虫的血液或使用被含疟原虫的血液污染的注射器也可传播疟疾。

3. 母婴传播 感染疟疾的孕妇可通过胎盘将疟原虫传播给胎儿，但很罕见。

（三）人群易感性

人群对疟疾普遍易感，感染后可获得一定程度的免疫力，但不持久。一般认为疟疾的免疫只是带虫免疫，即随着体内疟原虫的消失，免疫力也消失。各型疟疾之间无交叉免疫。一个人可以多次感染同一型疟原虫，也可以同时感染多种疟原虫。疟疾流行区人群因隐性感染而具有一定的免疫力，其再发症状轻微或无症状。当非疟疾流行区的外来人员被感染后，其临床表现常较严重。妊娠期的妇女免疫力较低，对疟疾易感；母亲通过胎盘传递给胎儿的免疫力只能维持 6～9 个月。

（四）流行特征

疟疾分布广泛，主要流行于非洲撒哈拉沙漠以南的大部分国家及东南亚、中南美洲等热带国家或地区。间日疟分布最广，见于热带、亚热带与部分温带地区。恶性疟在热带和亚热带的湿热地区非常普遍，主要见于非洲、印度和东南亚。三日疟和卵形疟相对较少见。我国以间日疟分布最广，主要发生在云南边境、海南及中部的安徽、湖北、河南等省，少数恶性疟仅在云南和海南的局部地区流行。随着国际交往频繁，境外输入性疟疾病例明显增加。

疟疾的流行受温度、湿度、雨量及按蚊生长繁殖情况的影响，发病以夏秋季较多，在热带地区一年四季均可感染发病。社会因素如经济状况、生活水平和居民生活习惯等对疟疾流行也有重要影响。

三、发病机制与病理学表现

（一）作用机制

疟原虫增殖时不引起临床症状。当红细胞被裂殖子胀破后，大量裂殖子、代谢产物进入血液后刺激机体产生内源性致热原，引起临床上寒战、高热、继之大汗的典型发作症状。部分裂殖子可再次侵入未受感染的红细胞内，进行裂体增殖而引起周期性疟疾发作。经反复发作或重复感染后机体可获得一定免疫力，此时虽有少量疟原虫增殖，但可无疟疾发作的临床症状，感染者成为疟原虫携带者。

宿主的病变程度与疟原虫的种类、数量及繁殖的速度等因素有密切的关系。间日疟原虫和卵形疟原虫常仅侵犯较年幼的红细胞，红细胞受感染率较低，血液中受感染的红细胞常低于2.5 万 /μl。三日疟原虫仅感染较衰老的红细胞，血液中受感染的红细胞常低于 1 万 /μl，故贫血和其他临床表现都较轻。恶性疟原虫繁殖速度最快，原虫数量最多，能侵犯任何日龄的红细胞，可使血液中 20% 以上红细胞受感染。恶性疟原虫在红细胞内繁殖时，可使受感染的红细胞体积增大成为球形，胞膜出现微孔，彼此黏附成团，并较易黏附于微血管内皮细胞上，引起微血管管腔变窄或堵塞，使相应部位的组织细胞发生缺血性缺氧而引起变性、坏死。若此种病理改变发生于脑、肺、肾、心等重要器官时，可引起相应的严重临床表现，如脑型疟疾。低血糖及细胞因子也可能在脑型疟疾中起一定作用，低血糖的发生与患者寒战、高热时消耗过多及进食少有关。细胞因子在疟疾发病机制中的作用尚未完全明确，但已发现 TNF-α 在恶性疟患者的血清中含量明显升高，并与脑型疟疾的发生和死亡呈正相关。

大量被疟原虫寄生的红细胞在血管内裂解，可引起高血红蛋白血症，出现腰痛、酱油色尿，严重者可出现中度以上贫血、黄疸，甚至发生急性肾衰竭，称为溶血性尿毒综合征，又称黑尿热。这种现象也可见于伯氨喹治疗过程中，尤其是葡萄糖 -6- 磷酸脱氢酶（G-6-PD）缺乏的个体。

（二）病理学表现

疟疾的病理改变随疟原虫的种类、感染时间而异，主要表现有：肝、脾大，软脑膜充血，脑组织水肿，肾、胃肠道黏膜充血、出血和变性。长期未愈或反复感染的患者，脾显著增大，髓索逐渐纤维化，质硬，切面呈青灰色，有大量疟色素沉着。

四、临床表现

（一）潜伏期

不同疟原虫引起疟疾的潜伏期各不相同。间日疟、卵形疟的潜伏期为 13 ～ 15 天，恶性疟为 7 ～ 12 天，三日疟为 24 ～ 30 天。输血传播的疟疾多在输血后 7 ～ 10 天发病。

（二）前驱期

发作前数天患者有轻度的畏寒、低热，伴疲乏、头痛、全身不适等前驱症状。具有高免疫力的患者可直接从前驱期进入带虫状态而不出现临床症状。恶性疟的前驱期较短，无免疫力患者较快发展为重症疟疾。

（三）临床发作期

1. 典型发作　周期性发作的突发寒战、高热和大汗是疟疾的典型表现，临床上可分三个阶段。

（1）寒战：骤感畏寒，初为四肢末端发冷，随后出现背部、全身发冷伴寒战、面色苍白，口唇、指甲发绀，以及头痛、恶心、呕吐、全身肌肉和关节酸痛，此期历时 10 分钟至 1 小时，随后体温开始迅速上升。

（2）高热：体温常可达 40 ℃以上，伴有头痛、全身酸痛、颜面潮红、恶心、呕吐等全身毒血症状，甚至烦躁、谵妄。此期历时 4 ~ 8 小时。

（3）大汗：全身大汗淋漓，随之体温迅速下降，常降至正常水平以下，发热时的各种症状随之消失。此期历时 2 ~ 3 小时。除感疲乏外，患者精神食欲如常，此时进入间歇期。

（4）发作间歇：为前一次发作结束至后一次发作开始之间。此间患者无特殊不适，偶见低热者。早期间歇期可不规则，但经数次发作后逐渐变得规则。间日疟和卵形疟的间歇期约为 48 小时，三日疟约为 72 小时，恶性疟为 36 ~ 48 小时。反复发作可出现不同程度的脾大、贫血。

2. 恶性疟　一般 1 天 1 次发作或无明显规律，起病缓急不一，临床表现多变。其特点包括：①起病后多数仅有冷感而无寒战；②早期热型不规则，后期持续高热，长达 20 小时，甚至持续发热，不能完全退热；③退热出汗不明显或不出汗；④脾大、贫血严重；⑤易发展至重症疟疾；⑥前驱期血中即可检出恶性疟原虫；⑦无复发。

3. 重症或凶险型疟疾　88.3% ~ 100% 由恶性疟引起，偶可由间日疟或三日疟引起，多见于儿童和外来人口。其来势凶猛，病情险恶，病死率高。当疟疾患者出现昏迷、严重贫血、肝和肾功能损害、肾衰竭、肺水肿或急性呼吸窘迫综合征、低血糖、循环衰竭或休克、自发出血、反复惊厥、重度酸中毒和肉眼可见的血红蛋白尿等表现中的一项或多项时，可诊断为重症疟疾。

（1）脑型：最常见，主要由恶性疟原虫引起。主要临床表现为发热，体温可达 39 ~ 40 ℃，伴剧烈头痛、恶心、呕吐；患者常出现意识障碍、昏迷、抽搐等神经系统症状，如治疗不及时，易发展为脑水肿、脑干损害、中枢性呼吸衰竭和脑疝；脑型疟疾往往伴重度贫血和高疟原虫血症，易发生代谢性酸中毒和低血糖，病情严重，常见肝、肾功能损害。脑型疟疾的发生率占疟疾总发病人数的 0.5% ~ 1%，但病死率高，可达 20% ~ 50%。

（2）胃肠型：以胃肠道症状为主要特征，除发冷、发热外，伴有频繁恶心、呕吐、腹痛、腹泻，泻水样便或血便，可伴里急后重，似痢疾样。有的仅有剧烈腹痛而无腹泻，易被误诊为急腹症。吐泻重者可因休克、肾衰竭而死亡。

（3）过高热型：疟疾发作时，体温迅速上升达 ≥ 42 ℃，伴气促、烦躁不安、谵妄、抽搐、昏迷，常于数小时后死亡。

（4）溶血性尿毒综合征：又称黑尿热。患者发生急性血管内溶血，引起血红蛋白尿和溶血性黄疸，重者发生急性肾功能不全。其原因可能是自身免疫反应，多数是因为先天性葡萄糖 -6- 磷酸脱氢酶（G-6-PD）缺乏，且使用了伯氨喹、氨基比林、奎宁等药物而诱发。临床以骤起寒战、高热、腰痛、排酱油色尿，以及严重贫血、黄疸，出现蛋白尿、管型尿为特点。溶血性尿毒综合征多由恶性疟原虫引起。

其他重症或凶险型疟疾尚有肺型、肾型等。

4．特殊类型疟疾

（1）输血型疟疾：潜伏期 7 ~ 10 天，临床症状与蚊传疟疾相似，只有红细胞内期，治疗后无复发。

（2）婴幼儿疟疾：5 岁以下婴幼儿因免疫系统发育尚未健全，感染后临床多不典型，常出现发热，但热型不规则，消化道症状明显。婴幼儿患恶性疟易发展成重症疟疾，病死率高。

（3）孕妇疟疾：临床症状常较重。若患恶性疟易发展为重症疟疾伴低血糖，常造成早产、流产、死胎、出生婴儿体重偏低和先天性疟疾等。

5．再燃和复发

（1）再燃：指患者经治疗后，虽临床症状得到控制，但血中仍有疟原虫残存，当抵抗力下降时，残存的疟原虫再次大量增殖，出现临床发作。

（2）复发：是由寄生于肝细胞内的迟发型子孢子所引起。患者经治疗后，临床症状得以控制，血中疟原虫完全消除，但肝细胞内迟发型子孢子经过一段休眠期，在肝细胞内进行裂体增殖引起发作。复发仅见于间日疟和卵形疟，一般多见于病愈后的 3 ~ 6 个月。

五、实验室检查

1．血常规检查　在多次发作后红细胞和血红蛋白下降，恶性疟尤为明显；白细胞正常或稍低，单核细胞常相对增多，并见其内有被吞噬的疟色素颗粒；可出现血小板下降。

2．疟原虫检查

（1）血液的厚、薄涂片：经吉姆萨染色后用显微镜、油镜检出疟原虫是明确诊断的最直接证据，最好在服药前取血检查。取外周血做厚、薄两种涂片，厚涂片因原虫较集中，易检出，阳性率高；薄涂片原虫形态完整、典型，易于鉴定虫种。

（2）骨髓涂片：染色后查疟原虫，阳性率高于外周血涂片。

3．血清学检查　检测血液中疟原虫的特异性抗原与特异性抗体，特点是灵敏、快速、可批量检测。一般用于流行病学检查。

4．特异性 DNA 聚合酶链反应（PCR）　灵敏度高，每毫升血液中含 10 个以上疟原虫的水平即可检测出。

六、诊断及鉴别诊断

（一）诊断

1．流行病学史　曾有疟疾流行区居住或旅行史，以及蚊虫叮咬史，或近 2 周内有输血史，或有既往病史。

2．临床表现　典型的突发寒战、高热、大汗，并呈周期性发作，发作多次后可出现脾大和贫血。重症疟疾患者可出现神志不清、抽搐、昏迷等症状。

3．实验室检查　血液涂片疟原虫阳性即可确诊。血液涂片找疟原虫应该在寒战发作时及发作 6 小时内采血，此时原虫数量多、易检出。临床高度怀疑时，应多次查找。必要时行骨髓穿刺涂片查找疟原虫。

4．试验性治疗　临床表现疑似疟疾，但血液检查未发现疟原虫时，可给予抗疟药作为试验性治疗，48 小时内症状得到控制可考虑疟疾诊断，但下结论宜审慎。

（二）鉴别诊断

典型疟疾应与发热性疾病相鉴别，如败血症、钩端螺旋体病、流行性出血热、伤寒、副伤寒、急性血吸虫病、布鲁氏菌病、急性肾盂肾炎、胆道感染、尿路感染、结核等。脑型疟疾应与流行性乙型脑炎、中毒性细菌性痢疾、散发性病毒性脑炎、脑脓肿等相鉴别。

七、治疗

疟疾的治疗包括病原治疗和对症支持治疗，病原治疗最重要。

（一）抗疟药的使用原则

抗疟药的使用应遵循安全、有效、合理和规范的原则。

1．间日疟

（1）杀灭红细胞内裂殖体与配子体的药物：首选氯喹。

（2）抗复发及防止传播的药物：伯氨喹。治疗无效时，可选用以青蒿素类药物为基础的复方或联合用药的口服剂型进行治疗。

（3）主要方案：氯喹加伯氨喹。氯喹口服总剂量为 1200 mg。第 1 天 600 mg 顿服，或分 2 次服，每次 300 mg；第 2、3 天各服 1 次，每次 300 mg。部分患者服药后偶有头晕、恶心、头痛、烦躁、视力障碍、皮疹等，多可在停药后消失。氯喹过量可引起房室传导阻滞、心律失常、血压下降等。伯氨喹口服总剂量为 180 mg，过量或者红细胞缺乏 G-6-PD 者，易发生溶血反应，孕妇忌用。从服用氯喹的第 1 天起，同时服用伯氨喹，每天 1 次，每次 22.5 mg，连服 8 天。此疗法也适用于卵形疟和三日疟的治疗。

2．恶性疟　选用以下一种以青蒿素类药物为基础的复方或联合用药（artemisinin-based combination therapy，ACT）方案。

（1）青蒿琥酯片加阿莫地喹片：口服总剂量为青蒿琥酯和阿莫地喹各 12 片（青蒿琥酯每片 50 mg、阿莫地喹每片 150 mg），每天顿服青蒿琥酯和阿莫地喹各 4 片，连服 3 天。阿莫地喹可引起粒细胞缺乏，治疗时注意监测血常规。

（2）双氢青蒿素哌喹片：口服总剂量 8 片（每片含双氢青蒿素 40 mg、磷酸哌喹 320 mg），首剂 2 片，首剂后 6～8 小时、24 小时、32 小时各服 2 片。

（3）复方磷酸萘酚喹片：口服总剂量 8 片（每片含萘酚喹 50 mg、青蒿素 125 mg），一次服用。萘酚喹可引起血尿，服用时如出现不良反应，应立即停药。

（4）复方青蒿素片：口服总剂量 4 片（每片含青蒿素 62.5 mg、哌喹 375 mg），首剂 2 片，24 小时后再服 2 片。

3．重症疟疾（选用以下一种方案）

（1）青蒿琥酯注射液：每天 1 次，每次 60 mg 静脉注射，连续 7 天，首剂加倍。若病情严重时，首剂给药后 4～6 小时，可再静脉注射 60 mg。必要时可延长用药疗程。

（2）蒿甲醚注射液：每天 1 次，每次 80 mg 肌内注射，连续 7 天，首剂加倍。若病情严重时，首剂给药后 4～6 小时可再肌内注射 80 mg。

若采用上述两种注射疗法治疗，在患者病情缓解并且能够进食后，应改用 ACT 口服剂型，再进行一个疗程治疗。此疗法也可用于卵形疟和三日疟的治疗。

4．孕妇疟疾 孕期 3 个月以内的恶性疟患者可选用磷酸哌喹，孕期 3 个月以上的恶性疟患者采用 ACT 治疗。孕妇患重症疟疾应选用青蒿琥酯或蒿甲醚注射治疗。

5．间日疟休止期 休止期的根治采用伯氨喹，口服总剂量 180 mg，每天 1 次，每次 22.5 mg，连服 8 天。

（二）用药注意事项

1．氯喹、磷酸哌喹和伯氨喹的剂量均以基质计。
2．方案中的剂量均为成人剂量，儿童剂量应按体重或年龄递减。
3．孕妇、1 岁以下婴儿、有溶血史或家族溶血史者应禁用伯氨喹；G-6-PD 缺乏地区的人群应在医务人员的监护下服用伯氨喹。

（三）对症与支持治疗

脑型疟疾常出现脑水肿、颅内压增高与昏迷，应及时给予脱水治疗及改善颅内循环的治疗；监测血糖，及时处理；脑型疟疾及合并急性肾功能不全者可予以血液净化治疗。黑尿热患者应立即停用奎宁及伯氨喹，如血中仍有疟原虫，可改用其他抗疟药，并应用糖皮质激素、碱化尿液、利尿等治疗措施，对已发生肾衰竭的患者应给予肾透析治疗。

八、预防

1．控制传染源 健全疫情报告，根治现症患者和带虫者。
2．切断传播途径 消灭按蚊，防止被蚊虫叮咬，应使用防蚊剂及防蚊设备以加强个人防护。除大面积应用灭蚊剂外，最重要的灭蚊措施是消除积水、根除蚊子孳生场所。
3．保护易感人群 药物预防是目前较常应用的措施，对高疟区的健康人群及外来人群可酌情使用。成人常用磷酸哌喹片或氯喹。在耐氯喹疟疾流行区，可用甲氟喹，也可选用乙胺嘧啶。

（张缭云）

第三节 黑 热 病

黑热病是由杜氏利什曼原虫（*Leishmania donovani*）引起、经白蛉传播的慢性地方性传染病，又名内脏利什曼病，以长期不规则发热、肝大、脾大、消瘦、全血细胞减少、血浆球蛋白增多为主要临床特点。

中华人民共和国成立前黑热病是五大寄生虫病之一。最近几年，在西部六省区（新疆、甘肃、内蒙古、陕西、山西和四川）仍呈散发态势，其中新疆、甘肃和四川三省区新发病例占全国新发病例的 90% 左右。新疆地区，尤其南疆地区，近年来部分地区有暴发流行的趋势，并且在部分地区出现新增散发案例。

一、病原学

利什曼原虫属于动基体目（*Order Kinetoplastida*）锥体亚目（*Suborder Trypanosomatina*）

锥体科（*Genus Leishmania*），为细胞内寄生的鞭毛虫。利什曼原虫生活史包括前鞭毛体（promastigote）和无鞭毛体（amastigote）两个时期。前鞭毛体在节肢动物（白蛉）的消化道内寄生；无鞭毛体在哺乳动物或爬行动物的细胞内寄生，主要通过白蛉传播。前鞭毛体在 22 ～ 25 ℃培养基中呈纺锤形，前端有一游离鞭毛，其长度与体长相仿，约 11 μm×16 μm。无鞭毛体见于人和哺乳动物细胞内，在 37 ℃组织培养中呈卵圆形，大小约 4.4 μm×2.8 μm。

　　黑热病的传播媒介主要为白蛉。当雌性白蛉叮刺患者或受感染的动物时，血液或皮肤内含无鞭毛体的巨噬细胞被吸入白蛉胃内，无鞭毛体在白蛉体内发育为前鞭毛体。当白蛉叮刺健康人或未受感染的动物时，前鞭毛体即随白蛉唾液进入人体，前鞭毛体被人体巨噬细胞吞噬，在巨噬细胞内分化成大量无鞭毛体，即利杜体，被无鞭毛体严重寄生的巨噬细胞最终破裂并释放出无鞭毛体，无鞭毛体再被巨噬细胞吞噬，如此反复。

二、流行病学

（一）分布

　　黑热病流行于全球近 100 个国家，据估计每年有 70 万～ 100 万新发病例，2015 年，巴西、埃塞俄比亚、印度、肯尼亚、索马里、南苏丹和苏丹这七个国家报告了全世界 90% 以上的黑热病病例。黑热病为人兽共患的地方性传染病，发病无明显季节性。中华人民共和国成立前我国黑热病流行的地区广泛，随着卫生防疫工作的开展，我国利什曼病发病率已显著降低，目前主要流行于新疆、甘肃和四川三省区。平原型（人源型）黑热病多见于平原，分布在山东、江苏、陕西关中和新疆喀什等地，患者为主要传染源，常出现大的流行，患者主要是成人和青少年，婴儿感染者少。荒漠型（动物源型）黑热病分布在新疆和内蒙古的荒漠地带，病原体为婴儿利什曼原虫，传染源为动物宿主，患者多为婴幼儿。新疆至今尚未证实有山区及丘陵型（人犬共患型）黑热病，只有平原型和荒漠型。

　　近年来我国黑热病疫情有所回升。2015 年新增黑热病 507 例，为近 10 年较高水平。我国黑热病发病率为 0.0372/10 万。

（二）传染源

　　从流行病学上黑热病分为以下三种主要类型。

　　1. 平原型（人源型）　患者是主要传染源，多为成人或青少年，分布在山东、江苏、陕西关中和新疆喀什等地。

　　2. 山区及丘陵型（人犬共患型）　犬是主要传染源，患者以 5 岁以下儿童多见。

　　3. 荒漠型（动物源型）　野生动物间易传播，可波及人类。

（三）传播途径

　　黑热病主要通过白蛉叮刺进行传播。白蛉是传播媒介。

（四）人群易感性

　　人群普遍易感，病后有持久免疫力。

三、发病机制与病理学表现

（一）发病机制

当受染白蛉叮咬人时，将前鞭毛体注入人体皮下组织，少部分前鞭毛体被中性粒细胞破坏，大部分则被巨噬细胞所吞噬，单核巨噬细胞大量增生，因此脾大最为常见。因网状内皮系统不断增生，浆细胞大量增加，故血浆球蛋白增高。

（二）病理改变

脾显著增大，肝轻、中度增大，淋巴结肿大，内部增生的巨噬细胞内含大量无鞭毛体，浆细胞增生。肝轻、中度增大。骨髓组织内巨噬细胞明显增生，其中可见大量无鞭毛体。淋巴结肿大，皮质、髓质与窦道内可找到含无鞭毛体的巨噬细胞。

四、临床表现

黑热病的潜伏期长短不一，平均 3 个月到 1 年，最长者可达 9 年以上。

（一）典型黑热病

1. 发病早期　主要症状为发热，起病常缓慢，症状轻且不典型。

2. 典型症状与体征　长期不规则发热、乏力、食欲缺乏、消瘦等。临床可表现为脾大、肝大和淋巴结增大。脾呈进行性增大，半年可平脐，甚至可达盆腔。面部、四肢及腹部皮肤颜色变深，故名"黑热病"。

近年来，利什曼原虫与 HIV 合并感染屡见报道，HIV 和利什曼病都抑制免疫系统，导致更高的复发率和治疗失败率，更多的药物毒性和更高的死亡率，且对抗反转录病毒治疗的反应差，合并感染患者很难治愈，临床表现复杂，可以有典型黑热病的一些表现如脾大、发热等，还有腹泻、肝大、咳嗽、呕吐、出血、水肿等表现。

（二）皮肤利什曼病

皮肤利什曼病可与典型黑热病（内脏利什曼病）的临床表现同时存在。皮肤利什曼病的临床表现相对较轻，一般情况好，能照常劳作。最初在白蛉叮咬的皮肤处出现丘疹或结节，进展缓慢。溃疡出现在 6 个月后，溃疡周边组织含有大量利什曼原虫。个别患者可出现局部淋巴结增大。

五、实验室检查

（一）血常规及血清蛋白检查

全血细胞减少，其中白细胞减少明显，一般为 $(1.5 \sim 3.0) \times 10^9/L$，严重者可少于 $1.0 \times 10^9/L$；中性粒细胞减少明显。贫血常为中度；血小板降低明显，一般为 $(40 \sim 50) \times 10^9/L$。红细胞沉降率可增快。血清总蛋白大多正常，但球蛋白明显增加，而白蛋白减少常见。

（二）病原学检查

1．穿刺检查

（1）涂片法：骨髓、淋巴结和脾穿刺液镜检仍是黑热病最可靠的确诊方法，以骨髓穿刺涂片法最为常用，原虫检出率可为80%～90%。脾穿刺液诊断价值最高（特异度和敏感度均大于90%），但因其存在一定的风险性而不被采用或很少采用。淋巴结穿刺液诊断敏感度为53%～65%。周围血涂片法简单且易于操作，出现寒战或高热时外周血厚涂片阳性率高达60%。

（2）培养法：将上述穿刺物接种于培养基进行培养，经7～10天可有阳性结果。

2．皮肤刮片检查　在皮肤结节处用消毒针头刺破皮肤，取少许组织液，或用手术刀刮取少许组织做涂片，染色镜检（图7-2、图7-3）。

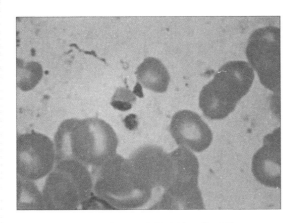

图7-2　外周血涂片中的无鞭毛体

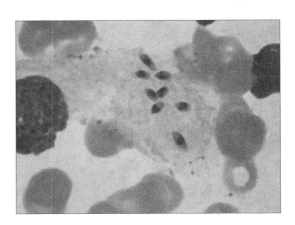

图7-3　骨髓血涂片中的无鞭毛体

（三）免疫学检测

1．检测血清循环抗原　单克隆抗体-抗原斑点试验（McAb-AST），诊断黑热病的阳性率高达97.03%，假阳性率仅0.2%。该法可确定现行感染及治疗效果。

2．检测血清抗体　如酶联免疫吸附试验（ELISA）、间接血凝试验、直接凝集试验等均可采用。

3．免疫层析试纸条法　利什曼原虫的基因存在基因片段K39，以此基因片段的重组抗原（rk39）制备免疫层析试纸条进行检测是一种简便、不需任何仪器和设备、适用于基层使用的快速检测手段，简称rk39试纸条法。此检测方法对临床黑热病诊断的阳性率达到96.07%。

（四）分子生物学检测

用聚合酶链反应（PCR）、DNA探针等技术检测无鞭毛体DNA，在其他诊断检测没有结果的情况下，它们正在成为诊断利什曼病最敏感的化验方法，如取材得当，敏感度和特异度接近100%，并且可以进行种属鉴定。有文献报道用二代测序等方法成功诊断骨髓穿刺与活组织检查未能发现的病例，将来有可能应用于临床。

六、诊断及鉴别诊断

（一）诊断

1．流行病学资料　是否有流行区的旅居史，是否为白蛉活动季节（5—9月份）。

2．临床表现　缓慢起病，长期不规则发热，进行性脾大甚至巨脾、肝大、全血细胞减少等，一般情况尚可，中毒症状轻。

3．实验室检查　全血细胞减少。血生化提示血浆球蛋白明显增高。血清特异性抗原抗体检测阳性有助于诊断，如 rk39 试纸条法。骨髓穿刺涂片找到无鞭毛体或穿刺物培养查见前鞭毛体可确诊。

（二）鉴别诊断

黑热病需与其他长期发热、脾大及白细胞降低的疾病进行鉴别诊断，如结核病、伤寒、疟疾、布鲁氏菌病、白血病、恶性组织细胞病、血液系统霍金奇淋巴瘤、慢性血吸虫病及其他病因所致肝硬化、急性或亚急性感染性心内膜炎等疾病。

七、治疗

（一）对症治疗

患者应注意休息与营养，针对出现的并发症进行积极对症治疗，如贫血可给予输注红细胞，必要时积极抗感染治疗等。

（二）病原治疗

1．两性霉素 B 脂质体　第 1—5 天、14 天、21 天静脉给予 3 mg/（kg·d），总剂量为 21 mg/kg。

2．米替福新　年龄 ≥ 12 岁、体重 ≥ 30 kg、非妊娠期或哺乳期患者，可以选择口服米替福新：如果体重小于 45 kg，每次 50 mg，每天 2 次，持续 28 天；体重 ≥ 45 kg，每次 50 mg，每天 3 次，治疗 28 天。

3．锑剂　对于不能耐受两性霉素 B 脂质体或米替福新的患者，可以选择五价锑，首选葡萄糖酸锑钠，用量为 20 mg/（kg·d），静脉滴注或肌内注射，疗程 28 天。规范化治疗后 1 年无复发者视为治愈。锑剂的不良反应主要是心脏毒性，表现为 T 波倒置、Q-T 间期延长，各类心律失常，其他不良反应包括关节肌肉痛、肝酶和胰酶升高等，病情危重患者或存在心脏病、肝病的患者慎用。

（三）对症治疗

患者出现巨脾或伴有明显脾功能亢进时，或多种治疗均无效时可考虑脾切除术。术后可再次给予病原治疗。

八、预防

预防黑热病应采取以管理传染源为主的综合预防措施。

（一）管理传染源

在白蛉生长繁殖季节之前普查及根治患者。山丘地带应及时查出病犬，并捕杀和掩埋病犬。对参加黑热病普查及治疗的专业人员进行专业培训。

（二）消灭传播媒介

消灭传播媒介白蛉是实施重点，更是难点。在新疆喀什等平原型（人源型）黑热病流行区，白蛉的栖息习性属于近家栖，可用敌敌畏、美曲膦酯、菊酯类进行喷洒以消灭白蛉，但在居住场所喷洒药物灭蛉效果不佳。诸多因素的存在导致我国黑热病流行区的防治成效难以巩固。

（三）加强个人防护

提倡使用细孔纱门、纱窗及蚊帐；用邻苯二甲酸二甲酯涂皮肤，以减少或避免白蛉的叮刺。

（鲁晓擘）

第四节　弓形虫病

弓形虫病（toxoplasmosis）是由刚地弓形虫（*Toxoplasma gondii*）引起的人兽共患寄生原虫病。感染弓形虫的猫科动物为重要传染源，人类获得性感染多为隐性感染。发病者临床表现多样，免疫力正常的感染者主要表现为淋巴结病、脑病和视网膜脉络膜炎，免疫缺陷的感染者主要表现为中枢神经系统、肺、眼和心脏受累的相关症候群。

一、病原学

弓形虫为严格细胞内寄生。猫科动物为其唯一终末宿主，人类与其他哺乳动物、鸟类可为其中间宿主。它有五个生活史阶段：速殖子期、缓殖子期、裂殖子期、配子体期和子孢子期；五种形态：滋养体（包括速殖子、缓殖子）、包囊、裂殖体、配子体和卵囊。在猫科动物体内上述形态均可存在，在中间宿主体内仅有滋养体、包囊、裂殖体，仅进行无性生殖。有性生殖需经双宿主。

弓形虫在人体内可终生寄生。

二、流行病学

（一）传染源

感染弓形虫排出卵囊的猫或猫科动物为最重要的传染源，此外，猪、牛、羊等也可为传染源。弓形虫感染的孕妇可为胎儿和新生儿的传染源。

（二）传播途径

1．先天性感染　母体垂直传播，胎儿可经胎盘感染，也可因胎儿羊水或产道分泌物而感染。

2．获得性感染　密切接触家猫或家畜、进食含有包囊的生食和未熟的肉类、器官移植和输入血制品等。

（三）人群易感性

人群普遍易感，免疫功能缺陷者、孕妇、宠物饲养员及屠宰人员均为高危人群。

三、发病机制

人体感染后，滋养体等从胃肠道向全身组织细胞播散，在宿主细胞内繁殖，造成细胞破裂，感染周围细胞，形成由炎症反应包围的坏死灶。免疫缺陷者急性感染可以引起多脏器的严重损害，如心脏、肺、肝、脑等组织、器官坏死性炎症。细胞免疫和体液免疫在防御弓形虫感染中发挥重要作用。

四、临床表现

弓形虫病通常为隐性感染。由于病原体可以侵袭各个组织和器官，所以临床表现复杂多样。

（一）先天性弓形虫病

先天性弓形虫病是人类先天性感染中非常严重的疾病之一，妊娠早期感染可导致流产、早产、死产等，妊娠中晚期感染可导致新生儿全身性疾病，包括皮疹、黄疸、血小板减少性紫癜、肝和脾大、肺炎、脑积水、小头畸形、小眼畸形、视网膜脉络膜炎和脑钙化等。

（二）后天获得性弓形虫病

1．**淋巴结病**　对于免疫功能正常的宿主，弓形虫感染最常见的临床表现是淋巴结病，以颈部和颌下淋巴结受累最常见。其表现为非化脓性淋巴结炎，可有疼痛，淋巴结光滑、有活动性，可持续数月；可伴有发热，常为低热至中度发热，乏力、肌痛、短暂皮疹，少数患者有肝大、脾大。有这些表现者需与传染性单核细胞增多症、淋巴瘤等鉴别。

2．**中枢神经系统表现**　在获得性弓形虫病中，中枢神经系统受累最常见于免疫缺陷患者。临床表现复杂多样，有发热、头痛、嗜睡或昏迷；有"假性脑肿瘤"症状，类似脑肿瘤或脑脓肿占位影像。脑内多发大块病变。重型患者可表现为意识错乱、精神病症状、癫痫发作、脑干和脊髓受损的体征，病情进展可引起死亡。

3．**眼病**　主要为复发性、局限性、坏死性视网膜脉络膜炎，表现为视物模糊、盲点、畏光、流泪、疼痛等。黄斑受累可影响中心视力。

五、实验室检查

（一）免疫学检测

弓形虫抗体检测是目前最主要的辅助检查方法，可用 ELISA 法检测人血清、血浆或其他体液样品中的 IgG、IgM，用间接荧光试验、凝集试验或 ELISA 等检测弓形虫循环抗原或特异性抗体。

（二）病原检查

1. 直接涂片　主要用于免疫缺陷宿主。取患者的血液、脑脊液、骨髓，或取淋巴结活检切片，进行瑞氏染色或吉姆萨染色，镜下可见滋养体或包囊。

2. 分离弓形虫　取患者的血液、脑脊液、支气管肺泡灌洗液、玻璃体液或组织样本接种小鼠，或做细胞培养分离弓形虫。小鼠接种比细胞培养敏感，但所需时间较长。

3. 分子生物学检测　PCR或分子杂交方法检查患者体液或组织悬液中弓形虫DNA，具有很高的敏感性和特异性。

六、诊断及鉴别诊断

（一）诊断

根据患者流行病学史、临床表现和（或）特异性体征，病原学检查阳性或血清学检测循环抗原或特异性抗体阳性，可做出诊断。

（二）鉴别诊断

先天性弓形虫病应与TORCH综合征（由风疹病毒、巨细胞病毒、单纯疱疹病毒和弓形虫感染引起的疾病）鉴别。弓形虫脑病应与其他病原体感染引起的脑病相鉴别。

七、治疗

（一）病原治疗

获得性弓形虫感染多呈无症状带虫状态，一般无需病原治疗。以下情况需处理。

1. 急性弓形虫病　首选乙胺嘧啶联合磺胺嘧啶治疗，两者对速殖子有协同作用，但对组织包囊无效。乙胺嘧啶首日负荷量为200 mg，分2次服用，以后每日25～100 mg口服；磺胺嘧啶剂量为75 mg/（kg·d），首剂加倍，疗程持续至症状消失后1～2周。服用乙胺嘧啶治疗的患者，每日应口服亚叶酸（甲酰四氢叶酸）5～20 mg。服用磺胺类药物的患者，应等剂量服用碳酸氢钠，以防止结晶对肾的损害。

2. 免疫功能缺陷患者　对艾滋病患者弓形虫脑炎急性期治疗可用乙胺嘧啶，首日200 mg，分2次口服，以后每次50～75 mg，每日1次；联合磺胺嘧啶每次1～1.5 g，每6小时1次。或复方磺胺甲噁唑3片口服，每日3次；联合克林霉素每次600 mg，口服或静脉滴注，每6小时1次，或联合阿奇霉素每次0.5 g，每日1次。疗程至少6周。

3. 孕妇及新生儿患者

（1）孕妇可用乙酰螺旋霉素，每次1 g，每日3～4次，疗程2～3周；克林霉素10～30 mg/（kg·d），每日分3次服用，疗程2周。以上药物在妊娠早期建议应用2个疗程，妊娠中、晚期应用1个疗程。必要时根据孕妇情况选择合适的手术方式终止妊娠。

（2）新生儿可选用乙酰螺旋霉素20～30 mg/（kg·d），联合磺胺嘧啶25～30 mg/（kg·d），分2～4次口服，或阿奇霉素10 mg/（kg·d），每日1次口服。

4. 眼弓形虫病

（1）乙胺嘧啶联合磺胺嘧啶治疗，每疗程至少4周，总疗程6～12个月。

（2）单用克林霉素或联合乙胺嘧啶或磺胺嘧啶，也可取得较好疗效。

（3）突发眼弓形虫病或炎症累及黄斑区者，须用乙胺嘧啶联合磺胺嘧啶及糖皮质激素治疗。

（二）支持治疗

支持治疗可应用增强免疫功能的药物，如胸腺素、γ- 干扰素、IL-2、左旋咪唑、转移因子等。

八、预防

做好环境及个人卫生，进食干净的蔬菜、水果，食用充分烹饪的肉类；妊娠前应定期检查；妊娠期和其他免疫力低下的人应避免接触猫或猫粪。

（邓　兰）

第五节　隐孢子虫病

隐孢子虫病（cryptosporidiosis）是一种人兽共患寄生虫病，由隐孢子虫（*Cryptosporidium*）感染引起，以水样腹泻为主要临床表现，被世界卫生组织列为世界六大腹泻病之一。

一、病原学

隐孢子虫属于原生生物界隐孢子虫属，迄今已有 40 多个虫种（基因型）和 120 多个基因亚型被发现，其中 19 个虫种和 4 种基因型可感染人体。其生活史包括无性生殖（裂体增殖和孢子增殖）和有性生殖（配子生殖）两个阶段，生活周期为 5 ~ 11 天，均在同一宿主体内完成。成熟卵囊是隐孢子虫的感染形态，呈圆形或卵圆形，直径 4 ~ 6 μm，其抵抗力较强，对常用消毒剂不敏感。1% 甲醛、5% 氨水 2 小时及 3% 过氧化氢 30 分钟可以使其灭活。65 ℃条件下 30 分钟可使其感染力消失。

二、流行病学

1. 传染源　隐孢子虫感染的人或动物均为主要传染源。

2. 传播途径　通过水、食物、空气及密切接触等方式传播，粪 - 口途径是主要的传播方式。水源污染是引起隐孢子虫病暴发流行的主要原因，密切接触宠物（如犬、猫、鸟类）、家畜（如猪、牛、羊）等动物，尤其是幼畜等可感染。

3. 人群易感性　人群对隐孢子虫普遍易感。婴幼儿、免疫功能低下者或免疫缺陷者（如艾滋病患者）更易感染隐孢子虫。

4. 流行特征　隐孢子虫感染呈世界性分布。通常全年都有发病，温暖潮湿季节发病率较高。感染人群年龄越小，感染率、发病率及致死率越高。感染人群男女性别无明显差异。

三、发病机制与病理学表现

（一）发病机制

人体感染隐孢子虫后，是否发病主要与机体的免疫功能、营养状况和卵囊的数目等因素相关。具有感染性的成熟卵囊进入人体的肠道后，子孢子逸出，黏附于肠上皮刷状缘层内，在其膜下形成的寄生空泡中完成生活史。虫体侵犯部位的肠上皮细胞绒毛萎缩、变短变粗、移位脱落，导致局部营养吸收障碍，对食物的耐受性降低，分泌性颗粒增加，从而引起水样腹泻。同时，患者血清中多种细胞因子水平明显升高，如 IL-1、IL-6、IL-8、TNF-α，细胞因子诱导内源性前列腺素表达上调，使肠上皮细胞内 cAMP 水平升高，肠上皮细胞分泌亢进，且对水、电解质的吸收减少，引起类似于霍乱的分泌性腹泻。

（二）病理学表现

隐孢子虫感染病变部位常见于空肠、回肠末端。免疫功能缺陷者可累及整个肠道，但以小肠下段病变为主。病变部位黏膜充血、上皮细胞水肿，并有淋巴细胞、单核细胞浸润。

四、临床表现

隐孢子虫病潜伏期为 2 ~ 28 天，平均 7 ~ 10 天。临床表现严重程度和病程长短取决于宿主的免疫功能与营养状况。

（一）急性期

免疫功能正常者主要表现为急性自限性水样腹泻，每天排便数次或数十次，可伴低至中度发热、肌肉酸痛、乏力、腹痛、腹胀、恶心、呕吐、食欲减退等症状。病程通常 7 ~ 14 天，最短 1 ~ 2 天。免疫功能缺陷患者常表现为霍乱样水泻，可迅速出现脱水及水、电解质紊乱的相应症状，并发其他病原体感染。重症幼儿排便量多，可为喷射性水样腹泻。

（二）慢性期

慢性期表现主要见于免疫功能缺陷者，特别是艾滋病患者。病程多为 20 ~ 60 天，长者可达数年。起病缓慢，持续腹泻，每天数次或数十次，大便可呈糊状或带有黏液的水样便，偶有血便；也可表现为霍乱样腹泻，伴脱水和电解质紊乱，严重者可出现循环衰竭而死亡。儿童营养不良及某些病毒性感染如麻疹、水痘等患者，也可并发隐孢子虫病，引起严重的慢性腹泻。

（三）肠外表现

免疫功能缺陷者，尤其是艾滋病患者可出现隐孢子虫体内广泛感染，并发呼吸道、胆道或胰腺等肠外器官隐孢子虫病，表现为肺炎、胆囊炎、胆管炎或胰腺炎等症状。

五、实验室检查

1. 病原学检查　主要是收集患者大便在荧光显微镜下检测隐孢子虫卵囊，常用改良抗酸染色法或金胺 - 酚染色法。

2. 免疫学检测　可应用酶联免疫吸附试验检测患者大便、血清和肠液的特异性 IgM、IgG 抗体。

3. 核酸检测　可应用 PCR 法对大便进行核酸检测。

六、诊断及鉴别诊断

（一）诊断

有流行病学史，以水样腹泻为主要表现的患者，尤其是免疫缺陷患者，应多次进行大便、血清等病原体或特异性抗体检测，除外其他引起腹泻的疾病后可诊断。

（二）鉴别诊断

需要与其他引起腹泻的疾病鉴别，如与阿米巴痢疾、贾第虫病、微孢子虫病、细菌性痢疾、霍乱等鉴别。

七、治疗

（一）对症与支持治疗

免疫功能正常的成年人隐孢子虫感染多呈自限性，一般只需要对症及支持治疗。对严重腹泻患者，首要应纠正脱水、电解质和酸碱平衡紊乱，补充液体和电解质，适当应用蒙脱石散等收敛药，也可选用益生菌制剂以改善肠道微环境。

（二）病原治疗

目前尚无疗效确切的病原治疗药物。螺旋霉素、阿奇霉素、硝唑尼特等有一定疗效；可配合使用免疫疗法。

八、预防

隐孢子虫病为人兽共患寄生虫病，危害严重，防控意义重大。应控制传染源，防止患者、病畜粪便污染食物和饮水，并注意个人卫生；医疗卫生单位应注意防止医源性传播；选用有效消毒剂如 1% 甲醛、5% 氨水等杀灭隐孢子虫卵囊。

（邓　兰）

第六节　锥　虫　病

锥虫病（trypanosomiasis）是由锥虫所致的人兽共患的原虫感染性疾病，分为非洲锥虫病（African trypanosomiasis）和美洲锥虫病（American trypanosomiasis）。非洲锥虫病又称昏睡病（sleeping sickness），临床表现为发热、淋巴结炎，后期以脑膜脑炎为主的中枢神经系统受累为特征；美洲锥虫病又称为恰加斯病（Chagas disease），临床上急性期以发热、全身性淋巴结肿大及心脏扩大为主要特征，慢性期则以心肌炎、心脏扩大、食管或结肠扩张为主要特征。

一、病原学与流行病学

非洲锥虫病由布氏锥虫引起，在人体内寄生的是锥鞭毛体，分为细长型和短粗型两种类型，其中短粗型对人具有感染性。根据寄生虫所属亚种分为：①冈比亚锥虫，可见于非洲西部和中部的 24 个国家，约占报告病例的 97% 以上，引发慢性感染。②罗得西亚锥虫，见于非洲东部和南部的 13 个国家，约占报告病例的 3% 以下，引发急性感染。只有乌干达同时存在这两种类型。布氏冈比亚锥虫病的主要传染源是患者和带虫者，牛、羊、猪、犬等动物可能是保虫宿主。主要传播媒介是须舌蝇，通过舌蝇叮咬吸血传播。布氏罗得西亚锥虫病的传染源是人，非洲羚羊、牛、狮等是保虫宿主，主要传播媒介是刺舌蝇、淡足舌蝇。

美洲锥虫病由克氏锥虫引起，克氏锥虫因寄生环境不同，有三种不同形态，即无鞭毛体、上鞭毛体和锥鞭毛体。美洲锥虫病主要见于 21 个拉丁美洲大陆国家。美洲锥虫病多数通过接触锥蝽臭虫的粪便或尿液传播，也可通过母乳、胎盘、输血、器官移植或食入传染性锥蝽粪便污染的食物而感染。

锥虫病的发病季节和流行地区与吸血昆虫的出现时间和活动范围相一致。主要流行于热带和亚热带地区。锥虫有广泛的宿主群，很多种野生动物对此虫有易感性，锥虫病的传染源是患者和带虫者，以及多种家畜和野生动物的保虫宿主。锥虫病是自然疫源性疾病或称人兽共患性寄生虫病。

二、发病机制与病理学表现

锥虫侵入人体后造成的绝大部分组织损伤和病理变化是由免疫反应引起的。明显病理变化为 B 淋巴细胞增生，形成早期的淋巴结病变和脑、心脏等的淋巴细胞浸润，并可导致免疫球蛋白（IgM 为主）增加和免疫复合物的出现。循环和组织的免疫复合物可引起广泛病变，包括贫血、补体激活、各器官组织的损害及免疫反应的干扰。

三、临床表现

（一）非洲锥虫病

非洲锥虫病的潜伏期通常为 2 ～ 3 周，可短至 7 天。舌蝇叮咬后 1 ～ 2 周，被叮咬的局部皮肤出现暗红色疼痛性结节，质地较硬，称锥虫下疳，数周后消退，局部淋巴结常肿大。在第一阶段，锥虫在皮下组织、血液和淋巴中繁殖，此期称为血液淋巴期，患者表现为阵发性发热、头痛、关节疼痛和瘙痒。在第二阶段，锥虫穿过血脑屏障感染中枢神经系统，此期称为神经期或脑膜脑炎期，患者会出现明显的临床表现：行为改变、意识模糊、感觉障碍和动作协调性差、睡眠周期障碍。如不进行治疗，非洲锥虫病常可致命。

（二）美洲锥虫病

美洲锥虫病的潜伏期为 1 ～ 3 周。急性期在感染之后持续约 2 个月，此期血液循环中存在大量的锥虫，但可无临床表现或仅出现轻微的非特异性临床表现。不到50%的患者首先可见的典型体征是叮咬部位的皮损或一侧眼睑青紫肿胀。此外，还可表现有发热、淋巴结肿大、肌痛、呼吸或吞咽困难、腹痛或胸痛。在慢性期，锥虫主要藏匿于心肌和消化道肌肉中。10～30年后，约30%的患者表现为心脏障碍（心律失常或心脏扩大），约10%的患者表现为消化道病变（典型表现为食管或结肠扩大）和神经系统病变。晚期患者可因心律失常和进行性心力衰竭而猝死。

四、实验室检查

（一）非洲锥虫病

非洲锥虫病患者外周血白细胞总数正常，淋巴细胞相对增多，血沉显著增快。血浆白蛋白降低，以IgM增高为主的免疫球蛋白增多，脑脊液蛋白质及细胞数明显升高。血液、脑脊液、淋巴结穿刺液、下疳渗出液和骨髓涂片可发现病原体。罗得西亚锥虫相对较易在血液中检出。血清学试验的敏感性及特异性均不稳定，主要用于流行病学调查。

（二）美洲锥虫病

美洲锥虫病急性期可用血涂片查找锥虫。慢性期可用肿大淋巴结活检查找无鞭毛锥虫体；脑膜脑炎患者脑脊液内单核细胞增多，蛋白质轻度增加，偶可查见锥虫。血清学检查急性期检测IgM，慢性期检测IgG，也可采用PCR方法检测血液标本。

五、诊断

（一）非洲锥虫病

根据流行病学、典型临床表现及血清学试验来筛查可疑感染者，确诊有赖于在体液或组织中查见锥虫。通过脑脊液检查来判断疾病的分期。必须在发展到神经期之前尽早进行诊断，以避免复杂和高风险的治疗。布氏冈比亚锥虫病第一阶段较长并相对无症状，应对高危人群进行积极筛查，以便早期诊断及治疗。

（二）美洲锥虫病

在流行区、有典型临床表现者需考虑该病。血液涂片或体液中找到克氏锥虫可诊断，血清免疫学检查对诊断也具有一定价值。

六、治疗

（一）非洲锥虫病

非洲锥虫病的治疗选择取决于疾病类型和分期。第一阶段可用喷他脒治疗冈比亚锥虫病，用舒拉明治疗罗得西亚锥虫病；第二阶段的成功治疗依赖于可透过血脑屏障的药物，此类药物包括美拉胂醇、依氟鸟氨酸和硝呋替莫。美拉胂醇目前建议作为罗得西亚型感染的一线治疗。

依氟鸟氨酸仅对冈比亚锥虫有效，通常与硝呋替莫联合使用。两个阶段都可以使用的药物有非昔硝唑，主要用于治疗冈比亚锥虫病。治疗后锥虫仍可长时间保持活性而导致病情复发，因此，治疗后需要随访 24 个月，包括脑脊液的检查。

（二）美洲锥虫病

美洲锥虫病的治疗药物包括苯并乙唑和硝呋替莫，对于急性期患者，包括先天性传播病例，治愈率几乎为 100%，但是对于慢性期患者疗效较低。此治疗也适用于无症状者、感染复发者及慢性期早期患者。此外，针对心脏和消化系统病变的治疗也是必需的。

七、预防

1. 控制传播媒介。
2. 采取个人预防措施。
3. 加强筛查，以进行早期诊断并治疗。筛查对象包括献血员、器官组织或细胞捐献者和接受者、儿童和怀孕前的育龄妇女、未接受过抗寄生虫治疗的受感染母亲的新生儿和其他儿女等。

思 考 题

1. 简述疟疾典型发作的临床表现?
2. 什么是疟疾的复发与再燃?
3. 试述疟疾的选药原则?

（丁　立）

第八章

蠕 虫 病

第一节 血吸虫病

案例 8-1

患者，男，31岁，因发热半个月入院。半个月前患者出现发热，体温最高 39.0 ℃，伴畏寒，无寒战，伴腹胀、上腹痛、腹泻，大便每天 3～4 次，糊状，无黏液脓血。既往体健，1 个月前曾有稻田中捕蟹史。

【查体】T 39.8 ℃，P 90 次/分，R 20 次/分，BP 125/75 mmHg。急性病容，周身皮肤未见皮疹，皮肤巩膜无黄染，浅表淋巴结不大，咽无充血。双肺听诊未闻及干、湿啰音。腹平软，肝于肋下 2 cm、剑突下 3cm 可触及，质中等，轻压痛。脾肋下未触及。

【实验室及辅助检查】白细胞 $16.0×10^9$/L，嗜酸性粒细胞 50%。胸部 X 线检查无异常。

问题与思考：

1. 该患者最可能的诊断及诊断依据是什么？
2. 为明确诊断需要做哪些检查？
3. 该患者应如何进行治疗？

血吸虫病（schistosomiasis）是血吸虫（*schistosome*）寄生于门静脉系统所引起的人兽共患寄生虫病。人的皮肤、黏膜因接触含有尾蚴的疫水而感染，主要病变为虫卵沉积于肝和结肠等部位引起的虫卵肉芽肿。急性期患者可有发热、腹痛、腹泻或脓血便、肝大及血中嗜酸性粒细胞明显增多等表现；慢性期主要表现为肝、脾大或慢性腹泻；晚期因病情发展至肝硬化，可表现为巨脾与腹水等；有时可发生血吸虫病异位损害。

一、病原学

寄生于人体的血吸虫主要有日本血吸虫、曼氏血吸虫、埃及血吸虫、间插血吸虫、湄公血吸虫和马来血吸虫，在中国流行的是日本血吸虫。日本血吸虫成虫雌雄异体，寄生在人或其他哺乳动物的门静脉-肠系膜静脉系统。雌虫产卵于肠黏膜下层静脉末梢内，大部分虫卵沉积

265

在肠壁小静脉内，少部分经门静脉到达肝门静脉并沉积在肝组织内。沉积于组织内的虫卵经过约 11 天发育成熟，其分泌物可透过卵壳作用于血管壁及肠黏膜，引起炎症及组织坏死，虫卵可经破溃的肠壁进入肠腔，随粪便排出体外入水，在适宜温度（25～30℃）下孵出毛蚴，毛蚴侵入中间宿主钉螺体内，经母胞蚴、子胞蚴而生成大量尾蚴。尾蚴从螺体逸出，在水面漂浮游动。当人或动物与含有尾蚴的水接触，即可经皮肤或黏膜感染。钻入宿主体内的虫体在皮下组织做短暂停留，随后发育为童虫，并随血流或淋巴液到达全身。进入肝内门静脉分支的童虫在此暂时停留，并继续发育。当性器官初步分化时，遇到异性童虫即开始合抱，并移行到门静脉 - 肠系膜静脉系统寄居，逐渐发育成熟并交配产卵，完成其生活史。

二、流行病学

1. 传染源 为患者和保虫宿主。保虫宿主主要有牛、羊、猪、马、犬、猫及鼠类等。

2. 传播途径

（1）感染方式：人通过田间劳动、游泳等活动，皮肤、黏膜接触疫水受到感染。

（2）传播媒介：钉螺是日本血吸虫唯一的必需中间宿主，只有钉螺存在、滋生才会造成血吸虫病的传播和流行。

3. 人群易感性 人群普遍易感，以男性青壮年农民和渔民感染率最高，感染后可获得部分免疫力。

4. 流行特征 日本血吸虫病流行于中国、菲律宾、印度尼西亚等亚洲国家。在我国主要分布于江苏、浙江、安徽、江西、湖北、湖南、广东、广西、福建、四川、云南及上海 12 个省（直辖市、自治区）。我国血吸虫病流行区分别为湖沼型、水网型和山丘型三种类型。疫情以湖沼型最为严重。中国计划于 2030 年达到消除血吸虫病的目标，截至 2015 年底，上海、浙江、福建、广东、广西等省（直辖市、自治区）已达到血吸虫病传播阻断标准；四川、云南、江苏、湖北、安徽、江西和湖南等省已达到传播控制标准。

三、发病机制与病理学表现

（一）发病机制

血吸虫病是以虫卵肉芽肿及随后发生的纤维化为最基本病变的免疫性疾病。血吸虫不同发育阶段的尾蚴、童虫、成虫和虫卵均可引起宿主的系列免疫反应并造成损害。

尾蚴自皮肤侵入后，可引起尾蚴性皮炎，表现为尾蚴入侵部位的小丘疹，并伴有瘙痒。初次接触尾蚴者皮疹反应不明显，重复接触后反应逐渐加重。尾蚴性皮炎发生机制包括速发型（Ⅰ型）和迟发型（Ⅳ）变态反应。童虫移行过程中经过的器官可因机械性损伤出现血管炎，毛细血管栓塞、破裂，局部细胞浸润和点状出血。成虫的代谢产物、虫体分泌物、排泄物、虫体外皮层更新脱落的表质膜等，在机体内作为循环抗原与相应抗体形成免疫复合物，引起免疫复合物型（Ⅲ型）变态反应。虫卵是引起宿主免疫反应和病理变化的主要因素。虫卵发育成熟后，卵内毛蚴释放的可溶性虫卵抗原经卵壳上的微孔渗透到组织中，致敏 T 淋巴细胞，产生各种淋巴因子，吸引大量淋巴细胞、巨噬细胞、嗜酸性粒细胞、中性粒细胞等聚集于虫卵周围，形成虫卵肉芽肿（Ⅳ型变态反应），也称虫卵结节。急性期的肉芽肿易液化而出现嗜酸性脓肿，虫卵周围出现许多浆细胞伴以抗原抗体复合物沉着的现象，称何博礼现象（Hoeppli phenomenon）。当卵内毛蚴死亡后，逐渐停止释放抗原，肉芽肿开始缩小，虫卵逐渐消失，代之以纤维化。急性血吸虫病患者血清中检出循环免疫复合物与嗜异性抗体阳性率较高，因此，急性血吸虫病体液免疫与细胞免疫同时存在；而慢性血吸虫病被认为是迟发型变态反应。

微 整 合

基础回顾

组织损伤发生机制——免疫机制

许多传染病（寄生虫病）发病机制与免疫应答有关，病原体通过变态反应导致组织损伤，其中，以Ⅲ型（免疫复合物型）变态反应及Ⅳ型（细胞介导）变态反应最为常见。日本血吸虫病尾蚴性皮炎发生机制包括Ⅰ型和Ⅳ型变态反应；成虫的代谢产物、虫体分泌物等作为循环抗原与相应抗体形成免疫复合物，可引起免疫复合物型（Ⅲ型）变态反应；虫卵肉芽肿的形成属Ⅳ型变态反应。

人体感染血吸虫后可获得部分免疫力，这种免疫对再感染的童虫有一定的杀伤作用，但对原发感染的成虫无作用，这种原发感染继续存在而对再感染有一定免疫力的现象称为伴随免疫。伴随免疫现象表明血吸虫具有逃避宿主免疫攻击的能力，称为免疫逃避（immune evasion），其发生机制可能包括诱导封闭抗体、抗原伪装和抗原模拟、表面受体和表膜改变、干扰补体作用、直接裂解抗体等。

（二）病理学表现

血吸虫虫卵肉芽肿在组织血管内形成，堵塞血管，破坏血管结构，导致组织纤维化，这类病变主要见于虫卵沉积较多的器官，如肝和结肠。

1. 结肠　结肠病变主要发生在直肠、乙状结肠和降结肠。急性期病变为黏膜充血、水肿、坏死，黏膜下层有虫卵结节，破溃后形成浅溃疡，排出脓血便。慢性期表现为纤维组织增生，肠壁增厚，可有息肉样增生和肠腔狭窄，还可有肠系膜增厚、网膜粘连形成团块，发生肠梗阻。

2. 肝　早期有充血肿胀，表面可见黄褐色粟粒样虫卵结节，病程晚期纤维组织沿小叶周围伸展形成干线型肝纤维化。窦前静脉广泛阻塞，导致门静脉高压，出现肝、脾增大，脾功能亢进，腹壁、食管-胃底静脉曲张，易发生上消化道出血与腹水等并发症。

3. 异位损害　血吸虫虫卵和（或）成虫寄生于门静脉系统以外的静脉内称异位寄生，所形成的虫卵肉芽肿称为异位损害或异位血吸虫病。

四、临床表现

血吸虫病的潜伏期大多为30～60天，平均40天，潜伏期越短则感染越重。我国将血吸虫病分为四型。

（一）急性血吸虫病

急性血吸虫病多发生于夏秋季，常见于初次重度感染，主要表现如下。

1. 发热　患者均有发热，轻者发热数天，一般2～3周，重者可迁延数月。以间歇热、弛张热多见，一般不伴有寒战。高热时偶有烦躁不安等中毒症状，严重病例可出现贫血、消瘦和营养不良等。

2．消化系统症状　多伴有食欲下降、腹痛、腹泻、呕吐等。大便每天 3 ~ 5 次，个别可达十余次，初为稀水样便，继而出现黏液、脓血。危重患者可出现高度腹胀、腹水和腹膜刺激征。经治疗退热后 6 ~ 8 周，上述症状可显著改善或消失。

3．呼吸系统表现　有咳嗽、气喘、胸痛。危重患者咳嗽较重、咯血痰，并有胸闷、气促等。

4．变态反应　主要是尾蚴性皮炎，在尾蚴入侵的局部皮肤出现红色丘疹或疱疹。其他还包括荨麻疹、血管神经性水肿、出血性紫癜等。

5．肝、脾大　90% 以上患者出现肝大伴压痛，以左叶较显著。半数患者轻度脾大。

（二）慢性血吸虫病

急性血吸虫病病程超过半年以上，称慢性血吸虫病，主要因急性期未得到治疗或反复轻度感染而获得部分免疫力所致，在流行区绝大多数患者为慢性血吸虫病。

1．无症状型　感染轻者大多无症状，仅粪便检查中发现虫卵，或体检时发现肝大，称为无症状型。

2．有症状型　主要表现为血吸虫性肉芽肿肝病和结肠炎。常见症状为慢性腹泻，大便每天 2 ~ 3 次，以稀便为主，偶有黏液血便，症状时轻时重。病程长者可有贫血、消瘦、营养不良、肠梗阻及内分泌紊乱，表现为性欲减退、月经紊乱、不孕不育等。病程早期常有肝大，表面光滑，质地中等。进入肝硬化阶段时，表现为肝质硬、表面不平，有结节；脾逐渐增大；下腹部可触及增厚的结肠系膜、大网膜和肿大的淋巴结。

（三）晚期血吸虫病

由于反复或大量感染，虫卵肉芽肿严重损害肝脏，最终导致干线型肝硬化，临床上出现肝、脾增大，门静脉高压和其他并发症，病程多在 5 ~ 15 年以上，临床上主要分为以下四型。

1．巨脾型　最常见，脾进行性增大，下缘平脐甚至达盆腔，表面光滑，质坚硬，可有压痛，常伴有脾功能亢进的表现，肝逐渐缩小。

2．腹水型　腹水进行性增多，表现为腹胀、腹部膨隆、呼吸困难、难以进食。常因上消化道出血、肝衰竭、肝性脑病或感染死亡。

3．结肠肉芽肿型　表现为腹痛、腹泻、便秘，或腹泻与便秘交替出现。大便可以是水样便、血便或黏液脓血便，有时出现腹胀和肠梗阻。查体左下腹可触及压痛的肿块，少数可以发生癌变。

4．侏儒型　极少见，因幼年时慢性反复感染引起内分泌腺萎缩、功能减退所致。

（四）异位血吸虫病

异位血吸虫病常发生于肺和脑，其次为皮肤、甲状腺、心包、肾、肾上腺、腰肌、生殖器和脊髓等。

1．肺型　多见于初次感染的急性期患者，表现为发热、轻度咳嗽、胸痛、痰少。肺部体征可以不明显，有时可闻及干、湿啰音。重型患者肺部有广泛病变时，胸部 X 线检查可见中下肺野有弥漫云雾状、点片状、粟粒样浸润阴影，边缘模糊。肺部病变经病原治疗 3 ~ 6 个月可逐渐吸收消失。

2．脑型　临床上分为急性与慢性两型。急性型发生在感染早期，临床表现酷似脑膜脑炎，常与肺部病变同时发生。慢性型多发于感染后半年以上，主要表现为癫痫发作，以局限性癫痫多见，颅脑 CT 检查可在顶叶或枕叶发现单侧多发性高密度结节阴影，周围有广泛脑水肿，病原治疗后多数可以治愈。

3．其他类型　包括发生于肾、睾丸、子宫、心包、甲状腺、皮肤等组织器官的异位血吸虫病，非常罕见。

五、并发症

1．上消化道出血　以食管下段与胃底静脉曲张破裂出血较为常见，表现为呕血、黑便、血压下降和失血性休克，为晚期患者严重并发症，发生率约为 10%。

2．肝性脑病　多由上消化道大出血、大量放腹水、过度利尿等诱发。

3．感染　由于患者免疫功能减退、低白蛋白血症、门静脉高压等，易并发感染，如自发性细菌性腹膜炎等。

4．肠道并发症　严重纤维增生性病变可致肠腔狭窄，引起不完全性肠梗阻，结肠的慢性炎症还可诱发结肠癌。

六、实验室及辅助检查

（一）血常规检查

急性血吸虫病患者外周血以嗜酸性粒细胞显著增多为主要特点，可达 20% ~ 40%，最多 90% 以上。白细胞总数轻至中度增高。晚期患者常因脾功能亢进出现全血细胞减少。

（二）病原学检查

从粪便中检出虫卵和毛蚴是确诊血吸虫病的直接依据，检查方法有改良加藤法、尼龙袋集卵法、毛蚴孵化和直肠镜活组织检查等。

（三）免疫学检查

1．皮内试验　常用于现场筛查，阳性者需进一步检查。

2．血清抗体检测　常用方法有环卵沉淀试验（circum-oval precipitin test，COPT）、间接红细胞凝集试验（indirect hemagglutination test，IHA）和酶联免疫吸附试验（ELISA）等，具有较高的敏感性与特异性，可作为辅助诊断的方法。

3．血清循环抗原检测　具有高度的敏感性和特异性，循环抗原的存在表明有活动性感染，对血吸虫病的诊断和疗效评估有重要价值。

（四）肝功能试验

急性血吸虫病患者血清 ALT、AST 轻度升高。晚期患者血清白蛋白减少，球蛋白升高，A/G 比值倒置

（五）生物标志物检测

检测血吸虫的特异性 DNA 片段，与病原学检测具有同样确诊价值，RT-PCR、常规 PCR 及环介导等温扩增方法（LAMP），是敏感性、特异性较高的检测方法。

（六）影像学检查

1. B 超检查　可判断肝纤维化程度，并可定位行肝穿刺活检。

2. CT 扫描　晚期血吸虫病患者肝包膜与肝内门静脉区常有钙化现象，CT 扫描可显示肝包膜增厚钙化等特异图像，重度肝纤维化可表现为龟背样图像。

七、诊断及鉴别诊断

（一）诊断

1. 有血吸虫疫水接触史是诊断的必要条件。
2. 有急性、慢性或晚期血吸虫病的症状和体征。
3. 患者大便检出虫卵或孵出毛蚴或直肠黏膜活检找到虫卵即可确诊。

（二）鉴别诊断

急性血吸虫病需与伤寒、阿米巴肝脓肿、粟粒型肺结核等鉴别，血嗜酸性粒细胞显著增多有重要的鉴别价值。慢性血吸虫病应与慢性病毒性肝炎、阿米巴痢疾、慢性细菌性痢疾、结肠癌、直肠癌等鉴别。晚期血吸虫病注意与其他原因导致的肝硬化鉴别。另外，在流行区的癫痫患者应除外脑型血吸虫病的可能。

八、预后

急性患者如能得到及时有效的病原治疗多可痊愈。慢性早期患者接受病原治疗后，大多数患者临床症状消失，病情好转，大便及血清学检查转阴。晚期患者病情已发展至肝硬化，常出现顽固性腹水、消化道出血、肝性脑病、自发性腹膜炎及并发结肠癌等，预后较差。

九、治疗

（一）病原治疗

吡喹酮是目前治疗血吸虫病最有效的药物，具有疗效好、毒性低、使用方便等特点，对血吸虫各个发育阶段均有不同程度的杀虫作用，适用于各期各型血吸虫病患者。

1. 急性血吸虫病　成人总剂量为 120 mg/kg，6 天分次服用，其中 50% 需在前 2 天服完，体重超过 60 kg 者按 60 kg 计算。治疗结束后粪便检查转阴率可达 90% 以上。

2. 慢性血吸虫病　成人总量按 60 mg/kg 计算，儿童体重在 30 kg 以内者总量按 70 mg/kg 计算，30 kg 以上者与成人相同。疗程 2 天，每天剂量分 2 次服用。

3. 晚期血吸虫病　成人总剂量 40 ～ 60 mg/kg，分 2 天服完，每天剂量分 3 次口服。

4. 预防性服药　蒿甲醚和青蒿琥酯能杀灭 5 ～ 21 天的血吸虫童虫。服用方法：接触疫水后 15 天口服蒿甲醚，剂量为 6 mg/kg，以后每 15 天一次，连服 4 ～ 10 次；或者在接触疫水后 7 天口服青蒿琥酯，剂量为 6 mg/kg，以后每 7 天一次，连服 8 ～ 15 次。

（二）对症治疗

1．急性血吸虫病　高热、中毒症状严重时给予退热、补液治疗，维持水和电解质平衡，加强营养及支持治疗。

2．慢性和晚期血吸虫病　加强对症支持治疗，同时积极处理各种并发症。出现脾功能亢进、门静脉高压、上消化道出血时，可根据病情考虑手术治疗。

十、预防

（一）控制传染源

在流行区每年对患者、病畜进行普查普治。

（二）切断传播途径

1．消灭钉螺是预防日本血吸虫病的关键，可采取物理灭螺法和化学灭螺法。
2．无害化处理粪便（杀死虫卵），防止污染水源。
3．保护水源，进行饮水消毒。

（三）保护易感人群

加强宣传教育，普及防治知识，严禁在疫水中游泳、戏水。接触疫水时应穿防护衣裤等。

（刘耀敏）

第二节　华支睾吸虫病

华支睾吸虫病（clonorchiasis）又称肝吸虫病，是华支睾吸虫（*Clonorchis sinensis*）寄生于人体肝内胆管所致。主要临床特征为肝大、上腹隐痛、腹泻等，严重病例可发生胆管炎、胆石症及肝硬化等。

一、病原学

华支睾吸虫成虫体形狭长，背腹扁平，状似葵花籽，大小为（10～25）mm×（3～5）mm，有口、腹吸盘各一个，雌雄同体，有一对前后排列的分枝状睾丸，其前方有子宫和卵巢，成熟后产卵。虫卵形似芝麻，淡黄褐色，大小为（27～35）μm×（12～20）μm，卵内含有毛蚴。

成虫寄生在人或哺乳动物的肝内胆管中，虫多时可移居至大的胆管、胆总管或胆囊内，产卵后虫卵随胆汁进入消化道，随粪便排出，进入水中被第一中间宿主淡水螺吞食后，在螺消化道内孵出毛蚴，毛蚴经胞蚴、雷蚴两个阶段发育成许多尾蚴。成熟尾蚴从螺体逸出，在水中遇到第二中间宿主淡水鱼或淡水虾后，侵入其体内发育成囊蚴。囊蚴被终宿主（人、猫、狗等）吞食后，在消化液的作用下，囊壁被软化，囊内幼虫的酶系统被激活，在十二指肠内破囊而出，然后从胆总管或穿过肠壁经腹腔进入肝脏，在中小胆管内经过1个月左右发育为成虫并产卵。成虫的寿命为20～30年。

二、流行病学

华支睾吸虫病主要分布于东亚和东南亚，包括中国、朝鲜、韩国、日本、越南等。我国除青海、宁夏、内蒙古、西藏等地外，全国 27 个省、市、自治区有华支睾吸虫病的发生或流行。

1. 传染源 感染华支睾吸虫的人和哺乳动物（猫、狗、猪等）为主要传染源。

2. 传播途径 通过进食生的或未煮熟的含有华支睾吸虫囊蚴的淡水鱼或虾而感染。另外，用切生鱼肉的刀及砧板切熟食、饮用囊蚴污染的生水也可感染。

3. 人群易感性 人群对华支睾吸虫病普遍易感，感染率高低与居民的生活、卫生习惯及饮食嗜好密切相关。

三、发病机制与病理学表现

（一）发病机制

华支睾吸虫主要寄生于肝内中小胆管，虫体的代谢产物和虫体直接刺激可引起胆管内膜及胆管周围炎性反应，出现胆管上皮增生。由于胆管壁增厚，管腔相对狭窄和虫体堵塞，可引起胆汁流通不畅，容易合并细菌感染，出现胆管炎、胆囊炎、阻塞性黄疸等。成虫偶尔寄生于胰腺管内，可引起胰管炎和胰腺炎。

（二）病理学表现

华支睾吸虫病主要病理学表现有胆管上皮增生，严重时呈腺瘤样病变。胆管周围淋巴细胞浸润和纤维组织增生。严重感染病例可发生肝细胞变性坏死，长期反复感染可发展为肝硬化。华支睾吸虫感染可导致胆管癌。

四、临床表现

华支睾吸虫病的潜伏期为 1 ~ 2 个月。

轻度感染者无症状或症状轻微。普通感染者可有食欲缺乏、腹胀、腹泻、上腹不适等，查体可有肝大，以左叶明显。严重感染时常急性起病，患者突发寒战及高热，体温达 39 ℃以上，呈弛张热、食欲下降、厌油腻食物、腹胀、乏力、肝区痛、肝大伴压痛，可有轻度黄疸，少数出现脾大。

临床上以慢性感染多见，主要表现为疲乏、食欲减退、消化不良、腹痛、腹泻、肝区隐痛等。查体肝大，以左叶明显，质软，有轻压痛。严重感染者常伴有贫血、营养不良和水肿等表现。反复感染的严重病例可发展为肝硬化。儿童和青少年患者临床表现常较重，可出现营养不良和生长发育障碍，极少数患者甚至引起侏儒症。

五、并发症

华支睾吸虫病常见的并发症有急、慢性胆囊炎及胆管炎、胆石症。成虫阻塞胆总管可导致阻塞性黄疸及胆汁性肝硬化，阻塞胰管可引起胰腺炎。长期成虫寄生可诱发肝细胞癌和胆管细胞癌。

六、实验室及辅助检查

1. 血常规检查 急性期患者白细胞总数轻中度增加，以嗜酸性粒细胞增加明显，可达 10%～40%；可有轻度贫血。

2. 肝功能 肝功能可轻度受损。重度感染及有肝、胆并发症时，碱性磷酸酶及胆红素等可升高。

3. 虫卵检查 大便和十二指肠引流胆汁检查找到虫卵是确诊华支睾吸虫病的依据。粪便检查虫卵的方法有定量透明厚涂片法和集卵法。十二指肠引流胆汁检查法虫卵的检出率接近 100%。

4. 免疫学检查 常用的方法有酶联免疫吸附试验（ELISA）、间接血凝试验和间接荧光抗体试验等。

5. 影像学检查 包括 B 超、CT 和磁共振等。

七、诊断及鉴别诊断

（一）诊断

根据流行病学史、临床表现可做出初步诊断，大便或胆汁中找到华支睾吸虫虫卵是确诊依据。

（二）鉴别诊断

急性华支睾吸虫病应与急性血吸虫病、急性病毒性肝炎、急性胆囊炎、胆石症等鉴别。慢性华支睾吸虫病应与慢性血吸虫病、慢性病毒性肝炎、慢性肠炎、肝炎后肝硬化等鉴别。

八、预后

轻症患者经驱虫治疗预后良好。已发展至肝硬化者，经驱虫治疗后病情也可缓解。

九、治疗

（一）一般治疗和对症治疗

对重症感染和伴有营养不良及肝硬化的患者，应先给予对症支持治疗，包括加强营养、护肝、纠正贫血等，待患者一般情况改善后再予以驱虫治疗。

（二）病原治疗

病原治疗是华支睾吸虫病的主要治疗措施。首选吡喹酮，该药具有疗效好、毒性低、不良反应轻，在体内吸收、代谢、排泄快等优点，剂量为每次 20 mg/kg，每天 3 次，连服 2～3 天,虫卵转阴率几乎达 100%;也可应用阿苯达唑,又名肠虫清,剂量为每天 10～20 mg/kg,分 2 次口服,7 天为 1 疗程。

(三)外科治疗

患者并发急、慢性胆囊炎及胆石症、胆道梗阻等有手术治疗指征时,及时手术治疗。继发细菌感染时给予抗感染治疗。

十、预防

采取综合措施,通过普查及时发现和治疗患者及病畜。加强粪便及水源管理。开展健康教育,改变不良饮食习惯,不食生的或未煮熟的淡水鱼、虾。

(刘耀敏)

第三节 并殖吸虫病

并殖吸虫病(paragonimiasis)又称肺吸虫病(lung fluke disease),是由并殖吸虫(*Paragonimus*)感染引起的人兽共患的寄生虫病。其主要表现为咳嗽、胸痛、咳铁锈色痰、咯血及出现皮下游走性结节等。

一、病原学

目前已报道的并殖吸虫有 50 余种。在亚洲,对人体具有致病性的虫种有卫氏并殖吸虫、斯氏并殖吸虫、异盘并殖吸虫等,其中卫氏与斯氏并殖吸虫是我国重要的致病虫体。

卫氏并殖吸虫成虫雌雄同体,外形椭圆,长 7～12 mm,宽 4～6 mm,厚 2～4 mm,有口、腹吸盘各 1 个,卵巢 6 叶,与子宫并列于腹吸盘之后,2 个睾丸并列于虫体后 1/3 处。

虫卵金黄色,椭圆形,大小为(80～118)μm×(48～60)μm,卵内含有 1 个卵细胞和 10 多个卵黄细胞。

囊蚴呈球形,乳白色,直径 300～400 μm,具有两层囊壁,内含后尾蚴。

斯氏并殖吸虫成虫虫体窄长,呈梭形,大小为(3.5～6.0)mm×(11.0～18.5)mm。虫卵为椭圆形,大小及结构与卫氏并殖吸虫相似。

卫氏并殖吸虫的成虫常寄生于人或多种哺乳动物的肺内,虫卵可随痰咳出,或随痰吞咽后进入消化道随粪便排出。虫卵入水后在适宜温度(25～30 ℃)下,约经 2～3 周孵出毛蚴,侵入适宜的第一中间宿主淡水螺类体内,经胞蚴、母雷蚴、子雷蚴发育成尾蚴,成熟的尾蚴从螺体逸出侵入第二中间宿主——淡水蟹或蝲蛄或被其吞食,在其肌肉或内脏中形成囊蚴,人或动物因食入含有囊蚴的淡水蟹或蝲蛄而感染,囊蚴在小肠上段经消化液作用后尾蚴逸出,穿过肠壁,在腹腔各器官间移行,并逐渐发育成童虫。1～3 周后童虫向上穿过膈进入胸腔,侵入肺,在肺部形成虫囊,童虫在虫囊中发育成熟并产卵。

斯氏并殖吸虫终宿主为果子狸、猫、犬等,人不是其适宜宿主,绝大多数虫体在人体处于童虫阶段,在人体各组织、器官间游走,一般不进入肺部。

二、流行病学

1．传染源　患者、带虫者和哺乳动物是并殖吸虫病的传染源。

2．中间宿主　第一中间宿主是淡水螺类，第二中间宿主为淡水蟹和蝲蛄。

3．转续宿主　猪、羊、鼠类、家兔、鸡、鸭、鹅等是并殖吸虫的不适宜宿主，体内可携带童虫，称为转续宿主，是重要的传染源。虎、豹等因捕食转续宿主而感染，也是传染源。

4．传播途径　通过食用含并殖吸虫囊蚴的淡水蟹或蝲蛄而感染，饮用含囊蚴的生水或食用含活囊蚴的转续宿主的肉也可造成感染。

5．人群易感性　人群普遍易感。

6．流行特征　并殖吸虫病主要流行于亚洲、非洲和美洲。我国有 24 个省、市、区报道本病，浙江和东北各省以卫氏并殖吸虫病为主，四川、云南、广西等地以斯氏并殖吸虫病为主。

三、发病机制与病理学表现

并殖吸虫囊蚴被吞食后，在小肠上段脱囊，脱囊后尾蚴穿过肠壁到达腹腔，在腹腔内发育为童虫。尾蚴穿过肠壁时可引起肠黏膜、肠壁浆膜的炎症与出血，导致腹膜炎和粘连，出现浑浊或血性积液，内含大量嗜酸性粒细胞。多数童虫穿过膈肌，进入胸腔引起胸膜炎症或胸腔积液。童虫钻入肺形成肺吸虫囊肿。卫氏并殖吸虫主要寄生于人或动物的肺组织，而斯氏并殖吸虫常在寄生部位形成嗜酸性肉芽肿，极少进入肺，以游走性皮下包块、渗出性胸膜炎和肝损害为主要病变。

并殖吸虫病的基本病理学改变分为脓肿期、囊肿期和纤维瘢痕期。

四、临床表现

并殖吸虫病的潜伏期一般为 3 ~ 6 个月，短者数天，长者可达 10 年以上。

（一）急性并殖吸虫病

急性并殖吸虫病临床表现轻重不一，轻者表现为食欲减退、乏力、腹痛、腹泻、发热等，重者有全身变态反应、高热、腹痛、胸痛、咳嗽、气促、肝大、荨麻疹等。

（二）慢性并殖吸虫病

1．胸肺型　最常见，主要由卫氏并殖吸虫感染所致，表现为咳嗽、胸痛、气短、咯铁锈色或烂桃样血痰等，痰中可见虫卵。胸膜受累时可出现渗出性胸膜炎、胸膜增厚或粘连。

2．腹型　约占 1/3，主要表现为腹痛、腹泻、恶心、呕吐等。腹痛为全腹痛或以右下腹痛为主，多为隐痛。虫体侵犯肝时可形成嗜酸性肝脓肿，出现肝功能异常。

3．皮肤型　主要为皮下结节或包块，常位于胸背部、腹部、大腿等深部皮下，大小为 1 ~ 3 cm，常呈单个散发，触之活动，有隐痛或痒感。一处包块消失后，间隔数天又在附近或其他部位出现。卫氏并殖吸虫病皮肤型占 10%、斯氏并殖吸虫病皮肤型占 50% ~ 80%。

4．脑脊髓型　以卫氏并殖吸虫病患者特别是儿童多见，常同时合并肺或其他部位病变，患者常有颅内压增高表现，也可出现反复癫痫发作，视幻觉及肢体感觉异常，或有瘫痪、失语、偏盲等症状。脊髓型可出现下肢麻木感或刺痛、肢体瘫痪、大便失禁、尿失禁等表现。

5．其他类型　并殖吸虫还可侵犯心包、眼、肾和膀胱等，出现相应的临床表现。

五、实验室及辅助检查

1．血常规检查　急性患者外周血白细胞总数增多，嗜酸性粒细胞比例明显增高，可达30%～40%。

2．病原学检查　取患者痰液、大便、脑脊液、胸腔积液、腹水等为标本，如查到并殖吸虫虫卵或虫体即可确诊。对患者皮下结节或包块做活体组织检查，发现成虫或虫卵也可确诊。

3．免疫学检查　皮内试验常用于现场流行病学调查。血清特异性抗体检测、血清循环抗原检测具有敏感性高和可考核治疗效果等优点。

4．影像学检查　对不同临床类型的患者分别给予头部、胸部 CT 或 MRI 检查有诊断参考价值。

六、诊断及鉴别诊断

1．诊断　根据流行病学史、临床表现可做出初步诊断。痰、粪、体液等标本中查到并殖吸虫虫卵或成虫即可确诊。

2．鉴别诊断　并殖吸虫病需与肺结核、结核性胸膜炎、颅内肿瘤、脑型血吸虫病、肝脓肿及原发性癫痫等疾病相鉴别。

七、预后

一般病例预后较好，但脑脊髓型患者预后较差，可致残或死亡。

八、治疗

（一）病原治疗

首选吡喹酮，剂量为 25～30 mg/kg，每天 3 次口服，2～3 天为 1 疗程，脑脊髓型患者应间隔 1 周后重复 1 疗程；也可选用三氯苯哒唑，剂量为 5 mg/kg，每天 1 次口服，3 天为 1 疗程；硫氯酚，成人 3 g/d，儿童 50 mg/（kg·d），分 3 次口服，连续应用 10～15 天为 1 疗程，或间日服用 20～30 天为 1 疗程，脑脊髓型常需 2～3 个疗程。

（二）对症治疗

颅内高压者使用脱水药。咳嗽、胸痛时给予镇咳、镇痛药。癫痫发作时可给予苯妥英钠等治疗。

（三）外科治疗

脑脊髓型并殖吸虫病患者经内科治疗无效可考虑外科手术。皮下包块可手术切除。胸膜粘连明显时可行胸膜剥离术等。

九、预防

1. **控制传染源**　彻底治疗患者，捕杀保虫宿主及转续宿主。
2. **切断传播途径**　不吃生的或未煮熟的淡水蟹、蝲蛄，不喝生水，不随地吐痰。
3. **保护易感者**　在流行区广泛宣传防治知识，加强猫、犬管理，加强粪便和水源管理。

（刘耀敏）

第四节　姜片虫病

　　姜片虫病（fasciolopsiasis）是由布氏姜片吸虫（*Fasciolopsis buski*）寄生在人、猪小肠内所引起的一种人兽共患寄生虫病。临床主要表现为消化功能紊乱、腹痛、腹泻等，严重病例可出现全身症状。

一、病原学

　　布氏姜片吸虫雌雄同体，成虫长 20～75 mm，宽 8～20 mm，厚 0.5～3 mm，是寄生在人体最大的吸虫，虫体扁平，椭圆形，似鲜姜切片。成虫有口、腹吸盘各 1 个，腹吸盘呈漏斗状，肌肉发达，有助于姜片虫吸附于宿主小肠上。2 个睾丸前后排列于虫体后半部，卵巢位于虫体中部稍前方，子宫盘曲在腹吸盘和卵巢间。

　　虫卵呈椭圆形，大小为（130～140）μm×（80～85）μm，是人体寄生虫中最大的蠕虫卵。卵内含有 1 个卵细胞和 20～40 个卵黄细胞。虫卵随粪便排出体外落入水中，在适宜的温度下（26～32 ℃），经 3～7 周发育为毛蚴。毛蚴在水中游动，钻入扁卷螺体内，经 1～2 个月时间经胞蚴、母雷蚴、子雷蚴阶段，发育成许多尾蚴。尾蚴离开螺体后，吸附在菱角、荸荠、茭白、水浮莲等水生植物上，于数小时内形成囊蚴。囊蚴被人或猪吞食后，在小肠经消化液和胆汁作用，尾蚴逸出，并吸附于十二指肠或空肠上段黏膜上，吸取肠内营养，经 1～3 个月发育为成虫并排卵。

二、流行病学

1. **传染源**　患者和受感染的猪是姜片虫病的主要传染源。
2. **传播途径**　人因生食含有囊蚴的水生植物而被感染，饮用含囊蚴的水也可被感染。流行区多以水浮莲作为猪饲料，故猪的感染率也很高。
3. **人群易感性**　人群普遍易感，儿童与青少年发病率最高。病后机体无明显保护性免疫，可反复感染。

三、发病机制与病理学表现

　　布氏姜片吸虫成虫的致病作用包括机械性损伤及虫体代谢产物被宿主吸收后引起的变态反应。成虫吸附在十二指肠和空肠上段的黏膜上，引起黏膜炎症、充血、水肿、点状出血，甚至形成溃疡或脓肿。病变部位黏膜与黏膜下层可见中性粒细胞、淋巴细胞和嗜酸性粒细胞浸润，肠黏膜分泌增加。虫体大量摄取肠道内营养，导致患者消化功能障碍和营养不良。在营养不良、反复感染的病例中，特别是儿童，可出现低热、消瘦、贫血、腹水、智力减退和发育障碍等。大量姜片虫聚集在肠道中可堵塞肠腔，造成肠梗阻。姜片虫成虫偶可寄生在胆道，患者反复出现右上腹隐痛，伴低热、腹胀。

四、临床表现

姜片虫病的潜伏期为 1～3 个月。

轻症感染者大多无症状或症状轻微，如上腹不适、消化不良等。中、重度感染者可出现间歇性上腹隐痛、恶心、呕吐、食欲减退等胃肠道症状。可有腹泻，或腹泻与便秘交替出现。大便每天数次、量多、奇臭，内含未消化的食物。严重感染者可出现乏力、精神萎靡不振、消瘦、贫血等。儿童常有夜眠差、磨牙、抽搐等。少数患者由于长期慢性腹泻可引起严重营养不良，甚至发展为全身衰竭而死亡。大量虫体堵塞肠腔时可并发肠梗阻。

五、实验室检查

1. 血常规检查　白细胞计数轻度升高，嗜酸性粒细胞增多可达 10%～20%。可有轻度贫血。

2. 粪便检查　直接涂片法或沉淀集卵法可找到布氏姜片吸虫虫卵。

六、诊断

在姜片虫病流行区有饮用生水或生食植物史，伴有消化不良、慢性腹泻、上腹部隐痛、食欲减退等胃肠道症状及营养不良者，应考虑到姜片虫病的可能。大便中查到姜片虫虫卵或在呕吐物中发现成虫即可确诊。

七、治疗

1. 一般治疗　加强支持疗法，改善营养，纠正贫血。

2. 病原治疗　吡喹酮为病原治疗的首选药物，总剂量为 10～20 mg/kg，1 天内分 3 次口服。此药具有高效、低毒、使用方便等优点，且副作用轻微。另外，还可选择阿苯达唑和硫氯酚。

八、预防

1. 管理传染源　普查和普治患者，直至痊愈。流行区内的猪应圈养，对患姜片虫病的猪应给予药物治疗。

2. 切断传播途径　不生食菱角、荸荠等水生植物，不喝生水。喂猪的水生植物应煮熟后喂食。对大便进行无害化处理。积极开展养鱼灭螺或化学灭螺。

（刘耀敏）

第五节　丝 虫 病

丝虫病（filariasis）是由丝虫寄生于人体淋巴系统、皮下组织、腹腔、胸腔和心血管等部位所致的疾病，主要表现为急性期反复发作的淋巴管炎和淋巴结炎，慢性期淋巴管阻塞及其引起的不同部位的淋巴水肿、象皮肿和睾丸鞘膜积液。

一、病原学

我国仅有班氏丝虫（*Wuchereria bancrofti*）和马来丝虫（*Brugia malayi*），两者可混合感染。其成虫形态相似，呈白色细丝线状，头端钝圆略膨大，尾部细而弯曲，雌雄异体，常缠绕在一起。

感染者被蚊叮咬后，人血中含有的微丝蚴被吸入蚊胃，经 1 ～ 7 小时脱壳，穿过胃壁经腹腔侵入胸肌，发育为寄生期幼虫，两次蜕皮后成为感染期幼虫，移行至蚊下唇，蚊再叮咬人时，感染期幼虫经伤口侵入人体皮下淋巴管，并移行至大淋巴管及淋巴结，经两次蜕皮发育为成虫。雌、雄成虫交配后，雌虫产出微丝蚴，随淋巴液经胸导管进入血液循环，白日隐藏于肺部毛细血管，夜间进入周围血液循环，呈夜现周期性。班氏丝虫常寄生于浅表淋巴系统及下肢、阴囊精索、腹股沟、腹腔、肾盂等处的深部淋巴系统，还可在眼前房、乳房、肺、脾、心包等处出现异位寄生。马来丝虫多寄生于上、下肢浅部淋巴系统。

微丝蚴在蚊体内发育至感染期幼虫的时间为：班氏丝虫 10 ～ 14 天，马来丝虫 6 ～ 6.5 天。人体感染班氏丝虫后 3 个月可在淋巴组织中查见成虫。从幼虫侵入人体至微丝蚴出现于外周血需 8 ～ 12 个月。成虫在人体内可存活 10 ～ 15 年。

二、流行病学

丝虫病呈全球性分布，多发于 5—10 月份。班氏丝虫病主要流行于亚洲、非洲、大洋洲和美洲，马来丝虫病仅流行于亚洲。我国于 2007 年成为全球第一个消除丝虫病的国家。

1. 传染源　主要为血中含微丝蚴的患者和无症状带虫者。马来丝虫可寄生于猫、犬、猴等多种脊椎动物体内，受感染的动物也可为传染源。

2. 传播途径　主要通过蚊虫叮咬传播。淡色库蚊、致乏库蚊是班氏丝虫的主要传播媒介，中华库蚊是马来丝虫的主要传播媒介。

3. 人群易感性　人群普遍易感，以 20 ～ 25 岁人群感染率和发病率最高。

三、发病机制与病理学表现

（一）发病机制

丝虫幼虫和成虫的分泌物及代谢产物可引起局部淋巴系统反应与全身变态反应，与Ⅰ型或

Ⅲ型变态反应有关。后期表现为淋巴管阻塞性病变及继发感染，与Ⅳ型变态反应有关。

（二）病理学表现

病变部位主要在淋巴管和淋巴结。急性期为渗出性炎症，表现为淋巴结充血、淋巴管壁水肿、嗜酸性粒细胞浸润和纤维蛋白沉积，继之出现淋巴管和淋巴结内增生性肉芽肿，形成类结核结节，严重者形成嗜酸性脓肿。慢性期淋巴管纤维化导致闭塞性淋巴管内膜炎，远端淋巴管内压增高，淋巴液外流刺激周围组织，导致纤维组织大量增生，皮下组织增厚、变硬，形成象皮肿。深部淋巴系统阻塞可出现阴囊象皮肿、淋巴腹水、乳糜腹泻、乳糜尿等。

四、临床表现

丝虫病潜伏期为 4 ~ 12 个月，临床表现轻重不一，约半数以上为无症状感染者。

（一）急性期

1. 淋巴管炎的特征为逆行性，发作时可见皮下一条红线离心性地发展，俗称"流火"或"红线"，上下肢均可发生，但以下肢为多见。当炎症波及皮肤浅表微细淋巴管时，局部皮肤出现弥漫性红肿，表面光亮，有压痛及灼热感，即为丹毒样皮炎，病变部位多见于小腿中下部。

2. 成虫寄生于阴囊内淋巴管中，可引起精索炎、附睾炎或睾丸炎。

3. 丝虫热，即周期性寒战、高热、头痛、关节酸痛等。

4. 肺嗜酸性粒细胞浸润综合征，表现为夜间阵发性咳嗽、哮喘、畏寒、发热等。

（二）慢性期

丝虫病慢性期以淋巴系统增生、阻塞为主要表现。由于阻塞部位不同，患者产生的临床表现也因之而异。腹股沟肿大淋巴结和曲张淋巴管可形成肿块。精索及睾丸淋巴管阻塞可出现鞘膜积液，为草绿色液体或乳糜液，多见于班氏丝虫病。乳糜尿为班氏丝虫病的晚期表现，常骤然出现，持续数天或数周，可自行好转，劳累或进食油腻后可复发。因淋巴回流不畅出现淋巴水肿及象皮肿，皮肤增厚、变粗，皮褶加深，易继发感染，好发部位依次为肢体（尤以下肢多见）、外生殖器和乳房。

五、实验室检查

血常规检查可见外周血白细胞总数（10 ~ 20）×10^9/L，嗜酸性粒细胞显著增多，占白细胞 20% 以上。血清 IgG、IgE 升高。外周血、淋巴液、乳糜尿、鞘膜积液、淋巴系统炎症结节抽液或病理直接镜检寻找微丝蚴和成虫。血清中特异性抗体或循环抗原检查有助于诊断和流行病学调查。

六、诊断

1. 存在流行区旅居史及蚊虫叮咬史。

2. 周期性发热，反复发作的淋巴结炎、逆行性淋巴管炎、乳糜尿、象皮肿等症状和体征。

3. 外周血中找到微丝蚴，即可确诊。

4. 微丝蚴白天诱出法阴性的疑似患者可口服乙胺嗪，若出现发热、淋巴系统反应和淋巴结节，有助于诊断。

七、治疗

（一）病原治疗

1. 乙胺嗪　为首选治疗药物，对微丝蚴和丝虫均有作用。治疗过程中因大量微丝蚴或成虫死亡可出现变态反应。

（1）短程疗法：成人每天 1.5 g，或 0.75 g，每天 2 次，连服 2 天。适用于马来丝虫病。

（2）中程疗法：成人每天 0.6g，分 2 次口服，疗程 7 天，常用于班氏丝虫病。

（3）间歇疗法：成人每次 0.5 g，每周 1 次，连服 7 周为 1 疗程，连用 3 个疗程。该疗法微丝蚴阴转率高，反应小。

2. 伊维菌素　成人 100 ~ 200 μg/kg，一次服用。

3. 呋喃嘧酮　每天 20 mg/kg，分 2 ~ 3 次，连服 7 天。

4. 多西环素　200 mg/d，疗程 8 周，可减少但不能清除成虫。

5. 阿苯达唑　成人单剂 400 mg/kg，常与乙胺嗪和伊维菌素联用。

（二）对症治疗

1. 乳糜尿　发作期间不宜高脂、高蛋白饮食，应多饮水，注意卧床休息。可应用中医中药治疗。对顽固性患者可行肾蒂淋巴管结扎剥脱术或淋巴转流术。

2. 淋巴管炎或淋巴结炎　可口服解热镇痛药或泼尼松，继发感染者加用抗感染药。

3. 象皮肿与淋巴水肿　注意局部护理，预防感染，可采用绑扎为主的综合疗法。巨大阴囊或乳房象皮肿可手术治疗。

八、预防

及早发现患者和带虫者，及时治愈，既保证人民健康，又减少和杜绝传染源。防蚊灭蚊，切断丝虫病传播途径。加强对已达基本消灭丝虫病指标地区的流行病学监测。

（南月敏）

第六节　钩 虫 病

钩虫病（ancylostomiasis，hookworm disease）是钩虫（*Hookworm*）寄生人体小肠引起的以贫血、胃肠功能紊乱和营养不良为主要临床表现的疾病。

一、病原学

寄生于人体的钩虫主要是十二指肠钩口线虫（*Ancylostoma duodenale*，简称十二指肠钩虫）和美洲板口线虫（*Necator Americanus*，简称美洲钩虫），成虫寄生于空肠，雌虫粗长，雄虫细短，尾部有交合伞。十二指肠钩虫雌虫每天产卵 15 000 ～ 30 000 个，美洲钩虫每天产卵 6000 ～ 10 000 个，两者虫卵相似，呈椭圆形，无色透明，卵壳薄，内含 2 ～ 8 个细胞。虫卵随粪便排出，在土壤中经 24 ～ 48 小时发育成杆状蚴，再经 5 ～ 7 天发育成丝状蚴，通过毛囊、汗腺或破损处迅速侵入人体，经淋巴管或微血管随血流经右心至肺，穿破肺微血管进入肺泡，沿支气管上行至会厌部，随吞咽活动经食管进入小肠，形成口囊，3 ～ 4 周发育为成虫，吸附于肠黏膜，寄生于小肠上段。自幼虫侵入至发育为成虫产卵需 4 ～ 7 周，成虫寿命可长达 5 ～ 7 年，70% 成虫在 1 ～ 2 年内被排出体外。

二、流行病学

钩虫感染遍及全球，热带和亚热带地区高发。我国除西藏等少数高寒地区外，各地均有不同程度流行。

1. 传染源　主要为钩虫病患者及感染者。

2. 传播途径　主要经毛囊、汗腺或皮肤破损处感染，也可因生食带钩蚴（即杆状蚴和丝状蚴）的蔬菜等食物经口腔黏膜感染。青壮年感染多见于接触粪便污染的土壤，儿童可通过接触被钩蚴污染的地面感染。

3. 人群易感性　人群普遍易感，青壮年农民感染率较高，高流行区儿童感染率高于成人。夏秋季高发，可重复感染。

三、发病机制与病理学表现

1. 皮肤损害　丝状蚴侵入皮肤后数分钟至 1 小时，局部出现红色丘疹，1 ～ 2 天出现粒细胞浸润性炎症反应，局部充血、水肿，形成水疱。感染后 24 小时，多数幼虫仍可滞留在真皮层及皮下组织，或经淋巴管或微血管到达肺部。

2. 肺部病变　幼虫穿过肺微血管至肺泡可引起肺间质、肺泡点状出血与炎症，甚至支气管肺炎；幼虫沿支气管向上移行至咽部可引起支气管炎与哮喘。

3. 小肠病变　钩虫口囊咬附小肠黏膜绒毛上皮，以血液、黏膜上皮、肠液为食，且不断更换咬附部位，排泌抗凝物质，引起黏膜伤口渗血，导致小肠黏膜散在点状或斑状出血，重者出现大片状瘀斑，甚至消化道大出血。慢性失血是钩虫病贫血的主要原因。长期严重贫血可引起心肌脂肪变性、心脏扩大、食管与胃黏膜萎缩等。儿童严重感染可致生长发育障碍。

四、临床表现

钩虫病患者多为轻度感染，临床症状不明显。感染严重者可于幼虫和成虫两个感染阶段呈现轻重不一的临床表现。

（一）幼虫引起的症状

1. 钩蚴性皮炎　钩蚴侵入皮肤，局部初期出现瘙痒、水肿、红斑，然后出现丘疹，奇痒，以足趾间、足缘、手背及指间常见。数天内可消退。如皮肤被抓破，可继发细菌感染。

2. 呼吸系统症状 钩蚴移行过肺，可致肺部点状出血及炎症反应，出现咳嗽、咳痰、发热等，严重者可致阵发性哮喘、痰中带血等。一般数天至数十天后症状消退。

（二）成虫引起的症状

1. 消化道症状 感染后 1 ~ 2 个月患者出现上腹隐痛或不适、食欲减退、消化不良等。严重感染者有异嗜癖，如吃生米、生豆、泥土等。患者肠壁受虫体损伤，形成慢性炎症，则有恶心、腹痛、腹泻、黑便等。

2. 血液循环系统症状 重度感染后 3 ~ 5 个月可出现进行性贫血，表现为头晕、耳鸣、心悸、气促等。长期严重贫血可致贫血性心脏病，出现心率加快、心脏扩大等，甚至心力衰竭。严重贫血常伴有低蛋白血症，出现下肢或全身水肿。

3. 其他 婴儿钩虫病多见于 1 岁以内，贫血较严重，病死率较高。严重感染的孕妇易并发妊娠高血压综合征及缺铁性贫血，引起流产、早产或死胎，新生儿死亡率升高。

五、实验室及辅助检查

1. 血常规检查 常有不同程度的贫血，为小细胞低色素性贫血；嗜酸性粒细胞计数初期可增高。血清铁含量降低，一般在 9 μmol/L 以下。

2. 骨髓细胞学检查 红细胞系增生，以中幼红细胞显著增多为主，含铁血黄素与铁粒细胞减少或消失。

3. 粪便检查 粪便隐血试验可呈阳性。粪便虫卵检查应用直接涂片法、饱和盐水漂浮法、虫卵计数法、钩蚴培养法及淘虫法等。

4. 胃肠镜检查 在十二指肠、盲肠等部位可见活虫体吸附于肠壁，周围有少量新鲜渗血，虫体头段埋入黏膜内，游离部分可见蠕动。

5. 胸部 X 线检查 可出现肺纹理增多，散在片状影，肺间质呈网状结构等改变。

六、诊断

根据流行区赤足下田及可疑性皮炎史，贫血、营养不良等临床表现，粪便检查见钩虫卵或钩蚴、胃肠镜检查见活钩虫体可确诊。

七、治疗

（一）病原治疗

1. 苯咪唑类药物 阿苯达唑（肠虫清）400 mg，每天 1 次，连服 2 ~ 3 天；甲苯咪唑 200 mg，每天 1 次，连服 3 天，儿童与成人剂量相同。

2. 噻嘧啶 每天 1.2 ~ 1.5 g，睡前顿服，连服 3 天，儿童按 10 mg/kg 计算。与左旋咪唑或甲苯咪唑联合治疗，可提高疗效。

（二）对症治疗

1. 钩蚴皮炎 感染后 24 小时局部涂松香碘剂、15% 阿苯达唑冷霜或 0.75% 左旋咪唑霜剂可消肿止痒。

2. 营养不良及贫血　给予高蛋白质和富含维生素的营养饮食，补充铁剂，可酌情输血。

八、预防

加强粪便管理，流行地区做好个人防护，加强宣传教育，耕作时避免赤手裸足操作。普查普治，选择性人群重点查治，如对中小学生每年口服驱虫药，以阻断钩虫病的传播。

（南月敏）

第七节　蛔虫病

蛔虫病（ascariasis）是由蛔线虫（*Ascaris lumbricoides*）寄生于人体小肠或其他器官所引起的疾病。蛔虫病为常见的寄生虫病之一，据流行病学数据估算全世界大概有 12 亿人感染。感染者常为无症状感染，部分患者有腹痛和肠道功能紊乱表现。除肠蛔虫症外，虫体可进入胆道、胰管、阑尾、肝而引起严重并发症。此外，猪蛔虫（*Ascaris suum*）虫卵被人摄入后，在小肠内孵出幼虫，能在人体内移行，引起类似于人蛔虫幼虫内脏移行症。

一、病原学

蛔虫成虫多寄生于人体小肠，是人体内寄生的较大的线虫之一。其形似蚯蚓，活体为淡红色，死后为黄白色。雄虫短而细，大小为（15 ~ 30）cm×（0.2 ~ 0.4）cm，尾部向腹面弯曲；雌虫粗而长，大小为（20 ~ 35）cm×（0.3 ~ 0.6）cm，尾端钝圆。雌虫每天产卵约20 万个，虫卵分为受精卵和未受精卵，未受精卵不能发育，也无传染性。

蛔虫无中间宿主，受精卵随粪便排出，在适宜环境里发育为感染性虫卵。感染性虫卵如被人吞食，多数被胃酸杀灭，少数可在小肠孵出，经第 1 次蜕皮后侵入门静脉系统至肝、右心、肺，在肺泡及支气管经第 2 次、第 3 次蜕皮逐渐发育成长，在会厌部随唾液或食物再被吞入，在空肠经第 4 次蜕皮发育，数周后发育为成虫。成虫多寄生在空肠。从误食感染性蛔虫卵到发育为成虫产卵需 10 ~ 11 周。

蛔虫卵在外界抵抗力较强，在潮湿、沙质土壤中能存活 6 年，对高温、干燥及日光直射抵抗力较弱。

二、流行病学

蛔虫病呈世界性流行。

1. 传染源　粪便中含受精蛔虫卵的人是唯一传染源，包括患者和带虫者。

2. 传播途径　主要经口感染，即人因食入含有感染性虫卵的不洁蔬菜、瓜果和饮用水而受到感染。人粪便污染环境或者田地是重要传播因素。

3. 人群易感性　人群普遍易感。农村感染率高于城市，儿童感染率显著高于成人，3 ~ 10 岁儿童感染率最高，男女感染率接近。蛔虫病多发于夏、秋季。

4. 流行情况　卫生条件差的发展中国家发病率高。我国常为散发，也可发生聚集性感染。

三、发病机制与病理学表现

蛔虫病的致病可由蛔虫的虫卵、幼虫和成虫引起，包括蛔虫幼虫在人体内移行和成虫在小肠内寄生引起的宿主变态反应、机械性刺激损伤和宿主营养障碍等作用，其中以成虫危害性最大。幼虫在人体内移行时其既能造成机械性损伤，也可由其代谢产物和虫体诱导宿主炎症反应，导致肺组织水肿、出血，中性粒细胞和嗜酸性粒细胞浸润。成虫寄生在小肠，夺取宿主营养，可导致消化吸收障碍。虫体在肠道通过机械性或者化学性刺激损伤肠黏膜。大量成虫可缠结成团引起不完全性肠梗阻，梗阻部位多见于回肠下端。蛔虫有钻孔习性，可导致异位性损害及相应表现。异位虫卵可以引起局部炎症反应，形成肉芽肿病变。

四、临床表现

病变严重程度往往与虫体数量及免疫功能有关。大多数人感染后无明显临床症状。有症状者以儿童和体弱者为主，症状一般较轻，相当部分患者因并发症就诊。

（一）肺蛔虫病

肺蛔虫病是由蛔虫幼虫在肺部移行所致，主要见于短期内吞食大量污染感染性虫卵的食物者，多在食入 1 周左右发病。临床通常表现为持续 2 ~ 3 周的自限性肺炎，可有畏寒、发热、乏力、咳嗽或哮喘样发作，偶有痰中带血，严重者可以出现呼吸困难。外周血白细胞总数有不同程度增高，可见嗜酸性粒细胞比例及计数增加。患者痰中可见幼虫。

（二）肠蛔虫病

大多数患者无症状，少数出现不同程度的消化道症状，如腹痛与脐周压痛，有时呈绞痛，反复发作。患者也可出现食欲改变甚至有异嗜癖。儿童患者可见营养不良的症状。患者可排出或吐出蛔虫。

少数患者可以出现胃及十二指肠蛔虫病，多数有吐虫史，严重者可以引起上消化道出血。

（三）异位蛔虫病

蛔虫离开寄生部位至其他器官引起相应病变与临床表现，称为异位蛔虫症。蛔虫可侵入胸腔、肾、眼、耳、鼻、膀胱、尿道、输卵管、子宫及皮肤肌肉等处，造成异位寄生，引起各器官和组织的炎症、阻塞、坏死和穿孔。蛔虫的某些分泌物作用于神经系统可引起头痛、失眠、智力发育障碍，严重时出现癫痫、脑膜刺激征或昏迷。

（四）变态反应

蛔虫的代谢产物可引起肺、皮肤、结膜、肠黏膜变态反应，表现为哮喘、荨麻疹、结膜炎或腹泻等。

五、并发症

蛔虫并发症多,表现复杂多样,是致死的主要原因。

(一)胆道蛔虫病

胆道蛔虫病是主要并发症之一,以中青年居多,女性多于男性,是肠内蛔虫进入胆管所致,胆总管最常见,其次是左右肝管。表现为突发阵发性上腹部钻顶样疼痛,疼痛向右肩、腰背或下腹部放射,可伴有恶心、呕吐。缓解期症状可消失。体检腹部体征与腹痛剧烈程度不相称,压痛不明显,也无明显肌紧张。如继发细菌感染,表现为寒战、发热、黄疸。有的患者可出现化脓性胆管炎、急性胆囊炎等严重的并发症,此类严重并发症病死率高。

(二)蛔虫性肠梗阻

蛔虫性肠梗阻以儿童多见。梗阻部位多为空肠下端。虫体数量多为数十条至数百条,最多报道可有 2 千多条。因蛔虫体扭结堵塞肠管而引起机械性肠梗阻,也可因虫体机械刺激或其所分泌的毒素而导致动力性梗阻;可并发肠扭转或肠套叠。临床特点同一般肠梗阻,患者常吐出蛔虫。处理不及时可出现严重脱水、电解质紊乱、继发细菌感染。

(三)蛔虫性阑尾炎

蛔虫钻入阑尾可引起阑尾炎,常见于 10 岁以下儿童。临床特点同一般阑尾炎。早期症状重而体征较轻,仅在麦氏点附近有局限性压痛及肌紧张。病程进展较快,部分患者数小时后可发生肠穿孔,继发腹膜炎,重症者进展为感染性休克。

其他少见并发症可有胰腺炎、肝蛔虫病、蛔虫性肉芽肿、气道蛔虫病、肺动脉蛔虫病等,均为蛔虫异位所致。

六、实验室及辅助检查

1. 血常规检查　嗜酸性粒细胞计数通常明显增加,可达外周血白细胞 30% ~ 40%,甚至更高。白细胞总数基本正常,合并细菌感染或急性感染初期,血常规可显示白细胞总数升高。

2. 病原学检查　粪便直接涂片查虫卵法简单易行。饱和盐水漂浮法和改良加藤法(Kato-Katz)可提高虫卵查出率。消化内镜可以直接看到并取出虫体。

3. 影像学检查　胃及十二指肠蛔虫病 X 线钡餐检查可见胃内有多形性、可变性圆条状或串珠样阴影,挤压后影像可改变。如虫体位于十二指肠内,可显示弧形、环形或"弹簧"样影像。胆道蛔虫病腹部彩超可见胆总管扩张,其中可见虫体形成的线状强回声。肺蛔虫病影像学可见粟粒样结节影、絮状炎症浸润影,阴影不固定,可 1 ~ 2 周左右自行消散。CT 和 MRI 检查可显著改善蛔虫病特别是异位蛔虫病的诊断。

七、诊断及鉴别诊断

典型蛔虫病诊断一般不困难。但随着卫生条件改善,寄生虫病发病率较低,容易被临床医生忽视。

（一）诊断

对于有流行病学史，如近期有生食未洗净的瓜果及蔬菜史，并表现有脐周疼痛，近期排虫、吐虫史，以及肺部炎症、嗜酸性粒细胞增高等表现要临床考虑蛔虫病的可能。如出现胆绞痛、胆管炎、胰腺炎时应注意异位蛔虫症的可能，影像学检查有助于诊断及鉴别诊断。发现蛔虫成虫、幼虫及虫卵可以确诊。

（二）鉴别诊断

蛔虫病临床表现缺乏特异性，容易与胃肠炎、急性胆囊炎、胆石症、溃疡等消化系统疾病相混淆。异位蛔虫病症状更复杂，需结合血常规嗜酸性粒细胞计数及影像学检查，尽早鉴别诊断。

八、治疗

（一）驱虫治疗

1．阿苯达唑　为咪唑衍生物类广谱驱虫药，作用机制是阻断虫体对葡萄糖的摄取，从而抑制其能量代谢，影响虫体的生存和繁殖。成人 400 mg 一次顿服，2 岁以上儿童和成人剂量相同。轻度感染儿童剂量可减半，或分 2 天服，孕妇、哺乳期及 2 岁以下儿童禁用。副作用较轻微，少数可出现头晕、恶心等症状。

2．甲苯咪唑　又称甲苯达唑，作用机制与阿苯达唑类似。每次 100 mg，每天 2 次，连服 3 天。2 岁以上儿童和成人剂量相同。肝、肾功能不全者慎用，孕妇、哺乳期妇女及 1 岁以下儿童也不宜使用。

（二）并发症的治疗

根据累及部位采取相应对症及驱虫治疗，病情较重者应尽早外科治疗。

九、预防

蛔虫病主要经粪 - 口途径传播。对于患者及带虫者应进行充分治疗，以控制传染源。养成良好的个人卫生习惯，做到饭前、便后洗手，勿生食不洁食物。做好环境卫生，对粪便进行无害化处理。

（王　刚）

第八节　蛲 虫 病

蛲虫病（enterobiasis）是由蠕形住肠线虫（*Enterobius vermicularis*，又称蛲虫）寄生于人体结肠和回盲部而引起的传染病。儿童感染常见，预后良好，极少数会出现异位并发症。

一、病原学

蛲虫成虫呈乳白色，细小。雌虫长 8 ~ 13 mm，宽 0.3 ~ 0.5 mm，雄虫小于雌虫。成虫通常寄生于人体的结肠，其次是盲肠、回肠下段及阑尾。雄虫交配后死亡，雌虫发育成熟后向下移动，夜间爬出肛门，在肛周、会阴部产卵。刚排出的虫卵在肛周低温、富氧环境中，6 小时即发育为感染性虫卵。虫卵随污染的手、食物等进入人体肠道经 3 次蜕皮，发育为成虫。虫卵也可在肛门周围孵化，幼虫经肛门逆行进入肠内并发育为成虫，这种感染方式称为逆行感染。蛲虫虫卵对外界环境的抵抗力较强，一般消毒剂不易将其杀死。紫外线、煮沸、5% 苯酚、10% 甲酚等处理可杀灭虫卵。

二、流行病学

蛲虫感染为世界性分布，温带流行较为广泛，发展中国家和发达国家均有流行，具有儿童集体机构聚集性和家庭聚集性的分布特点。在我国蛲虫感染率较高。

1. 传染源 人是蛲虫病唯一的传染源。

2. 传播途径 蛲虫主要经口感染。患者因肛门局部瘙痒，手指抓挠而污染虫卵，进而通过手污染食物或吸吮手指直接经口感染虫卵，也可以经内衣、被褥、玩具等生活用品间接感染。幼虫也可从肛门逆行入肠内而感染。

3. 人群易感性 人群普遍易感，学龄期儿童感染率偏高。

三、发病机制与病理学表现

（一）发病机制

发病机制主要包括化学性和机械性刺激、营养吸收障碍及异位寄生。蛲虫头部可刺入肠黏膜，偶尔可深入黏膜下层，引起局部出血、炎症、小脓肿及微小溃疡。长期慢性刺激及搔抓可产生局部皮肤损伤、出血、继发感染及不同程度的神经功能失调。

（二）病理学表现

主要表现是黏膜下淋巴组织增生、炎症细胞浸润，细胞类型以中性粒细胞为主，也可以表现为肉芽肿性炎。

四、临床表现

蛲虫感染者多无明显症状。

1. 肛门周围或会阴部瘙痒 夜间入睡后尤为明显，可伴有局部烧灼感。小儿常哭闹不安，部分患儿有尿床现象。由于奇痒抓破后造成肛门周围皮肤脱落、充血、湿疹，甚至诱发化脓性感染。女孩可有会阴部炎症表现。

2. 消化道症状 蛲虫在胃肠道内刺激可引起食欲缺乏、恶心、呕吐、腹痛、腹泻等症状，通常程度较轻。

3. 神经精神症状　表现为注意力不集中、精神兴奋、失眠不安，极少数患儿可出现癫痫发作。蛲虫病患者异嗜症状最为常见，如嗜食土块、煤渣、食盐等。

4. 并发症　由蛲虫的异位寄生所引起，如阑尾炎、阴道炎、输卵管炎、子宫内膜炎等，也可出现泌尿系统炎症和肝、肺等实质脏器损害。

五、实验室检查

1. 肛周虫卵检查　虫卵检查常用的方法有透明胶带法、牛皮纸圆形孔胶带纸粘贴法等。检查的最佳时间是在清晨便前进行，将胶带粘于肛周处，取下后显微镜下观察虫卵。蛲虫的检出率与检查次数有关，一般采用 3 次，可显著提高阳性率。

2. 粪便检查蛲虫卵　粪便检查蛲虫卵的检出率很低。

3. 成虫检查　在夜间患儿睡后 1 ～ 3 小时内观察肛门皱襞及会阴，常可检获白色线头状成虫。

六、诊断

集体居住的儿童，如出现肛门周围或会阴部经常奇痒，患儿夜间烦躁不安及异嗜症时，应注意有蛲虫病的可能，若能查到虫体、虫卵即可确诊蛲虫病。血常规无特殊变化。

七、治疗

蛲虫病重复感染普遍，因此应防治结合，并对共同居住者进行筛查、治疗，才能达到根治的效果。

（一）一般治疗及护理

患儿须防止手指接触肛门，每天早晨用肥皂温水清洗肛门周围皮肤；换下的内衣内裤应每天蒸煮或开水浸泡后日晒杀虫，连续 10 天。勤洗手、勤剪指甲。

（二）药物治疗

1. 甲苯咪唑　很少由胃肠道吸收，因此副作用少，是蛲虫病首选药物。成人和 4 岁以上儿童 200 mg 顿服，2 到 4 岁儿童 100 mg 顿服。慢性复发感染者，可间隔 2 周重复给药。

2. 阿苯达唑　成人 400 mg、儿童 200 mg 顿服。2 周后重复 1 次。

（三）局部治疗

睡前清洗肛门，用蛲虫膏、10% 氧化锌软膏涂于肛门周围，具有杀虫止痒作用，与口服抗寄生虫病药物联合，可显著提高疗效。

八、预防

幼儿园等儿童聚集场所应做好环境卫生工作。加强个人卫生宣教，养成良好的卫生习惯。

教育儿童养成不吸吮手指、勤剪指甲、饭前便后洗手的习惯，定期烫洗被褥和清洗玩具。

（王   刚）

第九节   鞭 虫 病

鞭虫病（trichuriasis）是由毛首鞭形线虫（*Trichuris*，简称鞭虫）寄生于人体盲肠及阑尾部所致的寄生虫病。鞭虫病在热带与亚热带地区的发病率最高，我国普遍存在，尤以农村多见。患者以儿童为主，严重感染可影响儿童的生长与发育。轻、中度感染者可无症状，重度感染者可有腹泻、便血、里急后重、直肠脱垂、贫血与营养不良等症状。

一、病原学

成虫的形态前细后粗，形似马鞭。雄虫长 30～45 mm，后段明显粗大，大部分卷曲，末端有交接刺。虫卵呈纺锤形，在纵轴的两端各有一个透明的结节，卵壳较厚，由脂层及壳质层组成。外层的蛋白质膜被胆色素染成棕黄色，内层为真壳透明。雌虫每天产卵1000～8000 个。虫卵随患者的粪便排出体外，在外界温度、湿度适宜的条件下经 3～5 周发育为感染期虫卵。被虫卵污染的食物或水被人吞食进入胃肠道后，感染期虫卵在小肠内孵出幼虫，在向大肠移行中发育为成虫。成虫一般寄生在盲肠及阑尾，偶尔可在大肠的其他部位寄生。自吞入感染期虫卵至成虫产卵需 1～3 个月。成虫在人体中存活可达 1～8 年。

鞭虫卵对外界抵抗力较强，在温暖、潮湿、阴暗和氧气充足的土壤中，可保持感染能力达数月至数年。对干燥、低温的抵抗力稍差，干燥地区感染率低。

二、流行病学

鞭虫病广泛分布于温暖、潮湿的热带至温带广阔地区，常与蛔虫感染同时存在。

1. 传染源   鞭虫病患者和感染者是鞭虫病的传染源。

2. 传播途径   人因生食含有感染性虫卵的不洁蔬菜、瓜果和水而受到感染，也可通过污染的手经口受到感染。家蝇体表及鸡粪可作为传播媒介。

3. 人群易感性   儿童的感染率高于成人，女性感染率高于男性。

三、发病机制与病理学表现

鞭虫成虫以其细长的前段插入肠黏膜及肠黏膜下层，从组织及血液中摄取营养，加上分泌物的刺激作用，肠壁黏膜组织呈现轻度炎症或点状出血，也可见到上皮细胞变性、坏死。少数患者由于肠壁炎症、细胞增生、肠壁增厚而形成肉芽肿。一般患者无贫血症状，当重度感染时（即寄生虫数超过 800 条），由鞭虫引起的慢性失血可导致缺铁性贫血发生。人体感染鞭虫后可产生一定的免疫力。

四、临床表现

轻、中度感染者临床多见，一般无症状，偶有右下腹痛、恶心、呕吐、低热等。重度感染多见于儿童，患儿可出现发育迟缓。具体有以下临床表现。

1. 消化系统　结肠不同程度的充血、水肿、弥漫性出血点、溃疡形成。患者表现为腹泻、脓血便、里急后重、脱肛。腹部触诊常有右下腹明显压痛。部分患者可表现为慢性阑尾炎症状。

2. 血液系统　血常规检查嗜酸性粒细胞增加、缺铁性贫血等。

3. 神经系统　常有头晕、头痛，极少数患者可有脑膜炎的症状。

五、实验室检查

1. 血常规检查　嗜酸性粒细胞计数可升高，严重者可出现缺铁性贫血。

2. 粪便常规检查　通过饱和盐水漂浮法查虫卵来确诊。

3. 肠镜检查　通过肠镜检查直接发现鞭虫成虫也可确诊。

六、诊断

粪便中找到鞭虫卵或查见成虫即可确诊。肠镜检查是鞭虫病诊断和鉴别诊断的重要方法。近年来分子技术也成为富有希望的寄生虫病诊断方法。

七、治疗

重度感染者应给予高蛋白质、高热量、易消化饮食，给予铁剂以纠正贫血。

（一）药物驱虫治疗

1. 阿苯达唑　成人 400 mg、儿童 200 mg，连服 2 天，虫卵阴转率为 43.2% ~ 52.7%，不良反应轻微；重度感染的疗程为 5 ~ 7 天，未见明显不良反应，偶有头昏、恶心、腹痛、吐虫或一过性转氨酶升高等轻微反应，可自行缓解。

2. 甲苯咪唑　每次 100 mg，每天 2 次，连服 3 天，治愈率为 60% ~ 80%，儿童剂量减半，重度感染可治疗 6 天或重复一个疗程，副作用轻微，仅有轻微胃肠道反应。

3. 复方噻嘧啶　每片含噻嘧啶和奥克太尔各 150 mg，按照 10 mg/kg，顿服，送服 2 天，虫卵转阴率达 93.8%，并对蛔虫、钩虫、蛲虫均有良好效果。

（二）肠镜治疗

感染严重时，使用药物治疗常不能完全治愈，可用内镜下治疗，在直视下用活检钳轻轻夹住虫体，从肠黏膜内拉出。

八、预防

加强粪便无害化处理，养成良好个人卫生习惯，保护饮用水安全和环境卫生。在流行区，学龄前和学龄期儿童开展单剂驱虫治疗，通常选用阿苯达唑或者甲苯咪唑，既保护健康又消除传染源。

（王　刚）

第十节　肠绦虫病

肠绦虫病（intestinal cestodiasis）是由寄生于小肠的绦虫（cestode，tapeworm）引起的肠道寄生虫病。人因进食含活囊尾蚴的猪肉或牛肉而感染。

一、病原学

猪带绦虫和牛带绦虫在我国常见，其次为短膜壳绦虫，人是三种绦虫的终宿主。绦虫雌雄同体，猪或牛带绦虫的成虫寄生于小肠上部，呈乳白色，扁长如带，分为头、颈、体节，头节为吸附器，颈节为生长部分，体节分为未成熟、成熟和妊娠节片，妊娠节片内充满虫卵，可随粪便一同排出。中间宿主猪或牛吞食虫卵后，在十二指肠经消化液作用 1 ~ 3 天后孵出六钩蚴，六钩蚴钻破肠壁，随淋巴、血液散布全身，主要在骨骼肌内经 10 周左右发育成囊尾蚴。人进食含活囊尾蚴的猪肉（俗称"米猪肉"）或牛肉后，囊尾蚴在体内经 10 ~ 12 周发育为成虫。人也是猪带绦虫的中间宿主，误食其虫卵后，可患囊尾蚴病。猪带绦虫和牛带绦虫在人体内可分别存活 25 年以上、30 ~ 60 年以上，两者的生活史相同。短膜壳绦虫无需中间宿主，直接经虫卵污染食物而导致感染，可致人与人之间传播，也可引起人体内源性自身感染，虫卵被吞入后经 2 ~ 4 周发育成熟，寿命 4 ~ 6 周。

二、流行病学

1. 传染源　肠绦虫病患者是肠绦虫病的传染源。鼠是短膜壳绦虫的保虫宿主和传染源。

2. 传播途径　人因进食生的或未熟的含活囊尾蚴的猪肉或牛肉而感染。生、熟炊具不分也可致熟食被污染。短膜壳绦虫卵通过污染手或饮食而传播。

3. 人群易感性　人群普遍易感，猪或牛带绦虫病以青壮年居多，男性患者多于女性，短膜壳绦虫病多见于儿童。

4. 流行情况　肠绦虫病呈世界性分布。猪带绦虫病散发于我国华北、东北、西北等地，云南有地方性流行。牛带绦虫病在西南各省、西藏、内蒙古、新疆等地有地方性流行。短膜壳绦虫病多见于华北和东北地区。肠绦虫病有家庭聚集现象。

三、发病机制与病理学表现

猪带绦虫以小钩和吸盘附着在小肠黏膜上，对肠黏膜损害较重，可穿透肠壁致腹膜炎。成虫移行可致异位寄生。牛带绦虫以吸盘吸附于小肠黏膜，导致局部损伤和炎症。多条绦虫寄生可致部分性肠梗阻。短膜壳绦虫成虫可致肠黏膜坏死、出血、浅表溃疡，幼虫可致肠微绒毛肿胀，引起小肠吸收与运动功能障碍，因可反复自身感染，故感染严重。

四、临床表现

猪或牛带绦虫病潜伏期为 8 ～ 12 周，短膜壳绦虫病潜伏期为 2 ～ 4 周。患者症状轻微，大便中出现白色带状节片常为最初的唯一表现，可有肛门瘙痒、上腹部或脐周疼痛，消化不良、恶心、呕吐、腹泻、食欲改变、倦怠乏力，偶见失眠、晕厥、神经过敏、磨牙、贫血等表现，16% ～ 25% 猪带绦虫感染者有囊尾蚴病。牛带绦虫妊娠节片可主动从肛门逸出，患者有肛门及会阴部瘙痒不适感，大量虫体寄生可导致肠梗阻等并发症。短膜壳绦虫病症状较轻，重症感染者，尤其是儿童，除上述消化道症状外，常有头晕、失眠、烦躁、易激动、惊厥等症状。

五、实验室检查

1. 血常规检查　白细胞总数多正常，嗜酸性粒细胞可轻度增高。

2. 粪便检查　粪便或肛拭子检测虫卵阳性率低且不能鉴别虫种。粪检可找到节片，驱虫治疗 24 小时后，留取全部粪便找到头节表明治疗彻底，据头节形状、有无小钩可区分虫种。

3. 免疫学和分子生物学检查　具有较高的敏感性和特异性。

六、诊断

有食生的或未熟的猪、牛肉史，来自流行区者尤应注意，呕吐物或粪便排出白色带状节片即可诊断。粪便或肛拭子涂片找到绦虫卵可确诊。

七、治疗

1. 吡喹酮　为首选药物，有效率达 95%，不良反应轻。猪或牛带绦虫 15 ～ 20 mg/kg，短膜壳绦虫 25 mg/kg，清晨空腹顿服。

2. 苯咪唑类　甲苯咪唑每次 300 mg，每天 2 次，疗程 3 天，疗效好，不良反应少。阿苯达唑剂量为 8 mg/（kg·d），疗程 3 天，不良反应轻，孕妇不宜使用。

八、预防

1. 管理传染源　在流行区开展普查普治，对患者进行早期、彻底驱虫治疗，加强人粪、牲畜管理，防止猪、牛感染。

2. 切断传播途径　加强肉类检疫，严禁含囊尾蚴的肉类上市。改变生食肉类、生熟炊具不分的不良习惯。在流行区，对猪、牛采用氯硝柳胺进行预防性治疗。

（马　臻）

第十一节　囊尾蚴病

案例 8-2

患者，男，51岁，因意识障碍2天入院。患者于1个月前出现步态不稳、尿失禁伴记忆力下降，行头颅CT检查示脑积水，给予侧脑室腹腔分流术，术后恢复尚可，出院。2天前突然出现意识障碍，来诊。

【入院查体】 T 36.2 ℃，BP 117/78 mmHg，P 76次/分。平车推患者入病室，患者嗜睡，躁动，尿失禁、大便失禁，查体不配合，头颅外形无异常，鼻腔及双耳未见异常分泌物。心、肺、腹查体无异常。颈抵抗（+）。

【实验室检查】 外周血嗜酸性粒细胞百分比为8.5%，眼底检查可见视盘水肿。

问题与思考：

1. 询问病史时有何注意事项？该患者最可能的诊断及诊断依据是什么？为明确诊断应做哪些检查？

2. 该患者应如何进行治疗？

囊尾蚴病（cysticercosis）又称囊虫病，是由猪带绦虫幼虫（囊尾蚴）寄生于人体所致的人兽共患病。囊尾蚴可侵犯人体各组织器官引起病变，以脑囊尾蚴病最为严重。

一、病原学

猪带绦虫卵被吞食后，在小肠内经消化液作用，胚膜破裂后六钩蚴逸出，钻入肠壁血管或淋巴管，经血液散布全身，经2～3个月发育为囊尾蚴。囊尾蚴按其形态和大小可分为纤维素型、葡萄状型和中间型。纤维素型最常见，因位于皮下结缔组织而得名，头节位于一侧，脑囊尾蚴病患者中以该型多见。葡萄状型仅见于人脑部，肉眼看不到头节。中间型在人脑中发现，呈分节状，体节较大，可见头节为其特征。囊尾蚴寿命3～10年，也可达20年以上，虫体死后多发生纤维化和钙化。

二、流行病学

1. 传染源　猪带绦虫病患者为囊尾蚴病的传染源。

2. 传播途径

（1）异体感染：误食他人排出的虫卵所污染的食物、水等感染。

（2）自体感染：患者误食自己排出的虫卵（自体外感染）；患者呕吐引起胃肠逆蠕动，绦虫妊娠节片或虫卵反流至胃造成感染（自体内感染）。

3. 人群易感性　人群普遍易感。男性患者多于女性，青壮年多见，农民居多，近年来城市居民和儿童患病率有所增加。

4. 流行特征　囊尾蚴病呈世界性分布，与卫生和饮食习惯密切相关，在有吃生猪肉习惯的地区或民族中甚为流行。我国分布广泛，尤以东北、西北、华北和西南等地发病率较高。农村发病率高于城市，散发病例居多。

三、发病机制与病理学表现

（一）发病机制

猪带绦虫卵进入胃和小肠后，在消化液作用下，六钩蚴自胚膜孵出，钻入肠黏膜，通过小血管进入血液循环至全身各组织器官，引起局部炎症反应，初期为中性粒细胞和嗜酸性粒细胞浸润，之后以浆细胞和淋巴细胞为主，伴炎症介质释放，成纤维细胞增生，随后出现巨噬细胞和上皮样细胞，炎性细胞外层出现结缔组织增生，炎症介质和细胞因子进入虫体囊壁，囊壁增厚，囊液变浑浊，头节消失，虫体胀大、死亡，被纤维被膜包裹，形成肉芽肿或液化为脓肿，钙盐沉着形成钙化灶。囊尾蚴不断向宿主排泄代谢产物并释放毒素类物质，对宿主产生损害。囊尾蚴需从宿主体内获取营养物质，致宿主营养缺乏。

（二）病理学表现

脑组织是囊尾蚴寄生的常见部位，多发生在灰质、白质交界处，以额、颞、顶、枕叶为多，囊尾蚴囊液内异体蛋白抗原释放于脑组织中，可产生明显炎症反应。石灰小体是囊尾蚴崩解后形成脓肿的重要依据，可作为脑囊尾蚴的诊断依据。囊尾蚴寄生于皮下、肌肉时形成结节，寄生于眼部时可在玻璃体、视网膜、眼肌及眼结膜下等处引起相应病变。

四、临床表现

囊尾蚴病的潜伏期约为3个月至数年，5年内居多。临床表现因囊尾蚴数量、寄生部位及人体反应性而异，根据囊尾蚴寄生部位将囊尾蚴病分为以下三种临床类型。

（一）脑囊尾蚴病

脑囊尾蚴病占囊尾蚴病的60%～90%，临床表现复杂，癫痫发作最常见，根据寄生部位分为以下四型。

1. 皮质型　占脑囊尾蚴病的84%以上。囊尾蚴多寄生在运动中枢的灰质与白质交界处，多无症状。若寄生在运动区，以癫痫为突出症状。严重者可出现恶心、呕吐、头痛等颅内压升高症状。

2. 脑室型　多见于第四脑室，囊尾蚴阻塞脑室孔，早期表现为颅内高压，囊尾蚴悬于室壁，在急转头时可突发眩晕、呕吐或呼吸循环障碍而猝死，或发生小脑扁桃体疝，称活瓣综合征（Bruns征）或体位改变综合征。

3. 蛛网膜下隙型或颅底型　局限于颅底后颅凹，主要病变为脑膜炎。患者有低热、头痛、呕吐、颈强直、眩晕、耳鸣、听力减退、共济失调等症状，预后较差。

4. 混合型　以上三型混合存在，以皮质型和脑室型混合存在时症状最重。

（二）眼囊尾蚴病

眼囊尾蚴病占囊尾蚴病的 1.8% ～ 15%。囊尾蚴可寄生于眼的任何部位，以眼球深部玻璃体和视网膜下多见，常为单眼发病。表现为视力下降、视野改变、结膜损害、虹膜炎、角膜炎等，重者可致失明。囊尾蚴活时患者尚可耐受，但其死亡后可产生强烈刺激，导致玻璃体混浊、视网膜脱离、视神经萎缩、白内障、青光眼等，最终可致眼球萎缩而失明。

（三）皮下组织和肌肉（皮肌型）囊尾蚴病

约 50% 的患者有皮下囊尾蚴结节，圆形或卵圆形，直径 0.5 ～ 1.5 cm，数目不等，硬度近似软骨，与周围组织无粘连，无压痛，无色素沉着和炎症反应。头颈和躯干较多，四肢较少，手足罕见。严重感染者可感觉肌肉酸痛、发胀，并引起假性肌肥大。虫体死后发生钙化，X 线检查可见钙化影。

五、实验室及辅助检查

（一）常规检查

1. 血常规检查　大多正常，嗜酸性粒细胞可轻度增高。
2. 脑脊液检查　脑脊液压力可增高，细胞数为（10 ～ 100）×10^6/L，淋巴细胞增多为主，蛋白质含量增高，糖和氯化物多正常。

（二）病原学检查

1. 粪便检查　在合并猪带绦虫病患者的粪便中可找到虫卵或孕节。
2. 病理检查　皮下结节活检见到囊腔中含囊尾蚴头节可确诊。
3. 免疫学检查　间接血凝试验（IHA）、酶联免疫吸附试验（ELISA）检测患者血清和脑脊液中特异性抗体，敏感性和特异性较好，但存在假阳性和假阴性。
4. 分子生物学检查　特异性和敏感性较高。

（四）影像学检查

头颅 CT 和 MRI 对脑囊尾蚴病的诊断与定位有重要价值。CT 可诊断大部分脑囊尾蚴病；MRI 更易发现脑室及脑室孔处病灶，对囊尾蚴的数量、范围、死活、囊内头节的检出率高于 CT，如临床高度疑诊脑囊尾蚴病而 CT 未见异常或表现不典型者，应行颅脑 MRI。检眼镜、裂隙灯或 B 超检查发现视网膜下或玻璃体内蠕动的囊尾蚴可确诊。B 超检查皮下组织和肌肉囊尾蚴结节可显示圆形或卵圆形液性暗区，囊壁光滑完整，囊内可见一强回声光团。

六、诊断

询问患者是否来自流行区，有无进食生的或未熟透的猪肉史，有无肠绦虫病史，或大便中发现虫卵或节片史。囊尾蚴病的临床表现多样，且无特异性，诊断较困难，尤其是脑囊尾蚴病更易误诊、漏诊，凡有癫痫发作、头痛、精神障碍等症状者，特别是有流行区生活史者应考虑囊尾蚴病。

七、治疗

（一）病原治疗

1. 阿苯达唑 为首选药物，对皮肌型、脑囊尾蚴病的疗效确切。给药剂量为 15 ～ 20 mg/（kg·d），分 2 次口服，疗程 10 天，脑囊尾蚴病患者需服用 2 ～ 3 个疗程，每疗程间隔 2 ～ 3 周。

2. 吡喹酮 可杀死囊尾蚴，疗效较阿苯达唑强而迅速，但不良反应发生率高且严重。皮肌型成人每次 600 mg，每天 3 次，疗程 10 天，重者可重复 1 ～ 2 个疗程。脑囊尾蚴病给药剂量为 10 mg/kg，每天 3 次，连服 4 天。如为多发性或弥漫性并伴有皮肌型者，不宜过早用药，需进行眼底检查和颅内压测定，颅内压升高者先降颅内压，颅压内接近正常后再治疗，给药剂量为 20 mg/（kg·d），每 8 小时一次，9 或 12 天为一疗程，间歇 3 ～ 4 个月再服 2 ～ 3 个疗程。个别脑囊尾蚴病患者可发生脑疝、过敏性休克或癫痫，应住院用药并密切监测病情，给予及时处理。

（二）对症治疗

颅内压增高者，可先给予 20% 甘露醇 250 ml 静脉滴注，加用地塞米松 5 ～ 10 mg/d，连用 3 天后再行病原治疗，用药期间也应常规使用地塞米松和降颅压药物，必要时需行颅脑开窗减压术或脑室分流术。癫痫发作频繁者，可酌情使用地西泮、异戊巴比妥等。发生过敏性休克时可用 0.1% 肾上腺素 1 mg 皮下注射，儿童酌减，同时用氢化可的松 200 ～ 300 mg 加入葡萄糖溶液中静脉滴注。

（三）手术治疗

眼囊尾蚴病必须手术治疗，禁止杀虫治疗，以免引起全眼球炎而失明。脑囊尾蚴病，尤其是第三、四脑室内单个囊尾蚴者应手术摘除。浅表、数量不多的皮下组织和肌肉囊尾蚴可手术摘除。

八、预防

1. 控制传染源 在流行区开展普查普治，根治猪带绦虫病患者。感染绦虫的猪给予驱虫治疗。

2. 切断传播途径 严禁"米猪肉"流入市场。不生吃猪肉，注意个人卫生。

（马 臻）

第十二节 棘球蚴病

棘球蚴病（echinococcosis）俗称包虫病（hydatidosis/hydatid disease），是由棘球绦虫的幼虫寄生于人体引起的人兽共患寄生虫病。在我国主要有细粒棘球绦虫的幼虫引起的囊型棘球蚴病和多房棘球绦虫的幼虫引起的泡型棘球蚴病。

一、囊型棘球蚴病

（一）病原学

细粒棘球绦虫寄生于终宿主犬、狼和豺等的小肠内，虫卵随粪便排出体外，污染环境，被羊或人等中间宿主摄入后经消化液作用，孵化出的六钩蚴钻入肠壁末梢静脉，随血流入肝、肺等，发育成棘球蚴。含有棘球蚴的动物脏器被终宿主吞食后，棘球蚴在终宿主小肠内约经8周发育为成虫，完成其生活史。虫卵抵抗力较强，在果蔬中不易被化学消毒剂杀死，干燥环境中可存活11～12天，室温水中可存活7～16天。

（二）流行病学

1. 传染源   主要是感染细粒棘球绦虫的犬。

2. 传播途径   主要传播途径为消化道传播，偶可经呼吸道吸入虫卵而感染。

3. 人群易感性   人群普遍易感，以与犬接触密切的农牧民为多，多与环境状况和不良卫生习惯有关，发病率无性别差异。患者多在儿童期感染，青壮年发病。

4. 流行情况   呈世界性分布，多见于以畜牧业为主的国家。我国以新疆、西藏、宁夏、甘肃、青海、内蒙古、四川等地多见。

（三）发病机制及病理解剖

虫卵或孕节被人吞食后，经胃液和胆汁作用脱壳为六钩蚴并在十二指肠孵出，钻入肠壁微小血管经门静脉循环至肝（约75%）、肺（约20%）和其他脏器，或经肺循环进入体循环播散至腹腔、脾、骨、脑、肾、肌肉等脏器寄生并发育成包囊（棘球蚴），也称囊型包虫。棘球蚴致病机制包括：幼虫膨胀性生长引起压迫症状、包囊囊液溢出诱发宿主变态反应、包囊破裂引起继发感染或阻塞胆道引起梗阻性黄疸，或囊液内的原头蚴进入腹腔引起播散种植。

（四）临床表现

囊型棘球蚴病潜伏期为5～30年，可发生于全身多个脏器，以肝、肺多见。临床表现与寄生部位、包囊大小及并发症有关。

1. 肝棘球蚴病   表现为肝大、右上腹部包块，可有肝区隐痛或持续钝痛、上腹饱胀感、食欲缺乏、消瘦、贫血、黄疸和门静脉高压等表现，肝顶部棘球蚴囊合并感染后如累及膈肌和胸膜会引起炎症、粘连及右胸腔积液。棘球蚴破入腹腔、胸腔，可引起弥漫性腹膜炎、胸膜炎及变态反应，过敏性休克为棘球蚴囊破裂的严重后果，也是致死的主要原因之一。

2. 肺棘球蚴病   可有刺激性咳嗽，胸部隐痛、胀痛，合并感染时可出现肺脓肿症状，伴有支气管瘘时，脓痰中带有囊碎屑，重者咯血。棘球蚴囊破裂如穿入支气管，可引起剧咳，咳出大量带有内囊碎片的水样囊液，重者窒息死亡。如穿入胸膜腔，发生液（脓）气胸，可继发多发性胸膜囊型棘球蚴病。

3. 脑棘球蚴病   以儿童多见，顶叶部位常见，表现为颅内压增高和癫痫，多伴有肝或肺棘球蚴病。

4. 其他   脾、肾、心肌、心包、肠等偶可寄生棘球蚴，引起相应症状。

（五）实验室及辅助检查

1. 一般检查   白细胞计数多正常，嗜酸性粒细胞可轻度增高。继发细菌感染时白细胞和中性粒细胞增高。

2. 免疫学检查　皮内试验（casoni test）可用于初筛；ELISA 敏感性和特异性较高；与猪囊尾蚴可呈部分交叉反应。

3. 病原学检查　在手术活检标本、切除的病灶或排出物中发现棘球蚴囊壁、子囊、原头节、头钩等检材进行核酸检测有助于确诊。

4. 影像学检查　B 超、CT、X 线检查均有助于诊断。

（六）诊断

在流行区，肝、肺、肾、脑有囊性占位病变者，应首先考虑囊型棘球蚴病并进行相关检查。影像学检查发现囊性病变、血清免疫学试验阳性有助于诊断。

（七）治疗

1. 手术治疗　是根治棘球蚴病的最有效方法，应尽可能剥除或切除外囊，减少并发症，降低复发率。

2. 药物治疗　对于有手术禁忌证或术后复发且无法再行手术治疗者，首选阿苯达唑，剂量为 10 ~ 15 mg/（kg·d），分 2 次服用，用药疗程视疾病控制情况调整。内囊摘除或准根治术后用药 3 ~ 12 个月，以预防术后复发。用药过程中监测肝功、血常规、尿常规，孕妇禁用。囊肿实变型和钙化型者及根治性切除者无须用药。

3. 对症治疗　肝、肺、脑、肾棘球蚴病出现相应器官损害时，需维护器官功能；继发细菌感染时进行抗菌治疗；及时处理变态反应。

（八）预防

1. 管理传染源　对流行区的犬进行预防接种、普查普治，带虫犬服驱虫药。
2. 加强健康宣教　避免与犬接触，注意个人防护和饮食卫生。
3. 加强卫生检疫　对屠宰的污物、污水和病畜内脏实施无害化处理。避免犬粪中虫卵污染水源。

二、泡型棘球蚴病

泡型棘球蚴病又称泡球蚴病、泡型包虫病、多房性包虫病。

（一）病原学

泡球蚴常寄生于肝，由许多小囊泡组成，囊泡内含透明囊液和多个原头蚴，或含胶状物而无原头蚴。囊泡外壁角质层薄且不完整，与宿主组织间无被膜分隔。泡球蚴以外生性出芽生殖方式不断产生新囊泡，长入组织，也可向内芽生形成新囊泡。人是多房棘球绦虫的非适宜宿主，当人体感染时，囊泡内只含胶状物而原头蚴少见。

（二）流行病学

我国多见于青海、西藏、甘肃、四川、新疆、宁夏的部分地区，多为散发。泡球蚴的终宿主为狐、狼和犬等，中间宿主为啮齿类动物、牦牛、绵羊和人。人因长期接触啮齿类、犬类或虫卵污染的皮毛、饮食等而感染，以农牧民和野外狩猎人员居多，以男性青壮年为主。

（三）发病机制及病理学表现

虫卵被吞食后在小肠孵出六钩蚴，穿过肠黏膜入门静脉，至肝后发育为泡球蚴。小囊泡的生发层不断以出芽方式产生更多的小囊泡，呈浸润性生长，可破坏肝实质、胆管和血管，导致胆管阻塞和门静脉高压。小囊泡可侵入血管或淋巴管，转移至其他组织器官，类似于恶性肿瘤，故称为"虫癌"。大体观为囊泡状团块或海绵状团块，与周围组织分界不清，无纤维组织包绕，借此与囊型包虫区别。被寄生的器官在 1～2 年内即可被囊泡占满，囊泡群可向器官表面蔓延至体腔内，类似恶性肿瘤，故其危害较囊型包虫病大，不及时治疗者预后差。肝脏病理可见小囊泡周边以单核巨噬细胞、成纤维细胞和 T 淋巴细胞浸润形成的肉芽肿。

（四）临床表现

泡型棘球蚴病的潜伏期达 10～20 年以上，原发病灶几乎都位于肝脏。泡型棘球蚴病早期无症状，病情缓慢加重，主要有上腹部隐痛，肝大或肝区肿块，质硬，表面有结节，可有黄疸、门静脉高压。泡球蚴有"类肝癌"样浸润性生长的特点，可发生转移并出现转移病灶所在脏器的症状。主要并发症是因胆道阻塞、感染所致脓毒症或感染性休克，可因肝衰竭或多脏器功能衰竭而死亡。

（五）实验室及辅助检查

1. 实验室检查　嗜酸性粒细胞轻度增高，血红蛋白轻至中度降低。红细胞沉降率增快。晚期 ALT、ALP 升高，白蛋白与球蛋白比例倒置。皮内试验、ELISA 大多阳性，检测血清中泡球蚴的 Em2、Em18 等抗原特异性和敏感性较高，交叉反应少，可用于鉴别泡型和囊型包虫病。

2. 影像学检查　主要依靠腹部彩超、增强 CT 和 MRI，肝占位病变表现为不均质的实质性包块，病灶内部偶见小囊泡或钙化，中心可见液化坏死，构成"地图征"样外观。肺部、颅脑等肝外脏器可发现包虫病灶。

（六）诊断

根据流行病学史、临床特点、免疫学检查、影像学资料可做出诊断。

（七）治疗

根治性肝切除术是治疗肝泡型棘球蚴病的首选方法，晚期无法行根治性肝切除术者可选择肝移植等治疗方式。术后给予阿苯达唑 10～15 mg/（kg·d），分早、晚餐后 2 次服用，根治性肝切除术者、肝移植者需服用至少 2 年以上，具体疗程据病情而定；姑息性手术患者、不能耐受麻醉或手术的患者需终身用药，用药过程中监测肝功能、血常规、尿常规；孕妇禁用。

（八）预防

加强对流行区人群的宣传教育，流行区居民应避免与犬、狐及其皮毛接触。加强饮食卫生管理。

（马　臻）

第十三节　管圆线虫病

广州管圆线虫病（angiostrongyliasis cantonensis），是由广州管圆线虫（*Angiostrongylus cantonensis*）幼虫寄生于人体内所引起的一种以嗜酸性粒细胞增多性脑膜脑炎为主要临床表现的寄生虫病。

一、病原学

广州管圆线虫由我国学者陈心陶首先于 1933 年在广州家鼠及褐家鼠体内发现，命名为广州肺线虫，1946 年由 Dougherty 订正为广州管圆线虫。广州管圆线虫成虫呈线状，细长形，头部呈钝圆形态，且中央有一个缺口囊，食管棍棒状，肛孔开口于虫体末端。广州管圆线虫分为雄虫和雌虫，雄虫长 11 ～ 26 mm，宽 0.21 ～ 0.53 mm，呈"肾型"形态，交合伞对称；雌虫尾部呈斜锥形，体形一般比雄虫长且宽，长 17 ～ 45 mm，宽 0.3 ～ 0.66 mm；雌虫的子宫呈白色双管形，与肠管相互缠绕，在显微镜下可清晰见到红、白相间的螺旋纹，有时还可见到雌虫子宫内的单细胞虫卵。广州管圆线虫的终末宿主主要为鼠类。成虫于鼠类的肺动脉或右心室内寄生、交配、产卵，虫卵随血流到肺毛细血管内，孵出的第一期幼虫穿破肺毛细血管进入肺泡，沿呼吸道上行至咽，再被吞入消化道，随后与鼠粪一起排出到外界。第一期幼虫被福寿螺、褐云玛瑙螺及蛞蝓等中间宿主吞食或主动侵入后，经先后 2 次蜕皮进一步发育为第二期幼虫及第三期幼虫（也称感染期幼虫）。淡水鱼、虾、蟹、蛙、蛇、蜥蜴等因捕食中间宿主而长期存储第三期幼虫，是广州管圆线虫的转续宿主。鼠类吞食含有第三期幼虫的中间宿主或转续宿主后，幼虫钻入肠壁，进入血管，经血循环至身体各个器官，并再经过 2 次蜕皮发育为第四期幼虫及幼龄成虫。幼龄成虫经静脉系统至右心，又从肺动脉到达肺部。

二、流行病学

1. 传染源　各种鼠类为主要传染源，此外，国内还报道了食虫类动物，如鼩鼱，也可作为终末宿主。管圆线虫病是一种人兽共患病，但人作为传染源的意义不大，人是广州管圆线虫的非正常宿主，幼虫主要位于中枢神经系统或眼内，通常不能下行至肺动脉发育为成虫。

2. 传播途径　人因生食或半生食含有广州管圆线虫幼虫的中间宿主和转续宿主动物而感染，主要传播途径为经口感染，也可因接触或饮用被污染的食物或自来水而感染。

3. 人群易感性　人群普遍易感，儿童的感染率高于成人，女性感染率高于男性。

4. 流行特征　管圆线虫病主要分布于热带和亚热带地区，波及亚洲、非洲、美洲、大洋洲的 30 多个国家和地区，其中东南亚、太平洋岛屿、加勒比海区域流行较重，我国主要在台湾、广东、浙江、黑龙江等地。首例人体广州管圆线虫病于 1944 年在台湾发现。中国大陆首例广州管圆线虫病由何竞智（1984）在广东徐闻县发现。1996 年前，我国大陆仅报道 3 例，但在以后的数十余年间迅猛增长，"南病北移"现象明显，不断有群体暴发流行的报道。

三、发病机制与病理学表现

管圆线虫病的发病基础是幼虫移行症。感染期幼虫在体内移行通过人体的肠壁、肺、肝、脑等时可引起机械性损伤及各种炎症反应；部分分泌物，尤其是脱落产物具有较强的毒性作用。其最典型且最严重的危害是侵犯中枢神经系统，引起嗜酸性粒细胞增多性脑膜脑炎或脑膜炎，特征是脑脊液中嗜酸性粒细胞显著升高。病变范围包括大脑、脑膜，也可波及小脑、脑干和脊髓、脑神经或脊神经等。主要病理特点为充血、出血、脑组织损伤，以及由巨噬细胞、嗜酸性粒细胞、淋巴细胞和浆细胞所组成的肉芽肿性炎症。

四、临床表现

管圆线虫病起病较急，以疼痛特别是剧烈头痛等为突出表现，头痛部位多发生在枕部或双颞部，一般为胀裂性乃至不能忍受，起初为间歇性，以后发作渐频或发作时间延长，可有神经根痛、痛觉过敏等症状，可伴有发热、恶心、呕吐等。临床检查时可有颈项强直等脑膜刺激征。重症病例早期往往出现间歇性嗜睡或昏睡，也可出现病理反射，少数患者可出现昏迷，病情凶险，死亡率高。幼虫偶可见于眼内，造成视觉障碍，乃至失明；也可侵犯肺部出现咳嗽等症状，肺部 X 线检查可见肺部阴影；另外，如侵犯消化系统可有腹痛、腹泻、便秘，部分患者肝大。多数患者预后良好，极个别感染严重者留有后遗症甚至死亡。

五、实验室检查

1. 血常规　可见白细胞总数增加，嗜酸性粒细胞轻至中度增多。

2. 脑脊液　可见脑脊液压力增高，嗜酸性粒细胞增多（可达 10% 以上），蛋白质、糖、氯化物可正常或轻度升高。

3. 免疫学检查　用酶联免疫吸附试验（ELISA）检测患者血清中特异性抗体是目前诊断管圆线虫病的最重要方法；也可用间接荧光抗体试验（IFA）或金标法检测血液及脑脊液中的抗体或循环抗原。

4. 病原学检查　从脑脊液或眼等部位查出幼虫或成虫可确诊，但检出率不高。宏基因组二代测序作为近年新兴的病原检测方法，相比传统方法，不仅阳性率高、覆盖度广，而且精准、快速。

六、诊断

临床诊断需要综合依据流行病学史、临床表现及实验室相关检查进行分析。流行病学史包括近期 4 ~ 8 周内进食或接触了生的或半生的广州管圆线虫的中间宿主或转续宿主或未清洗干净的蔬菜或生饮用水等。有中枢神经受损的症状和体征，血常规提示白细胞总数增加、嗜酸性粒细胞轻至中度增多，脑脊液检查可见脑脊液压力增高、嗜酸性粒细胞增多。免疫学检查血清或脑脊液中广州管圆线虫抗体或循环抗原阳性。头颅磁共振检查表现多样，脑、脊髓内可见多发长条形影或结节状强化病灶、软脑膜强化等。病原学检查阳性可确诊。

七、治疗

管圆线虫病尚无特效药，一般采用对症和支持疗法，嗜酸性粒细胞增高性脑膜炎是临床中最常见的症状，一般采用皮质类固醇治疗。阿苯达唑治疗管圆线虫病具有良好疗效，若能及时诊断和治疗，则效果好，预后佳。凡患者眼部有虫，应先经眼科医生治疗后，再进行杀虫治疗。有颅内高压症状患者可以通过静脉滴注甘露醇、糖皮质激素或定期排放脑脊液先进行降压治疗，防止出现脑水肿、脑疝等严重并发症。使用驱虫剂阿苯达唑时，应联合抗炎药使用，防止虫体死亡崩解诱发严重的炎症反应。

八、预防

加强卫生宣教工作，提高群众自我保护意识。改变饮食习惯，注意不生食、不饮用生水。食用鱼、蟹、虾、螺等水产品时至少煮沸 5 分钟以上。对淡水螺食物要加强监测和管理，从事螺肉加工人员要避免污染和感染。灭鼠对于控制传染源和预防管圆线虫病有十分重要的意义。

思 考 题

1．血吸虫病的传播途径有哪些？
2．血吸虫病的诊断依据有哪些？
3．血吸虫病的治疗措施有哪些？
4．囊尾蚴病的传播途径有哪些？
5．简述眼囊尾蚴病治疗的注意事项。

（丁 立）

第九章

医院感染

第九章数字资源

案例 9-1

　　患者，男，67岁，右股骨下段开放性骨折术后6天，高热、咳脓痰3天。6天前患者自高处跌落后出现右大腿下段畸形、不能运动伴出血，遂来医院就诊，确诊为右股骨下段开放性骨折后予手术治疗。手术当日及术后，予头孢曲松2 g，每天1次，静脉滴注治疗。3天前患者晨起后出现寒战后骤发高热，体温达40 ℃，伴乏力。予停用头孢曲松，改用哌拉西林/他唑巴坦4.5 g，每8小时一次，静脉滴注；退热药处理后体温可降到正常。下午又出现高热，伴咳嗽、咳黄色脓痰，痰量较多，无胸痛与咯血。近3天患者病情无缓解，手术部位无明显不适。体检：T 39 ℃，R 26次/分，P 98次/分，BP 110/60 mmHg，神清，查体合作，呼吸急促，患肢制动，气管居中，双下肺可闻及致密中小水泡音。右股骨下段手术切口平整，无红肿或渗出。

　　实验室及辅助检查：①血常规，白细胞19×10^9/L，中性粒细胞90%，淋巴细胞10%，红细胞3.1×10^{12}/L，血红蛋白106 g/L，血小板300×10^9/L。②肺部CT显示双肺下叶散在淡片状浸润影。③痰涂片检查：见革兰氏染色阳性球菌；痰培养、血培养及药物敏感试验结果待回报。④肝功能、肾功能及凝血三项均正常。

　　问题与思考：

　　1. 最可能的诊断是什么？

　　2. 诊断依据是什么？

　　3. 如何进行治疗？

　　医院感染（hospital infection），又称医院获得性感染（hospital acquired infection），旧称院内感染或医院内感染，是指住院患者在医院内获得的感染，包括在住院期间发生的感染和在医院内获得但在出院后发生的感染，以及医务人员在医院内获得的感染，但不包括入院前已开始或入院时已存在的感染。1998年国外报道，医院感染以尿路感染最为常见；而我国的医院感染仍以呼吸道感染最为常见（占25%～40%），其次为尿路感染（占10%～20%）。

　　医院感染分为内源性感染和外源性感染。内源性感染又称自身感染，是指患者自身皮肤、鼻腔、消化道等部位内源性常居菌，因数量增加、定植部位改变等所引起的感染。外源性感染又称交叉感染，是指由医院环境中或医院内患者、工作人员或探视者携带的病原微生物所引起的感染。

一、病原学

细菌、真菌、病毒、支原体、立克次体和寄生虫等均可引起医院感染。医院感染可以是一种病原体感染，也可是多种病原体混合感染。

（一）细菌

90%以上的医院感染是由细菌引起的。诸多原因引起的菌群失调，既可导致外来菌群定植，又可能引起正常菌群过度繁殖。手术、侵袭性操作、营养不良和肠道外营养等因素造成黏膜屏障的破坏，为医院感染创造了条件。

1. 革兰氏阳性球菌　革兰氏阳性球菌感染占由细菌引起的医院感染的30%，常可引起严重的医院感染。其中耐甲氧西林金黄色葡萄球菌、耐甲氧西林凝固酶阴性葡萄球菌及耐万古霉素肠球菌等的临床分离率有明显上升的趋势，且这些细菌通常表现为多重耐药。近年来，医院感染的耐万古霉素金黄色葡萄球菌菌株已经出现。难辨梭菌是抗菌药物相关性腹泻的主要病原菌。

2. 革兰氏阴性杆菌　革兰氏阴性杆菌感染占医院感染中细菌感染的近70%，主要为肠杆菌科的埃希菌属、克雷伯菌属、肠杆菌属、沙雷菌属、沙门菌属、变形杆菌属；近年来，非发酵菌中的假单胞菌属、嗜麦芽窄食单胞菌属、不动杆菌属、产碱杆菌属等的占比呈上升趋势。铜绿假单胞菌和鲍曼不动杆菌在非发酵细菌引起的医院感染中分离率增高，是引起烧伤创面、呼吸道、泌尿道等部位的医院感染的常见细菌。军团菌导致肺部感染，弯曲菌多引起肠道感染。据报道，携带 NDM-1 基因的"超级细菌"具有更强的耐药性，它将成为医院感染治疗的一大难题。

知识拓展

多重耐药菌

多重耐药菌指的对常用的通常敏感的三类或三类以上抗菌药物同时耐药的细菌。目前临床上常见的多重耐药菌有耐甲氧西林金黄色葡萄球菌、耐万古霉素肠球菌、耐碳青霉烯类肠杆菌科细菌、多重耐药鲍曼不动杆菌、产超广谱β内酰胺酶肠杆菌科细菌（如肺炎克雷伯菌和大肠埃希菌）及多重耐药的铜绿假单胞菌等。多重耐药菌是医院感染的常见病原体，可能引起呼吸系统感染、泌尿系统感染、外科手术部位感染及血液感染等。多重耐药菌的防治，包括必须要对抗生素进行严格的分级管理，避免滥用抗生素，同时重视对于重点患者的管理，要实行严格的消毒隔离制度等。

（二）真菌

由于超广谱抗菌药物和免疫抑制药的大量应用，内置医用装置的大量使用，各种介入性操作、手术和移植治疗的开展，医院内真菌感染的发病率明显上升，其中深部真菌感染的比例不断增加。病原体以念珠菌属最常见，其中白假丝酵母菌约占80%，是医院感染中血流感染、肺部感染等的常见病原体。

（三）病毒

病毒也是医院感染的重要病原体。医院感染常见的病毒有合胞病毒、流感病毒、柯萨奇病毒、轮状病毒、巨细胞病毒、单纯疱疹病毒、肝炎病毒等。在器官和骨髓移植患者中，多见巨细胞病毒感染，柯萨奇病毒常在新生儿中造成暴发流行，合胞病毒常引起呼吸道感染，医院内乙型、丙型病毒性肝炎和艾滋病主要与输血、血制品及血液透析等因素密切相关。轮状病毒和诺瓦克病毒引起的腹泻多发生在老年人和婴幼儿。

（四）其他病原体

沙眼衣原体所致的结膜炎和肺炎常见于新生儿，解脲支原体和阴道加德纳菌可寄生于肾移植后患者，在条件允许时引起感染。艾滋病患者及器官移植后长期大量应用免疫抑制药等导致重度免疫低下的患者常可发生肺孢子菌、奴卡菌、弓形虫等感染。

与社区感染的病原体相比，医院感染的病原体具有以下特点：①大多数病原体为条件致病菌或机会病原体，毒力弱或无毒力；②病原体的变迁受抗生素普及和应用的影响；③病原体多为耐药菌，甚至为多重耐药，泛耐药；④病原体的种类与患者免疫状况密切相关，免疫功能严重低下者可发生真菌、病毒或寄生虫感染。

二、流行病学

（一）感染源

医院环境中任何带病原体的物体都可能成为感染源，包括携带病原体的患者、医务人员等病原体携带者及病原微生物自然生存和滋生的环境或场所。

（二）传播途径

1. 接触传播

（1）直接接触传播：病原体从患者或带菌者直接传给接触者，如直接接触到患者感染病灶的体液或分泌物等。

（2）间接接触传播：感染源的病原体通过医务人员的手或室内各种物品等传播给其他患者。

2. 空气飞沫传播　病原体通过感染者咳嗽、打喷嚏时形成带病原体的飞沫，空气中含有病原体的尘埃，以及空调、雾化吸入和吸氧装置等传播。

3. 血液传播　如乙型和丙型病毒性肝炎或艾滋病等主要通过输血或注射传播。

4. 消化道传播　主要见于因饮水与食物污染造成的肠道感染。

5. 医疗器械或设备传播　医疗器械和插管、导管、内镜、人工呼吸等侵袭性诊疗设备受到病原体污染导致感染发生。

（三）人群易感性

住院患者对条件致病菌的易感性较高，住院时间越长越容易感染。但以下人群更易发生医院感染：①所患疾病严重影响或损伤机体免疫功能，如造血系统疾病、恶性肿瘤、尿毒症、糖尿病、肝硬化、重症肝炎、艾滋病、严重烧伤等。②老年、新生儿、婴幼儿患者。③营养不良者。④接受各种侵袭性操作、异物的植入、移植治疗、污染手术的患者。⑤接受免疫抑制药治疗的患者。⑥长期使用广谱抗生素的患者。

三、发病机制

1. 宿主的免疫功能减退　烧伤、创伤造成皮肤和黏膜屏障的损伤，病原体易于侵入。艾滋病、严重的糖尿病及恶性肿瘤放射治疗、抗肿瘤治疗及长期使用免疫抑制药等均能造成宿主的免疫功能低下，易引起医院感染。

2. 各种侵袭性诊疗措施　如留置尿管、各种内镜检查和气管插管等侵袭性操作均可破坏屏障结构，病原体可经导管侵入机体，引起医院感染。

3. 不合理使用抗菌药物　长时间、大剂量或多种抗菌药物盲目联合应用可破坏宿主的微生态平衡，使耐药并有毒力的菌株被选择而得以繁殖或细菌移位，从而引起医院感染。

四、临床表现

（一）常见感染

1. 肺部感染　肺部感染的感染率、病死率位于医院感染首位；常因呼吸道操作、麻醉、气管切开、呼吸机及药物使用导致吞咽功能与呼吸道防御功能减弱而感染；多见于外科手术患者，患有肿瘤、白血病、慢性阻塞性肺疾病等疾病的患者，长期卧床或行气管切开术、放置气管插管的危重患者等，重症监护病房（intensive care unit，ICU）的患者感染率最高。其病原体以革兰氏阴性杆菌为主，约占70%，常见的有大肠埃希菌、铜绿假单胞菌、不动杆菌属、克雷伯菌属及肠杆菌属等。革兰氏阳性球菌约占28.5%，主要以金黄色葡萄球菌为主；此外尚有凝固酶阴性葡萄球菌、肺炎链球菌和嗜肺军团菌等。危重患者和免疫功能低下者可见念珠菌属、曲霉菌属、卡氏肺孢子菌、巨细胞病毒的感染。临床表现有咳嗽、脓痰、胸痛、发热、肺部湿啰音等，可有发绀。确诊依赖于胸部影像学检查和痰标本病原体培养。

2. 尿路感染　尿路感染在我国医院感染中占第二位，发病率为10%～20%。病原体以大肠埃希菌为主，其他尚有肠球菌、铜绿假单胞菌、变形杆菌、假丝酵母菌等。导尿、尿路器械检查如膀胱镜检查、保留尿管等均是尿路感染的主要原因。临床上分为有症状尿路感染、无症状菌尿症和其他尿路感染。

（1）有症状尿路感染：有尿频、尿急、尿痛等尿道刺激症状，或有下腹触痛、肾区叩痛，伴或不伴发热。尿常规白细胞男性 $\geq$ 5个/高倍视野，女性 $\geq$ 10个/高倍视野，并符合下述之一者可诊断：①清洁中段尿或导尿留取尿液（非留置导尿）培养革兰氏阳性球菌菌数 $\geq$ 10^4 CFU/ml、革兰氏阴性杆菌菌数 $\geq$ 10^5 CFU/ml 或耻骨联合上膀胱穿刺留取尿液培养细菌菌数 $\geq$ 10^3 CFU/ml。②新鲜尿标本经离心应用相差显微镜检查（1×400）在每30个视野中有半数视野见到细菌。

（2）无症状菌尿症：患者无明显的临床表现和体征，但尿培养革兰氏阳性球菌菌数 $\geq$ 10^4 CFU/ml、革兰氏阴性杆菌菌数 $\geq$ 10^5 CFU/ml，且在留取尿标本前的7天内有留置导尿或内镜检查史。

（3）其他尿路感染：如肾、输尿管、膀胱、尿道或肾周围组织的感染。

3. 消化道感染　主要有抗菌药物相关性腹泻和感染性腹泻

（1）抗菌药物相关性腹泻：近期曾应用或正在应用抗菌药物，出现腹泻，可伴大便性状改变如水样便、血便、黏液脓血便或见斑块条索状假膜。症状轻者大便为黄色水样，或呈糊状、蛋花样或海水样；重者为黏液血便，可有假膜，伴腹痛、里急后重、发热、休克或肠穿孔。纤维结肠镜检查见肠壁充血、水肿、出血，或见2～20 mm灰黄（白）色斑块假膜。如不及时治疗，严重感染者病死率可达 30%。

（2）感染性腹泻：临床上符合医院感染诊断标准且有下述三条之一即可诊断。①急性腹泻，粪便常规镜检白细胞 ≥ 10 个 / 高倍视野；②急性腹泻，或伴发热、恶心、呕吐、腹痛等；③急性腹泻每天 3 次以上，连续 2 天，或 1 天排水样便 5 次以上。从粪便、肠道中检出肠道病原体或从血液或粪便中检出病原体的抗原或抗体，可做出病原学诊断。

4．手术部位感染　包括表浅手术切口感染、深部手术切口感染、器官或腔隙的感染。手术后伤口感染占医院感染的 10% ~ 19%。老年人或有严重基础疾病的患者更易发生术后伤口感染。最常见的病原体是金黄色葡萄球菌。

5．败血症　发热 > 38 ℃ 或低体温 < 36 ℃，可伴有寒战，合并下列情况之一可做出临床诊断：①有入侵门户或迁徙病灶；②有全身中毒症状而无明显感染灶；③有皮疹或出血点、肝大、脾大、血液中性粒细胞增多伴核左移，且无其他原因可以解释；④收缩压低于 12 kPa（90 mmHg），或较原收缩压下降超过 5.3 kPa（40 mmHg）。临床诊断基础上，符合下述两条之一即可确定病原学诊断：①血液培养分离出病原微生物；②血液中检测到病原体的抗原物质。

（二）各种患者医院感染的特点

1．老年人由于免疫功能降低，并常伴有某些慢性疾病，容易发生肺部感染及败血症。感染的病原体种类较多，临床表现常不典型。

2．新生儿与婴幼儿易于发生各种条件致病菌引起的肠道、呼吸道感染和败血症，临床表现常不典型。

3．肺、心、肝、肾、脑等重要脏器有严重疾病者，或患有基础性疾病如糖尿病、白血病、系统性红斑狼疮及恶性肿瘤的患者，因免疫功能低下，易于发生感染；而原发病的治疗如长期使用广谱抗菌药物、糖皮质激素及抗肿瘤的化学治疗和放射治疗等均可导致或加重菌群失调。

五、诊断

（一）诊断标准

具有下列情况之一者可诊断为医院感染：

1．无明确潜伏期的疾病，入院 48 小时后发生的感染；有明确潜伏期的疾病，自入院时起超过平均潜伏期后发生的感染。

2．本次感染直接与上次住院有关。

3．在原有感染的基础上出现其他部位新的感染（除外脓毒症迁徙灶），或在原感染已知病原体的基础上又分离出新的病原体（排除污染和原来的混合感染）。

4．新生儿在分娩过程中和产后获得的感染。

5．由诊疗措施激活的潜在性感染，如疱疹病毒、结核分枝杆菌等感染。

6．医务人员在医院工作期间获得的感染。

（二）诊断依据

医院感染的诊断主要依靠临床资料、物理或生化检查、病原学检查等。

1． 符合医院感染诊断标准。

2． 病原诊断，对医院感染需要了解以下情况。

（1）及时确定病原体的种类及其特点。

（2）病原体对抗感染药物的敏感性。

（3）病原体分离出的部位，原发感染或继发感染。

（4）多种病原体混合感染，应区分主要病原体和次要病原体。

（5）病原体的动态变化与菌群失调状况。

3．病情诊断　需要了解以下情况。

（1）感染部位：原发灶、毒血症、败血症和迁徙性炎症的部位。

（2）感染人群：老年人、婴幼儿或新生儿。

（3）基础疾病的种类、程度、治疗效果与现状。

（4）诊治措施及其影响：侵袭性诊疗措施，手术治疗的部位、引流、疗效与现状，免疫抑制治疗如化疗与放疗情况，抗感染药物治疗的详细情况及菌群失调的优势病原菌。

六、治疗

（一）抗感染药物的合理应用

1．临床应用抗感染药物的基本原则

（1）诊断为病原微生物感染者（主要为细菌或某些支原体、衣原体、螺旋体、病毒等），方有指征应用抗感染药物。

（2）尽早明确感染性疾病的病原体，以根据病原体种类及药物敏感试验结果选用抗感染药物。

（3）根据感染特点给予抗感染药物经验治疗。

（4）根据药物抗菌活性、药动力学特性、药物不良反应选择用药。

（5）根据患者的生理、病理状态合理用药。

（6）下列情况抗菌药物的应用要严加控制或尽量避免

a．皮肤和黏膜等局部应用抗菌药物应尽量避免，因易引起耐药菌产生或变态反应。

b．患者的原发疾病不能治愈或纠正者或免疫缺陷者，预防用药应尽可能少用或不用；应密切观察病情，一旦出现感染征兆，应立即采取各种有关标本进行病原检查和药物敏感试验，并及早给予经验治疗。

c．对普通感冒、麻疹、水痘等病毒性疾病患者，昏迷、休克、心力衰竭、应用免疫抑制药等患者，预防用药既缺乏指征，也无效果，并易导致耐药菌感染，对上述患者不宜常规预防用抗菌药。

d．联合应用抗菌药物必须有明确指征。单一药物可有效治疗的感染，不需联合用药。仅在下列情况时需联合用药：病原体尚未查明的严重感染，包括免疫缺陷者的严重感染；单一抗菌药物不能控制的严重感染、需氧菌及厌氧菌混合感染、2种及2种以上的复数菌感染；多重耐药菌或泛耐药菌感染；需长疗程治疗但病原菌易产生耐药性的感染，如某些侵袭性真菌病、结核。毒性较大的抗菌药物在联合用药时剂量可适当减少，但需临床资料证明其有效。

（7）选用适当的给药方案、剂量和疗程。

（8）强调综合治疗措施的重要性。

2．抗菌药物选用步骤

（1）首先根据临床实际情况推测可能的病原体进行经验性治疗。对常见病原菌选用抗菌药物的参考如下：①革兰氏阳性球菌，选用青霉素、苯唑西林、大环内酯类、庆大霉素、头孢哌酮和万古霉素等；②革兰氏阴性杆菌，选用氨苄西林、庆大霉素、氯霉素、哌拉西林、头孢唑

林、第二代头孢菌素、第三代头孢菌素或氟喹诺酮类，对多重耐药菌或病情危重者可考虑选用碳青霉烯类抗菌药物；③铜绿假单胞菌，选用阿米卡星、哌拉西林、氟喹诺酮类、头孢哌酮、头孢他啶或亚胺培南西司他丁钠等；④厌氧菌，选用甲硝唑和替硝唑、青霉素、克林霉素和拉氧头孢等；⑤深部真菌，选用两性霉素 B、咪康唑、酮康唑、氟康唑、伊曲康唑、氟胞嘧啶或伏立康唑等；⑥假丝酵母菌，口腔炎选用 1% 甲紫，肠炎选用制霉菌素。另外，老年人与肾功能不全者，慎用氨基糖苷类。颅内感染选用青霉素 G、氯霉素或第三代头孢菌素。

（2）根据培养出的病原菌与药物敏感试验结果及疗效和不良反应调整用药。

3．不良反应的防治　老年人和有基础疾病的患者较易发生不良反应、过敏反应与毒性反应，联合用药易引起菌群失调，应注意防治。

（二）对症治疗

应根据患者病情酌情处理。

1．进行基础疾病的相应治疗。

2．维持水、电解质及酸碱平衡，补充必要的热量和营养。

3．维护重要的生理功能，如呼吸与循环功能。

4．有脓肿或炎性积液者应及时进行有效的引流等。

七、预防

（一）建立和健全医院感染管理组织

根据我国卫生健康委员会有关文件和各地具体情况可设立：①医院感染管理委员会（小组）；②医院感染管理科；③医院感染控制中心，在条件成熟的城市建立区域性的医院感染管理控制中心。

（二）建立医院的监测制度系统

主动观察医院感染的发生、分布及影响因素，定期整理并提供有价值的数据资料，如感染率、病原体种类和细菌耐药谱等。了解医院感染的后果和控制感染措施的效果，以便采取更有效的对策。

（三）预防措施

1．建立和健全有关的规章制度　认真执行并经常监督与定期检查。

（1）清洁卫生方面：包括医院的环境卫生、科室与病室的清洁卫生。

（2）消毒方面：包括污物与污水的消毒、科室和病室的消毒、医院感染高发区的消毒。医护人员要特别注意手的消毒。

（3）隔离方面：①实施病原性隔离，隔离传染病患者，以防其传播。②应对医院感染患者分泌物、排泄物消毒。③对其他易感患者进行保护性隔离，防止受感染。

（4）医院污物处理：医疗垃圾应按照有关规范处理、消毒和运输。

（5）灭菌方面：中心供应室的消毒灭菌必须进行质量控制。

（6）无菌技术：必须严格执行手术室与其诊疗措施的无菌技术。

2．医院工作人员的培训　应该掌握与本职工作相关的医院感染预防与控制方面的知识。

3．抗菌药物的合理应用　根据《抗菌药物临床应用指导原则》要求，合理使用抗菌药物。

（四）控制措施

主要是指针对本医院常见的医院感染或有局部暴发感染的控制措施。

1．落实流行病学调查、分析与预防措施。

2．隔离患者，根据病原体传播途径不同采取相应的隔离措施。医院感染隔离应用的隔离技术现有七种，分别以不同颜色的卡片表示，放置在护理办公室和患者床头：黄色——严格隔离，橙色——接触隔离，蓝色——呼吸隔离，灰色——抗酸杆菌（结核病）隔离，棕色——肠道隔离，绿色——引流或分泌物隔离，粉红色——血液、体液隔离。

3．加强消毒与灭菌工作。

4．对医院感染患者及时诊断、合理治疗。

思 考 题

试述医院感染的诊断标准。

（李金成）

中英文专业词汇索引

主要参考文献

[1] 李兰娟，任红. 传染病学. 9 版. 北京：人民卫生出版社，2018.

[2] 徐小元，段钟平. 传染病学. 4 版. 北京：北京大学医学出版社，2018.

[3] 中华医学会肝病学分会，中华医学会感染病学分会. 慢性乙型肝炎防治指南（2022 年版）. 中华传染病杂志，2023，41（1）：3-28.

[4] 中华医学会肝病学分会，中华医学会感染病学分会. 慢性丙型肝炎防治指南（2022 年版）. 中华传染病杂志，2023，41（1）：29-46.

[5] Shankar-Hari M，Phillips G S，Levy M L，et al. Developing a New Definition and Assessing New Clinical Criteria for Septic Shock：For the Third International Consensus Definitions for Sepsis and Septic Shock（Sepsis-3）. JAMA，2016，315：775-787.

[6] Goldman L，Schafer A I. 西氏内科学：影印版. 26 版. 北京：北京大学医学出版社，2021.